不老も長寿も“血糖値”が9割

インスリンを減らせば老化は遅くなる

玉谷 実智夫 著　玉谷クリニック院長

法研

はじめに

長生きできるのに、嬉しくない時代!?

人生100年時代。

こんな表現がいつのまにか当たり前になりました。

織田信長の辞世の句に「人生50年」とあったのは有名ですが、もっと最近の大正から昭和初期にかけての平均寿命でも50歳未満です。平均寿命は短期間に約2倍にもなっていて、私たちはかつてないほど長生きする時代に生きています。

長生きすることは、喜ばしいこと。このことに異論を挟む人は少ないでしょう。


しかし、私たちの実感は、少々異なるようです。

医師として1日に約200人を診察し、のべ10万人以上の患者さんと接してきた私の経験からいえば、喜んでいる人はそれほど多くありません。

むしろ長生きできる可能性が高いのにもかかわらず、多くの人が喜びよりも健康への不安の方を強く感じている。そんな印象を受けます。

それというのも、私たちの寿命ほどには「健康寿命」が長くないからです。

健康寿命とは「健康上の問題で日常生活が制限されることなく生活できる期間」のこと。不健康で病気に悩まされながら生きるのでは、生きている時間だけが長くても、素直に喜べないのは当然です。


せっかく長生きできる可能性があるのに、それではもったいない。

そこでこの本では、単なる長生きの方法ではなく、健康を維持したうえでの「長寿」を得る方法について、できるだけわかりやすくお伝えします。


申し遅れましたが、私は医師の玉谷実智夫と申します。

医師として日々、糖尿病や生活習慣病の治療にあたっていますが、かつてはアメリカの国立衛生研究所（ＮＩＨ）に所属していました。老化のメカニズムをミトコンドリアＤＮＡの観点から研究し、その後医学博士号を取得した経験があります。

長寿の研究はまだ始まったばかりともいえ、日進月歩の世界です。

現時点での臨床と研究、両面の知見をもとにあなたの老いを遅らせ、寿命を伸ばしていただくために本書を書きました。

この本を読むことで、あなたとご家族が病気にならず、健康寿命が伸びること。
そして長い人生を健康に、イキイキと謳歌していただくこと。
そんな幸せな家族の絆が強まっていく一助となれば、望外の喜びです。

玉谷実智夫

注：本文中文章に併記した＊マークは、章末に記述の出典を詳述しています。

目次

● 老化防止のメカニズム「サーチュイン」 45

● 「インスリン抵抗性」で病気になる 58

第2章　長寿とインスリン

第3章　老化とインスリン

第5章　不老長寿の運動習慣

序　章

なぜ世界の百寿者には糖尿病が少ないのか？

百寿者には糖尿病がなく、インスリンの血中濃度が低かった

●長生きする人の意外な共通点

「長生きする人の共通点は？」

そう聞かれて、あなたはどう答えるでしょうか？


人それぞれ、答えは異なることと思います。

ある人は「健康的な食事が大切」と答えるかもしれませんし、別の人は「ストレスのない生活が第一」と言うかもしれません。「社会的な環境が関係している」と考える人もいるでしょう。

また「健康的な食事」1つをとってみても、人それぞれ意見は異なります。質素で禅宗のような食事がよいと思う人もいれば、多くの栄養を十分に摂らなければいけない、と考える人だっています。

長生きについては、十人十色、さまざまな意見が飛び交っているのが実情です。


しかし近年、面白いことがわかってきました。

百寿者、つまり100歳を超える人が多い地域では糖尿病が少ないこと。そして糖を取り込むホルモンである「インスリンの血中濃度が低い」ことがわかったのです。

これは米国ボルチモア在住の65歳以上の男性700人を対象に、25年間行なった研究によるものです。

"老化"の再認識が始まった

長生きの時代ですから、「老化」も多くの人が気にするキーワードです。

できるだけ長く若々しくいたい、という思いは誰しも同じでしょう。

ただ、老いるのは自然現象だと考え「老化はコントロールしにくい、もしくはできない」と、諦めにも似た気持ちを持っている人も多いのではないでしょうか。

実は近年、その常識は大きく変わりつつあります。

「老化は病気」

「予防や治療ができる」

という考え方に変わってきたのです。

２０１９年、ＷＨＯ（世界保健機関）は国際疾病分類（ＩＣＤ－11）において、「老化関連」を病気やけがの区分に加えました。

これは日本など多くの国で、医療保険の支払いなどに使われている区分です。

老化はこれまでは「自然現象」でした。

しかし今では「コントロール可能なもの」になりつつあるのです。

老化に関する常識が大きく変わったのは、とある遺伝子の研究がきっかけでした。たった1つの遺伝子を操作しただけで、線虫の寿命が2倍に伸びたのです。線虫とはアメーバやミミズの中間にあたる線型動物の総称で、土の中や海中など、地球上に幅広く存在しているものです。

寿命が2倍になるという画期的な発見が刺激となり、世界中で多くの研究がスタート。そして今も現在進行形で、競うように行なわれています。

老化のキーワードもインスリンだった

そうした研究の結果、わかってきたことがあります。

それは、老化にも「インスリン」が深く関わっているということです。

たとえば線虫を対象に行なった実験では、インスリンやインスリン様成長因子（ＩＧＦ－１）の働きが低下すると、寿命が伸びるという結果が出ています。

線虫だけでなくハエやマウス、そして酵母などの研究においても、インスリンが寿命に決定的な影響を与えることが確かめられています。

つまりインスリンやＩＧＦ－１の情報伝達に関係する遺伝子が、寿命の長短に深く関わっているのです。

こうしたことから研究の世界では、

「老化とは要するに、インスリンが過剰に働くことである」

とまで言われるようになってきています。

インスリンとは？

長寿や老化の研究の世界で、一躍注目を集めるようになってきたインスリン。

ではそもそも、インスリンとはどのようなものでしょうか？

インスリンとは、例えるなら「エネルギーの鍵」のような存在です。

細胞の表面に鍵付きのドアがあって、インスリンがそこにはまるとドアが開く。そんなイメージです。

具体的には、細胞の中に血液中のブドウ糖を取り入れ、エネルギーを生みだす経路に送り込む働きをしています。

また、インスリンはホルモンです。

私たちの細胞の内外ではさまざまなものが伝達されていますが、そのやり取りに使われているのが、ホルモンや神経伝達物質と呼ばれるもの。おもに臓器などでつくられ、血液に乗って運ばれます。

生命を維持するうえで欠かせない情報をやり取りしており、インスリンも「細胞内に糖を取り込む」という情報を伝える役割を持ったホルモンになります。

インスリン抵抗性とそのデメリット

エネルギーの鍵、インスリン。

その鍵がなかなか開かなくなってしまった状態を、インスリン抵抗性といいます。

インスリン抵抗性が高まると、たとえ食事で糖質を摂っても、細胞の中に入れなくなり、エネルギーを生みだせなくなります。

それでは困るので、身体はインスリンの量を増やしてなんとか糖を取り込もうとします。しかし効きが悪いので、なかなか細胞の中に入っていけません。

当然、血液中に糖が溢《あふ》れます。それを下げるためにさらにインスリンが分泌され……という悪循環です。

インスリンの効きが悪くなると、全身の機能が落ちます。

生存に必要なエネルギーには優先順序がありますから、脳以外の臓器にはエネルギーが回らず、十分に機能を果たすことができなくなるためです。

「身体がだるい、元気がでない」などは、典型的なエネルギー不足の症状です。

また脳の中でも、生命維持に最重要な脳幹以外は後回しになります。

外側にある大脳皮質は比較的エネルギー不足の影響を受けやすく、知覚力や計算能力が落ちます。だからインスリンの働きが悪くなると、頭の回転が悪くなります。

さらに不足すると、その内側の大脳辺縁系の機能も落ち、感情が不安定になります。「お腹が減ったからイライラする」というのも、脳のエネルギー不足の症状です。

このように、インスリンが不足すると心身ともに機能が落ちるのですが、デメリットはまだあります。

細胞の中に入れない糖は、血液中に残ったままになります。血管や細胞にダメージがでるため、病気になりやすくなります。

詳しくは後述しますが、こうした状態が進んだものが糖尿病です。

糖尿病が進めば、目や神経、腎臓などにダメージが蓄積していき、深刻な合併症になることはよく知られています。他にも生活習慣病をはじめ、認知症やがんにも関係していることも明らかになっています。

これからの時代の、不老長寿の新常識

インスリンが多すぎると、長寿や老化に悪影響がある。

インスリンの効きが悪くなると、さまざまな病気になる。

こうした事実を踏まえると、

「インスリンは糖尿病にならないようにコントロールできればよい」

といった消極的な考え方は、改めるべき時に来ていると言えるでしょう。

これからは、

「病気にならないだけでなく、老化を遅らせ長寿を得るために、積極的にインスリンをコントロールする」

これが、不老長寿のための新常識です。

長年人類の謎であった、「老いるのはなぜか？」というメカニズムが、解明されつつあるのが今の時代です。人間の寿命を伸ばす可能性のある治療法も、徐々に明確になってきています。

その中でも要注目のキーワードが、「インスリン」なのです。

不老長寿を左右するドミノ倒しとは？

不老長寿のメカニズム、インスリンシグナル伝達系

先にお伝えしたように、100歳以上の長寿と血中のインスリン濃度には明らかな相関関係があります。

それは、どのようなメカニズムなのでしょうか？

その答えの1つが、「インスリンシグナル伝達系」です。

結論から言えば、

「インスリンはドミノ倒しによって、不老長寿のさまざまなセンサーを働かせる起点である」

ということになります。

インスリンシグナル伝達系は、その流れの中に長寿に欠かせないシステムを内包しています。詳しくは次章でお伝えしますが、たとえばオートファジーやサーチュインといった働きです。またテロメアやアディポネクチンといった、長寿に必須の要素にも密接な関係があります。

インスリンシグナル伝達系は複雑な人体の中で、「不老長寿のセンサー達をコントロールする」司令塔のような役割を果たしているのです。

インスリンシグナル伝達系のメカニズム、その1

それではインスリンシグナル伝達系について見ていきましょう。

やや専門的な用語が出てきますので、難しいと感じる部分はさらっと流し読みしていただいても結構です。

次の図は、インスリンから起こる連鎖を簡素化して示したものになります。

起点は、インスリンが細胞表面に与える刺

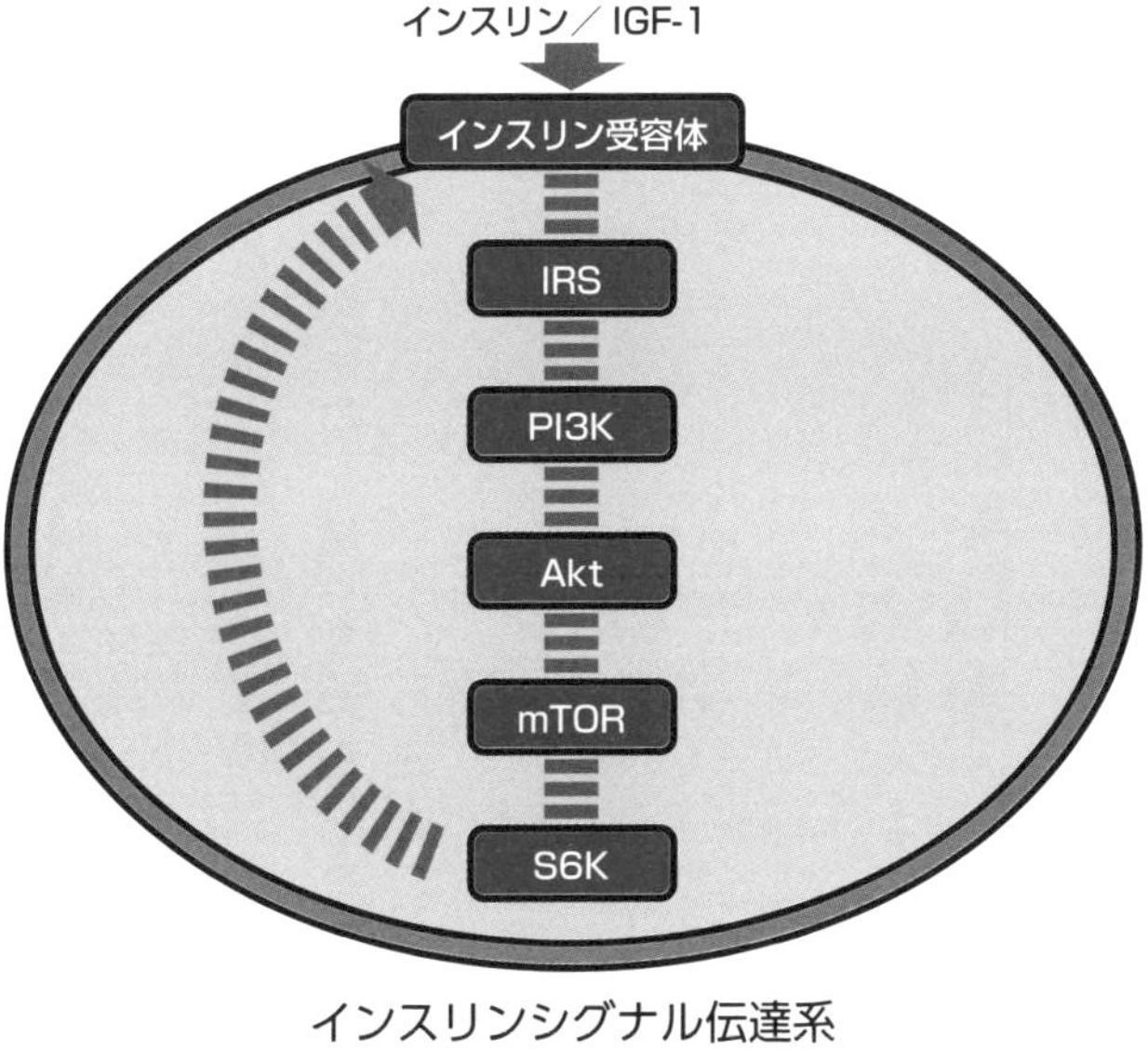

インスリンシグナル伝達系

激です。

インスリンが細胞表面のインスリン受容体に結合すると、その受容体は「リン酸化」と呼ばれる反応を起こします。

リン酸化とは、いわば変形の指示を出すスイッチのようなもの。たんぱく質にリン酸基が付くことで構造が変化します。それより活性化や不活性化が決まり、信号が伝わります。

ちなみにリン酸化されたインスリン受容体では、インスリンに対する感受性が下がります。一般に糖尿病ではインスリンが分泌されればされるほど、徐々に効きが悪くなっていきますが、その要因の1つはこのリン酸化によるものです。

話を戻しましょう。

インスリン受容体がリン酸化すると、その影響によってたんぱく質の一種であるIRS(insulin receptor substrate)も信号を受け、同じくリン酸化します。

リン酸化されたIRSはPI3キナーゼと呼ばれる酵素を活性化します。

このPI3は他の酵素を細胞膜に呼び寄せることができます。細胞膜に呼び寄せられた酵素のＡｋｔは、同じく呼び寄せられるＰＫＤ1によって活性化。活性型Ａｋｔとなって細胞膜から離れ、さらに下流のたんぱく質をリン酸化していきます。

ここまでが、おおよそシグナル伝達系の前半部分といえます。

●インスリンシグナル伝達系のメカニズム、その2

不老長寿を左右するドミノ倒し、インスリンシグナル伝達系。その後半では、重要な反応がいくつも起こってきます。

よく知られているのは「糖の取り込み」です。

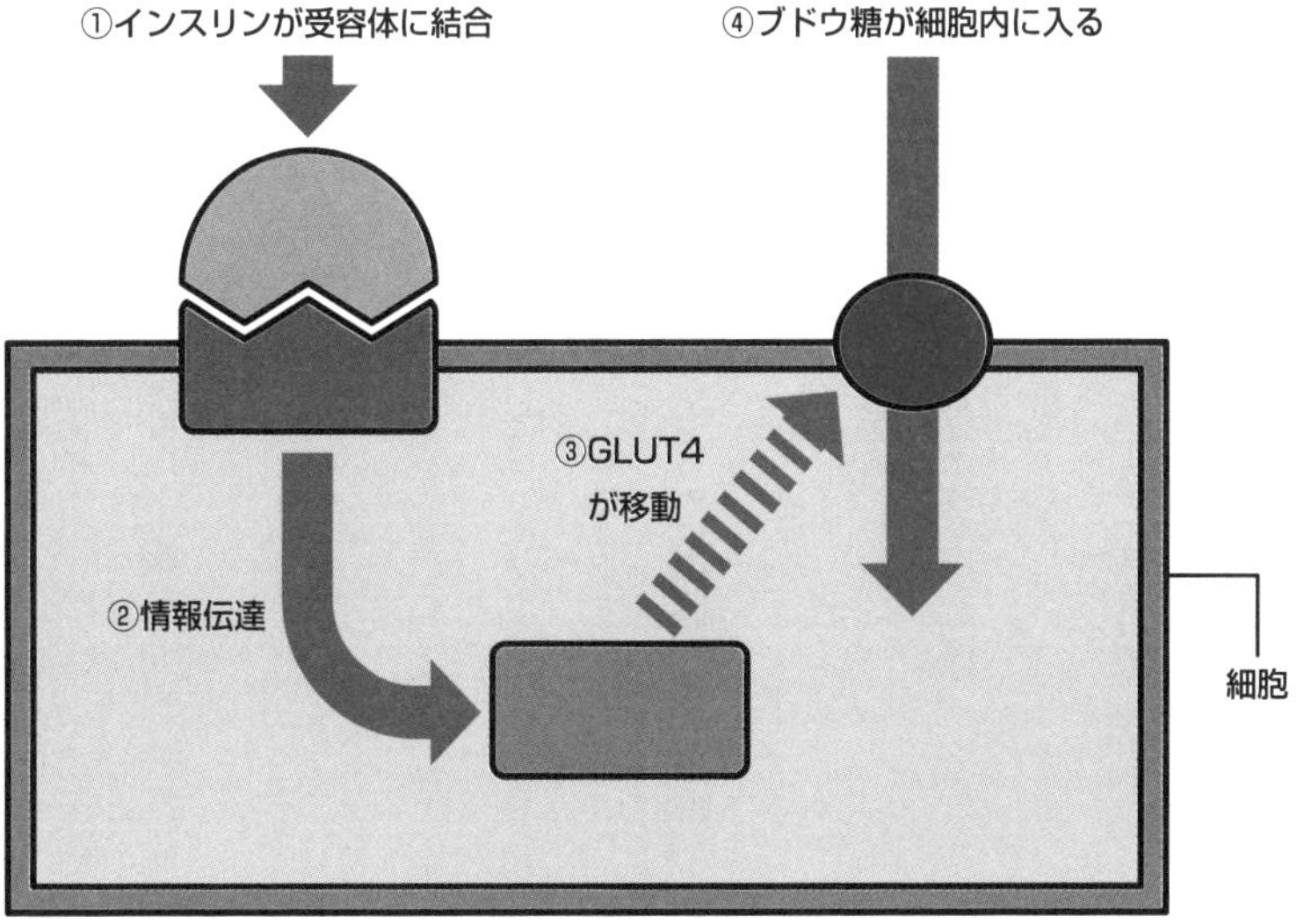

糖の取り込み

活性化されたＡｋｔの影響で、ＧＬＵＴ４《グルットフォー》（グルコーストランスポーター４）というたんぱく質が細胞膜の表面近くに移動します。そこでは細胞の外へ入り口が出来て、糖が中に入れるようになります。トランスポーターという名の通り、ＧＬＵＴ４はブドウ糖を細胞内に運搬する働きをしています。

このＧＬＵＴ４がうまく働かなくなると、どれだけインスリンが分泌されたとしても、細胞内に糖を取り込むことができなくなります。この状態が、いわゆるインスリン抵抗性が高まってしまった状態であり、糖尿病のおもな原因の１つです。

糖尿病では全身がエネルギー不足になって機能が落ちるとともに、血液中の糖が血管や臓器にダメージを与えます。

身体の基本的な機能を維持するという意味でも、さまざまな病気を未然に防ぐという意味でも、このＧＬＵＴ４の働きを維持・回復させることはとても重要です。

インスリンシグナル伝達系は、ｍＴＯＲを活性化する

インスリンシグナル伝達系の後半では、もう１つの重要な反応が起こります。

それは、「mTOR《エムトア》の活性化」です。

先にお伝えした活性化Aktは、ドミノ倒しの連鎖をmTORというたんぱく質に伝えます。

mTORとは、たとえていえば「栄養状態のセンサー」です。

普段は細胞の中で浮かんでおり、身体の栄養状態を常にチェックしています。インスリンやアミノ酸が十分にあると活性化し、身体を「成長モード」にします。

このモードではたんぱく質の合成が促され、細胞分裂も盛んになります。筋肉は増え、脂肪も蓄積されやすくなります。

逆に、インスリンやアミノ酸が十分ではな

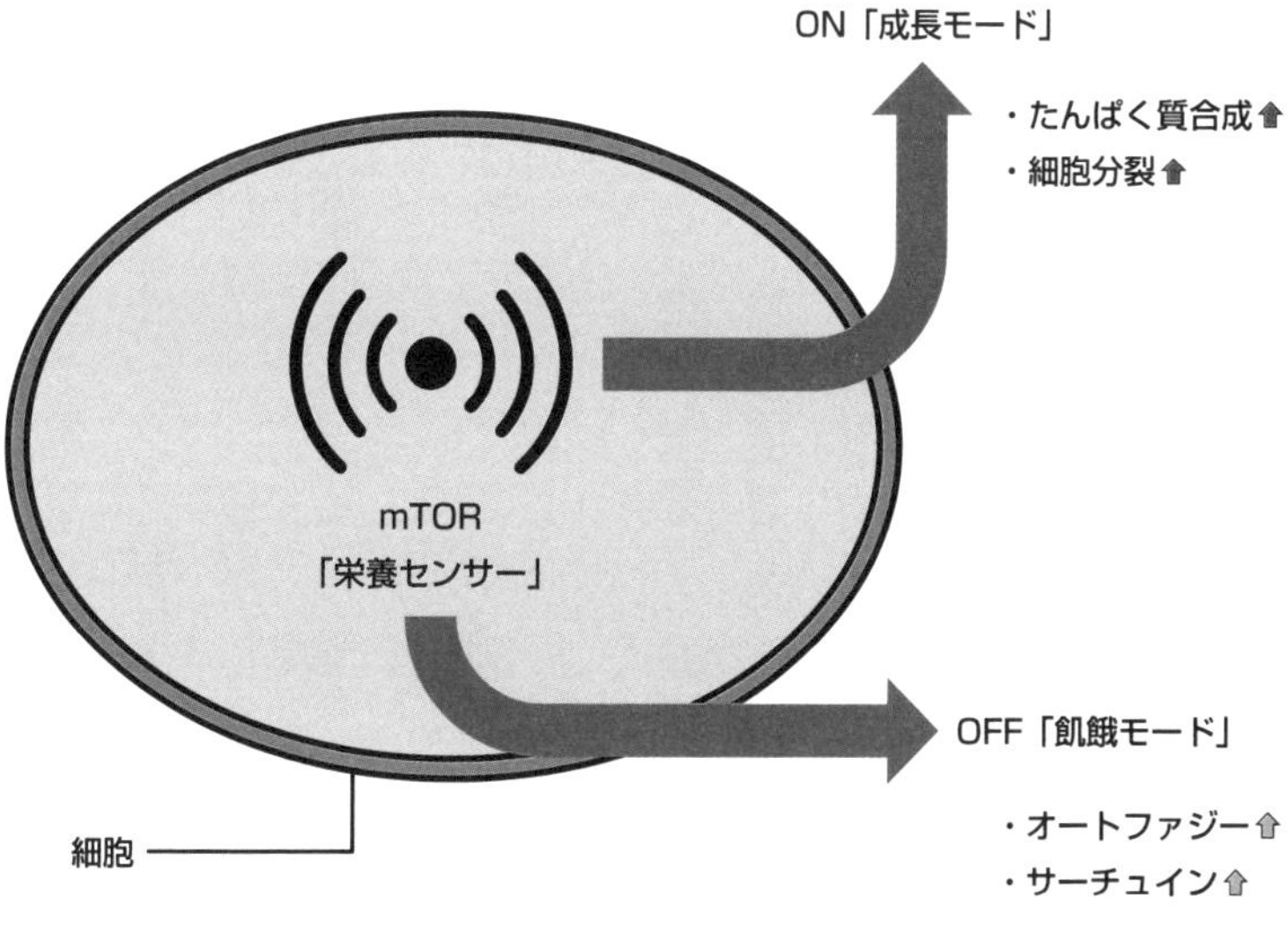

mTORとその働き

いと、ｍＴＯＲは活性を失い、それによって身体は「飢餓モード」に入ります。

その飢餓モードの代表的な働きが、「オートファジー」や「サーチュイン」の活性化です。

これらは、不老長寿を考える上で大切なキーワード。のちほど詳しく触れます。

ここではインスリンシグナル伝達系の中でｍＴＯＲが刺激を受け、長寿のしくみが間接的にコントロールされる、というポイントだけ押さえてください。

インスリンシグナル伝達系のメカニズム、その3

話をドミノ倒しに戻しましょう。

活性化されたｍＴＯＲは、Ｓ６キナーゼ（Ｓ６Ｋ）というたんぱく質をリン酸化します。

このＳ６Ｋが、今回お伝えするインスリンシグナル系の流れの終点です。

Ｓ６Ｋはたんぱく質を合成し、細胞の生存を調節する役割を持っています。

しかし一方で、がん細胞の増殖にも重要な役割を果たしているため、過剰な活性化は望ましくありません。そのためｍＴＯＲの働きを抑えることで、がんを抑制する薬もあります。

先に、たった1つの遺伝子を操作しただけで線虫の寿命が2倍に伸びた研究について触れましたが、じつはその遺伝子とはこのS６Kです（正確には共通の祖先遺伝子から派生した相同の遺伝子SCH９）。

この研究によって遺伝子研究が盛んになり、S６Kの上流であるmTORや、さらにその上流であるインスリンシグナル伝達系への関心が大きく高まったのです。

なおS６Kは、ドミノ倒しの起点であるインスリン受容体をリン酸化します。リン酸化されたインスリン受容体は、インスリンに対する感受性を低下させてしまい、糖尿病のリスクを上げることはすでにお伝えしました。

インスリンシグナル伝達系の活性化を抑えることは、糖尿病の予防と改善にも大きく寄与するということです。

ここまで、インスリンシグナル伝達系についてみてきました。

インスリンシグナル伝達系は、インスリンが受容体に結合するところから始まり、いくつかのリン酸化を経てmTOR、そしてS６Kの活性に関わる一連の流れです。

この流れが活性化すれば身体は成長モードに入りますが、同時にインスリン抵抗性が高まり、糖尿病のリスクも上がり、がん細胞の増殖などの影響も出てくることになります。

逆に、インスリンシグナル伝達系を抑制すれば、身体は飢餓モードに入り、センサー達が長寿の指示を出しはじめます。

こうして見てくると、百寿者に糖尿病が少なく、血中インスリン濃度が低いこと——長寿とインスリンの関わりが、少しずつ見えてきたのではないでしょうか。

インスリンはドミノ倒しによって、各種のセンサーをコントロールする起点。インスリンシグナル伝達系というドミノをコントロールすることは、すなわち長寿をコントロールすることなのです。

次の章からは、私たちの身体が持つ不老長寿のしくみについて、より具体的に見ていきますが、「長寿体質」をつくるための実践にすぐにも取り掛かりたい人には、第4章の食生活、第5章の運動習慣から読まれても良いと思います。

第1章

長寿をもたらす3大キーワード

長寿をコントロールするのに最も大きな役割を果たしている「インスリンシグナル伝達系」。

それを活性化させる中枢を担うのが、mTOR、オートファジー、サーチュイン。この3大キーワードが長寿をもたらすしくみを中心に見てまいります。

長寿の中継地点「mTOR」

●栄養状態を知らせる、mTOR

長寿を左右するドミノ倒し、インスリンシグナル伝達系。

この章ではその3つのおもな長寿キーワードについて見ていきます。

まず1つ目のキーワードは、伝達系の中ほどにあるmTOR《エムトア》です。

mTORは栄養状態を常にチェックし、細胞の成長や増殖を制御する役割をもっているセンサーです。


栄養が豊富に体内に入ってくるとインスリンシグナル伝達系が活性化し、mTORは、栄養状態がよいと判断します。すると身体は､成長モードに入ります。筋肉の合成が促進され、脂肪も蓄積されやすくなります。

一方、分解の働きは抑制されるので老廃物は貯まりやすくなり、がんの増殖といった弊害も生まれてきます。

●ｍＴＯＲが活性化するメリット・デメリット

そうしたｍＴＯＲ役割の中でも近年、注目を集めているのはオートファジーとの関係でしょう。日本の大隅良典《おおすみよしのり》博士は２０１６年、オートファジーの研究でノーベル生理学・医学賞を受賞しました。

オートファジーとは、わかりやすくいえば「細胞内を浄化してくれるリサイクルシステム」です。

オートファジーは栄養状態が悪くなったとき、細胞内の不要なたんぱく質などを分解することで病気から身体を守ってくれます。また体内のたんぱく質をリサイクルすることで、生存に必要な機能を維持してくれます。

ｍＴＯＲが活性化するとこうしたオートファジーの働きが抑えられ、体内のリサイクルは滞ります。これが病気や老化の遠因になるのです。

ただ誤解しないでいただきたいのは、ｍＴＯＲが活性化すること自体は身体にとって重要な機能だということです。

合成を促すことで筋肉などが成長しますから、成長期のお子さんにはその活性化は欠かせません。また成人やシニアの方でも、筋肉を減らさないことは生活習慣病予防、寝たきり防止などの面で大切です。

不老長寿は「線」で考えよう

インスリンシグナル伝達系が活発に働くとｍＴＯＲが活性化し、オートファジーは働かなくなります。そうした状態が長く続くと、老化もまた促進されます。

そうならないためには、上流のインスリンシグナル伝達系を適度にコントロールすること。これは不老長寿のキーポイントです。

なおここではｍＴＯＲについて説明していますが、それ自体は「点」に過ぎません。人体は複雑な代謝が同時進行していますから、ｍＴＯＲという「点」ではなく、その前後を含めたインスリンシグナル伝達系という「線」で考えることが大切です。

たとえば、インスリン分泌の最も大きな刺激は「食事」です。

そこで摂る食事の内容が、インスリンシグナルにどのような好影響、あるいは悪影響を与えるのか。それがｍＴＯＲにどう影響するかが「線」でつながれば、意識は高まり、日々の生活習慣が変わります。

逆に、私たちの日常生活にｍＴＯＲという知識がつながらなければ、いつしか知識は薄れてしまい、行動もフェードアウトしてしまうでしょう。

インスリンシグナル伝達系を必要以上に活性化せずに、いかに必要な栄養素を摂るか。そういう視点を持つことで、長寿のための食事が実践できるようになってきます。

「運動」も、インスリンシグナル伝達系への大きな刺激になります。

そのメリットは、インスリンに頼らずエネルギー代謝を活性化できることです。

序章にてブドウ糖を体内に取り込むＧＬＵＴ４について少し触れましたが、運動はこのＧＬＵＴ４を直接活性化します。そのためシグナル伝達系を抑えつつ、エネルギーをしっかり生み出せる身体になることができます。

そういった理由のために運動することを「線」で理解していれば、モチベーションも維持しやすくなります。

世の中には、「長寿によい」と言われる情報が溢れていますが、「点」で考えていては、何が正しいのかわからず、混乱してしまいがちです。

でも「線」で考えれば、情報はシンプルに整理でき、やるべきことも明確になります。インスリンの働きを適度に抑えるための食事を心がけ、インスリンに頼らないですむよう運動で細胞を刺激する。その流れの中に、各種の長寿の働きがある。

そう考えて、知識と長寿のための生活習慣をつなげていきましょう。

病気の浄化作用「オートファジー」

●オートファジーとは？

インスリンシグナル伝達系によって影響を受けるキーワードの2つ目は、「オートファジー」です。

オートファジーは、体内のリサイクルのしくみの1つ。ふだんは細胞内のリソソームという小器官にしまわれており、必要な分だけたんぱく質を分解してアミノ酸に変換します。

栄養の状態、つまりインスリンやアミノ酸が十分でないとｍＴＯＲは活性を失いますが、それによって身体は「飢餓モード」に入り、オートファジーが活性化します。

オートファジーは細胞にストレスがかかったときにも働きます。低酸素状態などでも活性化され、細胞内を浄化するなど、健康長寿に欠かせない働きを持っています。

近年の研究では、オートファジーは糖尿病等の生活習慣病やがん、心不全などさまざまな病気を抑えてくれていることもわかってきました。

また免疫機能や老化にも深く関わっているとされ、オートファジーの研究は現在進行形で多くの注目を集めている分野です。

健康維持の陰の主役、オートファジー

私たちは日々、オートファジーのお世話になっています。

じつはたんぱく質は、食事から摂る以上に、体内のリサイクルによって成り立っているからです。

たとえば私たちは1日に体重1kgにつき約1g、成人であれば約60〜80g前後のたんぱく質を食事から摂っています。

しかし身体の中では、毎日約200gものたんぱく質を必要としています。その不足分を補うのが、オートファジーなどによる体内でのリサイクルです。

食事よりも割合が大きいのですから、ある意味、食事以上にリサイクルの働きの方が重要だとも言えます。

食事でたんぱく質の摂取量を気にする人は多いですが、体内のリサイクル機能の調子を気にする人はほとんどいません。こうした考え方も、これから徐々に変わっていくでしょう。

また非常に粗食でありながらも、肌つやがよく筋力も維持できている人がいます。こうした方は体内のリサイクル力が高く、必要なたんぱく質を体内で再生産できている可能性が高いのです。

なお、たんぱく質は身体を構成する材料ですが、他にも多くの役割を持っています。身体の中でエネルギーをつくり出す代謝には酵素が必要ですが、この酵素もたんぱく質です。食事を消化する酵素もたんぱく質ですし、また血液中で酸素や水分、ミネラルなどを運ぶ酵素もたんぱく質。身体を守る免疫細胞の重要な働きを担っているのもたんぱく質ですし、インスリンを受け止める受容体もたんぱく質で出来ています。

このように、私たちの身体が健康を維持できている背景には、隠れたオートファジーの助力があります。

●オートファジーと長寿

近年の研究では、オートファジーについてより多くのことがわかってきました。

その中でも注目したいのは、寿命との直接的な関係です。

私たちは年を重ねると「ルビコン」というたんぱく質が増えるのですが、これにはオートファジーを抑える働きがあります。

そこでこのルビコンを抑えてオートファジーの活性度を上げると、寿命が伸びることがわかったのです。

また、オートファジーはインスリンとも関わりがあります。

順天堂大学の綿《わた》田《だ》裕孝《ひろたか》教授らの研究によれば、オートファジーの遺伝子がないマウスは膵臓の中でインスリンを分泌する細胞が減ることがわかりました。それにより、オートファジーがインスリンの分泌を助けている可能性が指摘されています。

オートファジーは、「元気」にも関係しています。

私たちのエネルギーのほとんどは細胞内のミトコンドリアでつくられていますが、古くなると効率が悪くなり、元気が出なくなってきます。古いミトコンドリアは活性酸素も発生させるため、身体がサビついてしまい、他の臓器や代謝にも悪影響があります。

オートファジーはミトコンドリアも新しく再生させるため、こうしたデメリットを解消してくれます。エネルギーが効率良くつくられるようになり、元気も出てくるのです。

オートファジーの注意点

ただ、オートファジーにも注意点がないわけではありません。

脂肪細胞においては、先の「ルビコン」が逆に働く可能性があるためです。

ルビコンはオートファジーを抑制するたんぱく質であり、加齢にともなって増えるのが通常です。しかしこと脂肪細胞においては､逆に加齢とともにルビコンが減少していくのです。

そうなると、オートファジーが過剰になって脂肪細胞の機能が下がり、生活習慣病などのリスクが上がってしまう可能性も指摘されています。

オートファジーは本来、飢餓に対応するために存在するしくみです。老化によってそのしくみが誤って働いてしまわないよう、注意する必要はあるでしょう。

いかにオートファジーが長寿に欠かせないからといって、それだけに過剰に頼ってしまうことは避けなければいけません。

ことオートファジーに限りませんが、人体は複数の代謝が交錯し、絶妙なバランスで健康が保たれているものです。ある面で健康によいからといって、別の面で弊害がないとも限りません。

「これが身体によい」と点で考えるのではなく、その流れを線で考え、バランスをとることが、健康長寿には欠かせない視点といえるでしょう。

老化防止のメカニズム「サーチュイン」

サーチュインとは?

インスリンシグナル伝達系によって影響を受けるもう1つの長寿のキーワード。

それが「サーチュイン」です。

サーチュインとは、身体の細胞が傷つくことを防ぐなど、老化を抑制する働きを持つたんぱく質。酵素の一種で、「Sirt1」から「Sirt7」までの7種類があります。

活性化すると細胞を若返らせたり、炎症を抑えたり、エネルギー代謝が活発になるといった多くの働きをします。

こうした働きをするのはすべて酵素としてのサーチュインで、その酵素をつくりだす設計図がサーチュイン遺伝子です。酵素と遺伝子、一般的にこの2つはほぼ同義で使われることもあるのですが、実際に体内で働くのは酵素の方になります。

ちなみにこのサーチュイン、ふだんはあまり働いていないと言われています。体内の条件が整ったときだけ酵素が活性化するため、例えるならサーチュインは怠けものの酵素ともいえます。

そしてその条件の1つが、インスリンシグナル伝達系が抑制され、センサーであるmTORがそれを受けサーチュインに指示を出す、という流れなのです。

細胞が老化するしくみ

サーチュインには多くの働きがありますが、特に老化に関係が深いと言われているのは、

「DNAの読み取りを調整する」働きです。

細胞は新陳代謝して常に生まれ変わっていますが、老化するとだんだん機能が落ちてきます。細胞の機能が落ちれば、細胞によって出来ている皮膚や筋肉、臓器などの働きも落ちます。肌がくすんだりシワになったり、筋肉が衰えたり、胃腸の機能が落ちるのはこのせいです。老化とは元をたどれば、1つ1つの細胞の機能低下によって起こっているということです。

さて、このような1つ1つの細胞の機能低下は、DNAの巻き付きの強弱によって決まっています。

DNAは最初はきつく巻き付いており、そうすることで必要な情報以外は読み取れないようにしています。

必要ないものまで読み取ったのでは細胞の機能が低下してしまい、本来求められる役割を十分果たすことができないためです。全てのDNAには全遺伝情報が書き込まれていますから、機能維持のためにはこうした制限が不可欠です。

しかし巻き付きがゆるくなってくると、必要のない情報まで読み取れるようになってきます。そうして出来た細胞は機能が低下しますし、そうした細胞から出来ている臓器なども機能が落ちますから、全身が老化していくのです。

●サーチュインが細胞の老化を防ぐメカニズム

サーチュインが老化を防止するしくみの1つは、このＤＮＡの巻き付きを「締め直す」働きです。

具体的には、ＤＮＡが巻き付いているたんぱく質（ヒストン）から、アセチル基という原子の固まりを取り除きます。

それにより、ゆるんだＤＮＡを締め直し、きつい巻き取りに戻すことで細胞は機能を果たすことができるようになります。

その機能の中には、エネルギーをつくり出すミトコンドリアの新生や活性化も含まれます。新しいミトコンドリアは効率良く働きますので、老化の一因となる活性酸素をあまり出すことなく、十分なエネルギーを生み出してくれます。

サーチュインがＤＮＡの読み取りを調整することで、このような老化防止のメカニズムが働くのです。

●サーチュインとインスリン抵抗性

こうした細胞の修復やエネルギー生産に加えて、近年の研究ではサーチュインはインスリン抵抗性を改善することもわかってきました。

サーチュインが活性化すると、膵臓からのインスリン分泌が活性化します。インスリンの受け手となる骨格筋や肝臓、脂肪組織などにおいても、インスリンが作用しやすくなるように働きます。

他にも酸化ストレスを軽減し、炎症を抑えるなど、インスリン抵抗性に関わる要素を軽減します。

なおインスリンには、超善玉ホルモンとも呼ばれるアディポネクチンを増加させる働きもあります。

詳しくは次章でお伝えしますが、アディポネクチンにはインスリンの働きをよくし、エネルギーの代謝も改善します。脂肪を燃焼させる働きもあり、血管の修復や拡張作用もあるなど、幅広い長寿効果が得られます。

サーチュインには他にも多くの健康効果があり、アルツハイマー病などの神経疾患や心不全、動脈硬化に加え、肺や腸の疾患にも改善効果がある、とする研究もあります。

臨床試験中の研究も多いため、これからさらに多くのことがわかってくるでしょう。

サーチュインと肥満と糖尿病

サーチュインの働きは糖尿病、肥満、もしくはその両方が当てはまる方にとって特に大切です。

なぜならサーチュインが活性化することによって「悪い脂肪細胞」は「良い脂肪細胞」に変わり、脂肪組織内での血管の新生も促されるからです。

これによってインスリン抵抗性が改善するだけでなく、糖尿病の発症を抑制する効果も得られます。


もともと肥満の状態では、脂肪組織の中は炎症状態であり、低酸素状態でもあります。そのため血管がなかなか新生できません。血管が不十分であれば、栄養も行き渡りませんし、老廃物の排出も不十分、という悪循環です。

しかしサーチュインが活性化すると、状況は改善します。

サーチュインの活性化化合物であるSRT1720が脂肪細胞の元になる前駆脂肪細胞での血管新生を促し、代謝も向上させるためです。

脂肪を分解する一方でエネルギーを保持し、また脂肪細胞の繊維化を低減させることによって、脂肪細胞自体もより健康的なものに変化します。

こうした働きによってSRT1720はインスリンの感受性を上げ、血中のブドウ糖の濃度を低下させます。

肥満もしくは糖尿病の方にとって、サーチュインの活性化は病気を直接抑制するメリットも得られるのです。

サーチュインを活性化するには？　その1　食事

サーチュイン活性化の効果的な方法は、食事でカロリー制限をすることです。

糖質を中心にカロリーを控えることでインスリンシグナル伝達系が抑制され、サーチュインに活性化の指示が出されます。

そもそもサーチュインの発見は、カロリー制限によって線虫や酵母の寿命が飛躍的に伸びたことがきっかけでした。人間のみならずほぼ全ての生物において、カロリー制限は長寿のためのシンプルかつ効果的な方法と言えます。

また昔から「腹八分目」という言葉があるように、私たちは経験則としても、カロリー制限の効果を認識してきた歴史もあります。

ポリフェノールを摂ることも効果的です。次章で詳しく触れますが、特にレスベラトロールは多くの研究で効果が確かめられており、サーチュインの活性化に寄与します。

なお先にお伝えしたサーチュインの活性化化合物であるＳＲＴ１７２０は、現在薬品としての研究が進められています。

米国国立衛生研究所のラファエル・デ・カボ博士らのマウスを使った実験によれば、ＳＲＴ１７２０を摂取しつづけた場合、細胞をあらゆる炎症から守り、糖尿病を防ぎ、老化を遅らせて寿命を伸ばすことが可能になる、と結論づけています。

実用化にはまだ時間がかかる見込みですが、ＳＲＴ１７２０にはレスベラトロールの約１０００倍の効果があると言われているだけに、注目が集まっています。

●サーチュインを活性化するには？　その2　運動

サーチュインを活性化するもう1つの方法は、運動です。

運動でエネルギーが消費されると細胞内のセンサーが働き、サーチュインを活性化させるために不可欠な酵素や補酵素の量が増えるためです。

具体的には、運動をするとＡＭＰＫ（ＡＭＰＫ活性化プロテインキナーゼ）という酵素が働きます。このＡＭＰＫが働くと筋肉中のＮＡＭＰＴという酵素が増え、そのＮＡＭＰＴは、ＮＡＤ（ニコチンアミド・アデニン・ジヌクレオチド）という補酵素を増やします。

このＮＡＤが、サーチュインを活性化するという流れになります。

ＮＡＤは近年、抗老化物質として注目が高まっています。

2013年のハーバード大学などの研究グループによると、マウスに対してＮＡＤを投与したところ、2歳のマウスが生後6ヵ月のマウスと同等にまで若返った、という報告があります。

なおＮＡＤの量は加齢とともに減少していくことから、運動やカロリー制限によってＮＡ

Ｄの量を増加させることが、寿命の延長に繋がると目されています。

もう１つの長寿センサー、ＡＭＰＫ

「ＡＭＰＫ」と呼ばれる酵素について、もう少し触れましょう。

ＡＭＰＫは、エネルギーの状態を関知するセンサーです。

細胞内でＡＴＰ《アデノシン三リン酸》などの量や比率をチェックしており、先にお伝えしたサーチュインの活性化だけでなく、エネルギーが低下すると糖や脂肪酸の取り込みを活性化します。同時にたんぱく質を分解して、リサイクルする働きにスイッチを入れます。この働きがオートファジーです。

またＡＭＰＫは、アミノ酸をエネルギー源にまわす、糖新生のサイクルも活性化します。エネルギーが枯渇する状況になっても身体の機能が保たれるのも、ＡＭＰＫのセンサーの指示によります。

さらにＡＭＰＫは、インスリン抵抗性を改善します。

細胞内のＧＬＵＴ４を細胞膜に移動させることで、ブドウ糖の取り込みを助けるためです。インスリンに頼る必要が減るため、抵抗性も改善することになります。

身体を「飢餓モード」に入れるかどうかを判断するセンサーであり、長寿のスイッチを入れる司令塔。それがＡＭＰＫです。

●対になる2つの長寿センサーを働かせる

ＡＭＰＫがセンサーだと聞いて、先にお伝えしたｍＴＯＲを思いだした方もいるかもしれません。

たしかにＡＭＰＫは、ｍＴＯＲと似ている面があります。サーチュインとオートファジ

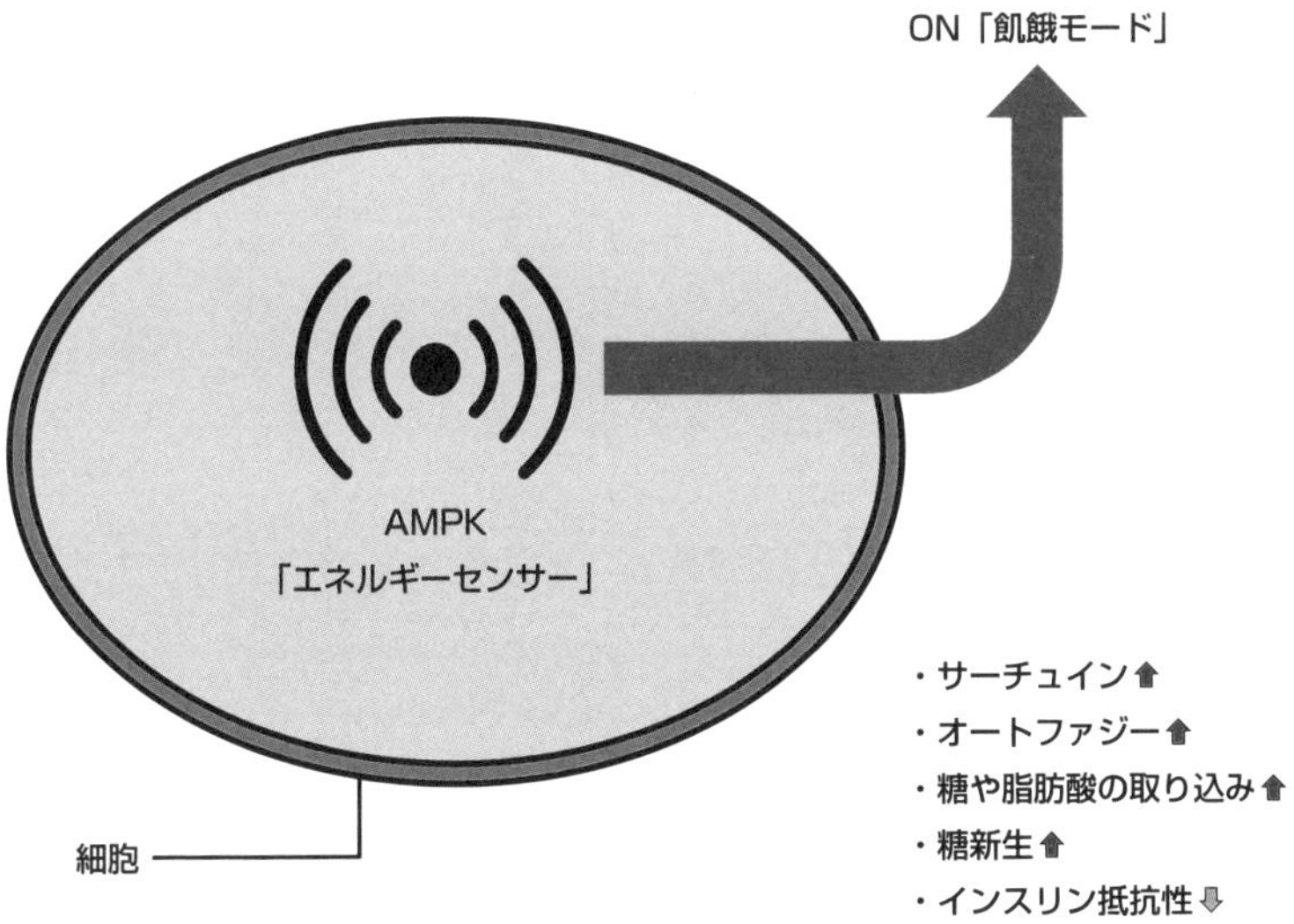

AMPK とその働き

ーという2つの長寿機能に指示を出す点で、ｍＴＯＲに近い働きを持っています。

しかしその働きは、むしろ表と裏のように異なります。

栄養が豊富なときに、身体を「成長モード」に入れる攻めのセンサーがｍＴＯＲ。エネルギーが足りないときにｍＴＯＲを抑制し、身体を「飢餓モード」に入れる守りのセンサーがＡＭＰＫです。

環境が悪化したときは、ＡＭＰＫが活性化して体内にあるたんぱく質を中心にリサイクルし、エネルギーも生み出す。逆に環境がよくなれば、ｍＴＯＲが活性化して細胞分裂が盛んになって筋肉を増やし、脂肪を蓄積するモードに入る。

このように、ｍＴＯＲとＡＭＰＫは表裏一体、対になるセンサーといってもよいでしょう。

その違いは、ｍＴＯＲがインスリンシグナル伝達系から栄養状態を関知するのに対し、ＡＭＰＫはミトコンドリアが産生するエネルギー状態を関知する、という流れの違いでもあります。

栄養状態とエネルギー状態、この両者をダブルチェックする別系統のセンサーがあることで、私たちの祖先は厳しい環境でも生き延びてきたのでしょう。

成長モードと飢餓モード、どちらも私たちの健康に欠かせない大切な役割です。

ただ、現代は歴史上かつてないほど、手軽に多くのカロリーが摂れてしまう環境でもあります。常に豊富な栄養を摂り続け、「成長モード」に入りっぱなしになっている人も多いのです。その結果が肥満や糖尿病をはじめとした生活習慣病の増加となって現れているのです。

そういう意味で、身体を意図的に、あえて「飢餓モード」に入れること。ＡＭＰＫのセンサーを働かせ、ｍＴＯＲを働かせない期間をしっかり設けること。

こうした意識が、あなたの不老と長寿をコ

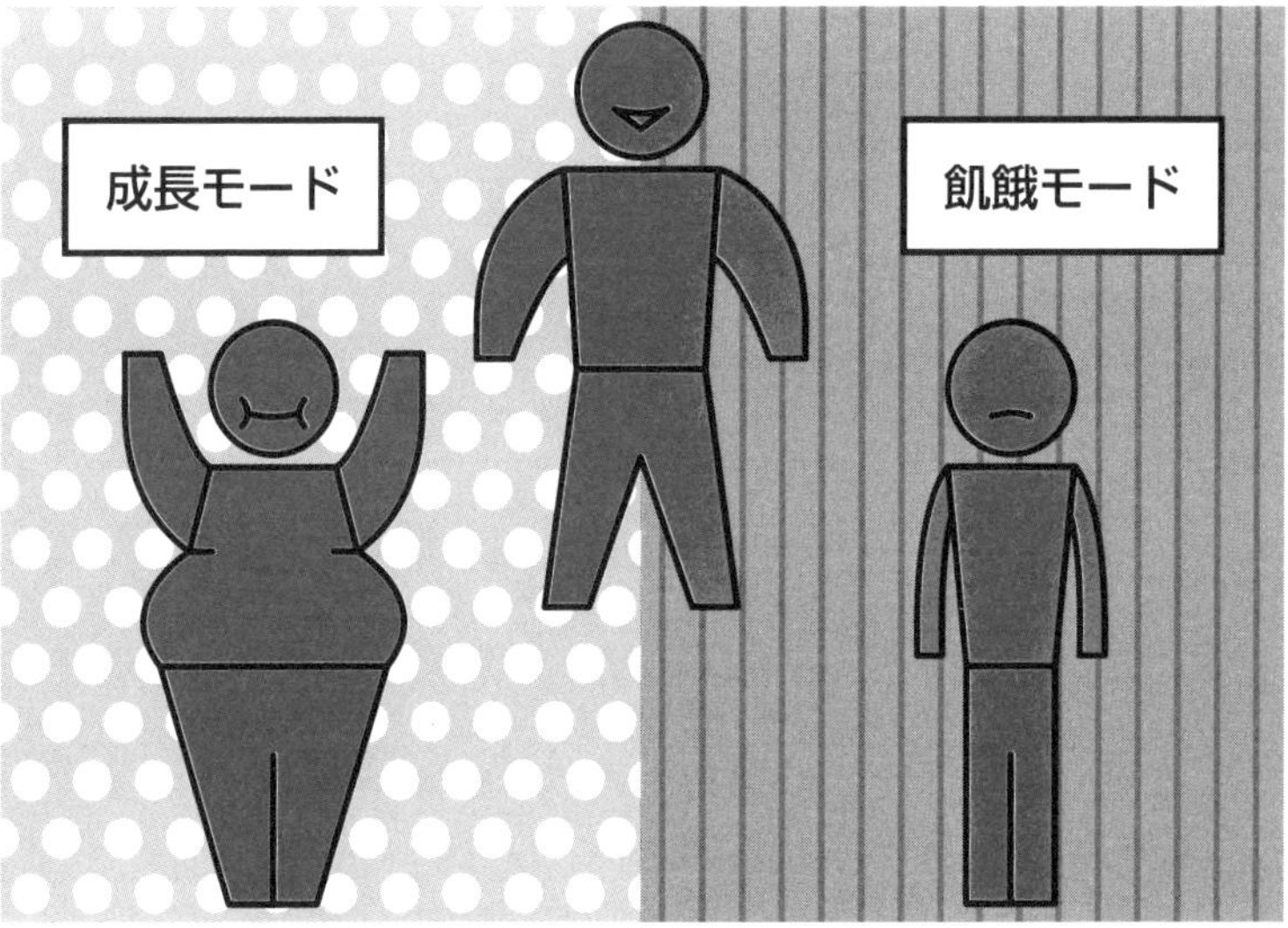

両方のモードを取り入れること

ントロールするうえで大切になってくるのです。

「インスリン抵抗性」で病気になる

インスリン抵抗性と肥満の関係

インスリンシグナル伝達系という「線」によって喚起される3つの長寿キーワードについてみてきました。

ここでインスリンそのものについても、もう少し触れておきたいと思います。

インスリン抵抗性を引き起こす主な原因の1つが肥満です。

脂肪から放出されるアディポカインという物質がインスリンの働きを妨げるためです。

特に内臓脂肪型肥満と呼ばれる、横隔膜より下のお腹の内側や内臓周辺に脂肪が蓄積するタイプの肥満は、インスリン抵抗性を引き起こしやすいと言われています。

こうした内臓脂肪型の肥満は比較的男性に多く、下半身に比べてお腹まわりが太くなってくるのが特徴です。

対して、女性に多いのが皮下脂肪型肥満で、内臓周辺ではなく皮下に脂肪が蓄積します。見た目としてはお尻や太ももなどの下半身が太くなりやすい、という特徴があります。

インスリン抵抗性の長寿への影響

インスリン抵抗性が長寿とどう関係するかについても見ていきましょう。

先にお伝えした、糖を取り込むというインスリンの働きは、実は全体の一部に過ぎません。インスリンには直接的あるいは間接的に、他にも多くの大切な働きがあります。

炎症を抑えたり、血圧を下げたり、血栓が出来にくくするなどの働きのほか、身体を酸化させる活性酸素を抑える働きも持っています。

こうした役割があるため、インスリン抵抗性が高まって効きが悪くなると、さまざまな症状が出てきます。

たとえば、

- 記憶力の低下
- 抑うつ
- 疲労感
- 高血圧
- 中性脂肪の増加
- 便秘

といった症状は、インスリン抵抗性が高まることによってもたらされます。

インスリン抵抗性が高まると、体重も増加します。

というのは、必要以上に食欲が増すように、身体が指令を出すためです。

インスリンは細胞にエネルギーを取り込む「鍵」のような役割を果たすことはお伝えしましたが、その鍵が効かなくなることで、細胞はエネルギー不足に陥ります。そのため、身体はより多くの栄養が必要だと判断し、食欲を増進させるのです。

またインスリン抵抗性は、食欲を抑える働きをもつ神経伝達物質「セロトニン」の生成を減らします。セロトニンの材料となるのは「トリプトファン」というアミノ酸ですが、インスリン抵抗性はこの生産のプロセスを阻害するのです。

その結果、十分な栄養を摂っても食欲が下がりにくくなり、必要以上に過食してしまい、体重が増えることになります。

さらには、食べものの嗜好も変わってきます。

エネルギー不足だと判断した身体は、より速やかにエネルギー源となる糖質を好むようになるためです。

過剰な糖質は脂肪として蓄えられますので、ここでも体重が増加しやすくなります。

糖を取り込むためにさらなるインスリンの分泌も促されますから、さらに疲弊し、インスリン抵抗性が増してしまうという悪循環です。

このように幅広い悪影響があることから、インスリン抵抗性が高まると健康長寿が損なわれてしまうのです。

インスリン抵抗性とアルツハイマー型認知症

インスリン抵抗性には、長寿を妨げる以外にもデメリットがあります。

それは、認知症になりやすくなることです。


認知症のなかでも1番多いのがアルツハイマー型認知症ですが、一説には脳内にアミロイドβというタンパクが蓄積することによって起こるとされています。

本来このアミロイドβは酵素によって分解されるはずなのですが、実はこの酵素とは、インスリン分解酵素のこと。1つの酵素が複数の役割を担っているのです。

そのため、インスリン抵抗性が高まってしまうと、分解酵素がインスリンの分解に取られてしまい、アミロイドβが分解されずに蓄積するのです。


糖尿病の人がアルツハイマー型認知症になるリスクは、通常の人の約2倍と言われているのも、こうしたメカニズムによるものと考えられています。

糖尿病と認知症の深い関係

インスリンと認知症の関係は、アルツハイマー型認知症だけにとどまりません。

他のタイプの認知症との関連も深いことがわかっています。

そもそも認知症は、アルツハイマー型認知症と血管性認知症が二大原因とされていますが、後者の血管性認知症のほうもインスリンとの関連が深いのです。

その原因は、糖尿病による血管へのダメージによります。

インスリン抵抗性が高まって効きが悪くなると、血液中にブドウ糖がとどまり高血糖の状態になります。その状態が続くと動脈が硬化してしまい、脳の血管が詰まりやすくなり、血流が滞ります。

結果として脳の神経細胞にも十分な血液が送られず、認知機能が下がってしまいます。これがインスリン抵抗性が血管性認知症を引き起こすメカニズムです。

アルツハイマー型認知症と血管性認知症。二大認知症のいずれも、インスリンと関係が深いということなのです。

糖尿病と認知症との関係を示すデータ

データの面からも見てみましょう。

55歳以上の糖尿病患者約６０００人を対象に行なわれたロッテルダム研究[*1]によれば、糖尿病の人はそうでない人に比べて、約2倍も多く認知症を発症しています。

また糖尿病が進行し、注射などで体外からインスリンを補う治療を受けている患者は、実に約４・3倍も多く認知症になることがわかっています。

また日本でも、１９６１年から約８０００人を対象に、継続して行なわれている久山町研究というものがあります。この研究によれば、糖質摂取2時間後の血糖値が高くなるほど認知症を発症するリスクも上昇しています。

具体的には、血糖値が１２０㎎／dLの人と比べた場合、２００㎎／dL以上の人たちはアルツハイマー型認知症になるリスクは3・4倍に上昇。そして血管性認知症になるリスクは、2・7倍高くなるという結果が出ています。

それ以外にも、記憶力が落ちたり、注意力が散漫になったり、情報処理がうまくいかなくなるなどの軽度の認知症になるリスクも、糖尿病とともに上がることがわかっています。まだ認知症になる年齢ではないからといって、油断は大敵です。

このようにさまざまな研究が、認知症と糖尿病との関係を裏付けています。単なる長生きの方法ではなく、健康を維持したうえでの「長寿」を得るには、こうした病気についても知っておくことが大切です。インスリンとその抵抗性を意識した生活習慣は、まさに病気にならない生き方そのものと言えるでしょう。

具体的な長寿の生活習慣については、第3章以降で詳しくお伝えしていくとして、インスリン抵抗性を意識づける生活習慣を獲得するためにも、もう少し長寿のしくみについて掘り下げてみてまいりましょう。

出典

＊1

〇ロッテルダム研究

・論文ＵＲＬ：https://pubmed.ncbi.nlm.nih.gov/10599761/

・ロッテルダム市周辺の55歳以上の一般住民６３７９人を対象にしたコホート研究。

糖尿病と診断された人は糖尿病でなかった人に比べ、認知症全体で２・０倍、アルツハイマー型認知症で１・９倍多く発症。インスリン治療をしている患者は４・３倍多く認知症を発症。（Ott A.et.al.Neurology1999）

第2章

長寿とインスリン

健康を維持した「長寿」こそ誰もが願いとすることでしょう。インスリンとその抵抗性を意識した生活習慣を身に付けることが肝要ですが、まず命の回数券ともいわれるテロメア、糖質制限、長寿ホルモンのメカニズムをその前提として理解してまいります。

命の回数券「テロメア」と血糖値

●不老長寿をつかさどる!?　テロメア説とは

前章ではインスリンシグナル伝達系を中心に、長寿のしくみについて見てきました。ここからはインスリンとも関連が深い、その他の長寿効果をご紹介していきましょう。まずは命の回数券とも言われる「テロメア」についてです。

テロメアとは、たとえるなら「遺伝情報の容器の保護キャップ」のようなもので、染色体（DNAが折り畳まれたもの）の末端にあります。

DNAは細胞を複製しますが、テロメアの部分は通常複製されません。そのため細胞が分裂を繰り返すたびに、テロメアは短くなっていきます。一定の短さになると細胞はそれ以上分裂できなくなります。細胞が古いまま新生しない状態、すなわち身体の老化です。

これが寿命や老化はテロメアの長さによって決まるというテロメア説であり、テロメアが「命の回数券」とも言われるゆえんです。

この説を裏付けるものとして、後述するテロメラーゼによって動物の老化を遅らせることに成功している研究もあります。

なお例外として、がん細胞の多くにはテロメラーゼ活性があり、無限に増殖できることがわかっています。

テロメア短縮のデメリット

テロメアが短くなるデメリットは、老化だけにとどまりません。

ヒトではある種の病気がテロメラーゼ不全により発症することがわかっています。糖尿病や動脈硬化、心筋梗塞、そして認知症なども引き起こすとされています。

テロメアの短縮が加速してしまう大きな理由は、テロメアを伸ばす酵素「テロメラーゼ」の活性が失われるためです。

テロメラーゼは一部の細胞（幹細胞や生殖に関わる細胞）には存在していますが、他の細胞にはほとんど存在していません。

酸化や有害物質の刺激など細胞へのストレスが加わると、テロメラーゼの活性が失われ、テロメアの短縮を防御できなくなるのです。

糖質がテロメアを短くする

テロメアは、血糖値とも深く関連しています。

カリフォルニア大学の研究によれば、糖質を多く含む炭酸飲料を多く飲んだ人ほど、テロメアが短くなる傾向があることがわかりました。

約５０００人を対象に行なったデータを分析したところ、１日に約２３０㎖の炭酸飲料を飲んでいる人は、実年齢より約2歳分老化していたのです。量が増えるとさらに老化は進み、５７０㎖では約４・６歳分、老化が進んでいました。

同大学のエリッサ・エペル教授によれば、テロメアが短縮することによってブドウ糖を取り込む機能が損なわれ、インスリン抵抗性が増すとしています。また内臓脂肪が増えることによって炎症を引き起こされるなどの悪影響にも言及しています。

過剰な糖質はテロメアの短縮とインスリン抵抗性、炎症などの作用によって幾重にも老化を促進するのです。

●テロメアの短縮を遅らせるには？

テロメアが短くなることを遅らせるには、細胞へのダメージを減らすことです。すなわち炎症を抑えて酸化ダメージを防ぎ、インスリンの効きをよくする、といった対策が有効です。

とはいえ、抗炎症もインスリン抵抗性もさまざまな代謝が複雑に絡み合った結果ですし、テロメアを保護するために有効な栄養素は多岐にわたります。個別の対処療法的な方法では、なかなか防げないのも事実です。

特効薬的にテロメアを伸ばす方法は今のところ確立されていませんので、身体に極力ストレスをかけない、バランスのよい食生活や生活習慣によって細胞へのダメージを防ぐことが大切です。

なお参考までに、次の栄養素は抗酸化などの作用を通じてテロメアの保護に役立つとされています。

●テロメアの保護に役立つ栄養素

・ビタミン（葉酸、ビタミンB12、ナイアシン、ビタミンC、Dなど）
・ミネラル（マグネシウム、亜鉛など）
・脂質（オメガ3系脂肪酸など）
・その他（ポリフェノール、エストロゲン）

これらの栄養素を食事で摂るには、精製されていない全粒粉の穀類を多くし、野菜、果物、豆類などの植物性の食品を多めにするのがよいでしょう。

また次章でも触れますが、ウォーキングなどの適度な有酸素運動も有効です。

他にもストレスを貯めない生活を心がけつつ、ストレッチや瞑想なども取り入れてみてください。

「カロリー制限」と寿命の関係とは？

●長寿にカロリー制限がよい理由

カロリー制限、食事制限。近年一般のメディアでも、よく目にするようになった言葉です。確かに摂取するカロリーの量を減らすことで、寿命が伸びることが確認されています。

その理由はいくつもありますが、カロリー制限によって長寿遺伝子が活性化することが大きいでしょう。

私は米国国立衛生研究所（NIH）にてミトコンドリアDNAの研究に携わっていた経験があるのですが、ヒトを対象にした研究でも、カロリー摂取量を25％減らすことで、長寿遺伝子の働きが4・2倍から10倍に増えることがわかっています。

また、マウスによる実験では、与えるカロリーを30％減らしたところ、寿命が40％伸びたというデータもあります。

●カロリー制限のさまざまな健康効果

インスリン抵抗性が改善することで、糖尿病リスクや炎症が減る効果も見逃せません。

人間を対象に2年間行なった調査によれば、カロリー制限によってインスリン抵抗性が改善しています。

また炎症のマーカーであるＣＲＰ（C反応性たんぱく質）の値が47％低下し、甲状腺ホルモンの活性が約20％減少して正常範囲内にとどまるなど、健康状態が改善することが示されています。

抗酸化力をアップする効果も期待できます。

活性酸素は私たちの身体の細胞を傷つけますが、抗酸化力のある酵素がより働きやすくなることで細胞が守られ、病気になりにくくなります。

ゴーゼンバーグ大学のミカエル・モーリン氏によれば、活性酸素を除去する酵素「ペルオキシレドキシン」は年をとるにつれて弱まりやすいものの、カロリー制限によってそれを防ぐことができるとしています。

カロリー制限は動脈硬化の予防にもなります。

実際、糖尿病の治療でもカロリー制限は必須となっており、その効果は医療の現場でも確認されています。

研究では血圧が約4％低下し、中性脂肪も減少、逆に善玉コレステロールは増加する、というデータも出ています。

カロリー制限は、がんにも効果があります。

ウィスコンシン大学で行なった研究では、カロリー制限したサルとそうでないサルとでは、がんや心血管系の疾患にかかる割合に違いがありました。[*2]

カロリー制限したサルは、年を取ってもそうした病気にかかる割合が明らかに低かったのです。

このようにカロリー制限には、さまざまな健康効果が確認されています。

カロリー制限は栄養不足に注意

カロリー制限の効果を見てきましたが、ここで逆の注意も必要になります。

それは、「低栄養」の問題です。

特に高齢になってから栄養が不足すると、免疫力をはじめ身体全体の抵抗力が減ってしまいます。ウイルス性の感染症にもかかりやすくなりますし、重症化するリスクも上がってきます。ふつうの風邪などでも、肺炎になってしまう可能性が高まります。

近年はウイルス感染症の流行もあり、さまざまな対策がなされました。しかしこと日本では、意外と栄養摂取に関する情報は少なかったように思います。

栄養は多すぎてもいけませんが、少ないのも危険。意識的にバランスをとることが大切です。

なお「自分の場合はどうか？」が気になるところだと思いますが、ＢＭＩと呼ばれる体格指数が参考になります。

一般には、ＢＭＩは22程度だと病気が少ないと言われていますので、それより数値が低い場合は食事の量を増やし、しっかりとカロリーを取っていくのがよいでしょう。

最近は体重計などでも、ＢＭＩを自動的に計算してくれるものも増えてきました。

自分で計算する場合は、「体重kg÷（身長ｍの２乗）」が式になりますので、目安にしてみてください。

また具体的なカロリー制限の方法については第3章にも書きましたので、併せて参考になればと思います。

「糖質制限」と長寿

再び、インスリンと長寿の話

糖質の量はインスリンシグナル伝達系と密接な関係がありますから、当然長寿とも深いつながりがあります。

インスリンは血糖値が上がるとブドウ糖を細胞に取り込むために分泌されます。食事で摂る糖質が多ければ、それだけ分泌量も増えてきます。そしてその分、インスリンシグナル伝達系が活性化します。サーチュインやオートファジーといった長寿の働きは弱まり、逆に脂肪を貯蔵する働きは強まります。

基本的に、過剰な糖質は長寿のためには好ましくないものです。

糖質にも違いがある

私たちの食事の中で血糖値を上げるのは、糖質だけです。

三大栄養素は「たんぱく質・炭水化物・脂質」の3つですが、たんぱく質も脂質も、血糖値を上げません。炭水化物は血糖値を上げますが、それは糖質が含まれているためです。

なお炭水化物とは、糖質と食物繊維の総称です。同じ炭水化物という呼び名でも、糖質の割合が低ければ血糖値は上がりにくくなります。

同様に、糖質といってもその分子構造によって種類が異なり、血糖値の上がりやすさも変わってきます。

たとえば最も血糖値が上がりやすいのは、単糖類であるブドウ糖です。

私たちがよく知っている点滴の中身が水とブドウ糖なのも、すみやかに身体にエネルギーを供給したいからです。ただそうした利点はあるものの、ブドウ糖を多く含む加工食品や清涼飲料水などは血糖値の急激な上昇を招きます。日常生活では避けたいものです。

ちなみに例外として、果糖は単糖類ですが直接血糖値を上げることはありません。果糖は文字通り果物に多く含まれますが、比較的血糖値を上げにくいので、インスリンのコントロールという点では優れていると言えるでしょう。

ただし、果糖は糖化を引き起こしやすいため、老化という観点からは摂り方に注意が必要です。このあたりはのちほど詳しくお伝えします。

糖質過剰のさらなるリスク

糖質を摂り過ぎることには、さまざまなデメリットがあります。

食事で急に上がった血糖値は、急に下がります。低血糖は身体にダメージがありますので、下がり過ぎた血糖値はすみやかに上げる必要が出てきます。

その際はホルモンが分泌されるのですが、同時に活性酸素をも発生させてしまいます。インスリンが分泌されること自体にも活性酸素が関わってきますので、過剰な糖質は二重に身体を酸化させてしまうことになります。

また糖質はたんぱく質などと結びついて「糖化」と呼ばれる現象も引き起こします。私たちの肌にシワやシミなどができるのは、この糖化によるものです。

他にも「糖化最終生成物」と呼ばれるＡＧＥｓを増やしてしまい、身体に炎症が起こりやすくなるリスクも増します。

さらには糖質は余ると脂肪に変わりやすいため、肥満や生活習慣病のリスクを上げます。

このように、過剰な糖質にはさまざまなリスクがあるのは事実です。

●糖質を控えても脳はエネルギー不足にならないが…

以前から「脳のエネルギーとなるのは、ブドウ糖だけ」という説があり、ネットで検索してもそうした情報が出てきます。

だから「糖質を控えてしまうと、脳のエネルギーが不足するのでは？」と、不安になる人もいるかもしれません。

しかし結論からいえば、脳のエネルギー源は糖質だけではありません。

脳はブドウ糖に加えて、脂肪からつくられる「ケトン体」もエネルギーとして使うことができます。

ケトン体というのは総称で、アセト酢酸、3-ヒドロキシ酪酸といった形で体内に存在します。ちなみにケトン体は脂肪の代謝の中間の生産物ですので、血液中にはあまり存在しないのが通常です。このケトン体については、第4章で詳しくお伝えします。

また身体はよくできていて、アミノ酸をブドウ糖に変える「糖新生」というしくみも持っています。

こうしたエネルギー源を使えるのですから、糖質を制限しても脳のエネルギーが枯渇することは、基本的にないといえます。

ただし、だからといって糖質を制限しすぎてしまうのも考えものです。

その理由はいくつもありますが、1つには赤血球だけは、エネルギー源としてブドウ糖しか使えないからです。食事から摂る糖質が少なすぎれば、身体は「糖新生」というしくみでブドウ糖を作る必要がでてきます。

糖新生はホルモン分泌からの刺激によって、エネルギーと補酵素を消費しながら肝臓に負担をかけて行なわれます。

もしアルコールなども摂っていた場合、肝臓はその処理もしなければいけませんので、糖新生が阻害されることになります。

また脂肪肝の状態だと肝臓の機能が落ちていますので、スムーズな糖新生が行なわれず低血糖状態になってしまうことも考えられます。

糖質を控えすぎることの、長寿への悪影響

糖質を控えすぎて血糖値が下がると、身体はコルチゾールというホルモンを分泌して糖新生を促し、血糖値を上げようとします。

その指示を出す際は、脳の視床下部や下垂体、そして副腎という臓器に負担がかかります。もし糖質の量が不足し続けていると、身体に大きな負担がかかり続けることになります。

コルチゾールは、炎症を抑えたりストレスに対抗する働きがあります。また免疫を調整したり、体内時計である概日《がいじつ》リズムを整える働きももっています。分泌し続けて脳の下垂体や臓器が疲弊するとこうした機能が落ちてしまい、心身に不調をきたすことになります。

痩せているのに脂肪肝になる理由

コルチゾールはインスリンにも関係してきます。コルチゾールが過剰になると、大量のインスリンが分泌されるのです。こうした状態が長く続けば、効きが悪くなってインスリン抵抗性が高まることになります。

糖質を摂っていないのにインスリン抵抗性が高まると聞くと、意外に思うかたも多いと思います。

しかし実際に、食が細くアルコールも飲まないのに脂肪肝になる例は珍しくありません。食が細いと糖質の摂取量も少なくなりがちで、血糖値を上げる必要がでてきます。そこで先述したように、血糖値を上げるためにコルチゾールの分泌が増えるのですが、これにはインスリンの効きを悪くする作用もあるのです。

インスリンは、シグナル伝達系において脂肪の合成を促しつつ、脂肪の分解を抑制します。そのため、肝臓に脂肪がたまってしまうのです。インスリンが大量に分泌されるということは、太りやすく痩せにくい体質になること、とも言えます。

「こんなにダイエットしているのになぜか痩せない…」

「むしろ前より脂肪がついてきた…」

と悩んでいる人は、糖質を控え過ぎているからこそうまくいっていない可能性が高いでしょう。

もちろん、インスリンシグナル伝達系が刺激されるのですから、さまざまな不老長寿の働きも弱まります。

極端な糖質制限はよほど周到にコンディションと条件を整えないと、デメリットも大きくなってきます。やはり食生活はバランスを摂ることが大切です。

●糖質とのうまいつきあい方

こうして見てくると、糖質は多すぎても少なすぎてもよくない、つきあい方が難しい栄養素です。身近なものですが、それだけに注意が必要です。

精神的な面での注意も欠かせません。

日々糖質中心の食事をしている人が急に糖質制限をすると、反動でもっと糖質を摂りたくなってしまうからです。

糖質は摂取すると、脳の快楽中枢に働きかけます。別名「快楽ホルモン」とも呼ばれるドーパミンが分泌されるため、中毒になりやすいのです。

加えて、糖質は余ると脂肪となって蓄えられやすいため、いわゆる「リバウンド」もしやすくなります。

現代社会は糖質過剰の時代です。

適切な制限はインスリンシグナル伝達系を抑えますので、健康長寿に有効なのは間違いありません。

しかし糖質を制限しすぎることもまた、多くのリスクがあります。メリットとリスクを知ったうえで、自分の体質やコンディションを踏まえたバランスのよい食生活を送ること。結局はこれが、長寿の生活習慣なのです。

長寿ホルモン「アディポネクチン」

〝超善玉ホルモン〟アディポネクチンとは?

アディポネクチンは脂肪細胞から分泌され、私たちのエネルギーの代謝に広く関わっています。脂肪を燃焼させる働きもあることから、別名「やせホルモン」という呼ばれ方をすることもあります。

インスリンの感受性を高め、働きをよくすることから糖尿病の予防にも役立つとされています。他にも痛んだ血管を修復したり、血管を拡張する働きなどもあります。高血圧の予防や、血栓を防いで心臓病や脳卒中を予防する働きも知られています。

このように健康面でメリットが多く〝超善玉ホルモン〟と呼ばれることもあるアディポネ

クチン。近年の研究では、寿命にも深く関係していることがわかってきました。実験で遺伝子操作してアディポネクチンを増やすと、マウスの寿命が伸びたのです。

●アディポネクチンの４つの働き

長寿に欠かせないホルモン、アディポネクチン。
その働きは、大まかに分けると次の４つになります。

1）インスリンの効きをよくする
2）腫瘍の増加を抑える
3）血管を拡張・修復する
4）脂肪を燃焼させる

まず1についてですが、アディポネクチンにはインスリンの感受性を高める効果があり、糖尿病の予防や改善に役立ちます。細胞に糖が取り込まれやすくなりますので、必要以上に血中濃度が上がってしまうことが減るためです。

もちろん、インスリンが少量で済むためシグナル伝達系を抑制でき、長寿効果も期待できます。

2の腫瘍の増加を抑えることは、がんの予防に役立ちます。日本人の死因の第1位はがんですし、国立がん研究センターによれば2人に1人が生涯でがんになるとも言われています。その増加を抑えるアディポネクチンの働きは、今の時代に必要なものでしょう。

3については、血管を拡張することで高血圧の予防や改善が期待できます。もし痛んだ血管があっても、修復の作用もありますから、動脈硬化のリスクを減らしてくれます。血液の循環が滞って心臓に問題が起きる、いわゆる心疾患は日本人の死因の第2位ですから、ここでもアディポネクチンは大きな働きをしてくれます。

4の脂肪燃焼については、アディポネクチンはおもに肝臓や筋肉に働きかけますので、メタボリックシンドロームの予防や改善が期待できます。

別名として「やせホルモン」と呼ばれることがあるのは、こうした働きによるものです。

肥満はさまざまな病気につながってくるだけでなく、アディポネクチンの分泌量を減らしてしまいます。

インスリンの感受性を高め、全身のバランスを保ってくれるアディポネクチンの働きは、私たちの長寿を陰で支えているのです。

アディポネクチンを増やすには？

それでは、私たちがアディポネクチンを増やすには、どうすればよいのでしょうか。

一般にホルモンは、年齢を重ねるごとに分泌される量が減っていく傾向があります。アディポネクチンも例外ではなく、残念ながら年を取るにつれて減っていきます。

しかしそれはあくまで一般論。実際は個人差も大きく、高い分泌量を維持することも可能です。

慶応義塾大学医学部の研究[*3]によれば、１００歳以上の高齢の女性66人と、若年女性66人のアディポネクチンの分泌量を比較したところ、前者の高齢女性の平均値の方が2倍も多かった、というデータもあります。

そうした個人差を分けるのが、生活習慣です。

たとえば肥満の人のアディポネクチンの量は、そうでない人に比べて低い傾向があります。内臓脂肪が増えることでアディポネクチンの分泌は減ってしまうためです。

逆にいえば、内臓脂肪を増やさなければ、アディポネクチンの分泌量を極力減らさないで済むということになります。

食事では、大豆はアディポネクチンの分泌を増やすと言われています。

また緑黄色野菜では、小松菜、人参、トマトなど。海藻類では、ひじき、わかめなども効果があるとされています。

肥満にならない生活習慣は、インスリンをコントロールすることにもつながってきます。インスリンシグナル伝達系抑制による長寿効果や、糖尿病やその合併症の予防にもなりますから、ますます健康長寿になっていくでしょう。

テストステロンは、健康長寿に役立つ

●テストステロンとは？

テストステロンは、男性ホルモンの代名詞として知られています。やる気や集中力、前向きなチャレンジ精神といったメンタル面への影響から「闘争のホルモン」という言い方をされることもあります。

前立腺や精巣といった男性の生殖組織に重要な役割を果たしており、筋肉や骨の成長にも深く関わっています。

しかし量は少ないものの、女性の体内にもテストステロンは存在します。副腎や卵巣、脳の海馬といった部位からも分泌されています。

男女問わず全身の健康に深く関わっており、血液を作り、内臓脂肪の蓄積や動脈硬化を抑制します。記憶力や判断力を高めたりするなどの働きも持っています。

●テストステロンが減るリスク

若い頃はその有り難さを実感しにくいテストステロンですが、中高年以降になるとそれを実感する男性が多くなります。

それまでテストステロンをつくっていた精巣の機能が衰え、急に分泌量が減ってくるためです。ここで副腎などの臓器にうまくバトンタッチできる人はよいのですが、そうでない場合は男性更年期の症状に苦しむ人も出てきます。

テストステロンの減少にともなう症状は幅広く、次のように多岐にわたります。

- 倦怠感、無気力
- イライラ、不安
- 集中力や記憶力の低下
- 頭痛、めまい、耳鳴り
- 発汗、ほてり
- 筋力や骨密度の低下
- 関節の痛み
- 頻尿
- 不眠
- (男性の場合) 勃起不全

症状がさらに進むと、ＬＯＨ症候群（加齢男性性腺機能低下症候群）と呼ばれる状態になります。糖尿病や高血圧、そしてがん、心血管疾患、うつ病といった病気への罹患率が高まり、死亡率も上がります。

逆に、テストステロンの値が高い人は長生きすることもわかっており、欧米や日本での研究でも裏付けられています。

テストステロンは男性に限らず、長寿と健康に欠かせない大切なホルモンです。

●テストステロンを増やすには？

テストステロンを増やすには、身体を大いにつかい、そして休むことがポイントです。筋力トレーニングを行ない、たんぱく質をしっかり摂って、質のよい睡眠を十分とりましょう。

また栄養の偏った食生活は避けましょう。

たんぱく質は大切です。ホルモンはたんぱく質から出来ていますから、材料がなくてはつくれません。

亜鉛やマグネシウムを摂るのもよいでしょう。亜鉛はたんぱく質の合成を促進しますし、マグネシウムはテストステロンを増やします。

中高年のテストステロンは、副腎がポイントになる

一般的なテストステロンを増やす方法に加えて、中高年の方はプラスαの対策が望ましいです。

というのも、テストステロンの分泌は年齢とともに低下していくからです。20歳台をピークに、50歳頃ではおよそ1/2にまで減少します。

精巣でつくられるテストステロンが減少していくためですが、それを補うのが副腎です。ここでうまくバトンタッチできれば、副腎がテストステロンをつくってくれますので、男性更年期の症状に苦しむこともなくなり、かつ長寿の効果も享受できます。

そのためには、副腎を疲弊させないことがポイントになるでしょう。

正確には、下垂体から分泌される副腎皮質刺激ホルモン（ACTH）がスムーズに分泌されるよう、副腎を酷使しないことです。

副腎は低血糖時やストレス、炎症があるときにコルチゾールやアドレナリンを分泌します。こうした状態が長く続くと下垂体がだんだん疲弊し、副腎がうまく各種ホルモンをつくれな

くなってしまうのです。

そうした状態にならないためには、ストレスを避けて身体が炎症を起こさないようにしつつ、副腎に必要な栄養を補うことです。コルチゾールの材料となるたんぱく質やビタミンCを十分摂りましょう。

また血糖値が下がると負担がかかりますので、過剰な糖質制限をしないことも大切です。糖質制限にはメリットもたくさんありますが、代替となる脂質のエネルギー代謝がスムーズに働かない状態で行なうと、低血糖が長く続くことになります。下垂体や副腎へのダメージが蓄積してしまいますので、注意しましょう。

日本人の死因の第一位「がん」、糖尿病患者はそのリスクが高い

●糖尿病のがんリスクとは？

日本人の死因の第1位はがんです。

そして糖尿病の人はそうでない人と比べて、特定のがんのリスクが高いことがわかっています。

種類によって違いがあり、膵臓がんや肝臓がんでは約2倍、大腸がんでは1・4倍リスクが上昇します。なお乳がんや前立腺がんについては､糖尿病との関連は認められていません。

なぜがんのリスクが高まってしまうかということですが、一説にはやはりインスリンの関わりが深いと言われています。

インスリンには細胞の増殖を促す働きがあります。がんは異常に細胞が増殖してしまう病気ですので、それを促進するインスリンは、がんのリスクを上げてしまうのです。

またインスリン抵抗性が高まってくると、血液中にインスリンが残ったままになります。するとIGF－1という、インスリンに似た分子構造をもつホルモンが増加するのですが、このIGF－1もまた、細胞を増殖させる働きをもっています。

高インスリンとがん促進のメカニズム

このように糖尿病は、インスリンの濃度を上げることから、がんのリスクを上昇させると考えられています。

それを裏付けるための研究も盛んです。

京都大学の研究グループは、高インスリン血症になるとがん細胞が増えるメカニズムを発表しました。

キーワードは「細胞競合」と呼ばれるものです。

通常、がん化するような異常な細胞は、正常な細胞と競合することによって排除されます。それは正常な細胞にくらべて、たんぱく質の合成能力が弱いためです。

しかし血中のインスリン濃度が高くなりすぎると、異常な細胞の合成能力の方が正常細胞のそれよりも高くなってしまいます。

つまりインスリンによって細胞競合が働かなくなってしまうことで、異常な細胞が排除されなくなってしまいがん化する、というメカニズムです。

ちなみにこの細胞競合に関しては、糖尿病治療でつかわれる「メトホルミン」という薬によって、機能が戻ることもわかっています。

メトホルミンは、ブドウ糖の放出や吸収をコントロールする働きがあり、また筋肉の細胞にインスリンを効きやすくさせるなどの効果があります。こうした働きが作用して細胞競合が復活し、異常な細胞が排除されてがん化を防ぐのではないかと言われています。

アディポネクチンとがん

ここで、先に少し触れた「アディポネクチン」に再登場してもらいましょう。

アディポネクチンもインスリンと同じく、がんと関係があります。

血液中のアディポネクチンの数値が低い人は、大腸がんや乳がん、前立腺がん、胃がんなどのリスクが増えることがわかっています。

俗に「がんは遺伝する」と言いますが、実際に遺伝するのはアディポネクチン分泌の機能という説もあります。その機能が低い家系が結果的に、がんのリスクが高まってしまっているということです。

また近年、肥満とがんに相関関係があることがわかってきましたが、それにもアディポネクチンが関わっています。

東京大学医学部の北山丈二氏ら[*4]の研究によって、アディポネクチンにはがん細胞を計画的に細胞死（アポトーシス）させる働きがあることがわかりました。

アディポネクチンは脂肪細胞から分泌されるものですが、肥満になると逆に分泌量が減ってしまうため、がんになりやすくなるという関係です。

肥満と糖尿病。インスリンとアディポネクチン。いずれもがんに深い関係があります。あなたやご家族が大病を得ずに長寿を全うするためにも、知っておいていただきたい知識です。

出典

＊2

○ウィスコンシン大学で行なった研究

・論文URL：https://www.nature.com/articles/ncomms14063

・ウィスコンシン大学とアメリカ国立老化研究所により、1980年代からアカゲザルを実験体に、カロリー制限を課したサルと、自由に食事を与えたサルとで、がんや糖尿病といった病気や老化の状況を比較した研究。

＊3

○慶応義塾大学医学部の研究

『日本内科学会雑誌』第95巻3号「百寿者の坑高齢化機序」を参照。

＊4

○東京大学医学部の北山丈二氏らの研究

・日本癌学会学術総会での発表（2007年9月）より

参考URL：https://medical.nikkeibp.co.jp/leaf/all/nmk/cr/report/200702/502833.html

第3章
老化とインスリン

　ストレスと低血糖が老化を早めるしくみ、糖化のリスク、小胞体ストレスと睡眠の質など、インスリン抵抗性を高める悪しき生活習慣のしくみについて解説し、インスリンが長寿も老化も左右することの理解を深めます。

低血糖だと早く老ける⁉　ＤＨＥＡと血糖値

ストレスと低血糖で老化する

現代社会はストレスが多い環境です。ストレスにさらされると私たちの身体は、それに対抗するホルモンを分泌します。いわゆるストレスホルモンです。

しかし過剰なストレスホルモンは、私たちの老化を促進してしまう面があります。

たとえば、コルチゾールというストレスホルモンは活性酸素を発生させますが、それによってＤＮＡは酸化し、老化が促進されてしまいます。またコルチゾールは免疫力の低下や筋肉の分解、骨密度の低下などにも関わっています。

こうしたことから、コルチゾールは「老化ホルモン」とも呼ばれます。

もちろんコルチゾールは炎症を抑えたり、血糖値を上昇させるなどの大事な働きも持っています。しかし何事もバランスです。コルチゾールも例外ではなく、過剰になるとデメリットが多いのです。

またコルチゾールは、低血糖のときにも分泌されます。

糖質が足りないと身体は、肝臓などに貯蓄したグリコーゲンをつかってブドウ糖をつくります。それでも足りなくなると糖新生を行なうのですが、その指示を出すためにコルチゾールが分泌されるのです。

なお糖新生とは、アミノ酸や乳酸などを元に肝臓でブドウ糖を生成するしくみです。

このように、ストレスや低血糖は老化に関係していますが、ここにインスリン抵抗性が加わると、さらに老化に拍車がかかります。

インスリンの効きが悪ければ糖が細胞に取り込まれにくくなり、血糖値が高い状態が続きます。それを下げるために大量のインスリ

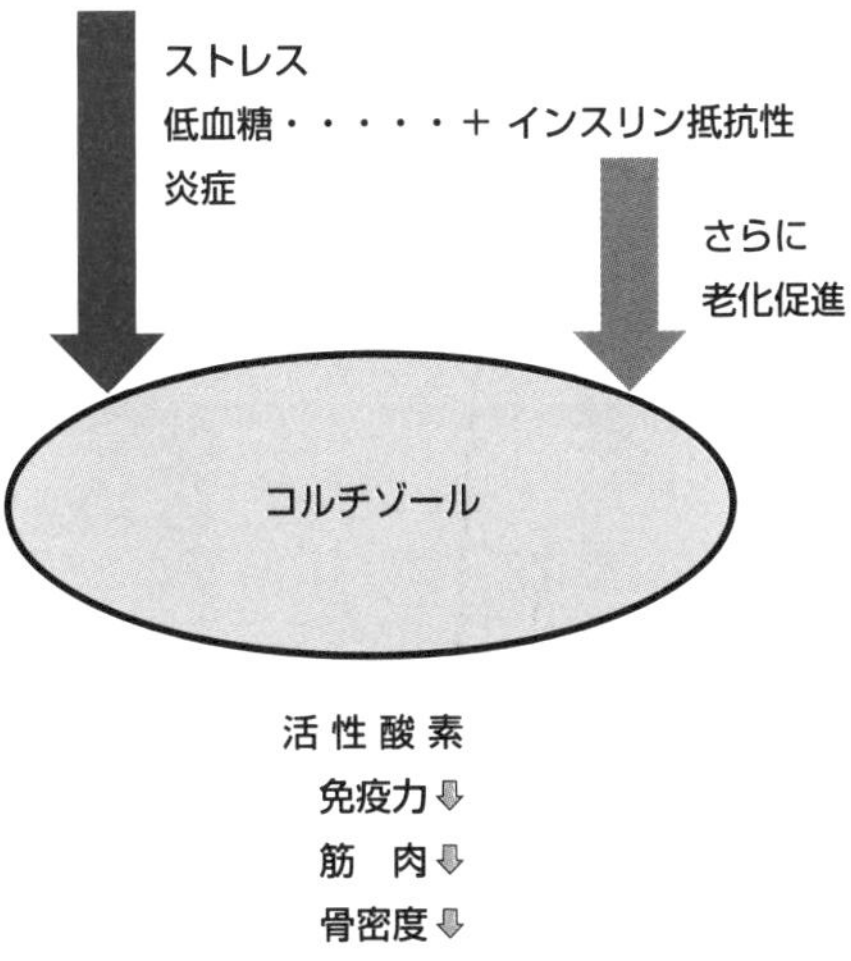

老化とコルチゾールとインスリン

ンが分泌され、一気に血糖値が低下して低血糖状態になるためです。それを上げるためにコルチゾールが分泌され…という老化の悪循環が起こるのです。

コルチゾールのさらなるデメリット

コルチゾールが過剰に分泌され続けると老化に悪影響がありますが、その状態がさらに続くと別の弊害も生じます。

それは、コルチゾールを分泌する体内のシステムが疲弊することによって起こります。コルチゾールの分泌には、脳の視床下部から下垂体、そして副腎というルートで指示が出ています。

視床下部はＣＲＨ（副腎皮質刺激ホルモン放出ホルモン）を分泌し、ＣＲＨはＡＣＴＨ（副腎

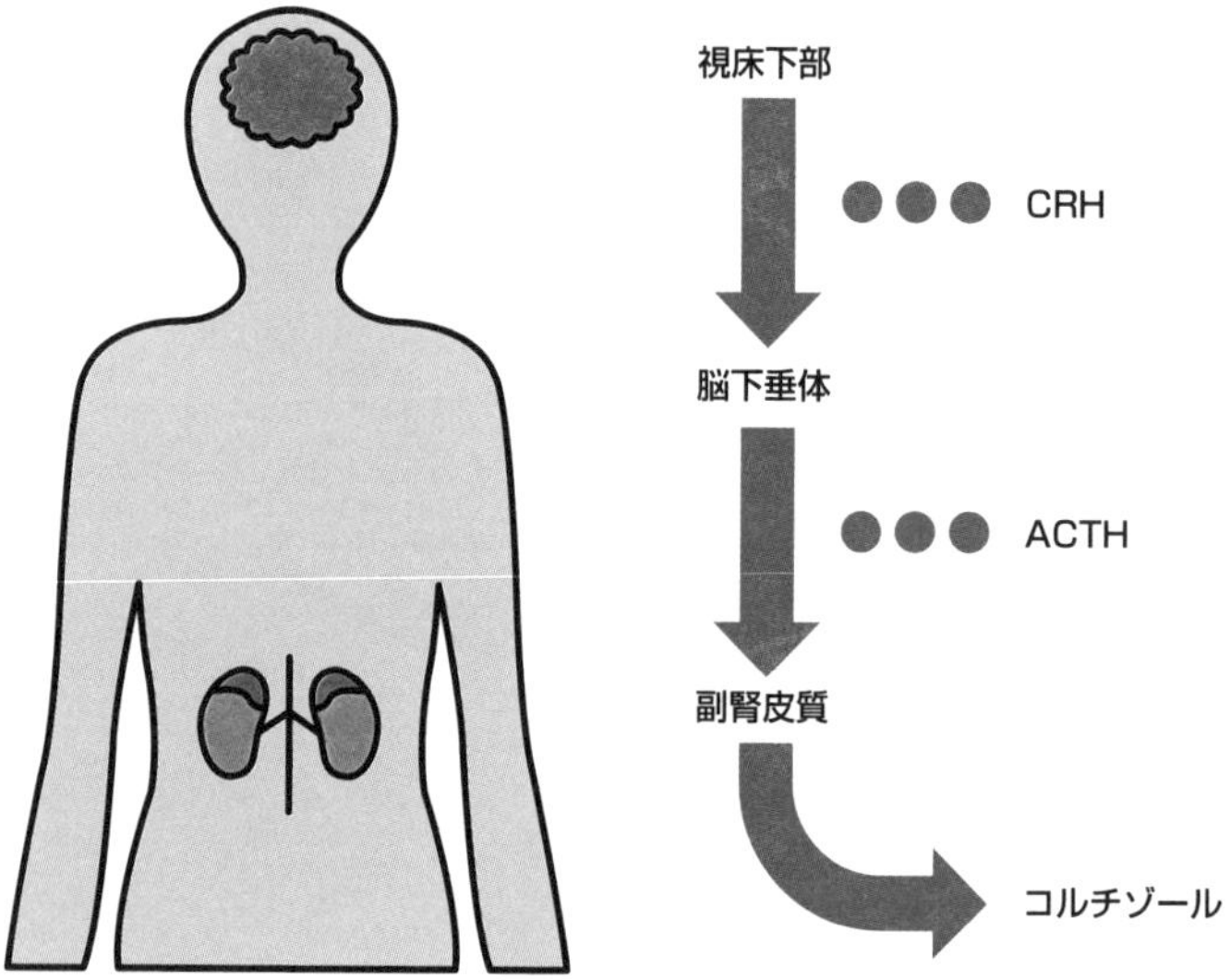

視床下部・下垂体・副腎（HPA 軸）疲弊のメカニズム

皮質刺激ホルモン）の分泌を促します。ＡＣＴＨは副腎皮質での各種ホルモン分泌を促し、ここでコルチゾールが分泌されます。

コルチゾールが過剰に分泌され続けると、このしくみが疲弊します。

そのためコルチゾールが出にくくなり、血糖値が下がっても上げられないため、血糖値スパイクの振れ幅が大きくなります。

血糖値スパイクとは、食後に血糖値の上下の幅が大きくなること。急上昇したあと急降下し、グラフではまるでスパイクのように尖って見えることからそう呼ばれています。コルチゾールが出ないと急降下の度合いが大きくなってしまい、スパイクがより尖ってしまうのです。

また坑ストレスの働きが弱まりますので、精神的にストレスに弱くなります。

炎症を抑える力も下がります。腸の炎症が起これば リーキーガット（腸の粘膜が弱り血液中に異物が漏れ出すこと）になり、免疫力も下がります。

異物を解毒するのは肝臓ですから、その負担は解毒力の低下となり、細胞や臓器の機能低下にもつながります。甲状腺機能の低下や、さまざまな病気の遠因にもなり得ます。

低血糖にならない生活習慣を

不老長寿のためには若返りホルモンを増やしつつ、老化ホルモンを減らす生活習慣が大切です。ストレスを避け、適切な強度の運動を行ないたいところです。

もちろん血糖値が下がりすぎないよう、食事も意識したいものです。適切な量の糖質を一定の間隔で摂ることは、低血糖にならないために大切です。

嗜好品にも注意しましょう。

たとえばコーヒーなどに多く含まれるカフェインは副腎を刺激し、コルチゾールの分泌を促します。

血糖値が上がるので一時的に元気になった気がしますが、効果はあくまで一時的。カフェインが切れれば低血糖に戻りますし、副腎を刺激して働かせているので、分泌のしくみ全体が疲弊します。

長い目で見れば、徐々に元気が出にくい体質になっているとも言えます。

疲れた時にはカフェインが欲しくなるものですが、ほどほどにしておきましょう。

またアルコールも要注意です。

アルコールは肝臓で分解されますので、同じく肝臓で行なわれる糖新生と拮抗してしまうためです。

糖新生がスムーズに行なわれなければ体内でブドウ糖をつくれませんので、低血糖になりやすくなります。

たとえば寝る前にお酒を飲むと夜間低血糖と呼ばれる状態になり、就寝中はずっと低血糖ということもあり得ます。その間コルチゾールが分泌され続けますから、寝る前の深酒は老けるもとなのです。

若返りホルモンDHEA

ホルモンによる老化に対抗するのは、やはりホルモンです。

DHEA（デヒドロエピアンドロステロン）というホルモンには、抗酸化の働きがあります。またインスリンの働きを助け、免疫力を向上させ、筋肉の分解を抑制するという働きも持っています。

こうしたことから、コルチゾールとは対照的に「若返りホルモン」や「長寿ホルモン」などと呼ばれることもあります。

おもなＤＨＥＡの働きは次の通りです。

・インスリンの働きを助ける
・炎症を抑える
・免疫力を高める
・代謝を高める
・筋肉を維持する
・ストレスを緩和する
・アルツハイマー病を改善する

日本で27年間にわたって行なわれた研究では、ＤＨＥＡが多い男性ほど寿命が長いというデータ[*5]もあります。

若返りホルモンを分泌させるには？

この若返りホルモンを分泌させるには、運動が有効です。

というのもＤＨＥＡは、ストレスに対抗して副腎から分泌されるからです。つまり運動というストレスでＤＨＥＡを引き出そうという考え方です。

特に下半身の筋肉を多く使いつつ、ある程度の負荷がかかる運動が、ＤＨＥＡの増加に効果的だと言われています。

たとえば早歩きやスクワットなどは効果的でしょう。

なお、単なるウォーキングではＤＨＥＡの分泌効果はあまり期待できません。より負荷がかかる早歩きをしたり、あるいは階段を多く使うようにしたり、坂道を上るルートをあえて選ぶといった工夫などもよいでしょう。

筋力トレーニングを行なうのであれば、1日に5分から10分程度の短い時間でも、ＤＨＥＡの分泌が促進されます。

「糖化」しても人は老ける

●老化と糖化の関係とは？

血糖値と老化の関係でよく知られているのは、「糖化」という現象でしょう。

糖化とは、わかりやすくいえば身体が焦げることです。

体内で糖とたんぱく質が結びつくと「ＡＧＥｓ（エージーイー・糖化最終産物）」という物質に変化します。この反応のことを糖化といいます。

パンケーキを焼くと卵のたんぱく質と砂糖が結びついて褐色の焼き色がつきますが、それが体内で起こるようなイメージです。

ＡＧＥｓが蓄積すると肌や髪、骨などは「焦げた」状態となり、老化が進みます。

血管にたまれば動脈硬化になりますし、骨にたまれば骨粗しょう症に。皮膚に蓄積すればシミやシワの原因にもなります。

細胞の機能も劣化しますので、さまざまな病気の遠因にもなります。糖尿病や高血圧、がん等の病気も、その発生時点でＡＧＥｓに影響を受けている可能性があります。

またＡＧＥｓは分解されにくいため、一度蓄積されるとなかなか元に戻りません。

逆に紫外線や酸化ストレスなど、ありふれた日常生活の刺激によっても糖化は促進されます。

●糖化を抑える食習慣とは？

糖とたんぱく質は共に大事な栄養素ですから、糖化を完全に避けることは難しいもの。私たちは糖化のリスクと常に隣り合わせです。

しかし、できるだけ糖化しないですむ方法はあります。

その要素は多岐にわたりますが、ポイントとなるのはやはり食事です。糖質の摂取を抑えることが、身体の糖化を抑えることに直結します。

食事で体内に入った糖質は、体温によって温められることでたんぱく質と結合しやすくなり、ゆっくり結合していきます。

つまり糖化の元となる糖自体が少なければ、それだけ身体が糖化するリスクも減らすことができるということです。

量以外にも食べるスピード、食べる順番なども大切です。

ゆっくり食べること、また糖質を食事の最後に食べるようにすることで、腸からの吸収スピードも下がり、血糖値の上がり方はゆるやかになります。

できるだけ精製されていない、食物繊維を多く含む炭水化物を選ぶようにすれば、同じ量の糖質を摂った場合でも、糖化のリスクを減らすことができます。

●糖化リスクを抑える食事の回数

1日の食事回数も、糖化と関係しています。

食事の回数が多いほど血糖値が上がる回数も多くなり、糖化する機会も増えるためです。たとえば通常の食事以外に間食が多く、しかもそれが糖質の多いものであればあるほど、糖化のリスクは高まることになります。

とはいえ、無理に食事の回数を減らすのも考えものです。回数が少なくなれば、一回の食事あたりの糖質の量が増えがちです。そうなると血糖値は上がりやすくなり、糖化のリスクも増えることになります。

また、急に上がった血糖値は急に下がります。つまり血糖値スパイクが起こりやすくなり、糖化以外の老化リスクも上がってしまいます。

食事回数に限りませんが、健康長寿では極端な方向に走るのは避けたいもの。急な変化を避けてゆるやかに、バランスをとっていきたいものです。

糖質の種類は関係あるか?

糖化しにくい糖質の種類はあるのでしょうか?

結論からいえば、ブドウ糖でも果糖でも身体は糖化します。

果糖は血糖値を直接は上げないため、比較的ヘルシーな糖質というイメージがあります。

しかし、こと糖化に関しては当てはまりません。

実は果糖は、AGEsを産生する糖化リスクがブドウ糖の約10倍もあるためです。

特に異性化糖と呼ばれる果糖は要注意です。異性化糖とは、コーンシロップなどを加工し、甘味を強める加工がされたものです。果糖ブドウ糖液糖などがそれにあたります。

糖化リスクが高く血糖値も上げやすく、中性脂肪にも変わりやすいため脂肪肝のリスクも上がります。

果糖にはメリットも多い

ただし、やみくもに果糖を怖がる必要はありません。

一定の量であれば、私たちの身体は「果糖を優先的に代謝するしくみ」を持っているためです。このしくみは小腸フルクトース代謝と呼ばれています。

通常だと糖は大腸で吸収されますが、果糖に関しては小腸で優先的に処理されるのです。この代謝経路であれば、小腸で処理されるため血液中の濃度は上がらず、糖化のリスクも上がりません。

肝臓に送られる果糖の量も減りますので脂肪肝のリスクも上がらず、身体に負担をかけずにすみます。

また果糖は、筋肉を分解しにくくする効果もあります。

果糖の代謝経路は、筋肉中のアミノ酸を分解してエネルギーをつくり出す「糖新生」の経路を共用しているためです。

正確には同じ経路を逆向きに使っているのですが、このことによって糖新生が起こりにくくなり、筋肉中のアミノ酸が分解されにくくなります。

筋肉減少を避けたい高齢者の方や、アスリートなどにもメリットがあります。

適切な種類の糖質を適切な量、バランスよく摂ること。

これが身体を糖化リスクから守るため、心がけたい食習慣です。

若返る脂質と老ける脂質、小胞体ストレスの話

小胞体ストレスとは？

私たちの身体には、老化や病気を防ぐさまざまなしくみがあります。

「小胞体」も、そんな大切な働きをもつ1つです。

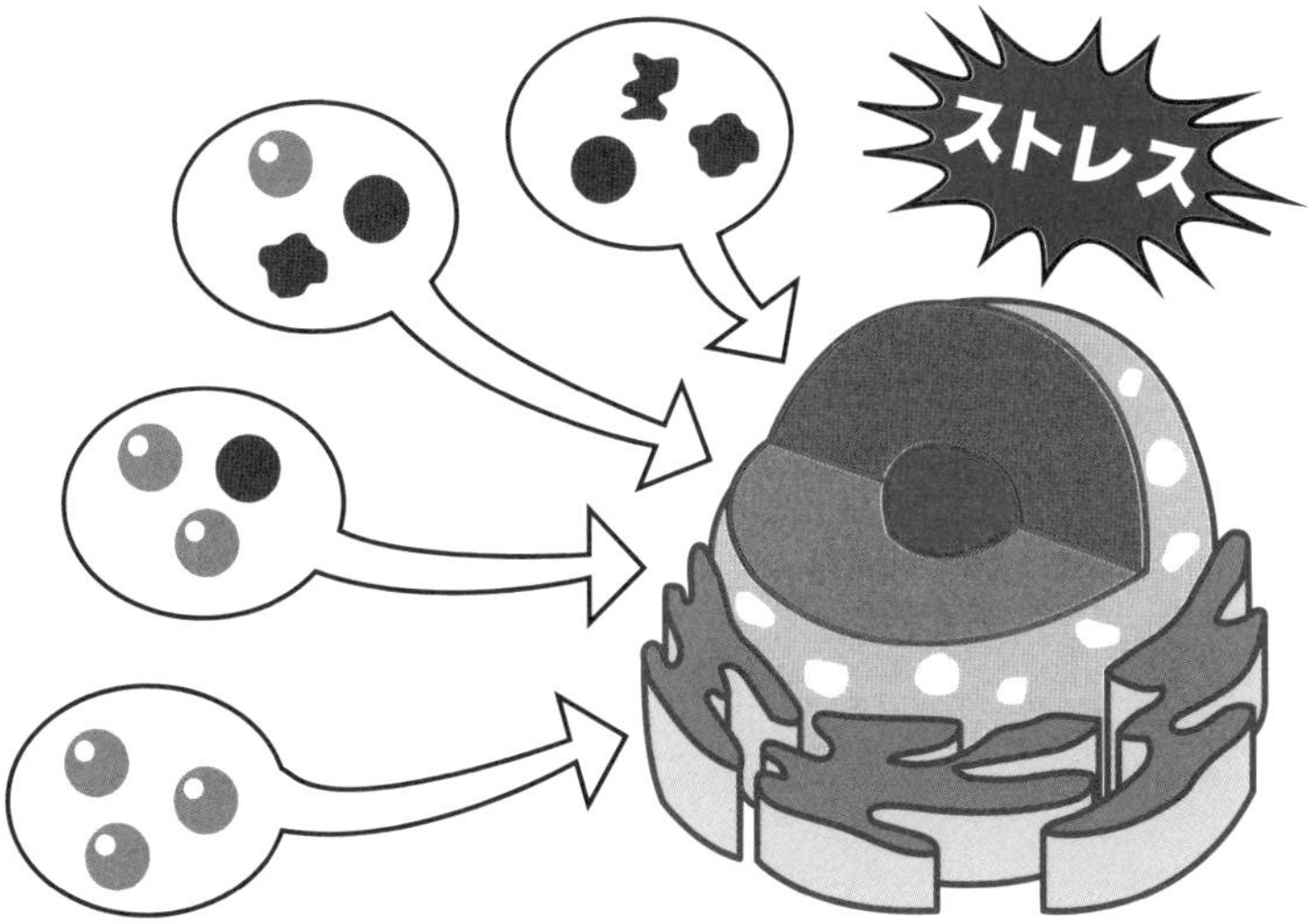

小胞体ストレス

小胞体は、細胞内にあるたんぱく質の工場であり倉庫です。工場としては、核の中にあるＤＮＡをコピーして新しいたんぱく質の合成を行なっています。

不良在庫も小胞体の中にしまわれます。質の悪い食事を摂ると出来上がりの質も悪くなり、不良在庫が積み上がっていくと、やがて小胞体が機能不全に陥ります。

これが「小胞体ストレス」と言われる状態です。

細胞の機能が落ちれば臓器の機能も落ちますから、全身が不健康になります。さらに小胞体ストレスが高まると、最終的には「細胞死」が誘導されます。

これらは老化や病気の遠因になり、私たちの寿命を縮めます。

小胞体ストレスと関連があるとされる病気は、糖尿病や炎症性の腸の疾患、アルツハイマー病やパーキンソン病、そして骨の形成不全など多岐にわたります。

インスリン抵抗性と小胞体ストレス

小胞体ストレスは、インスリン抵抗性にも関わっています。

その接点は2つあります。

1つ目は「Sdf211」という分子です。

Sdf211には小胞体ストレスを改善する作用があるのですが、糖尿病のようにインスリン抵抗性が高まっている状態ではうまく作られません。

Sdf211が減ると小胞体ストレスが改善されずに細胞の機能が下がり、それによってインスリン抵抗性が増加します。

その結果糖尿病が悪化してしまい、さらにSdf211が減るという悪循環が起こります。

小胞体ストレスとインスリン抵抗性、2つ目の接点は「分子シャペロン」です。

分子シャペロンとは細胞内にあるたんぱく質で、DNAのコピーやたんぱく質の合成を指示しています。

たんぱく質を構成するアミノ酸は、折りたたまれることで立体構造になっていきますが、そこを手助けをするのが分子シャペロンです。

もしアミノ酸が正しく折りたたまれなければ、たんぱく質は正常な構造にならず、エラーを起こしたり不良在庫になったりします。

だから分子シャペロンの機能が落ちると、小胞体ストレスの原因になるのです。返品の山で身動きがとれず、工場の稼働が滞ってしまうイメージです。

近年の研究では、インスリン抵抗性が高い状態では、肝臓の細胞で分子シャペロンの機能が低下し、小胞体ストレスを増してしまうことがわかっています。

また小胞体ストレスは脂肪酸の代謝に影響することで、脂肪肝の原因にもなります。脂肪肝はインスリン抵抗性を高めますから、小胞体ストレスが増します。小胞体ストレスは脂肪肝をさらに増加させ…という、負のサイクルが回ってしまうことになります。

小胞体ストレスを防ぐには？

小胞体ストレスを防ぐには、工場によい材料を仕入れることが大切。すなわち、質のよい脂質を摂ることです。

オメガ９系の不飽和脂肪酸であるオレイン酸には、細胞をダメージから守る働きがあります。オレイン酸はオリーブ油やナッツ類に多く含まれています。

逆に動物性の脂質は、摂りすぎないように注意しましょう。

特にパルミチン酸という飽和脂肪酸は、小胞体ストレスと心筋細胞の細胞死を引き起こすことがわかっています。

ただ、動物性の肉などは身体に欠かせない重要なたんぱく源ですから、不足は避けたいところ。栄養が偏ると別のデメリットが出てくるのが人体です。

摂りすぎや減らしすぎは控え、バランスのよい食事をすることを心がけてください。

老化防止になる、β-クリプトキサンチン

● β-クリプトキサンチンとは?

老化を遅らせるには、「β-クリプトキサンチン」を摂ることもお勧めです。

強力な抗酸化力があるため、酸化ストレスを軽減することができ老化防止になるためです。

また糖尿病をはじめ、さまざまな病気を改善する効果もあります。


β-クリプトキサンチンとは、天然の色素成分でカロチノイドの1種です。

カロチノイドは野菜や果物に多く含まれ、赤や黄色、橙色などがあります。代表的なものはトマトに多いリコピンや、カボチャに多いβカロテンなどです。

日本の温州みかんやとうがらしには、β-クリプトキサンチンが多く含まれています。

植物由来の色素成分というとポリフェノールも有名ですが、カロチノイドとは違いがあります。ポリフェノールは水に溶けやすい性質を持ちますが、カロチノイドは脂溶性です。

またポリフェノールは体内で代謝して抗酸化力が失われてしまうのに対し、カロチノイドは抗酸化力を保ったまま蓄積することができます。

日本で行なわれた三ヶ日町研究という栄養疫学調査では、血中のβ-クリプトキサンチン濃度が高い人はインスリン抵抗性が改善するほか、動脈硬化や肝機能障害、骨粗しょう症などの発症リスクが下がることがわかっています。

β-クリプトキサンチンを多く含む食品

β-クリプトキサンチンは、次ページのような食品に多く含まれています。

含有量が多いのはとうがらしですが、10本近くを頻繁に食べるのは現実的ではありません。温州みかんや柿など、身近なものを利用することが、長くβ-クリプトキサンチンを摂り続けるコツです。

睡眠の質が悪い人は老けやすく、糖尿病にもなりやすい

●睡眠と血糖コントロール能力との深い関係

日本人の睡眠時間は短いです。

OECD（経済協力開発機構）が調査した2021年のデータによれば、33ヵ国中最下位。ヘルスケア事業を手がけるフランスのWithingsの調査でも14ヵ国中最下位となっています。

β-クリプトキサンチンを含む食品

	100g中の含有量(μg)	100gの目安
とうがらし	2200	7～11本
温州みかん	1800	1～2個
パパイア	820	約1／3個
びわ	600	約3個
柿	500	約2／3個

※「日本食品標準成分表」より

しかし睡眠時間の低下は、老化と深い関係があります。

その理由は、血糖値を元に戻し正常に保つ能力の低下です。

睡眠時間が乱れると食欲を抑制するレプチンが減り、食欲を増やすグレリンが増加します。食事量が増えますから血糖値の増減も増え、インスリンやそれを分泌する膵臓、コルチゾールやそれを分泌する副腎への負荷が増します。血糖値のコントロール能力が悪化するので、夜間も常にこうした臓器が活動し、交感神経が活性化した状態に。リラックスと休息に必要な副交感神経が妨げられてしまい、睡眠の質が下がります。

またコルチゾールや成長ホルモンなどの上昇、交感神経の過剰な活性化、酸化ストレス、炎症の増加なども、糖をコントロールする能力を損ないます。

血糖値が乱れれば老化につながることはすでにお伝えしてきた通りですが、睡眠不足はそこに拍車をかけてしまうのです。

質の悪い睡眠は、高血圧や心臓病のリスクも上げる

睡眠の質が低いと、早朝の血圧が上昇します。

睡眠には浅い眠りの「レム睡眠」と、より深く脳を休ませる「ノンレム睡眠」があり、交

互に波のように繰り返しています。

特に後者、ノンレム睡眠中の「徐波睡眠」は、副交感神経を活性化して血圧を下げ、血糖値のコントロールを改善する働きがあります。

そのため睡眠の質が下がると、早朝の血圧が上昇してしまうのです。

血圧の増加は、心血管などの病気のリスクを押し上げますし、寿命にも関わってきます。

睡眠時間と心血管疾患の関連を追跡調査した研究によれば、睡眠時間が短い（4時間以下）場合、心血管疾患を始めとしたすべての原因による死亡率が増加していることが明らかになっています。

なお睡眠時間が長すぎるのも問題で、10時間以上になると死亡率が増加することもわかっています。

インスリンが長寿も老化も左右する

長生きな人に必ず起こる〝あること〟とは？

本書では、長寿のキーポイントがインスリンシグナル伝達系であることをお伝えしてきました。


このドミノ倒しによって、長寿のセンサーがオンにもなれば、オフにもなります。

過剰にインスリンが分泌されれば身体が栄養過多と判断し、身体は老化の方向に進みます。

長寿の機能を働かせるためには、血糖値をすみやかに元に戻し、正常に保ち続けることが大切です。


しかし長生きをすれば、年とともに逆のことが起こりやすくなります。

インスリンの分泌量が減り、特に食後の血糖値は上がりやすく、そして下がりにくくなります。


また年を取れば、エネルギー消費も減ってきます。

仕事でも私生活でも身体を動かす機会は徐々に減り、室内で過ごす時間が増えるようになります。その結果エネルギー消費が減り、余った糖のエネルギーは脂肪として蓄えられがちになり、インスリン抵抗性が加齢とともに増加します。

つまりインスリンの分泌が低下する一方で、逆にインスリン抵抗性は増加するのが加齢ということです。

これは長生きをすれば、必ず起こってくることだと言えます。

不老長寿を得るために大切なこと

だから長寿を得るためにやるべきことは、そうした流れに対抗することです。インスリンの分泌を促し、インスリン抵抗性を下げること。そうすれば不老長寿のドミノ倒しが連鎖して働きます。

この本では多くのことをお伝えしていますが、結局はその一点に集約されます。

世界の百寿者たちに糖尿病が少ないことも、インスリン抵抗性が寿命や老化と密接に関係していることも、インスリンシグナル伝達系で説明できます。

シグナル伝達系を通じて、長寿の各種センサーを働かせること。

不老長寿になるための考え方の軸を持つこと。

この本があなたとご家族の老化を防ぎ、長寿の一助となることを切に願ってやみません。

出典

＊5
○DHEAが多い男性ほど寿命が長いというデータ
・論文URL：https://pubmed.ncbi.nlm.nih.gov/18422949/
21歳から88歳の940人の被験者を対象に1978年から2005年まで追跡調査されたコホート研究。血清DHEASレベルが測定され、男性の高DHEASレベルは、寿命の最も強力な予測因子であることが結論づけられた。

第4章

不老長寿の食生活

百寿者の食事の秘訣は、「血糖値の安定」につきます。そのためにも何を、どのように食べたらよいのか、注意すべきことは何か。長寿の食生活を生活習慣、糖質制限食、栄養素、食材から詳しく紹介してまいります。

百寿者の食事の秘訣は〝血糖値の安定〟にあり

●長寿のための食事とは？

結論から言いましょう。

健康長寿の食事の基本は、「血糖値の安定」にあります。

巷には「～だけで健康になる」「～だけダイエット」なる情報が溢れていますが、人体はとても複雑。部分的には身体によくとも、血糖値が乱高下してしまうことはよくあることです。

そして血糖値が乱高下すれば、インスリンシグナル伝達系から各種のセンサーに刺激が伝わり、長寿のシステムが滞ります。

また私たちは糖質が多い食品に囲まれていますから、便利さを基準に選んでいると、ほぼ確実に食後の血糖値が急上昇してしまうことになります。

血糖値が上がれば身体は糖化しますし、オートファジーやサーチュインの働きも弱まります。こうした食事は残念ながら、文字通り日常茶飯事です。

また、上がれば下がるのが血糖値。必要以上に上がった血糖値を再び下げるのも、逆に下がった血糖値を再び上げるのも、いずれもホルモンの働きです。前者ではインスリンが大量に分泌され、後者ではコルチゾールやグルカゴンが分泌されます。必要以上のホルモンが身体にどのような悪影響を与えるかは、これまで見てきた通りです。

他にも気になる点があります。

糖質はエネルギーをつくり出すとき、活性酸素が発生しやすいのです。

活性酸素は細胞を傷つけ酵素の活性も失わせますから、老化に悪影響があるのは言うまでもありません。

なお糖質は細胞内で解糖系と呼ばれる代謝を経てピルビン酸となり、さらにアセチルＣｏＡとなってからミトコンドリア内のＴＣＡ回路（クエン酸回路）に入ります。アセチルＣｏＡとは、いわばエネルギーの交差点。糖質やたんぱく質、脂質といった3大栄養素は、エネルギーになるときは必ずいったん、この物質に変わります。

そのアセチルＣｏＡがＴＣＡ回路に入ってエネルギーがつくられるとき、活性酸素が発生します。

糖質は効率が良く、比較的クリーンなエネルギー源なのですが、身体にダメージを与えやすい面もあるのです。

そうならないためにも、血糖値を安定させることが大切です。

注意すべきは糖質の量

血糖値を直接上げる栄養素は、糖質だけです。

そこでまずコントロールすべきは、食事における糖質の量になります。

糖質そのものといえる砂糖などは急激に血糖値を上げますので、多く含む食品はできるだけ避けて欲しいところです。

もちろん炭水化物の量もチェックが必要です。

炭水化物とは糖質と食物繊維が合わさったものですから、たくさん食べれば糖質の量も増え、血糖値が上がりすぎてしまいます。

では具体的に、摂るべき糖質の目安はどのくらいでしょうか。

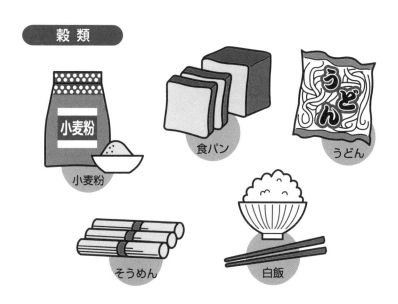

穀類

小麦粉 100g	➡	73.3g
全粒粉 100g	➡	57.0g
食パン（６枚切り）60g（１枚）	➡	26.6g
ロールパン 30g	➡	14.0g
うどん（ゆで麺）250g（１玉）	➡	52.0g
そうめん（乾麺）100g（２束、１食分）	➡	70.2g
ラーメン（生麺）120g（１玉）	➡	64.3g
スパゲティ（乾麺）80g（１食分）	➡	57.0g
白飯 150g（茶碗１杯）	➡	55.2g
全粥 250g（茶碗１杯）	➡	39.0g
もち 50g（１個）	➡	25.2g
そば（ゆで麺）200g（１玉）	➡	48.0g

炭水化物が多い食品における糖質の割合

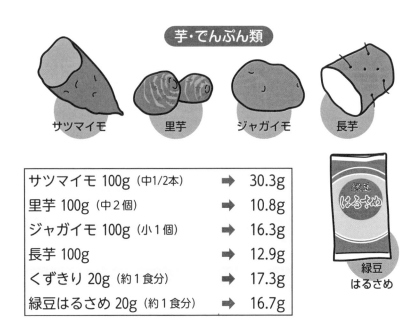

芋・でんぷん類

サツマイモ 100g（中1/2本）	➡	30.3g
里芋 100g（中２個）	➡	10.8g
ジャガイモ 100g（小１個）	➡	16.3g
長芋 100g	➡	12.9g
くずきり 20g（約１食分）	➡	17.3g
緑豆はるさめ 20g（約１食分）	➡	16.7g

砂糖・甘味料

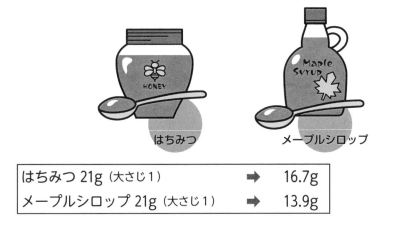

はちみつ 21g（大さじ１）	➡	16.7g
メープルシロップ 21g（大さじ１）	➡	13.9g

炭水化物が多い食品における糖質の割合

バランスを重視する長寿食という視点から､私は「1日70g〜130g」をお勧めします。この量であれば、日常生活に支障をきたすことなく続けることができますし、十分な効果と安全性も確認されているためです。

たとえばお米であれば、茶碗1杯（150g）で約55gの糖質量ですから、1日2〜3杯までOKというイメージです。

なおインスリンシグナル伝達系を抑える効果という点だけみると、1日70g〜130gという量は、より糖質を制限した方法に一歩譲る面もあります。

しかし極端な糖質制限には、さまざまなデメリットが存在します。体質によっては、過度に糖質を制限することにはリスクが伴います。後述する「カロリー制限の注意点」（P161）や、「注意したいケトン食のリスク」（P168）などの知識は必須と言えます。

一方で、先の糖質量であれば十分に血糖値を抑えることができますから、インスリンシグナル伝達系を過度に活性化することなく、長期間メリットだけを享受することができます。

当たり前のことですが、長寿の食事は長く続けることになります。中長期で考えて身体に悪影響を受けるリスクを減らすこと。私はそれが長寿食の基本だと考えています。

知っておきたい低GI食品

糖質の量だけでなく、その質によっても血糖値は変わってきます。

食後の血糖値の上がりやすさの目安としてよく知られているのは「GI値」です。

これは糖化指数（Glycemic Index）の略で、その食品に含まれている炭水化物がどれだけブドウ糖に変化しやすいかを示しています。

GI値が低いほど血糖値が上がりにくく、高いほど急に血糖値が上がり大量のインスリンが分泌されることになります。

日頃自分がよく食べる食材がどの程度のGI値なのか知っておくと、血糖値の乱高下をコントロールしやすくなります。

なおGI値が70以上の食品を高GI食品、56〜69の間を中GI食品、55以下を低GI食品、とする定義もありますので、目安にしてみてください。

低GI 食品

	高GI食品	中GI食品	低GI食品
炭水化物	パン、白米	うどん、そうめん、パスタ	そば、玄米、春雨、全粒粉パン
野菜	にんじん、カボチャ、じゃがいも	さつまいも、里いも	葉物野菜、大根、ブロッコリー、たまねぎ、ごぼう

精製された炭水化物は血糖値を急上昇させますので、注意深く摂りたいもの。菓子や清涼飲料水はもちろん、白米や小麦のパン、めん類なども要注意です。

基本的には加工されている食品であればあるほど、精製されている割合が高いといえます。できるだけ加工されていない、自然の状態に近い食品を選ぶようにするとよいでしょう。

●食事の回数について

インスリン濃度を乱高下させない長寿食では、食事の回数やタイミングも大切です。

食事の回数を減らすことは、特別な場合を除いてはあまり推奨されません。空腹の時間が長くなれば、栄養の吸収が高まってしまうためです。

糖質が急に吸収されれば血糖値の急上昇となり、インスリンの過剰分泌にもつながってきます。そうした食生活が続けばインスリン抵抗性も上がってしまいます。

また吸収されなかった糖質は脂肪に変えられて身体に貯められます。肥満になりやすくなり、生活習慣病をはじめとした病気のリスクが上がってしまいます。

間食については賛否ありますが、適切な量であればメリットがあります。

血糖値の下がり過ぎを防止できるからです。

食事と食事の時間が空きすぎたときや、糖質を大量に摂りすぎた後などでは、血糖値の低下が起こります。こうした時に少量の炭水化物をタイミングよく摂れれば、血糖値を安定させることができます。

食べる順番で血糖値が変わる

食べる順番も大切です。

シンプルに、「糖質や炭水化物は最後に食べる」と覚えておけばよいでしょう。

よく知られているのは、野菜を先に食べるという意味の「ベジファースト」という言葉です。でも先に食べるとよいのは野菜だけに限りません。魚でも肉でも、糖質よりも先に摂ることで血糖値の上昇が緩やかになることが確かめられています。

また、早めに食物繊維を摂ることもお勧めです。

腸にある細胞が刺激されて、インスリンの分泌を促すホルモンが分泌されやすくなるためです。ＧＬＰ-１というホルモンなのですが、これには食欲を抑制する働きもあることから一石二鳥の食べ方と言えます。

ちなみに、魚も肉も共にインスリン分泌を促進するホルモンが分泌されるのですが、魚の場合はGLP-1の分泌が増え、肉を食べるとそれに加えてGIPも増えることがわかっています。

後者のGIPには脂肪の蓄積を促進する作用があるため、糖質と肉の食事は、比較的体重が増えやすいのです。

肉ばかりの食事が続いたら意識して魚のメニューも取り入れるなど、バランスをとっていきましょう。

バランスのよい食事を心がける

血糖値を安定させつつ、バランスのよい食事法も押さえておきましょう。

糖質を代謝してエネルギーに変えるには、さまざまなビタミンやミネラルが必要になるためです。

多すぎず少なすぎず、偏りなく食品を摂ること。派手さや目新しさはありませんが、それが糖質の代謝をスムーズにしてくれます。

次にお伝えするのは国立高度専門医療研究センター6機関による、エビデンス（医学的な根拠）に基づいた食品摂取についての考え方です。

1、食塩の摂取は最小限に
2、野菜、果物の摂取は適切に、食物繊維は多く摂取する
3、大豆製品を多く摂取する
4、魚を多く摂取する
5、赤肉・加工肉、揚げ物の多量摂取を避ける
6、甘味飲料は控えめに
7、年齢に応じて脂質や乳製品、たんぱく質摂取を工夫する
8、多様な食品の摂取を心がける

特に2、5そして6に関しては、血糖値にも関係が深いことですので要注意です。

2の「野菜、果物は適切に、食物繊維は多く摂取する」では、糖尿病をはじめ、がんや心臓病などの予防につながります。

果糖は血糖値を上げにくく食物繊維も糖質の吸収を緩やかにしますので、インスリンの分

泌も適度になり、糖化のリスクも軽減します。

ただし、果糖の摂りすぎは糖化のリスクを逆に上げてしまいますので、適切な量に留めましょう。1日の量の目安としては、自分の握りこぶし1つ分です。

食物繊維を十分に摂ることで、2型糖尿病と大腸がんのリスクが約16％減少、脳卒中のリスクも約22％減少し、心疾患による死亡リスクも30％減少したというデータ[*6]があります。

5の「赤肉・加工肉、揚げ物の多量摂取を避ける」について言えば、多く摂りすぎれば糖尿病や心臓病のリスクが上がります。

肉に多く含まれるヘム鉄や飽和脂肪酸などは、インスリンの分泌に悪影響があり、インスリン感受性も悪化させることがわかっているためです。

また調理の際に焦げた部分はＡＧＥｓとなり糖化リスクが上がりますので、できれば避けたいところです。

6の「甘味飲料」の摂取は、インスリンシグナル伝達系をダイレクトに刺激します。

甘味飲料には多くの糖質が含まれ、精製されているため吸収も早く、血糖値を急上昇させるためです。インスリン抵抗性を悪化させ、2型糖尿病のリスクも増加させますので、できるだけ控えましょう。

●推奨される食材

バランスのよい食品選びの参考までに、一般財団法人日本生活習慣病予防協会が推奨する食品をご紹介します。

・野菜や果物

先述したように、野菜や果物は血糖値の上昇を抑える面でメリットがあります。またビタミンやミネラルも豊富なことから、代謝をスムーズにして血管に関わる病気のリスクを下げてくれます。

・全粒穀物

精製されていない穀物を全粒穀物といいます。

食物繊維などが多く残っているため消化吸収が遅いことから、血糖値の上昇がゆるやかになります。インスリンへの負担が減ることに加えて、ビタミンなどもあまり失われていないため、比較的栄養が豊富です。

全粒穀物からとる食物繊維を1日15g増やすことで、2型糖尿病や心疾患、大腸がんの発症リスクを最大約19%軽減できるというデータもあります。

白米よりも玄米や雑穀米、パスタやパンならば全粒粉のものを選ぶようにするとよいでしょう。

・ナッツ・大豆

たんぱく源としても脂質の供給源としても優秀です。

植物性のたんぱく質は体内に炎症を起こしにくく、脂質には不飽和脂肪酸が多く含まれますから、こちらも炎症を抑える働きが期待できます。

炎症を抑制できれば身体の酸化も抑えられますし、不要な栄養素の浪費も防げます。

・魚

魚もたんぱく質、脂質ともに優秀です。

特に多価不飽和脂肪酸と呼ばれるEPAやDHAは、細胞膜の材料として望ましく、臓器や皮膚を健康に保つだけでなく、脳内の神経伝達にも好影響があります。

良質なたんぱく質と脂質をバランス良く摂ることができる魚は、定期的に摂りたい食材です。

●マグネシウムを摂ろう

バランスよく栄養を摂る中でも、マグネシウムは忘れずに摂りましょう。というのも近年の研究では、マグネシウムが不足するとインスリン抵抗性が上がることが示唆されているためです。

マグネシウムにはさまざまな代謝を助ける働きがあり、酵素を活性化する働きでは300以上もの反応に関係していると言われています。

インスリンとの関係では、細胞が糖を取り込む接点であるインスリン受容体の働きをサポートしつつ、エネルギー産生にも直接関わ

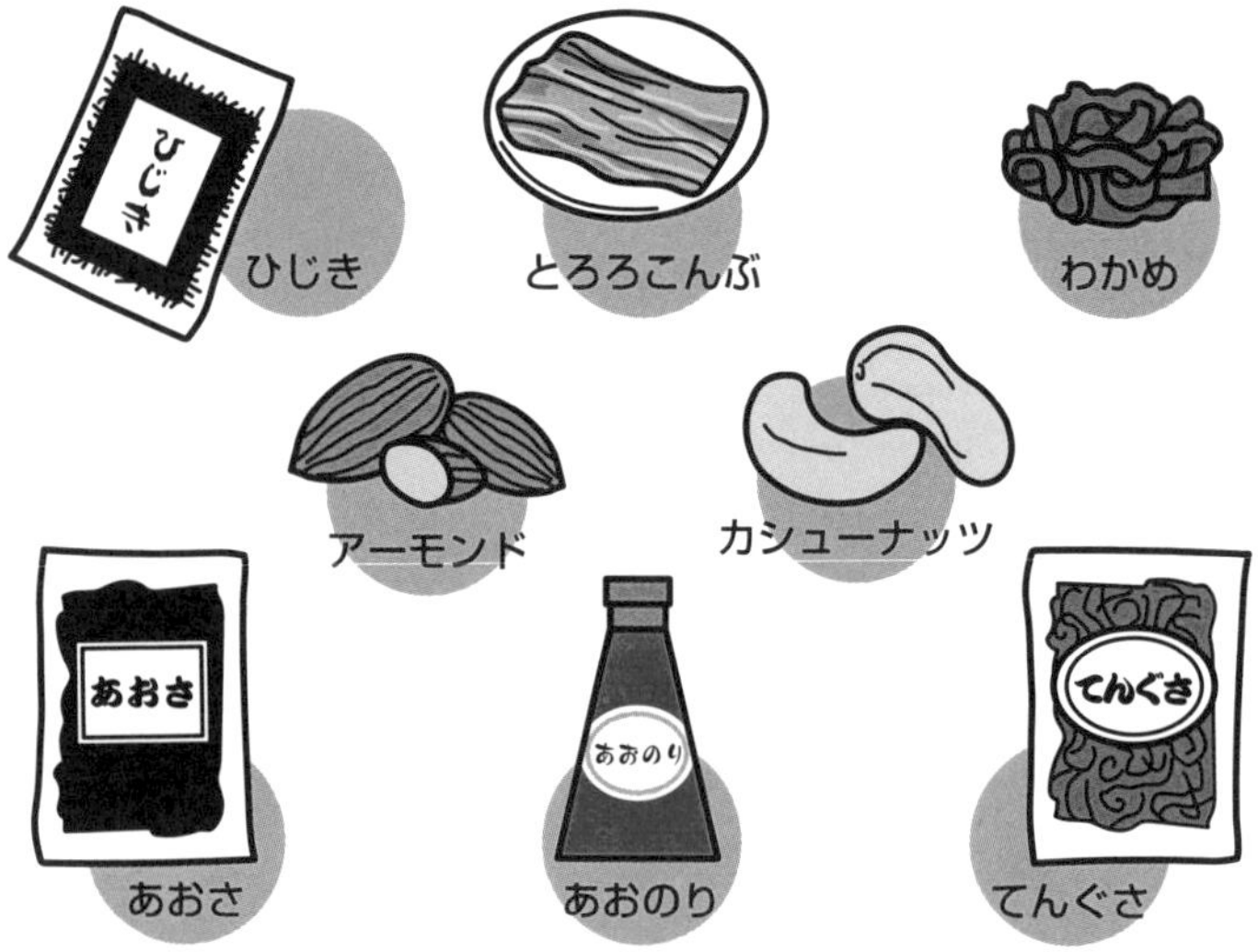
ひじき
ひじき
とろろこんぶ
わかめ
アーモンド
カシューナッツ
あおさ
あおさ
あおのり
あおのり
てんぐさ
てんぐさ

マグネシウムを多く含む食材

っています。他にも体温や血圧、神経系の調節などにも使われています。

このように、マグネシウムは健康を保つうえで欠かせない重要な栄養素なのですが、慢性的に不足している人も多いのが実情です。


マグネシウムを多く含む食材は、ひじき、とろろこんぶ、わかめ、アーモンド、カシューナッツなど。他にもあおさ、あおのり、てんぐさなどにも多く含まれています。

また食事以外では、入浴時に皮膚経由で取り込むのもよいでしょう。

一般にエプソムソルトと言われているものは硫酸マグネシウムであり、海水に含まれる天然のミネラルでもあります。

ヨーロッパでは入浴剤として何百年も使われているものですので、安心して使用できます。

食事からマグネシウムをあまり取れないときは、利用してみてください。

腸内環境を整える食事をしよう

●腸内細菌とは？

食材や食べ方も大切ですが、それを吸収する「腸」もまた大切です。せっかくよい食材をよいタイミングで食べていても、腸がうまく働かなければ身体に取り込まれません。

また腸が荒れていると、排出しなければいけないものまで体内に取り込まれ肝臓に負担をかけますし、血液を通じて全身に回ってしまうこともあるためです。

腸内には約１００兆もの細菌がおり、栄養の吸収や代謝に深くかかわっています。人間の身体の細胞が約37兆ですから、それよりも多い数字です。

腸内細菌は、私たちが胃で消化できない食物を分解し、栄養素を生産します。免疫を活性化することで、有害な細菌などから身体を守る働きもあります。

腸内では神経伝達物質もつくられるため、メンタル面を含めた脳への影響が大きいこともわかっています。

●腸内細菌はバランスが大切

腸内細菌は約1000種類以上もありますが、俗に善玉菌と悪玉菌、そして日和見菌《ひよりみ》と呼ばれるグループに分けられます。

善玉だから増やせばよいというわけではなく、悪玉だから無くせばよいということでもありません。腸内細菌はバランスが大切で、偏るとうまく働かなくなるのです。

一説には善玉菌が20%、悪玉菌が10%、そして日和見菌が70%という割合が望ましいと言われています。

たとえば腸内のカンジダという菌はふだんは日和見菌なのですが、腸内環境が悪化してくると過剰に増殖し悪玉菌のように働きます。菌糸《きんし》を延ばして腸内の粘膜に穴を空けたり、アセトアルデヒドという毒性の物質を放出したりもします。

血糖値やインスリン分泌をコントロールする食事では、こうした腸内細菌のバランスが崩れないように注意をしていきます。

なお糖質や炭水化物を控えつつ栄養を十分とろうとすれば、どうしてもたんぱく質と脂質の比率が増えます。

すると腸内がアルカリ性に傾くのですが、善玉菌はアルカリ性を嫌い、逆に悪玉菌はアルカリ性を好む性質があります。その結果、腸内細菌のバランスが崩れてしまうこともあり得ます。

こうして見てくると、腸内環境は微妙なバランスで成り立っていることがわかります。バランスのよい食品を選ぶことの大切さには、こうした理由もあるのです。

腸にいい食事とは？

善玉菌のエサになる食事を摂ることは、腸内環境を改善します。

具体的には、オリゴ糖やイヌリンなどの多糖類がお勧めです。

これらは善玉菌のエサとなり、腸内で善玉菌が栄養素をつくる働きをサポートします。その結果、腸内が整い悪玉菌の活性化を抑えることにもなります。糖質と一緒に摂れば血糖値の上昇を緩やかにもしてくれますので、一石二鳥です。

このように、腸内細菌のエサとなり、腸内環境を改善してくれる食品を「プレバイオティクス」といいます。

オリゴ糖を多く含む食材は、大豆などの豆類、たまねぎ、ねぎ、ごぼう、にんにく、アスパラガス、ブロッコリー、カリフラワー、アボカド、バナナなどです。
イヌリンはキクイモやごぼう、にらなどに多く含まれています。

もう1つの腸によい食事は、善玉菌そのものを摂ることです。

善玉菌も多くの種類がありますが、乳酸菌、ビフィズス菌、アシドフィルス菌などが一般的です。

発酵食品にはこうした腸内に有益な菌が含まれています。納豆やヨーグルト、漬物などが代表例です。

このように特定の腸内細菌そのもの、あるいはそれを含む食品のことを「プロバイオティクス」といいます。先の「プレバイオティ

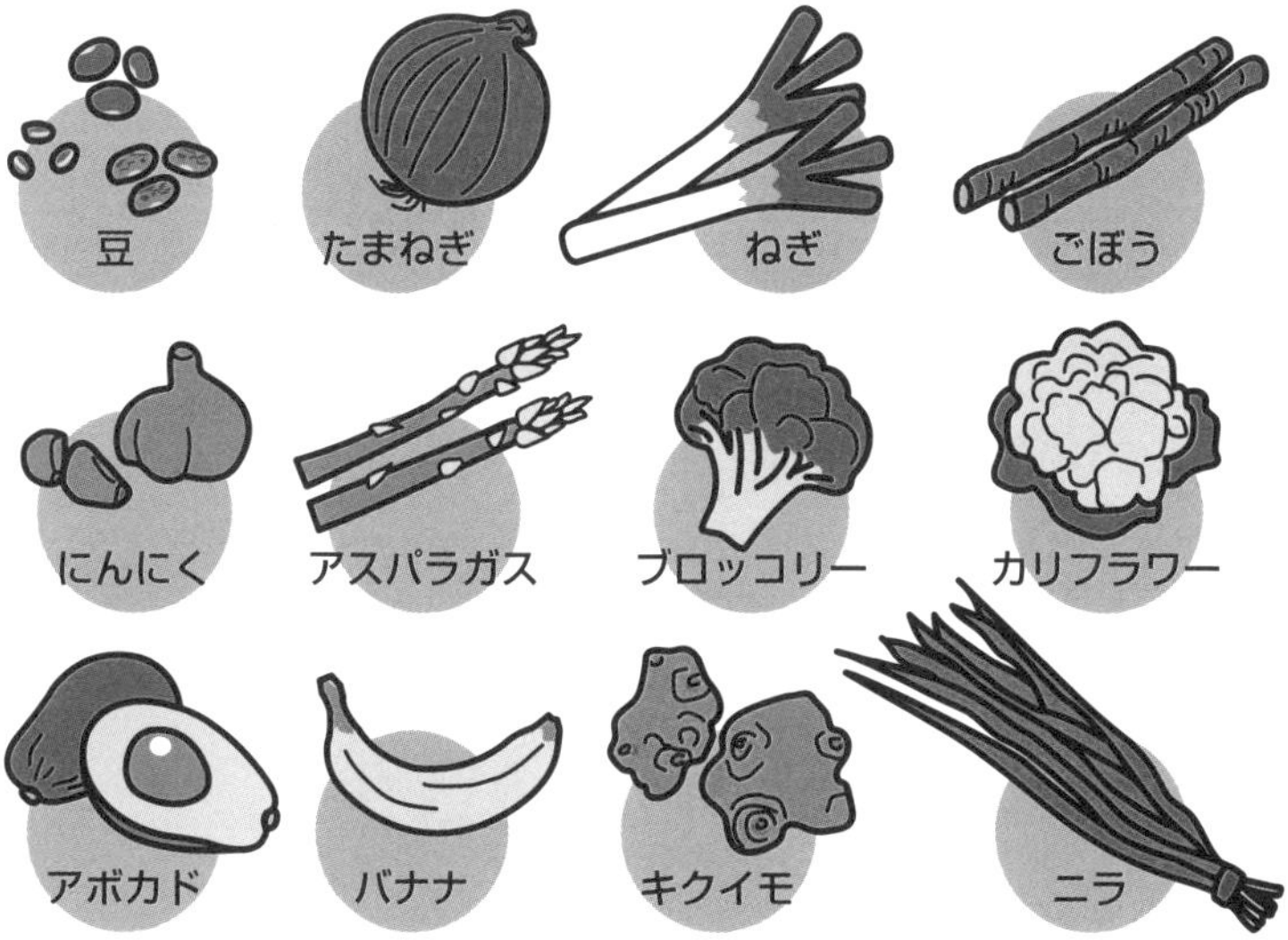

プレバイオティクス食品

クス」と似ていますが、あちらが腸内環境のエサであるのに対し、こちらは腸内細菌そのものである点が異なります。

なお食事から摂取した善玉菌は腸に定着し続けることはありません。継続して日々の食事で摂り続けることが必要になることも覚えておきましょう。

善玉菌の数を多く摂ろうとすれば、食事の量も増えてしまいがちです。

特に糖質が多く含まれる食材や飲料などは、血糖値を急上昇させてしまうので要注意です。

そういう意味では、善玉菌が含まれているサプリメントなどもよいでしょう。食品より

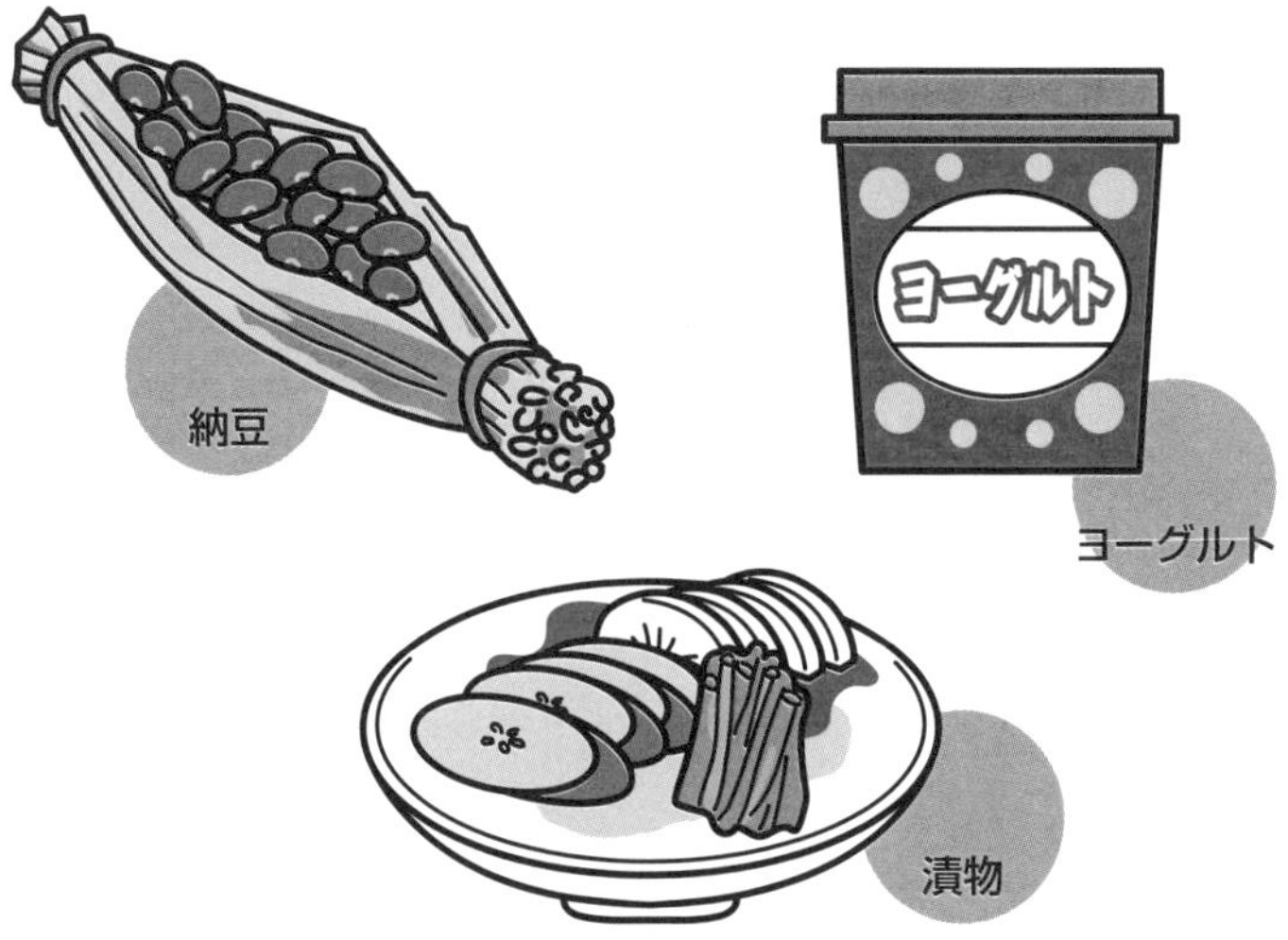

プロバイオティクス食品

も菌の量を多く摂れますし、余計な糖質やカロリーを抑えることもできます。

なお腸内環境は人それぞれ違いますから、善玉菌との相性を考える必要があります。たとえば一般に身体に良い、と言われている発酵食品だとしても、必ずしも全ての人に合うとは限りません。人によっては、むしろ避けたほうがよい場合もあります。

たとえ善玉菌でも相性が悪いとお腹が張ったり、下痢を起こすこともあります。頼れるのは自らの体感です。おなかの張りやガスなどを通じて少しずつ様子を見ながら、自分自身に合った腸とのつき合い方を見出していきましょう。

食物繊維も腸にいい

腸にいい食事として、食物繊維を豊富に含む食材もお勧めです。

食物繊維も先ほどお勧めした多糖類の一種で、オリゴ糖などと同様に善玉菌のエサになります。腸内環境が整いますし、血糖値の上昇を緩やかにもしてくれます。

ちなみに食物繊維には2種類あり、水溶性と不溶性に分けられます。

前者は文字通り水に溶けやすい食物繊維ですが、小腸での栄養吸収を緩やかにするため、食後の血糖値の上昇も緩やかになります。塩分やコレステロールを排出する働きもあるため、高血圧や肥満予防にも役立ちます。

後者の不溶性食物繊維は、水に溶けにくいので水分を吸収し、大きく膨らんで腸の蠕動《ぜんどう》運動を活発にします。有害な物質も吸収し、便と一緒に体外に排出してくれます。

水溶性の食物繊維は、わかめやこんぶなどの海藻類や大麦類、そしてイモ類やキャベツ、大根などの野菜、ひじき、らっきょうなどに多く含まれています。

不溶性の食物繊維は、小麦類や玄米などの穀物、ごぼうなどの根菜、きのこ類、豆類などに多いです。

水溶性と不溶性の両方を多く含む食品もあ

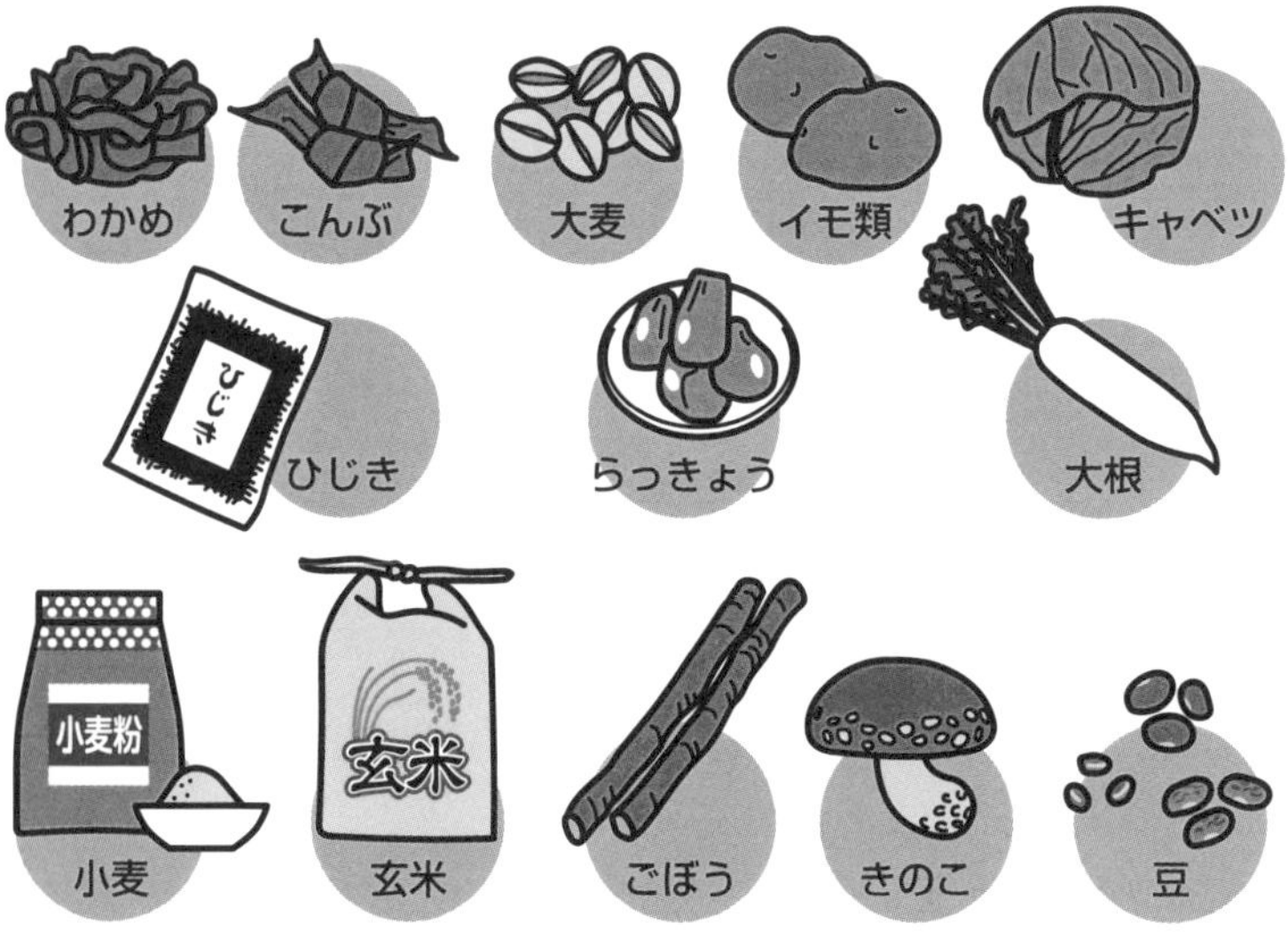
わかめ
こんぶ
大麦
イモ類
キャベツ
ひじき
ひじき
らっきょう
大根
小麦粉
小麦
玄米
玄米
ごぼう
きのこ
豆

食物繊維を含む食品、水溶性と不溶性

ります。ごぼうやにんじん、ジャガイモ、アボカドなどはその一例です。

●シニアの腸内コンディションは食事次第

年齢を問わず健康に大切な腸内環境ですが、高齢の方は特に重要です。というのも、高齢者は腸内細菌の状態が大きく変わりやすいからです。

本来は腸内細菌の数や状態は安定しており急には変化しないのですが、加齢とともに状況が変わってきます。東京都健康長寿医療センター研究所などの研究によれば、高齢者の約10％は1年間で腸内細菌の状態が大きく変わっています。

しかし、例外もあります。特定の善玉菌を週に3回ほど摂取する習慣がある高齢者は、その変化が少ないこともわかっているためです。

日々の食生活で、腸内環境に配慮することが大切だということがわかる研究です。

ちなみにこの研究では、善玉菌は乳酸菌の1種が使われたようですが、先述したように腸内環境は人それぞれです。善玉菌を多く含むことを謳う食品があっても、それが身体に合うとは限りません。

他の人に良いからといって自分にもよいとは限らないのが腸内細菌ですから、自分の主観を大事にして判断していきましょう。

脂質の摂取について

脂質は健康長寿に欠かせない

脂質は敬遠されがちなイメージがありますが、とても大切な栄養素です。

糖質やたんぱく質と並ぶ3大栄養素の1つであり、エネルギー源になるのはもちろんのこと、細胞膜やホルモンの材料にもなるなど、健康に欠かせない働きを持っています。

たとえば細胞膜の材料としては、臓器や脳の機能を保つ働きを持っています。

またホルモンのように生理活性物質として働くことで、炎症を調整する働きもあります。

たとえばプロスタグランジンと呼ばれる情報伝達物質がありますが、これも脂質からできています。

脂質は、細胞の機能を調整するうえで重要な役割を果たしているため、もし質や量に問題があると、脳がうまく働かなくなったり、代謝が落ちたり、炎症を起こしやすくなったりもします。

脂質の1日の摂取量

健康長寿の食生活では、脂質を敬遠する必要はありません。むしろ積極的に、質と量をコントロールしていきましょう。

脂質の摂取量の目安は、成人では1日50g程度、摂取エネルギー全体の約20〜25%程度です。

ただ量に関しては、摂りすぎないように意識すれば、あまり神経質になる必要はないでしょう。

というのも脂質は吸収の効率が悪いため、身体に取り込まれにくいためです。仮に大量に食べたとしても、腸からそのまま全てが吸収されることはありません。便として排出されますから、量にシビアになりすぎる必要はないのです。

むしろ量という点では、糖質の方がよほど要注意です。

エネルギーとして使われなかった糖質は容易に中性脂肪に変換され、身体に蓄積されます。加えて血糖値の乱高下も引き起こしやすいのですから、脂質よりも糖質の方に細心の注意を払いましょう。

脂質は〝質〟が大切

脂質を摂るうえで最も気をつけたいのは、その種類です。

脂質が細胞膜の材料になることはすでに書きましたが、その種類次第で体質が変わるためです。

脂質がアラキドン酸に変わりやすいものだと炎症を起こしやすくなり、ＥＰＡ（エイコサペンタエン酸）に変わりやすいものだと炎症になりにくい体質になります。

アラキドン酸は肉や魚、卵など動物性の脂肪に含まれており、植物性のリノール酸が代謝することによっても出来ます。植物性の場合はマーガリンやコーン油、ベニバナ油などに含まれます。いずれもオメガ6系の脂質に分類されます。

このアラキドン酸からつくられるホルモン様の生理活性物質は、炎症や血液凝固を促進する性質を持ちます。

オメガ6系の不飽和脂肪酸は、過剰になると炎症のリスクが増えますので、摂りすぎないようにしましょう。

EPAは、オメガ3系の脂質であり、α-リノレン酸が代謝してつくられます。亜麻仁油《あまに》や荏胡麻油《えごま》、イワシやアジ・サバなどの青魚などに多く含まれていて、炎症を抑えたり動脈硬化を抑制する性質があります。

EPA、あるいはDHA、α-リノレン酸といったオメガ3系の不飽和脂肪酸の比率を増やすことで炎症しにくい体質になることができます。

オメガ3系もオメガ6系も体内ではつくれないため、食事で必ず摂るべき必須脂肪酸です。どの栄養素もそれぞれ役割がありますから、ある意味全てが「身体によい」と言えます。しかし、薬も過ぎれば毒になります。だから大切なのは比率です。

こと脂質に関しては、アラキドン酸：EPA=1：3の比率がよいでしょう日頃からこのバランスを意識しつつ、脂質を選んでみてください。

トランス脂肪酸は避ける

脂質と健康を語る上で、トランス脂肪酸の話題は外せません。

トランス脂肪酸とは、平たく言えば水素が加わることで固くなった植物油です。

本来は自然界にも存在するものですが、オメガ６系の油を化学処理したものが食品として多く流通しています。

なぜ日本ではトランス脂肪酸が使用されているかというと、商業的な理由です。

オメガ６系の植物油は常温では液体ですが、トランス脂肪酸では固体にできます。加工や添加がしやすく、保存にも便利なため使用されています。

問題は、健康を害することが明らかになっていることです。

ＦＤＡ（米国食品医薬品局）は２０１８年からトランス脂肪酸の使用を全面的に禁止しています。またＷＨＯ（世界保健機関）は２０２３年までに世界の食品からトランス脂肪酸を一掃する方針を打ち出し、段階的なプランも発表しています。

トランス脂肪酸の人体への影響ですが、長く摂取し続けることで、冠動脈疾患のリスクが上がり、内臓脂肪を増やして肥満の原因になることが知られています。

また気になるのが、インスリン抵抗性を高めてしまう可能性です。

トランス脂肪酸は工業的に水素を付加しているため、柔軟性が低くなっています。それが細胞膜の材料として使われることで、細胞膜自体の柔軟性も失われて機能が低下します。

インスリンは細胞膜に結合することで働くホルモンですから、糖が細胞に取り込まれる機能も低下することになり、抵抗性が上がってしまう可能性が示唆されています。

トランス脂肪酸は多くの食品に添加されていますので、避けるには成分表示を見る他はありません。

原材料表示の箇所に「マーガリン」「ショートニング」「植物油脂」「食用精製加工油脂」と書いてあったらトランス脂肪酸です。

またこうした加工がなされる安価な商品には、遺伝子組み換え作物が使われているケースもあります。添加物の多い加工食品にも多用されていることから、二重三重に長寿に悪影響がある食品も多くありますから、避けるようにしましょう。

悪玉コレステロールは悪者か？

脂質といえば、コレステロールが気になる人もいるかもしれません。

特に悪玉コレステロールとも呼ばれるＬＤＬコレステロールは、食事で避けたほうがよいとされていました。

しかしこれは、誤った考え方です。

厚生労働省は２０１５年に、食事摂取基準におけるコレステロールの上限値を撤廃しました。それはコレステロールを含む食品を食べたとしても、血中のコレステロール値にはほとんど影響がないことが確かめられたためです。

そもそもコレステロールはほとんどが体内で作られるものです。その割合は約8割なのに対して、食事から摂取されるコレステロールは約2割程度に過ぎません。

また食事からのコレステロールが増えれば、体内での生成が減るように自動的に調節されています。

つまり食事でコレステロールを摂ったとしても、血中コレステロール値には直接反映されないのです。

むしろLDLコレステロールは、身体にとって欠かせない大切なものです。

具体的には細胞膜、ホルモン、ビタミンD、脂質を消化する胆汁酸などの材料になります。その範囲は幅広く、身体が新しく細胞を作るためにも欠かせませんし、がん細胞を退治する免疫細胞の膜にも欠かせません。コルチゾールや男性ホルモン、そして女性ホルモンなどもコレステロールから作られます。糖質やたんぱく質などを代謝するうえでも必要です。

「健康長寿で欠かせない」を担っているのがLDLコレステロールなのです。

カロリー制限と糖質制限について

●知っておきたいカロリー制限

血糖値が安定してきたなら、カロリー制限などの食事法も選択肢に入ってきます。

ある程度糖質を控えることでインスリンを抑えることはできますが、それだけでは完璧とはいえません。アミノ酸も栄養としてインスリンシグナル伝達系を刺激するためです。

この回路が働きすぎると長寿遺伝子やオートファジーの働きが弱まることは、この本のメインテーマとして繰り返しお伝えしている通りです。

誤解を恐れず言えば、過剰なカロリーや栄養は長寿の敵。アミノ酸を含む栄養をある程度減らすことは、老化や寿命に好影響があります。そういう意味でカロリー制限は望ましいものです。

●具体的なカロリー制限の食事法とは？

では、具体的にどれくらいカロリーを控えるのがよいのでしょうか？

私は「腹七分目」をお勧めします。

日本では、昔から俗に「腹八分目」という言葉がありますが、もう少し少ない「七分目」です。

その理由は、アメリカのウィスコンシン大学が行なった研究にあります。[*7]

17年間、アカゲザルを対象にした実験です。それによれば30％のカロリー制限をしたサルは、死亡率が通常のサルの約半分に。がんの発症率も約50％と低い値を示しました。さらに見た目も若々しく、行動も活動的でした。

「腹七分目」のサルは長寿であるだけでなく、老化の進行スピードも遅くなっていたのです。

この腹七分目を人間に当てはめて計算すると、次のようになります。

2020年度の厚生労働省の基準によれば、30歳〜49歳のデスクワークの男性の場合1日のエネルギー必要量は2700kcal。その7割である1890kcalが、摂取カロリーの目標値になります。

また30歳〜49歳の女性の場合では、1日のエネルギー必要量は2050kcalですので、1435kcalが目安になります。

50〜64歳の場合であれば、男女ともに必要エネルギーを100kcal減らして計算してみてください。

カロリー制限の注意点

実際に行動に移すにあたっては、いくつか注意事項があります。

まず、メンタル面での無理は禁物です。

食欲を無理して抑えることはストレスになり、反動で過食にもつながりかねません。時間をかけて徐々にカロリーを減らしていきましょう。

また、カロリーの数値にこだわるのではなく、栄養の質を大切にしたいところです。めん類やパン、お菓子など糖質が多い食事ばかりではたんぱく質や脂質が不足し、高血糖&低栄養になりがちです。

たんぱく質も脂質も身体を構成し、体調を整える材料そのもの。カロリーを控えるからこそ、栄養のバランスをいつも以上に気をつけましょう。

また、カロリーを消費しやすい身体になることも、カロリー制限の大事なポイントです。基礎代謝が減ってしまうと、摂取カロリーを控えても効果が出にくくなってしまうためです。

私たちが消費するエネルギーは大部分が基礎代謝。実に６割ものエネルギーが、安静時に使われている計算です。筋肉量が少ないと安静時の基礎代謝が減り、カロリー消費全体も減ってしまいますので、適度な運動を習慣にしたいものです。

このように、カロリー制限にはいろいろ注意点があります。体調に気をつけながら、無理なく徐々に行なっていきましょう。

●糖質制限という食事法

長寿のための食事には、次のステップもあります。

その選択肢の1つが、さらなる糖質制限です。

デメリットを注意深く避ける必要はありますが、積極的に糖質を控えることはインスリンシグナル伝達系をさらに抑制しますので健康長寿に有益です。

エネルギー不足を懸念される人もいるかもしれませんが、身体のエネルギー源はブドウ糖だけではありません。

脂肪からつくられるケトン体は身体、そして脳のエネルギー源になり得ます。

またたんぱく質が分解されたアミノ酸も代謝を経てアセチルＣｏＡになり、ミトコンドリア内でエネルギー源となることができます。

例外として、赤血球だけはブドウ糖しかエネルギー源にできませんので、一定量の糖質は摂りたいところです。

ただ身体には糖新生というしくみも備わっていますので、肝臓でブドウ糖を作り出すこともできます。糖質を控えたからといって、直ちに枯渇するということはありません。

ただし、いきなり糖質を極端に制限するのは、身体への負担が大きいので避けましょう。まずは、ふつうの食事の炭水化物を約半分にし、１日あたりの糖質量を70～１３０ｇ程度にすることが当面の目安です。その糖質の量に慣れたら、徐々に糖質を減らしていきます。

１日あたりの糖質量が約60～80ｇ程度になれば、エネルギーが徐々に脂肪由来のものに切り替わり、後述するケトン体が出てきます。

注意したいのは、糖質を減らしても栄養は減らさないことです。糖質と一緒に摂取カロリー全体を減らしてしまうのでは、栄養不足になってしまいます。

たんぱく質をしっかりと摂り、質のよい脂質、特にオメガ3脂肪酸や中鎖脂肪酸を増やしましょう。なお中鎖脂肪酸は、他の一般的な油である長鎖脂肪酸に比べて約4倍も速く分解されますから、糖質で不足したエネルギー源の補給として優れています。

たんぱく質の量の目安は、体重１kgあたり１ｇ～１・２ｇです。オメガ3脂肪酸は魚介類、特にサバやイワシなどの青魚に多く含まれています。中鎖脂肪酸はココナッツオイルやＭＣＴオイルから摂ることができます。

インスリンを増やさない、ケトン食という選択肢

ケトン体とは？

インスリンシグナル伝達系を最も抑制する方法は、エネルギー源を糖質からケトン体にスイッチすることでしょう。

ケトン体とは、脂肪由来のエネルギー源です。

人間の体は糖質以外にもアミノ酸、脂肪酸からエネルギーをつくることができます。糖質を多く含む炭水化物、アミノ酸からなるたんぱく質、そして脂肪酸から構成される脂質が3大栄養素と言われるのはこのためです。いずれもアセチルCoAというエネルギーの交差点のような物質を経てミトコンドリアに入り、エネルギー（ATP）を生み出します。

ケトン体は脂肪の合成や分解の過程で発生する中間の生産物で、アセチルCoAが代謝してつくられます。アセト酢酸、3-ヒドロキシ酪酸といった形で体内に存在しており、血液の流れに乗って身体を巡りエネルギー源として使われます。

ケトン体をメインのエネルギー源とすることは、糖質を主とするそれとは経路が一部異なります。そのためインスリンを浪費することがなく、インスリンシグナル伝達系も抑えることができます。

ケトン体には他のメリットもあります。

カリフォルニア大学のエリック・バーデン博士によって、ケトン体を構成するβ-ヒドロキシ酪酸が活性酸素を無害化する働きがあることがわかっています。

ケトン体はそれ自体がエネルギー源となると同時に、老化を防ぐ働きもあるということです。

ケトン体は安全なエネルギー源

ケトン体は基本的には、安全なエネルギー源です。

糖尿病治療の現場では、重症化が進むと血液中のケトン体が急上昇することがあります。

そのためあたかも悪者のように扱われることもあるのですが、それは誤解です。

糖尿病の原因は、インスリンの効きが悪くなり分泌が不十分になることで、糖質が細胞のエネルギー源として使えなくなること。エネルギーが不足したので代わりにケトン体がつくられた、というのが実情です。

ケトン体が急上昇するのも、インスリンが働けなくなったため急生産した結果ですから、決して悪者ではないのです。

ちなみにケトン体が安全であることは、胎児や新生児のメインのエネルギー源であることからもわかります。

産婦人科医である宗《むね》田《た》哲男《てつお》[*8]氏の研究によって、胎児に栄養を供給している胎盤でのケトン体の濃度は成人の約20〜30倍も高いことがわかっています。新生児においてもその濃度は高く、成人の約3倍となっています。

また糖質制限食は「ケトン食」とも呼ばれ、小児てんかんの治療食として約100年もの実績があります。ケトン体は脳の神経を鎮める働きがあるため、てんかん発作を減らす効果が認められています。

進化の長い歴史を振り返っても、人類が糖質を大量に摂るようになったのはごく最近のこと。農耕を始めるまではケトン体がメインのエネルギー源であったことは疑いないと思われます。

注意したいケトン食のリスク

ただし、ケトン食にもリスクはあります。

脂質から糖質、あるいは糖質から脂質にメインのエネルギー源を切り替えることは、身体への負担が大きいのです。

たとえば体内でケトン体が急に増えると、体調を崩しやすくなります。

ケトン体は酸性の性質を持っていますので、それが急に増えることで血液も酸性に傾いてしまうのです。その不均衡を整えるためにミネラルバランスが崩れ、身体に負担がかかります。

こうした状態になるとケトフルーと呼ばれる、吐き気やめまい、寒気、頭痛、倦怠感などに陥ることがあります。人によってはかなり強い症状が出ますので注意したいところです。

もしそういう症状が出たら、吸収のよい単糖類を摂るとよいでしょう。ケトン体は糖質を摂ることで身体からすみやかに消えます。

逆のケース、つまり血液が急速にアルカリ性に傾いてしまうことにも気をつける必要があります。

ケトン体は糖質を摂るとすぐに消えますから、ケトン体濃度が高い状態で糖質を大量に摂ると、血液から酸性の物質が一気に消えることになります。

その結果血液が急にアルカリ性に傾き、「糖質酔い」といわれるような症状が出てくることもあります。

ケトン食が健康長寿にメリットがあるのは間違いないところですが、実際に行なうときは、こうしたリスクにも十分注意してください。

ケトン体質になる食事とは

ケトン体質になるための食事は、基本的に糖質制限と同じです。

1日の糖質量が70～130g程度であれば、過剰なケトン体を発生させることなく安全にメリットを得ることができます。

これらは一般には大幅な糖質制限と目されるローカーボ、あるいはセミケトジェニックと呼ばれる糖質量です。

さらに一日の糖質量を60ｇ未満にすることは、スーパー糖質制限とも呼ばれます。

こうした方法も可能ですが、これまでに述べてきたようなデメリットも増えてきますし、体質を踏まえてコンディションや環境も整える必要があります。自己流で行なうのはお勧めしません。十分な知識と経験がある指導者のもと、管理された環境で行なうようにしましょう。

摂る脂質の種類は、中鎖脂肪酸と呼ばれる種類のオイルがお勧めです。

特にカプリル酸（C8）と呼ばれる中鎖脂肪酸は体内での代謝が早く、すみやかにエネルギー源となりますし、ケトン体の生成も促進してくれます。

これら中鎖脂肪酸が多く含まれるのはココナッツオイルや、それを精製したMCTオイルになります。

また先にも書きましたが、脂質はその質次第で炎症を抑えたり、逆に促進したりします。炎症が抑えられれば動脈硬化なども防げますので、オメガ3系のα-リノレン酸やEPAは積極的に摂取したいところです。イワシやアジ・サバなどの青魚や、亜麻仁油、荏胡麻油に多く含まれています。

他にもたんぱく質や食物繊維などの栄養も欠かせません。こうした点に注意しながら、良質な食材を選んでいきましょう。

ケトン体質になる食事のスケジュール

ケトン体質になるためには、食事のスケジュールも大切です。ブドウ糖が体内に残っていると、そちらが優先されてしまい、ケトン体が産生されにくくなってしまいます。体内からブドウ糖が消える時間を長めにとることが、ケトン体質に入るコツといえるでしょう。

具体的には、夕食を摂る時間が遅くならないように注意し、寝ている間に基礎代謝でブドウ糖を使いきるようにします。そして朝食では糖質を摂らず、ココナッツオイルなどの中鎖脂肪酸と、たんぱく質中心の食事を摂るとよいでしょう。

このようなスケジュールにすれば、体内からブドウ糖が消える時間を長めにとれますし、ケトン体の生成を促進もできます。

ただ繰り返しになりますが、こうした食事法は身体のメインのエネルギー源を切り替える作業です。

体質によってはケトン体が産生されにくい人もいますし、ケトフルー（過剰な糖質制限に伴う体調不良）の症状が重く出る人もいます。また糖質には中毒性がありますから、控えるのが難しく精神的にも起伏が激しくなる可能性もあります。

体質も身体に合った食事法も、人それぞれ。もし合わないと感じたらすみやかに中断しましょう。

特に1日の糖質量を60ｇ未満にするスーパー糖質制限などは自己流で行なうものではなく、十分な知識と経験がある指導者のもとで行なうことをお勧めします。

また、モードを切り替えることも大切です。

1年中ずっと成長モードなのが長寿によろしくないのと同様に、ずっと飢餓モードなのもバランスがよくありません。

たとえば1年の中で一定の期間はケトン体をメインのエネルギーとし、飢餓モードに入れる。そして残りの期間では糖質もしっかりとって成長モードに入れる、といった配分です。

それぞれ期間をどのくらいに設定するのか、また連続して続けるのかなどは、ご自身の体質や体調を踏まえつつ、徐々に見出していくのがよいでしょう。

ポリフェノールとインスリン

●ポリフェノールが長寿スイッチをオンにする

第1章でも触れましたが、身体のモードを切り替えるエネルギーセンサーがＡＭＰＫという酵素です。

このＡＭＰＫがオンになることで、身体は守りに入ります。長寿遺伝子サーチュインが活性化し、オートファジーも促進されます。脂肪の分解が促され、拮抗するｍＴＯＲは抑制されます。インスリン抵抗性も改善に向かいます。

そのＡＭＰＫを刺激してくれる食材が、植物性のポリフェノールです。

ポリフェノールは植物の色素や苦味の成分ですが、人間の身体に対しては一種の毒のようなものとして働きます。その刺激によって、ＡＭＰＫが刺激されるというメカニズムです。

またポリフェノールには抗酸化作用もあり、オートファジーも活性化されますので、健康長寿のためには押さえておきたい栄養素です。

[*9]エディスコーワン大学が行なった調査によれば、ポリフェノールを取るとがんや心疾患による死亡リスクが10～20％低下するという結果も出ています。

ポリフェノールが摂れる食材

ポリフェノールの含有量が多いのは、スパイスやハーブ類です。

しかし一度に大量に摂るのが難しいため、日々の食事ではもう少し量を摂りやすい食材のほうが向いています。

たとえばベリー類などの果物や、トマトやビーツといった赤紫色の色素を含む野菜です。飲料ではコーヒーや緑茶などに多くのポ

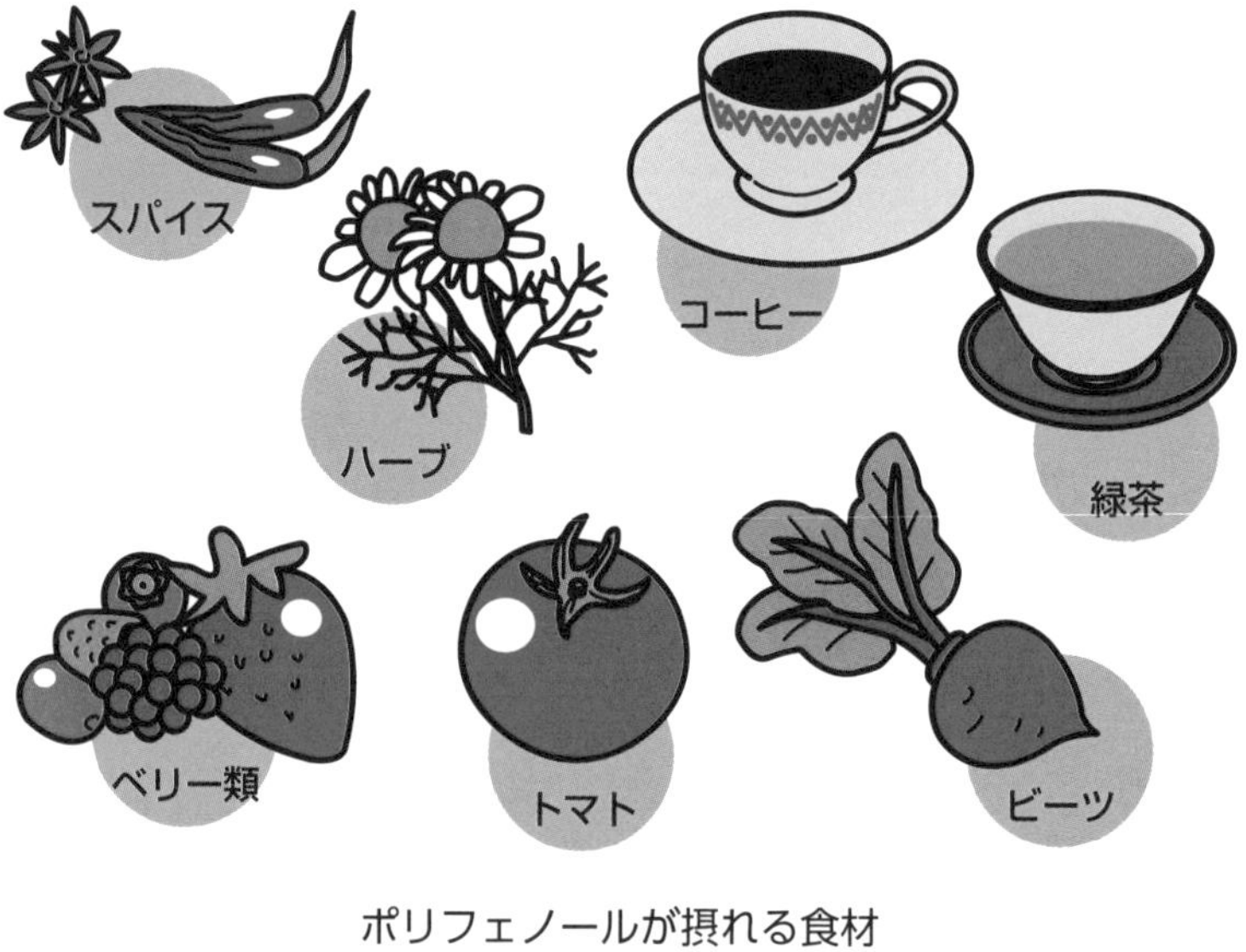
スパイス
コーヒー
ハーブ
緑茶
ベリー類
トマト
ビーツ

ポリフェノールが摂れる食材

リフェノールが含まれます。

先のエディスコーワン大学の調査では、ポリフェノールの摂取効果は1日約500㎎で最大化するという結果も出ています。

500㎎に換算すると、ブルーベリーから摂るなら1日約100〜150g程度。リンゴやオレンジでは約1個分。緑茶では1杯で摂れる量です。

●積極的に摂りたいレスベラトロール

レスベラトロールは特に研究データが多く、推奨されることも多いポリフェノールです。

その理由は、レスベラトロールには長寿遺伝子サーチュイン（SIRT1）を活性化する働きが強いためです。

遺伝子の解析によれば、高カロリー食の影響による変化のほとんどをレスベラトロールによって抑えることができる、とも言われています。

つまりカロリー制限が難しい人でもレスベラトロールを摂れば、長寿効果をある程度得ることができるということです。

レスベラトロールには、2型糖尿病患者のインスリン感受性を改善し、酸化ストレスを減少させるという研究結果もあります。

またボストン大学の研究によって、2型糖尿病患者の動脈硬化を軽減する効果も確認されています。

フランス人はバターや肉など飽和脂肪酸が多い食事をしているにもかかわらず、動脈硬化や心臓病が少ないことから「フレンチパラドックス」と言われています。その背景には、レスベラトロールを多く含む赤ワインを摂る食生活が関わっているのは間違いないでしょう。

なおマウスの研究レベルの結果も含めると、レスベラトロールには次のような効果も確認されています。

- 寿命の延長
- インスリン抵抗性の改善
- 動脈硬化予防
- 坑がん
- 肥満抑制

レスベラトロールが摂れる食材

レスベラトロールが多く含まれる食品は、ぶどうの皮、赤ワイン、ブルーベリー、クランベリー、ココア、ピーナッツなどです。

気になる摂取量ですが、R[*10]サイエンスクリニック広尾の日比野佐和子院長らの研究によれば、1日あたり20mgが目安とされています。赤ワインエキス粉末であれば、1日当たり400mg程度です。

ただ、食品から摂れる量はあまり多くないため、無理して食べすぎないようにしましょう。特に赤ワインの飲みすぎは、アルコールの分解で身体に負担がかかりますので注意したいもの。もし積極的に摂るのであれば、サ

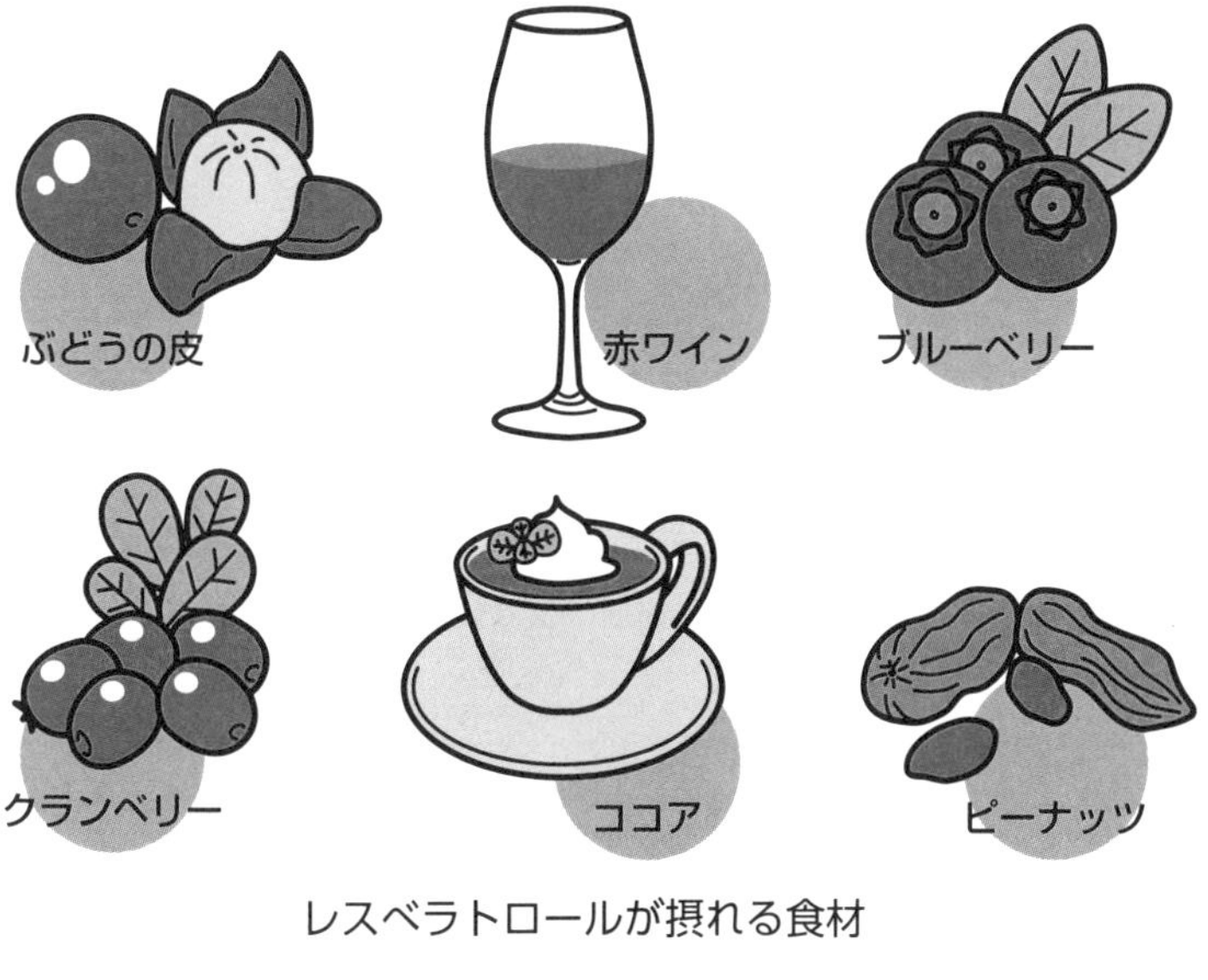

レスベラトロールが摂れる食材

プリメントの利用も検討しましょう。
続けることも大切です。先の研究では、約3ヵ月継続して摂り続けることで、血管の柔らかさが改善したというデータが出ているためです。

含硫化合物とインスリン

含硫化合物とは？

ＡＭＰＫを刺激するには、「含硫化合物」を摂るのもよい方法です。

含硫化合物とは、硫黄（イオウ）を含む化合物のことで、ポリフェノールと同じく軽度の毒のように作用します。もともとは植物が外敵から身を守るために作り出した成分で、有

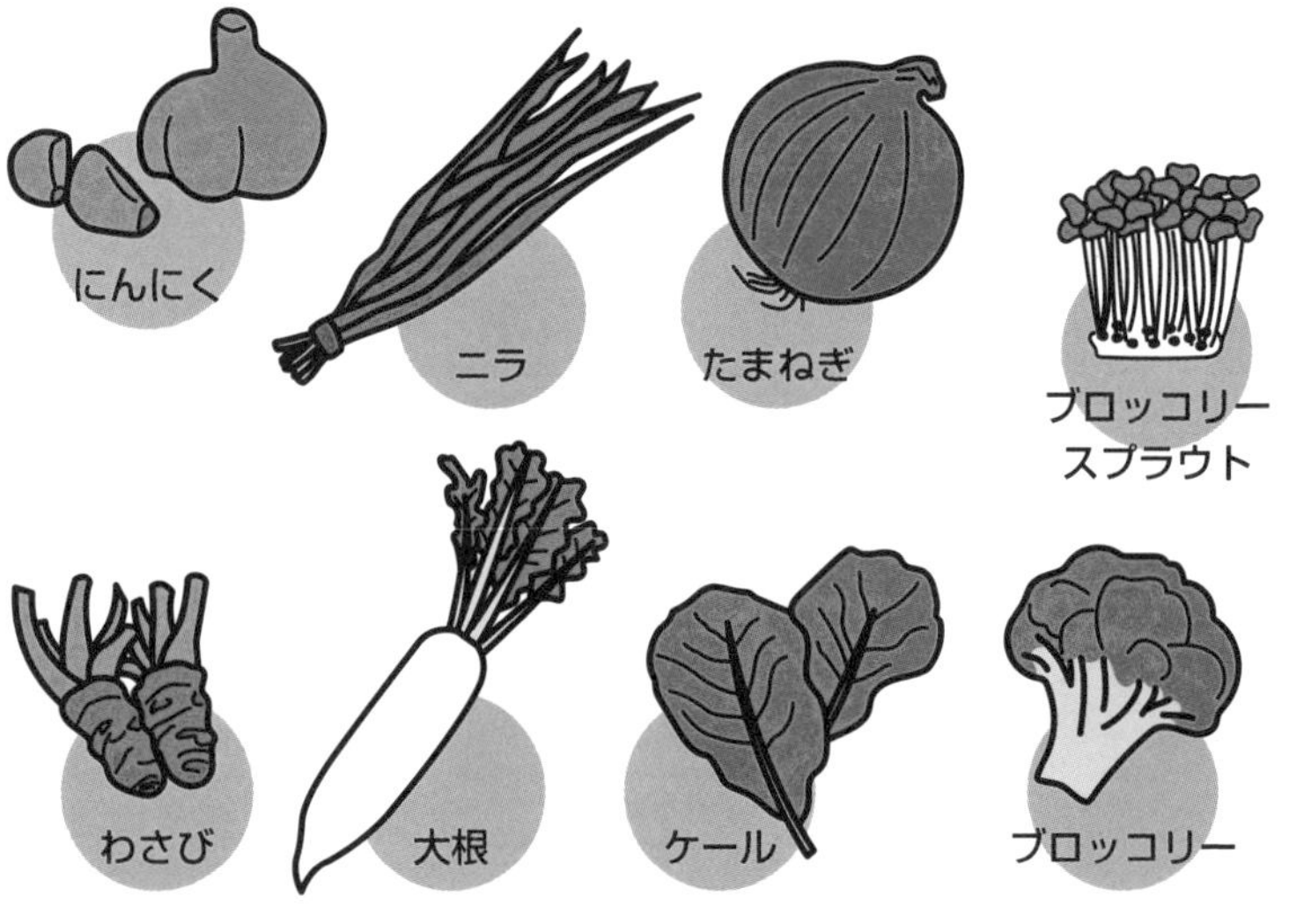

含硫化合物が摂れる食品

名なのはスルフォラファンやアリシン、グルコシレートなどです。

含硫化合物が含まれる食品は、独特の風味と香りを持っている傾向があります。アブラナ科のような苦味のある野菜、鼻を刺激する香りをもつ野菜は含硫化合物を含むことが多いです。

たとえばアリシンは、にんにくやニラ、たまねぎに含まれています。グルコシレートは、わさび、大根、ケール、ブロッコリーなどに。スルフォラファンはブロッコリースプラウトに多いです。

あの香りや苦味が私たちの身体を刺激しAMPKを活性化してくれる、と考えるとわかりやすいのではないでしょうか。

含硫化合物とインスリンの連係プレー

第1章でも軽く触れましたが、AMPKはインスリン抵抗性を改善します。

AMPKはブドウ糖を取り込む細胞内のGLUT4を、細胞膜上へと移行させる働きがあります。言い換えれば、インスリンに頼ることなく糖質を代謝することができるので、インスリン抵抗性が改善するということです。

インスリンの抵抗性が改善すれば、さまざまな老化防止や長寿効果が得られます。含硫化合物はＡＭＰＫやインスリンとの連係プレーで、私たちの長寿をサポートしてくれます。

インスリン抑制とサプリメント

サプリメントについて

サプリメントについても言及しておきましょう。

ただ最初にお伝えしたいのは、人それぞれ体質や環境が異なり、摂るべきサプリメントの種類やその量も異なるということです。

人間の体内では複雑な代謝が同時進行で行なわれています。だから部分的にとらえて「これを飲めば、こう効く」ということは、想像以上に少ないのです。

言い換えれば、サプリメントも「点」ではなく「線」で考えなければ、本当の効果は得られません。

安易に「これを摂ろう」ということではなく、医師やヘルスケアのプロフェッショナルに相談したうえで、自分に合った方法を見出してほしいと思います。

インスリン抵抗性に有効とされるサプリメント

数多くのサプリメントが、インスリン抵抗性の改善に有効だとされています。

・ビタミンD

ビタミンDは糖質の代謝に深く関わっています。

1つは膵臓を刺激してインスリンの分泌を促す働きです。

2つ目は、肝臓や筋肉でインスリン抵抗性を低下させる働きです。膵臓のβ細胞の機能を改善する能力もあります。

2017年に発表されたカナダの研究では、糖尿病の改善効果も確認されています。

この研究では、2型糖尿病患者にビタミンDを摂取してもらい、インスリン抵抗性指数や空腹時血糖値を調査しました。結果、ビタミンDを1日4000IU以上摂ったグループでは、いずれの数値も改善しており、特にインスリン抵抗性の改善が顕著でした。

3つ目は、ビタミンD（D3）のAMPKを活性化する働きです。

先にもお伝えしましたが、ＡＭＰＫにはＧＬＵＴ４を細胞膜上へと移動させ、糖の取り込みを促進する働きがあります。この結果、インスリンに頼ることが減って抵抗性が改善します。

それ以外にも、ビタミンＤが少ないと脂肪細胞が増えやすくなったり、代謝の効率が落ちて肥満になりやすくなるなどのデータもありますし、逆に脂肪が多い人はビタミンＤの血中濃度が下がりやすくなります。

・マグネシウム

マグネシウムも、糖質の代謝に深く関係しています。ブドウ糖が細胞に入るのを助ける働きがあるためです。

マグネシウムが十分あるとインスリンが細胞の受容体に結合しやすくなり、リン酸化がスムーズに行なわれます。それによって細胞内のＧＬＵＴ４の移動が促され、血液中のブドウ糖は細胞内に入り、スムーズにエネルギー代謝へ進みます。

逆にマグネシウムが不足すると、インスリンが細胞の受容体に結合できませんから、糖をエネルギーとして使うことが出来なくなります。

マグネシウムの量は、インスリン抵抗性を左右する要素の1つといえます。

・亜鉛

亜鉛はインスリンの材料であり、またインスリンの分泌や貯蔵にも関わっています。そのため糖尿病の患者さんは、亜鉛が欠乏していることが多いです。

アメリカの研究[*11]では、亜鉛の摂取量が少ないと糖尿病の発症リスクが約17%高くなる、というデータもあります。また1日あたり30㎎の亜鉛摂取によってインスリン抵抗性が改善するという研究もあります。

亜鉛欠乏と糖尿病の関係は、他の要素と比べると比較的軽微だと言われていますが、血糖値の低下に効果があるというエビデンスもあり、知っておいて損はないと言えるでしょう。

なお、微量ミネラルであるクロムもインスリンの材料であり、亜鉛と共に協力して働きますので、併せて知っておきましょう。

出典

＊6

○食物繊維と死亡リスクのデータ

・糖尿病ネットワークより

参考URL：https://dm-net.co.jp/calendar/2019/028847.php

・オタゴ大学のエドガー糖尿病・肥満研究センターのアンドリュー・レイノルズ氏らが行った、１８５件のコホート研究と58件の臨床試験を対象にしたメタアナリシスによる系統的レビュー。食事で食物繊維を十分に摂取することで、平均して、脳卒中のリスクは22％減少し、２型糖尿病と大腸がんのリスクはそれぞれ16％減少、冠状動脈性心疾患による死亡のリスクは30％減少することが明らかになった。

＊7

○ウィスコンシン大学が行なった研究

第２章　＊２と同じ研究になります。

・論文URL：https://www.nature.com/articles/ncomms14063

・ウィスコンシン大学とアメリカ国立老化研究所により、１９８０年代からアカゲザルを実験体に、カロリー制限を課したサルと、自由に食事を与えたサルとで、がんや糖尿病といった病気や老化の状況を比較した研究。

＊8

○宗田哲男氏による研究

・胎盤組織内のケトン体値と胎盤内は有意に高く、通常の血液中濃度の標準値より20-30倍の高値となったことを示した

2014年に発表された論文。

＊9

○エディスコーワン大学が行なった研究

・論文URL：https://www.nature.com/articles/s41467-019-11622-x

・約5万6000人を約23年追跡調査した研究。ポリフェノールの日常的な摂取が多いほど心血管疾患やがんによる死亡率が低いことが示された。

＊10

○Rサイエンスクリニック広尾の日比野佐和子院長らの研究

・2018年論文「赤ワインエキス末（レスベラトロール含有）の持続的な血管柔軟性ならびに脂質代謝への効果」より

・参考URL：https://bit.ly/3GrfTLV

＊11

○アメリカの研究では

・論文URL：https://pubmed.ncbi.nlm.nih.gov/19171718/

・8万2000人を対象にした前向きコホート研究。亜鉛摂取に応じて対象者を5分位に分けた場合、亜鉛摂取が最も少ない群では最も多い群と比較して、約17%糖尿病発症リスクが高かったことが示され、亜鉛摂取不足がヒトにおいても糖尿病発症リスクになりうることが示されている。

第5章

不老長寿の運動習慣

元気に不老長寿を達成するには、「食事」と「運動」が車の両輪になってまいります。食生活に続く本章は、運動習慣を取上げます。がんばらなくてよい運動、日常の生活活動、早歩き、運動強度、レジスタンス運動などの習慣づけを提案します。

長寿のための運動とは？

長寿のための運動、2つのポイント

いつまでも若々しく、病気にならずに長寿を享受したいものです。そのためには、運動の習慣が欠かせません。

長寿のために運動をする目的は大きく分けると2つあります。

1つ目は、インスリンにできるだけ頼らず糖質を代謝できる身体になること。

2つ目は、ＡＭＰＫを活性化し、サーチュインやオートファジー等の長寿効果を享受すること。

1つ目のインスリンに頼らない理由は、インスリンシグナル伝達系こそが長寿のドミノ倒しの起点だからです。少量のインスリンでもよく効く身体になり、インスリン抵抗性を下げることが老化と病気の防止に直結します。運動は、そのための合理的な方法です。

2つ目のＡＭＰＫの活性化は、それが長寿の指令を出すセンサーだからです。

飽食で成長モードがオンになりっぱなしの現代人は、栄養センサーのｍＴＯＲをオフにして、エネルギーセンサーのＡＭＰＫをオンにすることが大切です。運動によって、そうした効果も得られます。

長寿のための運動は、がんばらなくてよい

長寿のための運動では、あまり頑張りすぎる必要はありません。

私たちが目指すのは「長寿」ですから、先は長いのです。

自分にあった強度で無理なく長く続けること。それが、長寿のための運動の心構えです。

たとえば有酸素運動なら、息が苦しくなるほど心拍数を上げ続ける必要はありません。筋力トレーニングであれば、翌日筋肉痛になるほど重いものを持ち上げる必要もありません。

あまりに頑張りすぎると、運動からデメリットが生まれてきます。

疲労物質である乳酸が溜まってくれば、だんだん辛くなってきます。あとで筋肉痛になったり、だるくなってしまいます。それはやる気の低下につながりますから、運動からだんだん足が遠のいてしまう可能性も高まります。

一般的に運動についての研究は、アスリートを基準になされていることが多いものです。そうした情報を混同してしまい、誤った強度で運動してしまっては、続くものも続きません。無理なくマイペースで、自分に合った運動をしていきましょう。

長寿のための運動はシンプル

長寿のための運動についての考え方は、とてもシンプルです。

長時間行なえる、軽い負荷の有酸素運動もＯＫ。

短時間しかできないが、筋肉に強い負荷をかけられる筋トレ（レジスタンス運動）でもＯＫ。

有酸素運動にせよ筋肉トレーニングにせよ、筋肉の収縮を伴う運動をすればインスリン抵抗性が下がるためです。


糖を細胞内に取り込むには、通常はインスリンが受容体に結合したのち、細胞内のＧＬＵＴ４が表面付近に移動する必要があります。そして運動を行なえば、その種類を問わずＧＬＵＴ４の移動が起こります。インスリンの刺激を受けなくても、細胞に糖が取り込まれていくのです。

自分なりに続けやすい運動を、続けやすいペースで行なうこと。長い人生での中で、日々細胞に適切な刺激を与え続けること。そうシンプルに考えましょう。

長寿と運動強度について

長寿のための運動は、先が長いものです。

スポーツのためのトレーニングであれば、さらに効率を求めて運動の種類を使い分け、強度を上げていく必要もあるでしょう。

高強度の運動を無理なく続けられる人であれば、それもよいと思います。たとえば「HIIT《ヒット》」と呼ばれる、高強度のインターバルトレーニング（負荷の高い運動を小休憩で繰り返す運動）は、健康への効果も高いことがわかっています。

しかしこうした運動は、アスリートのトレーニング効率を高める目的で注目された経緯があるのです。

一般の人が継続して行なうには、身体的にも心理的にもハードルが高く、続かない人が多いでしょう。

人はやがて高齢になりますし、怪我をしたり、思いがけず病を得てしまうこともあるかもしれません。私は糖尿病をはじめとした生活習慣病の医師として、日々多くの患者さんと接していますので、人生には波があることを肌身で実感しています。

しかし長い人生、そうした環境の変化で出来なくなってしまう運動は、長寿のための運動としていかがなものでしょうか。

近年、筋トレと病気・死亡リスクの関係性についての研究によって、週に約１３０分以上の筋トレを行なうと良い効果がなくなり、リスクが高まるというデータも出ています。

また運動強度を高めても、その負担ほどには長寿効果は大きくありません。15年[*12]にわたって5万人以上を調査したデータによれば、ジョギングの習慣がある人はその運動量がさほど多くなくても、平均して死亡率が約3割も下がるなど、大きな効果が得られることがわかっています。

長寿のための運動は、無理せず長く続けられるものがベストなのです。

日常的な活動で消費されるエネルギーを増やそう

● 最もラクな運動とは？

無理なくラクに続けられる運動といえば、「日常生活」に優るものはありません。日頃立っているだけ、座っているだけのときでも、多くのエネルギーが使われているためです。

このことを、NEAT（ニート／Non-Exercise Activity Thermogenesis）といい、日本語に訳せば「非運動性活動熱産生」となります。

たいしたエネルギーは使ってないようにも思えますが、実はそうではありません。ニートによって使われる1日のエネルギーは、実に全体の約25～30％にも及びます。

逆に、運動によって消費する1日のエネルギーは全体の数パーセント程度です。私たちは「ただ立っているだけ、座っているだけ」で、運動の何倍ものエネルギーを消費しているということです。

ニートとインスリン抵抗性

ニートはインスリン抵抗性にも関係しています。

たとえば、人は寝たきりになると全身のインスリン抵抗性が高まります。これは活動しないことによって糖が使われないため、身体に貯めておける糖の量自体が少なくなってしまうことが原因です。貯めておけないのですから血液中の血糖値が上がることになり、インスリンの分泌も増えて疲弊し、抵抗性も上がります。

平たく言えば、身体がなまってしまうとインスリンについても鈍くなるのです。

また糖尿病の家族歴がある人の場合では、肝臓の糖新生の機能も衰えてしまい、インスリン抵抗性がさらに悪化する、というデータもあります。

インスリンシグナル伝達系を健やかに保つためにも、日々の活動量を減らさないことが大切です。

侮れない日常生活の活動量

日常生活の活動量であるニート。それが減るリスクは、インスリン抵抗性だけではありません。

たとえば、1日に11時間座っている人は4時間しか座らない人に比べて、死亡率が40％増えるというデータがあります。[*13]

また座ってテレビを見る時間が1時間伸びると、死亡率は11％ずつ増えていきます。デスクワークが多い人は、立ち仕事が多い人に比べて心血管の病気になるリスクが倍になり、糖尿病になるリスクが上昇します。

電車では空いている席に座ろうとする人が多いですが、長寿の観点からみれば好ましくないと言えます。

日々の小さなことですが、長い間に積み重なると、確実に長寿に影響してくるのです。

ニートの運動量を増やすには？

もともと運動とも言えないくらいラクな運動であるニート。

ちょっとしたコツで、さらにエネルギー消費を増やすことができます。

たとえば、

・座っているとき、ねこ背にならずに背筋を伸ばす
・テレビを見るとき、ゴロ寝をせずに座って見る
・歯をみがくとき、座らずに立って磨く
・食事のとき、しっかりよく噛む

このようにちょっとしたことで、1日の消費エネルギーを大きく増やすことができます。

仕事中でもこのコツは有効です。

デスクワークが多い人は、意識して立つ時間を増やしてみるのもよいでしょう。

座っているときよりも立っている時のほうが、エネルギー消費が約20%も増えるとされています。

それを裏付けるように、太っている人は痩せている人よりも、座っている時間が1日あたり約2時間半長い、というデータもあります。

近年は立ったまま使う机なども売られていますが、ニートのエネルギー消費をアップさせるという点では、たしかに合理的だと言えます。

とはいえ、続けることが最も大切ですから、無理なく続けられる範囲で工夫していきましょう。

早歩きが最適な長寿トレーニングである

●なぜ早歩きは健康によいのか?

私が最もお勧めする長寿のための運動は「早歩き」です。

立っている時のエネルギー消費は20%アップと言いましたが、ウォーキングは実に300%もの大幅アップだからです。労力と効果のバランスにおいて、早歩きよりコストパフォーマンスがよい運動は、そうは見当たりません。

また誰もが毎日歩きますから、無理なく続けやすいというメリットもあります。やる気が落ちても歳を重ねても、歩くことなら続けやすい。長寿における運動は、長く続けることが前提ですので、こうしたハードルの低さも大切です。

血糖値のコントロールがしやすいのも、ウォーキングのメリットです。

血糖値が最も上がりやすい食後30分~1時間でも、歩くことで血糖値の上昇を抑えることは容易です。

これがもっとハードな運動であったり、準備が必要な運動であれば、食後の習慣にするのは無理があるでしょう。

ウォーキングを行なうとそのつど血糖値が下がり、インスリンの効きが良くなります。そうした運動を定期的に行なっていると、慢性的にインスリンの効きが良くなり、長寿体質に変わってくるのです。

●ウォーキングの健康効果

ウォーキングは有酸素運動です。酸素を身体に取り入れ、脂肪をエネルギーとして使います。中性脂肪や内臓脂肪を減らし、肥満の予防や解消に効果があります。

血糖値や血圧にも好影響があります。血液中の脂質が減り、身体の新陳代謝がよくなるためです。

ハーバード大学医学大学院の研究によれば[*14]、1日20分歩くだけで心疾患のリスクが30%低下するほか、2型糖尿病やがん、高血圧や高コレステロールのリスクも低下させ、認知症の予防にも効果的とされています。

ウォーキングは心肺機能も高めます。疲れにくくなりますし、骨に刺激が加わり、骨の強度もアップします。転倒や骨折のリスクも減りますので、寝たきりになってしまう可能性も下げることができます。

また歩くことはリズム運動ですので、心を穏やかにするセロトニンといった神経伝達物質を増やしますし、活力と喜びの元であるドーパミンも分泌されます。

●「早歩き」のさらなる健康効果

このように、ウォーキングには素晴らしい運動効果があります。

しかし、私はただのウォーキングではなく「早歩き」を強くお勧めします。

なぜなら、早歩きにはさらなる長寿効果があるためです。

ピッツバーグ大学による、3万人以上の高齢者を最長約20年追跡した研究データがあります[*15]。その解析によれば、歩行速度が速い人は生存率が高いことが明らかになっています。

ゆっくりと歩く人（時速0・72㎞）は平均寿命が約74歳、ふつうに歩く人（時速2・88㎞）の平均寿命が約80歳なのに対して、速く歩く人（時速5・76㎞）の平均寿命は、約95歳にまで延びていました。

またハーバード公衆衛生大学院が行なった1万人以上を対象にした研究では、歩くスピードがやや早い人（時速4・8㎞以上）は、ゆっくり歩く人に比べて約2・7倍も病気になりにくいことがわかっています。歩くスピードが早いほうが糖尿病やがんになりにくく、心臓疾患や脳疾患などの大きな病気にもかかりにくいのです。[*16]

●早歩きとサーチュイン遺伝子

早歩きは、サーチュインを活性化します。

スウェーデンのカロリンスカ研究所によれば、

「1日約20分、中程度の強度の運動を、2ヵ月間続けること」

で、サーチュインが活性化するのですが、中程度とはまさに早歩きの強度です。

また早歩きは「若返りホルモン」と言われるDHEAの分泌を増やします。

DHEAとは、ストレスに対抗して副腎で分泌されるホルモンです。抗ストレスに加えて、インスリンの働きを助けて糖尿病を予防します。抗酸化や免疫力の向上、筋肉の維持にも貢献しています。

通常のウォーキングではあまりＤＨＥＡの分泌増加は期待できないのですが、早歩きではＤＨＥＡの分泌が増えることがわかっています。

これがランニングや強度のウェイトトレーニングになってしまうと、運動強度が高くなりすぎてしまいます。運動は強すぎても弱すぎてもいけないのですが、その微妙なさじ加減を、絶妙のバランスで実現してくれるのが早歩きです。

●具体的な早歩きの方法

効果的な早歩きのコツを３つにまとめてみました。

１）姿勢と目線

首や左右の肩が傾かないまっすぐな姿勢で、約25メートル先を見ましょう。全身を均等に使え、背筋が伸びて体重移動もスムーズに行なえます。

２）足の動き

大股で、かかとから着きましょう。大股で歩くことにより、下半身の多くの筋肉を使えます。かかとから着地することで、大きな歩幅を維持しやすくなります。

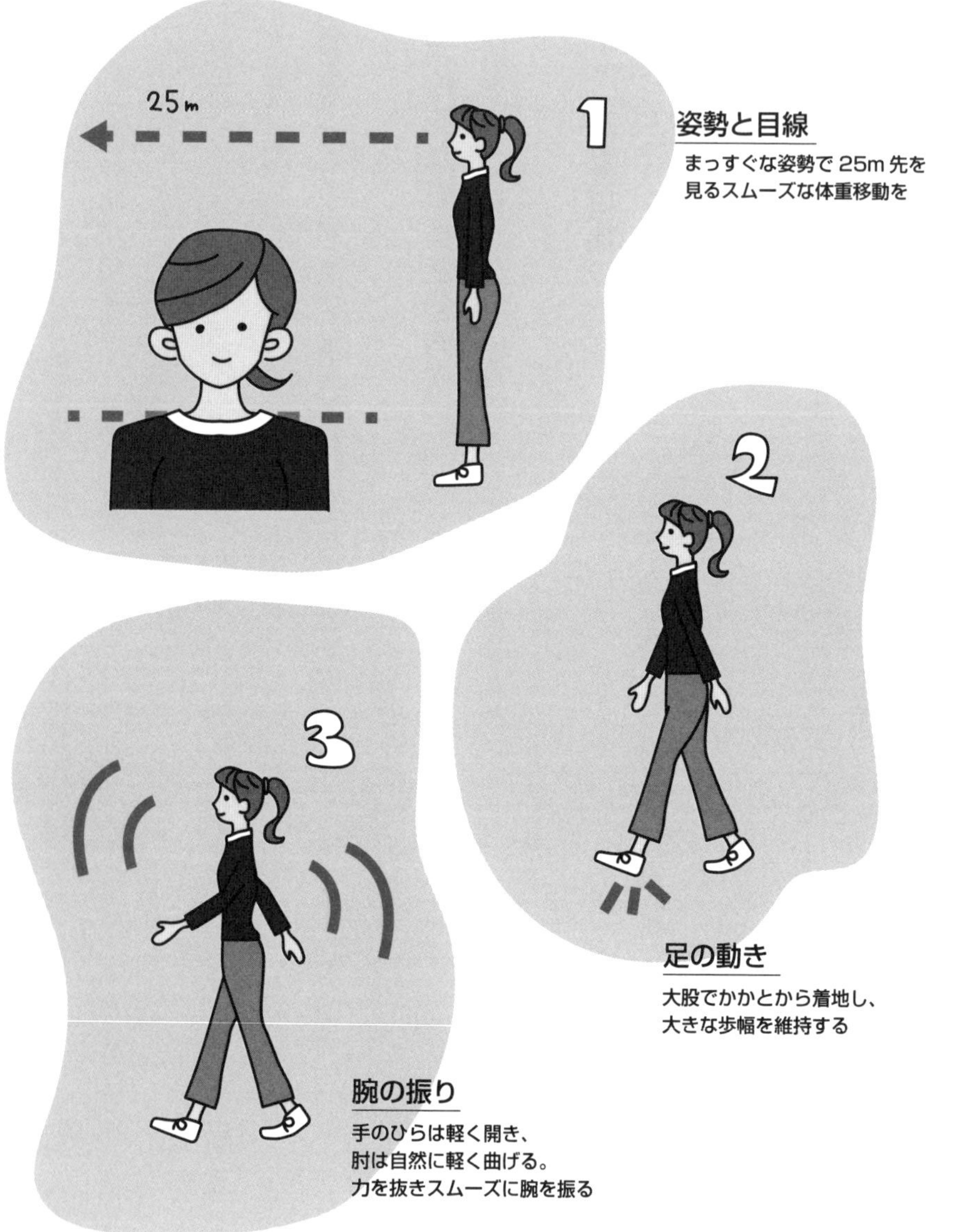
25m
1
姿勢と目線
まっすぐな姿勢で 25m 先を
見るスムーズな体重移動を
2
足の動き
大股でかかとから着地し、
大きな歩幅を維持する
3
腕の振り
手のひらは軽く開き、
肘は自然に軽く曲げる。
力を抜きスムーズに腕を振る

早歩きの方法

3）腕の振り

手のひらは軽く開き、肘は自然に軽く曲げましょう。力みが抜ければスムーズに腕を振りやすくなります。腕を振ることで体幹や腹筋も使えますので、全身運動になります。

なお人は年をとると転びやすくなりますが、それにこの早歩きのコツが関係しています。加齢で筋肉が弱ると、重力に負けて身体が傾いてきます（姿勢）。目線はだんだん近くなり、やがて目の前の地面を見るように（目線）。徐々に小股になって、やがてつま先から着地するようになります（足の動き）。足が上がっていませんから、少しの段差でも転びやすくなるのです。

つまり、先に挙げた歩き方のコツは、最も転びにくいフォームでもあります。長寿だけでなく、転倒防止にも効く早歩きのコツです。ぜひ取り入れてみてください。

毎日の運動量を、無理なくさらに増やす方法

生活での運動量を増やす目安

生活の中で運動量を無理なく増やす方法を、もう1つお伝えします。

ここでは、厚生労働省が推奨している「身体活動量」に注目します。その単位は「メッツ（METs）」と呼ばれるもので、日々の生活の活動を数字で表しています。

安静にしているときが1メッツ。

台所での家事などは約3メッツ。安静時の3倍ものエネルギーを使っていることがわかります。立って行なうことであれば、他の動作でも同じような活動量が期待できます。

掃除機をつかう、掃き掃除をするなどの動作は約3・3メッツ。動きが加わるとエネルギー消費が1割ほど増える形です。

モップをかける、床を磨くなどは約3・5メッツ。力を入れた動作になってくるとさらに運動量が増えます。

なお、お勧めしたいのは階段を上がることです。

	生活活動	METs
	安静に座っている状態（1）	1
	デスクワーク（1.5）	
	料理・洗濯（2.0）	2
	犬の散歩（3.0）	3
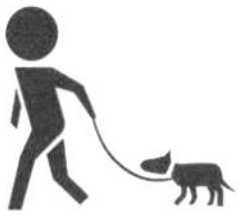	掃除機かけ（3.3）	
	風呂掃除（3.5）	
	自転車（4.0）	4
	階段をゆっくり上る（4.0）	
	通勤や通学（4.0）	
		5
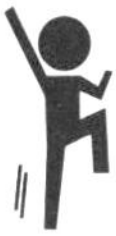	動物と活発に遊ぶ（5.3）	
	子どもと活発に遊ぶ（5.8）	
		6
		7
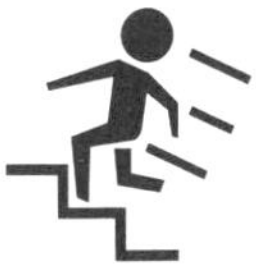	階段を速く上る（8.8）	8

メッツ一覧

ゆっくりと上がるのであれば約４メッツ。速く上がれば約8・8メッツ。スピードを上げるだけで倍以上のエネルギー消費となるのです。

こうした運動量の違いがわかると、日々の生活でも、ちょっと工夫して運動量を増やすこともできるでしょう。

動きを加える、力を入れる、速く動く。いずれもちょっとした工夫で運動効果がアップします。ぜひ生活に取り入れてみてください。

さらなる運動強度を求めるならＨＩＩＰＡ

無理なく続けられるのであれば、さらに運動強度を増すのもよいでしょう。

たとえば先にも少し触れた「ＨＩＩＴ」（負荷の高い運動を小休憩で繰り返す運動）なども、選択肢に入ってくるかもしれません。

しかしもっとハードルが低くて続けやすく、しかも十分な運動効果が得られる方法があります。

それは「ＨＩＩＰＡ」です。

HIIPA（High Intensity Incidental Physical Activity）は「高負荷偶発的身体活動」と訳されますが、要は日々の日常生活を運動に置き換えてしまおうというものです。

HIIPAの良い点は、短時間でもよいことです。

海外の研究では、強い負荷なら数秒から1分程度の短時間だけでも、1日の運動効果にプラスされることがわかっています。

日常生活でのHIIPA

いつもの家庭内での家事や買い物、職場への通勤などでちょっとだけ負荷をかければ、十分な運動効果が得られます。

たとえば、

- 階段を2段飛ばしで上がる
- 目的地の途中の坂道を、走って上がる
- 通勤時の一定区間だけ、駅までダッシュ
- いつもの散歩を、早歩きにする

などです。

負荷は人それぞれでＯＫです。標準体重をオーバーしている人や高齢の人であれば、掃除のときにちょっとスピードを上げたり、買い物に行くときに早歩きをするだけでも十分な負荷になります。

体力がある人なら、さらに負荷を上げてもよいでしょう。階段を飛ばす段数を増やしたり、移動途中にダッシュする距離を伸ばしたり、重い物をあえて携帯して運ぶなど、各人の体力に併せて工夫してみてください。

●ＨＩＩＰＡと早歩き

こうして見てくると、早歩きとメッツ、そしてＨＩＩＰＡは重複している要素が多いことに気づきます。

「日常生活で」「無理なく続けやすく」「少しの運動で高い効果」といった共通点です。

世界で高齢化が進む中で、健康寿命を伸ばしたいという要望が増すにつれ、こうした運動法が開発されつつあるのだと思います。

実際、海外ではアスリート向けのＨＩＩＴがその心理的肉体的ストレスの多さから敬遠される一方で、ＨＩＩＰＡなどの一般の人でも続けやすいバリエーションが増える傾向にあると言えます。

無理なく幅広い年齢層、そしてさまざまな体力の方が無理なく長寿効果を得られる運動法。これからも開発され続けることでしょう。

レジスタンス運動、いわゆる筋トレは下半身重視で

●なぜレジスタンス運動か？

長寿を得るためにはレジスタンス運動、いわゆる筋力トレーニングもよい方法です。筋肉が鍛えられると、インスリン感受性がアップするためです。

筋肉量が増えれば糖を取り込む能力が高まり、貯蔵するスペースも増えます。筋肉にはブドウ糖をエネルギーとして消費するとともに、グリコーゲンという形で貯めておく働きもあります。

そしてもちろんインスリン感受性が高まれば、インスリンシグナル伝達系を経て長寿効果が得られます。

また筋肉は、存在するだけで運動効果があります。

というのも、基礎代謝のエネルギー消費量は、骨格筋が最も多いためです。

たとえば体重70kgで体脂肪率が20%の男性であれば、1日の約20%のエネルギーは、骨格筋によって消費されます。これは消費量が多いと言われる脳よりも多い数字です。

高齢になるほど、下半身のレジスタンス運動を

人間の筋肉量は、運動をしないと1年に約1%減っていきます。20歳のときがピークで、歳を重ねるにつれて徐々に減ってしまうのです。

脚には、全身の筋肉の約3分の2が集まっています。

特にふくらはぎの筋肉は、重力に逆らって血液を押し上げています。収縮することで圧をかけ、ポンプのように押し戻す働きです。

だから脚が鍛えられると血流が良くなり、心臓の動きが活発になり、心肺機能も高まりま

す。血流もスムーズになり、全身の代謝機能にも好影響があります。

逆に脚の筋肉が弱まると、こうした働きの全てが弱まってしまいます。

北里大学で心臓病の患者を10年間追跡した研究[*17]によれば、病気の予後に最も影響するのは病気そのものの重症度ではなく、脚の健康度であるという結論も出ています。

筋肉量の低下は、2型糖尿病のリスクも高めます。特に糖尿病にかかっている期間が長いほど、下半身の筋肉量が減少しやすくなります。

これらが、高齢になればなるほど下半身を鍛えたい理由です。

もちろん、早くはじめるのに越したことはありません。善は急げといいますから、年齢に関わらず下半身の筋肉を鍛え始めましょう。

レジスタンス運動のポイント

具体的なレジスタンス運動のポイントは、次頁の通りです。

・大きな下半身の筋肉を鍛える
・回数は10～15回を1セットから始める
・慣れたら最大3セット程度までふやしてもOK
・回復するまで次のトレーニングはしないで休む
・期間は1週間に約2、3日、6ヵ月間の継続を目標に

具体的なトレーニングにはさまざまな種目がありますが、自分の体重を負荷にして、自宅でも気軽に行なえるメニューがよいでしょう。

スクワットはその代表例です。身体の中で最も大きな筋肉である太ももや、お尻の筋肉が効率良く鍛えられます。

物足りなくなったら、バーベルなどのウェイトを使ったフリーウェイトトレーニング、あるいはトレーニングマシーンを使ったマシントレーニングなどにチャレンジするのもよいでしょう。その場合は、専門家の指導を受けつつ、安全第一で行なってほしいと思います。

出典

＊12

研究名：Leisure-time running reduces all-cause and cardiovascular mortality risk

論文ＵＲＬ：https://bit.ly/3jXdxva

概要：18歳から１００歳（平均年齢44歳）の５万５１３７人の成人を対象に、ランニングと全原因および心血管死亡リスクとの関連性を調査。ランニングは、１日５～10分、時速６マイル未満の低速でも、あらゆる原因による死亡や心血管疾患のリスクが著しく低下することに関連している。

＊13

研究名：Sitting time and all-cause mortality risk in 222 497 Australian adults

論文ＵＲＬ：https://bit.ly/3YsFwlB

概要：豪シドニー大学van der Ploeg氏らの研究（２０１２）によると、１日11時間以上座る人の総死亡リスクは４時間未満の人と比べて40％ほど高くなるとされる。

＊14

引用元：Harvard Medical School Walking for Health

ＵＲＬ：https://bit.ly/3Yz7igf

概要：週に2.5時間（１日21分）歩くと、心臓病のリスクが30％減少。さらに糖尿病やがんのリスクを減らし、血圧とコレステロールを下げ、精神を鋭く保つことも示された。

＊15
研究名：Gait Speed and Survival in Older Adults
論文ＵＲＬ：https://bit.ly/3E5dnIZ
概要：65歳以上の男女の通常時の歩行速度を６～21年間分析したもので、期間中に死亡した1万７５２８人の詳細を見ると、平均的な歩行スピードが秒速0.8ｍ（時速２・８８㎞）だったのに対し、秒速１ｍ（時速3.6㎞）以上の人たちは寿命が長かった。

＊16
研究名：Gait Speed and Survival in Older Adults
論文ＵＲＬ等：https://bit.ly/3YsNBqr
概要：共同生活をしている65歳以上の男女３万４４８５名を６～21年間追跡調査した海外のデータで、歩行速度が速い人ほど生存率が高く、遅ければ生存率が低いことが示された。

＊17
引用元：公益財団法人　日本心臓財団ＨＰより
ＵＲＬ：https://bit.ly/3jRaO6K
概要：虚血性心臓病の患者さん１３００名を10年間追跡した結果、予後を決めたのは病気の広がりでも病気の重症度でもなく脚の健康度だった。

■著者
玉谷 実智夫（たまたに・みちお）
1960年、兵庫県生まれ。京都大学薬学部、大阪大学医学部卒業。大阪大学医学部付属病院、東大阪市病院で研修した後、最先端医療を学ぶため米国国立衛生研究所（NIH）に留学。帰国後、大阪大学で循環器・糖尿病・脳梗塞・老年病の研究に従事し博士号を取得。最高権威の「ネイチャーメディシン」をはじめとした医療ジャーナルに数々の論文が掲載され、研究者として一躍世界のトップランナーに。1990年、大阪大学助教授となる。教授の推選を辞して「患者さんに近い医師」を志し、大学病院を退職。民間病院での勤務を経て、2008年、玉谷クリニック開院。「東淀川区のかかりつけ医」として糖尿病・高血圧・脂質異常症に苦しむのべ10万人以上を診察している。著書に『最新糖尿病対策〜こうすれば100歳まで元気に長生きできる〜』（時事通信社）、『1分早歩き』（自由国民社）『名医が明かす糖尿病の本当の話』白夜書房等。

装丁：インディゴデザインスタジオ
企画・編集：樺木宏（株式会社プレスコンサルティング）
本文イラスト：株式会社 RUHIA
本文デザイン・DTP：株式会社 RUHIA

不老も長寿も〝血糖値〟が9割
—インスリンを減らせば老化は遅くなる—

令和5年5月20日　第1刷発行

著　　者　玉谷 実智夫
発 行 者　東島 俊一
発 行 者　株式会社 法 研
〒104-8104　東京都中央区銀座1-10-1
電話 03(3562)3611（代表）
http://www.sociohealth.co.jp
印刷・製本　研友社印刷株式会社

0101

SOCIO HEALTH
小社は㈱法研を核に「SOCIO HEALTH GROUP」を構成し、相互のネットワークにより、〝社会保障及び健康に関する情報の社会的価値創造〟を事業領域としています。その一環としての小社の出版事業にご注目ください。

ISBN978-4-86756-012-9 C0077　定価はカバーに表示してあります。

大手ゼネコンの業績が再び不透明に…資材価格の高騰と人手不足が深刻化！

視点❶　大手ゼネコンの業績が悪化

大手ゼネコンの業績を見ると、利益額は2015年度以降に大きく伸びましたが、2018年度からは低下傾向となっています。これには資材価格の高騰や人件費の上昇が影響し、マンションの建築費は2021年度から3年間で20%アップしました。建設業の人手不足が深刻化しています。

営業利益

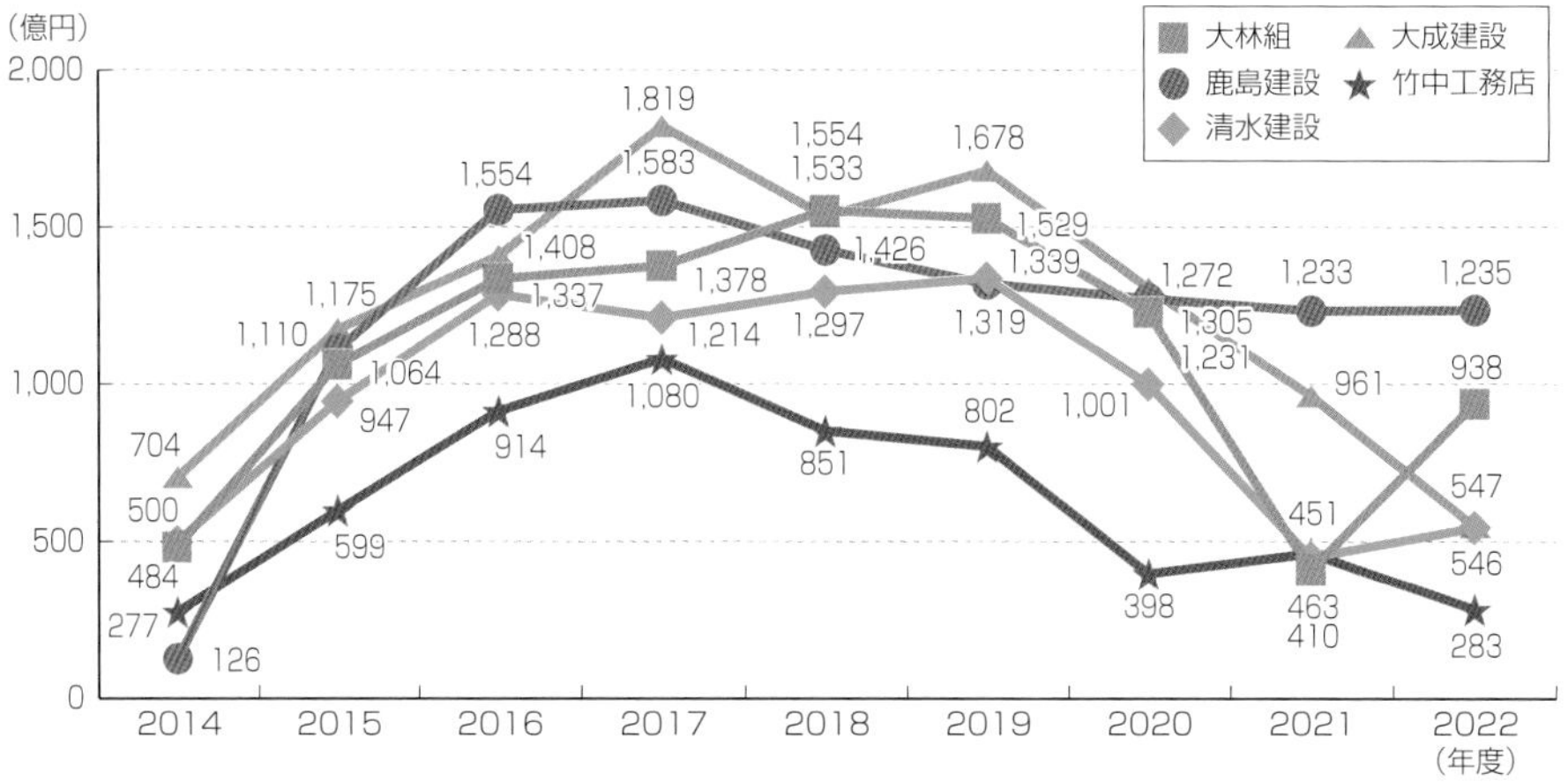

売上高

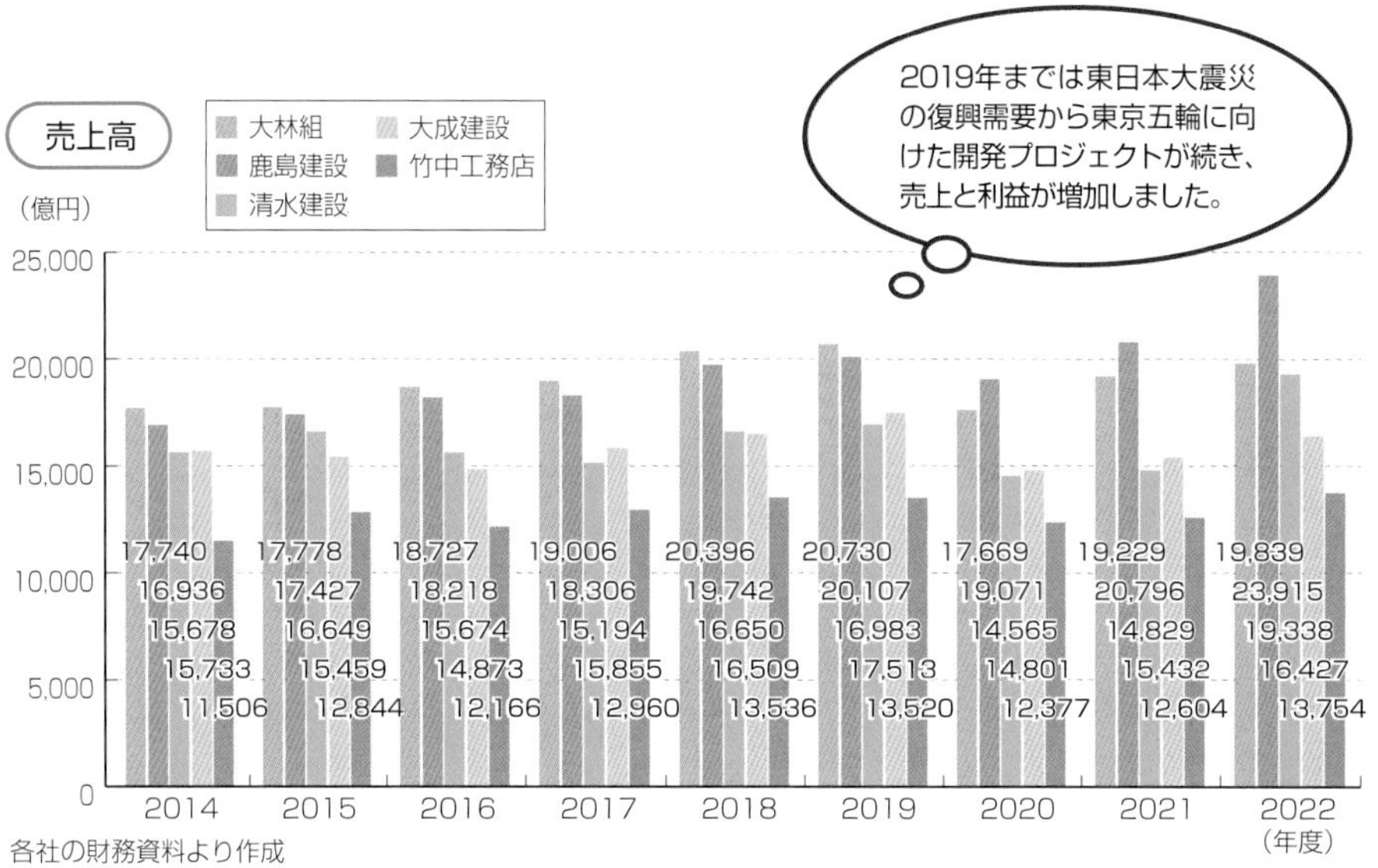

各社の財務資料より作成

経済の発展を支える社会資本の整備

視点❷　整備が進む社会資本

高速自動車国道の延長は、1965（昭和40）年の190kmから2021（令和3）年の10,208kmへと54倍になりました。下水道の普及率も8%から80%へと飛躍的に増加しています。

社会資本整備の状況　（1965年を100とした場合の伸び）

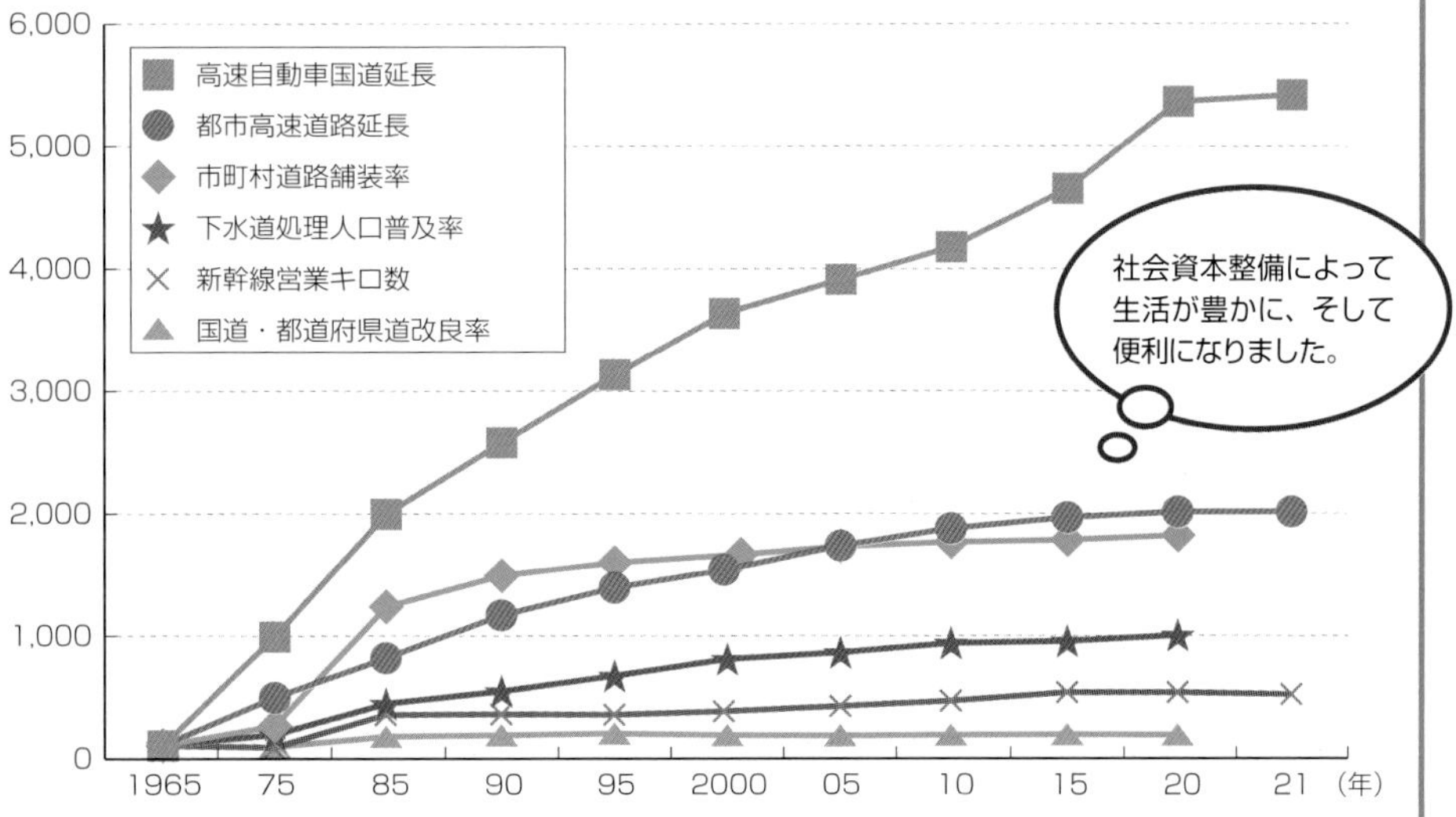

『国土交通白書2019／2023』より

社会資本	1985	90	95	2000	05	10	15	20	21
高速自動車国道延長（km）	3,759	4,869	5,930	6,861	7,389	7,895	8,782	10,127	10,208
都市高速道路延長（km）	332	465	552	617	689	747	782	800	800
市町村道舗装率（%）	54.4	65.5	70.2	73.4	75.9	77.5	79.1	79.9	
下水道処理人口普及率（%）	36	44	54	62	69	75	77.8	80.1	
新幹線営業キロ数（km）	2,010	2,033	2,037	2,153	2,387	2,620	2,997	2,997	2,997
国道・都道府県道改良率（%）	71.3	75.4	78.5	71.5	73.8	75.6	76.9	77.7	

『『国土交通白書2019／2023』より

国土を守る建設業界

視点❸　自然災害が多い日本の国土

世界の活火山の7.0%が日本にあり、マグニチュード6以上の地震の20.5%が日本で起こっています。また、世界の災害被害額の11.9%が日本の被害額となっています。

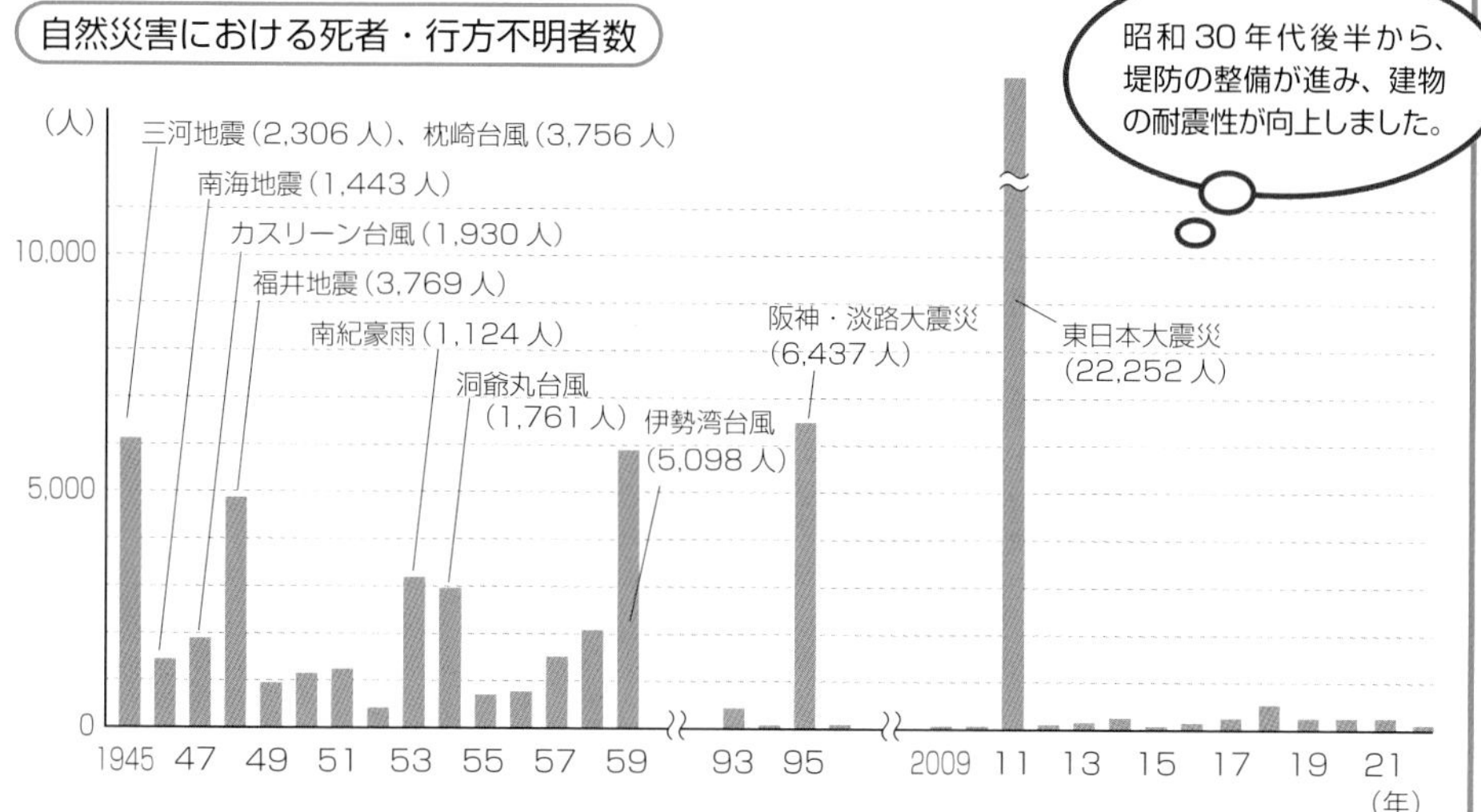

『令和５年版 防災白書』（内閣府）

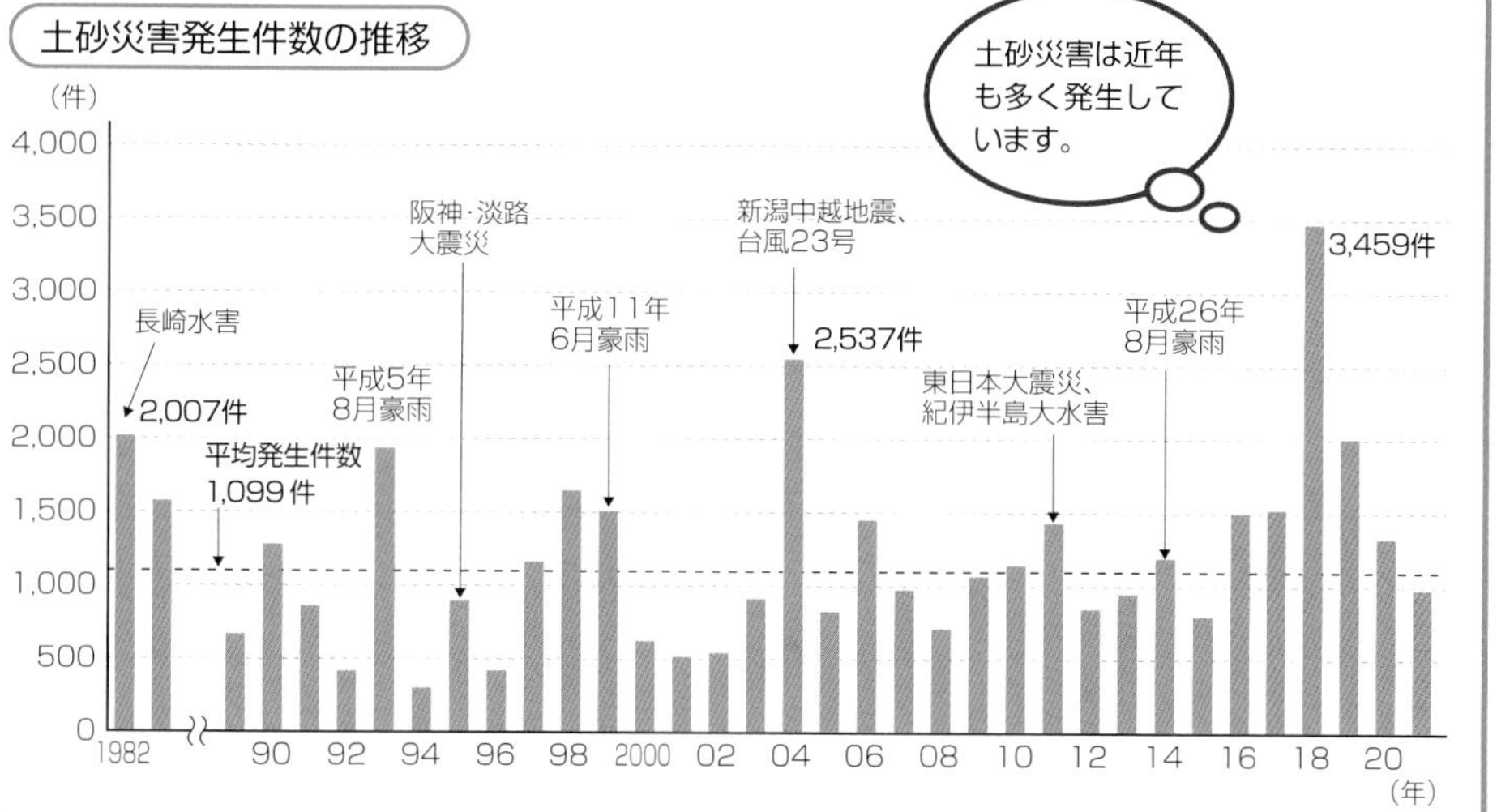

『令和４年版 防災白書』（内閣府）

これからの建設業界

視点❹　技術開発が促進する建設業の生産性向上

インフラの整備や維持管理において、建設機械や測量機器などの新しい技術開発が進んでいます。「ドローンによる現場の計測」、「高解像度カメラによる保守点検」、「無人建設機械による自動施工」などが実用化されています。VRやAR、AIの活用も進んでいます。

従来の人力に比べて、スピードと品質の向上を実現します。
CONTROL PANEL
COORD
AREA
RUN STOP

▼カメラを搭載したドローン

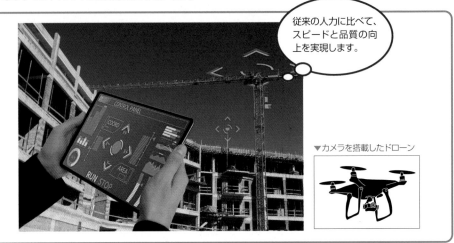

視点❺　これから始まる膨大な維持更新需要

高度成長期からバブル期にかけて建設された多くの構造物が、今後30〜50年の間に更新時期を迎えます。民間建築や公共インフラも同様です。

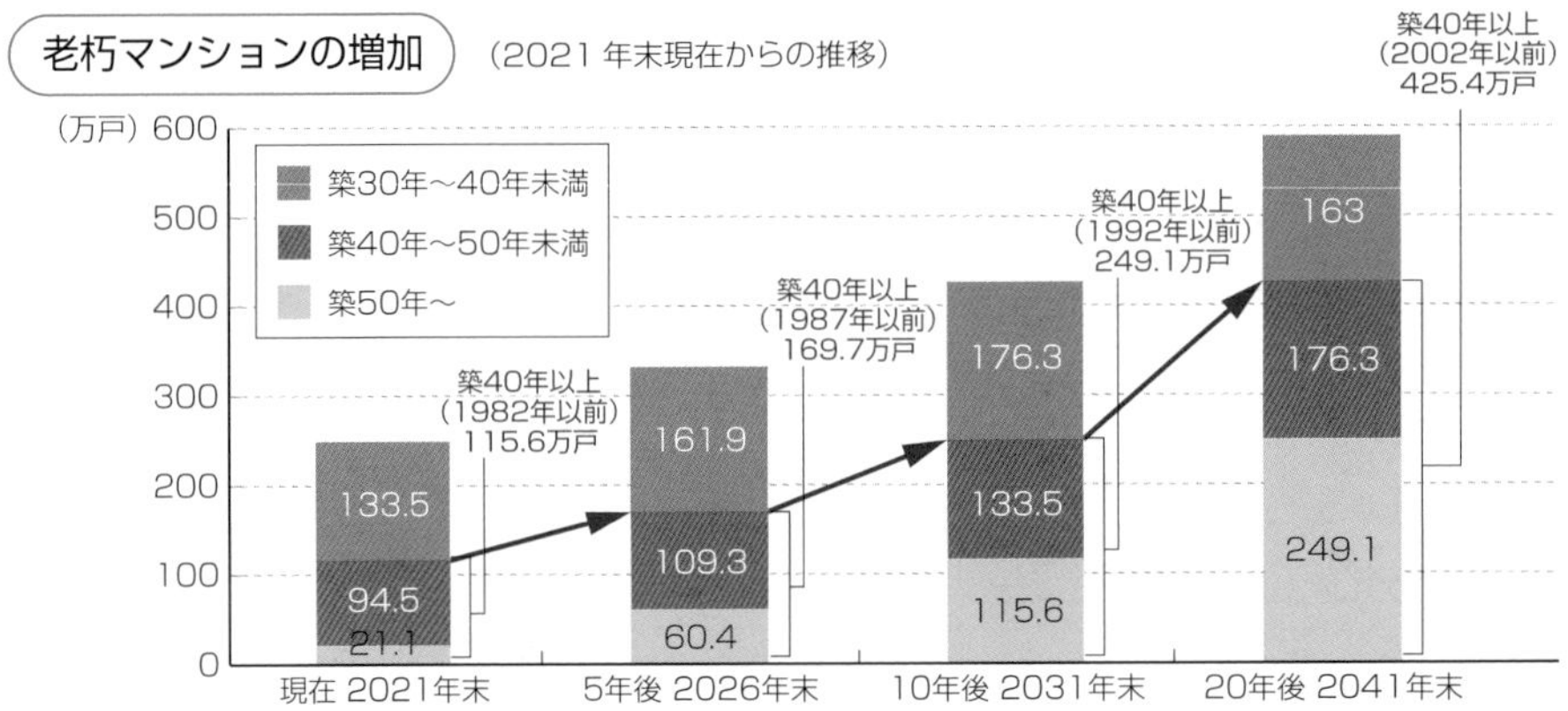

「高経年マンションストックの増加」(国土交通省)より作成

How-nual Shuwasystem Industry Trend Guide Book

図解入門
業界研究

最新

建設業界の動向とカラクリがよ～くわかる本

業界人、就職、転職に役立つ情報満載!

［第5版］

阿部 守 著

秀和システム

はじめに

2024年は能登半島地震で幕を開けました。

山地が多くて平野は狭小、しかも災害の多発するわが国の国土を、江戸時代以前から河川工事や埋立工事などで整備してきたのが、建設業界です。戦後も高度成長期や、バブル期を通じて日本中にビルや道路、橋やダムなどを建設し、公共事業を中心にインフラ環境を整備してきました。

建設業界が造ってきた鉄道網や道路網がここまで発達していなかったら、わが国はこれほどの経済成長を遂げることができたでしょうか。国土を高度に活用できることは、国の繁栄の基本です。

バブル崩壊後の30年、建設需要は減少し、公共工事の予算も大幅に削減されましたが、これは社会が豊かになるにつれて、建設業の役割であったインフラ整備が地域で最優先の課題ではなくなり、建設業の地位がそれまでに比べて相対的に低下してきたからです。バブル期に84兆円に達した建設投資額は、その後下がり続け、2010年には41兆円にまで減少しました。

その後は、東日本大震災からの復興に続いて東京オリンピック・パラリンピックの開催に向けた建設需要が拡大しました。毎年のように繰り返される自然災害で、公共工事の重要性についても再び認識が高まっています。建設業の役割が再び重要になっていることは明らかです。時代の変化に合わせて新たな構造物も造られていきます。このようなことから、2023年度の建設投資額は70兆円まで回復します。

一方で、建設業許可業者数はピーク時の60万業者から2022年度には47万業者に減少し、建設業就業者もピークの685万人から479万人に減少しています。他業種に比べて高齢化が進んでおり、後継者も不足しています。業者の減少は、倒産だけでなく廃業が多くの割合を占めています。

このような建設業の環境の中で、いままさに高度成長期に建設した多くの構造物も更新時期を迎えていますが、資材価格の高騰や人材不足によって見通しは再び不透明になっています。さらに、2024年4月からは建設業界でも時間外労働の上限規制が適用され、働き方が大きく変わっていきます。

建設業の生産性向上が大きな課題となっており、国を挙げてDX（デジタルトランスフォーメーション）や技能者のキャリアアップシステムの取り組みが進められています。DXは建設業界においても人手不足対策や生産性向上策として大きく期待されています。

建設構造物は本書を手に取られた皆さんにとっても身近な存在ですが、建設業界の実態はとてもわかりにくいものです。本書は、この建設業界の仕組みについて、建設業界を志す方はもちろん、仕事の必要上などで建設業界のことを調べようとする方や、この業界に興味をお持ちの方に向けて、わかりやすく書いたものです。

第4版の刊行から4年近くが経過し、その間に建設業界では新しい法律の制定や制度の変更、新技術の開発、新しいプロジェクトの完成など多くの変化がありました。そこで、本書の内容を全面的に再編し、データも最新のものに改めました。建設業界の今後の変化や成長分野、そしてこの業界でのDXやM&Aなどについても触れています。

本書が皆さんのお役に立ち、ひいては建設業界の発展にささやかながらも貢献できれば、それに勝る喜びはありません。

2024年5月　　MABコンサルティング代表　阿部　守

最新建設業界の動向とカラクリがよ～くわかる本［第5版］

第3章 建設業界の仕事

第4章 建設業界に関連する規制、法律

第7章 建設業界の将来展望

DATA 資料

第1章

建設業界の現状

建設業界は、戦後から高度成長期・バブル期にかけて、社会資本整備の担い手として日本の経済発展に大きく寄与してきました。しかしながらその後は、バブル崩壊以降のデフレ経済の長期化や財政悪化に伴う建設投資の減少などにより、厳しい環境が続きました。

2011 年からは、東日本大震災からの復興や東京オリンピック・パラリンピックの開催に向けて建設需要が改善しました。現在は、資材価格の高騰や人手不足などの新たな問題が生じています。

Section

1-1 未来をつくる建設業界

ピーク時の1992年度に84兆円に達した建設投資額は、2010年度まで減少傾向が続きました。その後、東日本大震災の復興需要やオリンピックに向けたプロジェクト、災害対策もあり、増加が続いています。

建設業の使命は社会資本の整備

建設業は、国民生活を支える社会資本の整備が使命です。戦後から高度成長期、バブル期と多少の波はありながらも、一貫して暮らしの質を高めるための構造物を建設し、業界の規模を拡大してきました。その過程で、全国にわたる高速道路網や本州四国連絡橋、東京湾横断道路などの世界に誇る巨大構造物も建設されてきたのです。

例えば道路が整備されると、移動時間の短縮、移動費用の削減、騒音・震動防止、物価低減や交流圏拡大、交通安全といった効果により、経済活動が活発化します。交通ネットワークだけでなく、上下水道、都市開発、多目的ダム、港湾など様々な社会資本の整備にも、同様の効果がありま す。社会資本整備によって原材料や労働力の需要も高まり、経済活動がさらに活発化します。建設技術によって実現されたこれらの社会資本がなければ、今日のような日本の経済発展は考えられません。建設業界が日本の成長を支えてきたといえます。

政府投資と民間投資

建設投資には大きく分けて、政府投資と民間投資の2つがあります。政府投資は**公共事業**の土木工事が中心で、民間投資は住宅やビルの建築工事が中心です。

この建設投資額の推移を見ると、バブル期に民間建設投資が急増し、建設投資額が大きく伸びました。その後のバブル崩壊後に民間建設投資の落ち込みをカバーしたのが政府投資です。建設業に雇用の受け皿としての機能も期待されて積極的な政府投資が行われ、建設投資を下支えしまし

Term

土建国家　景気が悪くなれば公共事業を通じて地域振興を図ろうとする、建設業界中心のシステムを象徴的に「**土建国家**」といいました。このシステムがゼネコンを儲けさせ、政治家にリベートを与え、官僚の天下りポストを作り出してきました。

た。しかしながらそれも長くは続けられず、その後建設投資額は急減しました。

バブル崩壊後、建設業を取り巻く環境は大きく変化しました。景気の悪化に伴い、不要不急の建設工事は計画されなくなり、公共事業の予算規模も縮小されました。

日本の社会はインフラの整備が進み、不足の状態が解消されたため、それまでの「とにかく建設する」から「ニーズに応じて必要なものを建設する」社会に変わりました。そして、2010年度には42兆円と、ピーク時の約半分の水準にまで落ち込んだのです。

■増加が続く建設投資額

二〇一一年からは、東日本大震災の復興事業、台風・土砂災害などの復旧や災害対応により、政府投資が増加しました。そして民間投資においても、オリンピックに向けたプロジェクトがスタートしたほか、企業収益の回復による設備更新需要も増大しました。

インフラ更新需要や災害対策もあり、建設投資額は増加が続いています。こうして、建築業界は〝未来をつくる業界〟としての役割を取り戻しています。2023年度には70兆円にまで回復する見込みです。

建設投資額の推移

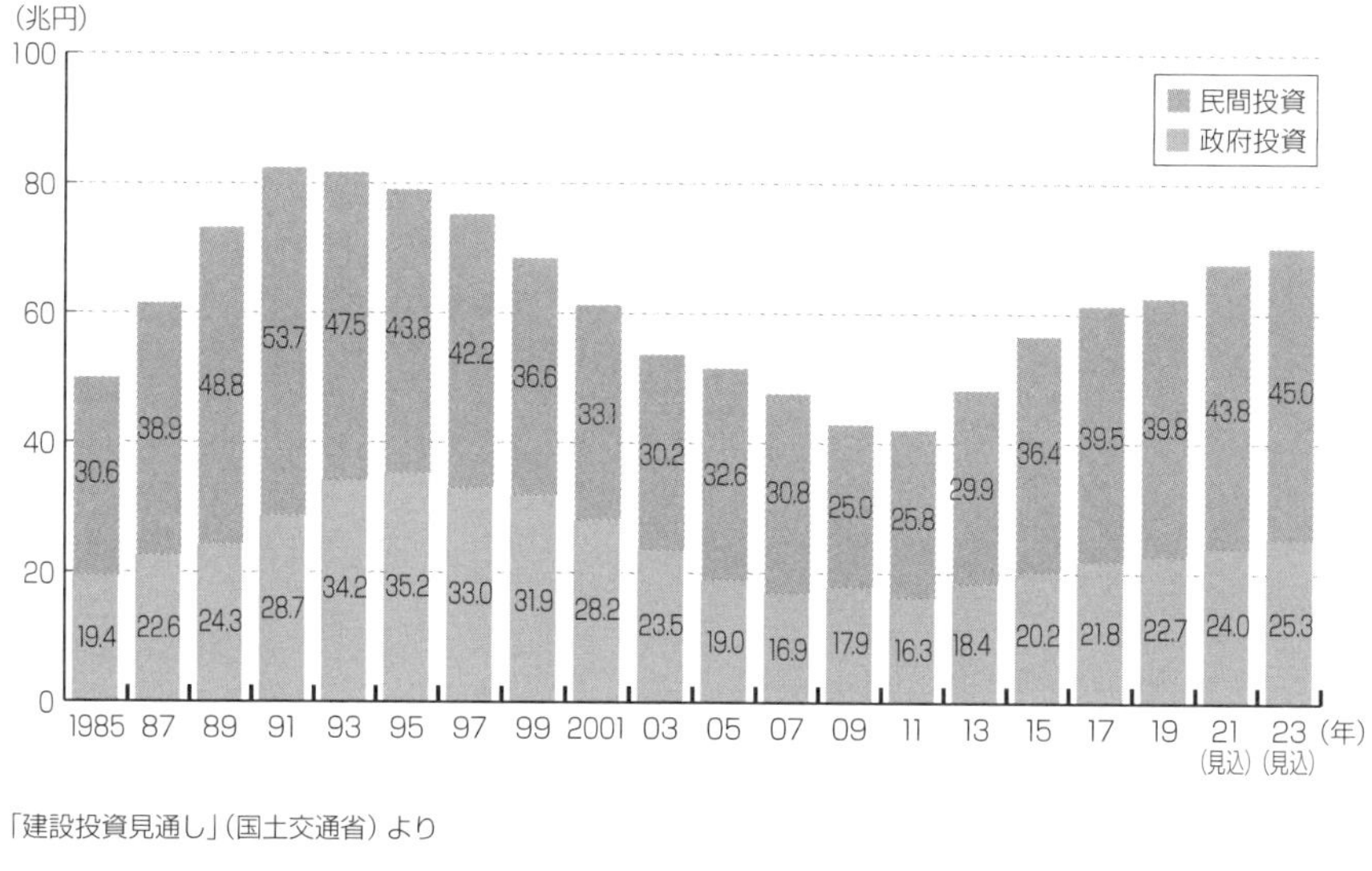

「建設投資見通し」(国土交通省)より

Point

大手ゼネコンのリストラ バブル崩壊後、1995年から2004年までの10年間に、大手ゼネコン30社の平均では従業員の3分の1がリストラされています。中には従業員の6～7割を削減した会社もありました。建設人材不足の今日ではイメージしにくいことです。

Section

1-2 上昇している建設業の利益率

1991年以降、建設業の営業利益率は低下傾向を示し続けていましたが、2008年を底にして回復し、4%台になりました。建設投資額の回復が利益率の好転につながっています。

1992年度に84兆円に達した建設投資額はその後減少に転じ、2010年度には42兆円へと半減しました。

そして、企業規模、工事対象、地域などですみ分けができていた建設業界は、一気に弱肉強食の世界へと変わりました。仕事量を維持するために、元請けは安値で受注せざるを得ず、下請けに無理なコストダウンを強要し、建設会社の利益率は低下の一途をたどりました。そして、下請け、孫請けの建設会社も社員を遊ばせるわけにはいかないため、赤字覚悟で受注して、結果的に企業の財務体質を悪化させました。その結果、1991年に4%であった建設業の**営業利益率***は、建設投資額の減少とともに低下を続け、2008年には1%に落ち込みました。

建設会社は、技能職員の非正社員化や、月給制から日給月給制（1日単位で計算、1カ月単位で支払い）への転換まで行って、人件費や経費の削減を図りました。

利益率の工事への影響

建設会社の利益率が低下することは、その建設会社の経営だけでなく、**手抜き工事**や安全対策の不備など、多方面に影響を及ぼす可能性があります。手抜きとはいわないまでも、熟練度の低い作業者に工事をさせたり、材料のレベルを落としたりして、少しでも利益を上げようと考えることもあります。

建設投資額の回復により、近年は営業利益率が4%を超えるレベルまで上がっています。利益率の好転は、建設会社の経営だけでなく、工事の安全や建物の品質維持のためにも大切です。若手人材の確保や育成、技術開発などの投資を行い、将来の事業発展の基盤を確保するためにも、利益確保が重要となります。2020年からはコロナ禍に続く資材高騰、人材不足により利益率低下の傾向です。

Term

建設業会計　工事の着工から引渡しまで1年以上かかることも多い、という建設業界の特殊性を考慮してつくられた会計制度。未成工事支出金、完成工事未収入金、未成工事受入金、工事未払金などの勘定科目があります。

建設業の売上高総利益率・販売管理費率・営業利益率

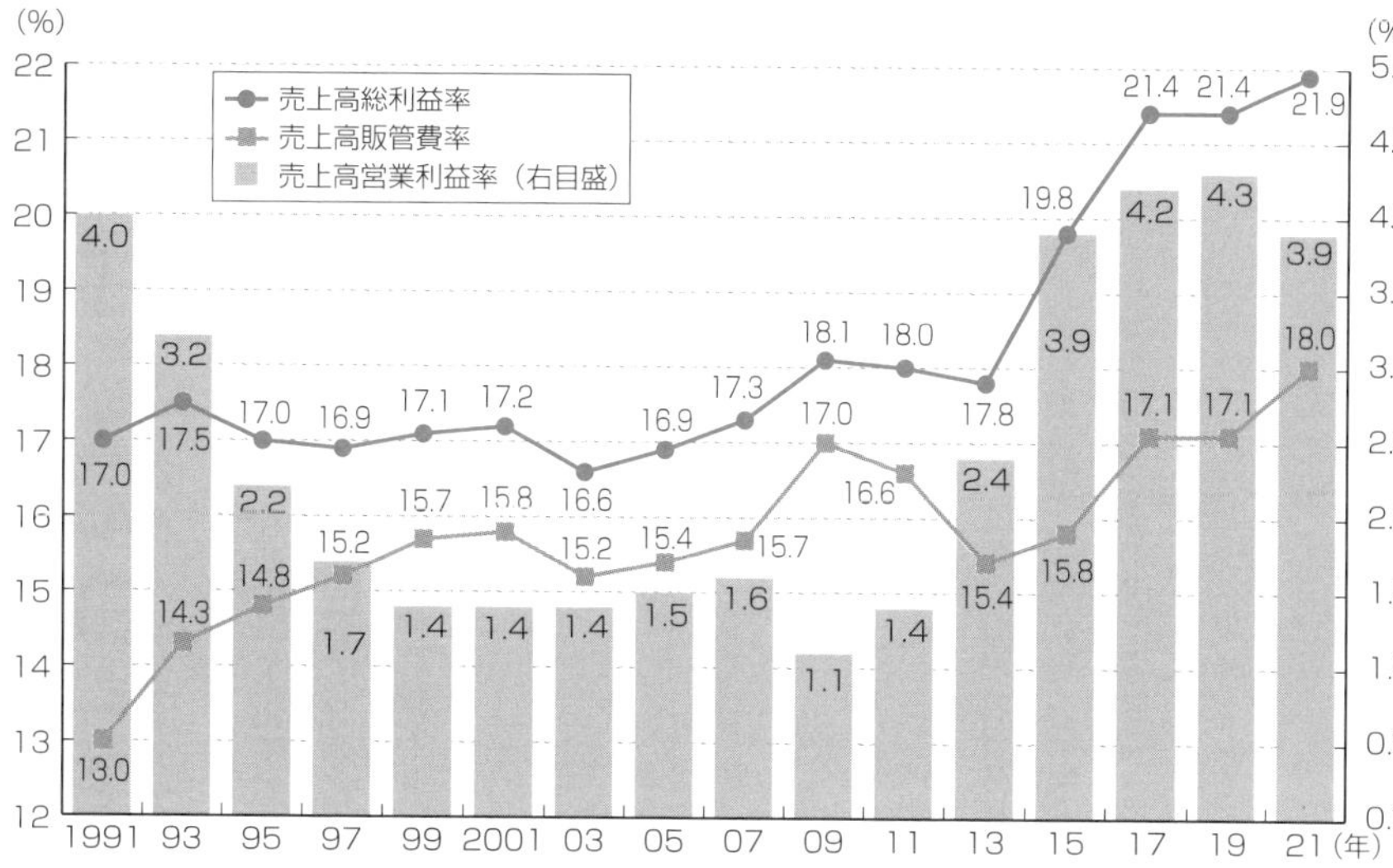

「法人企業統計」（財務省）より作成

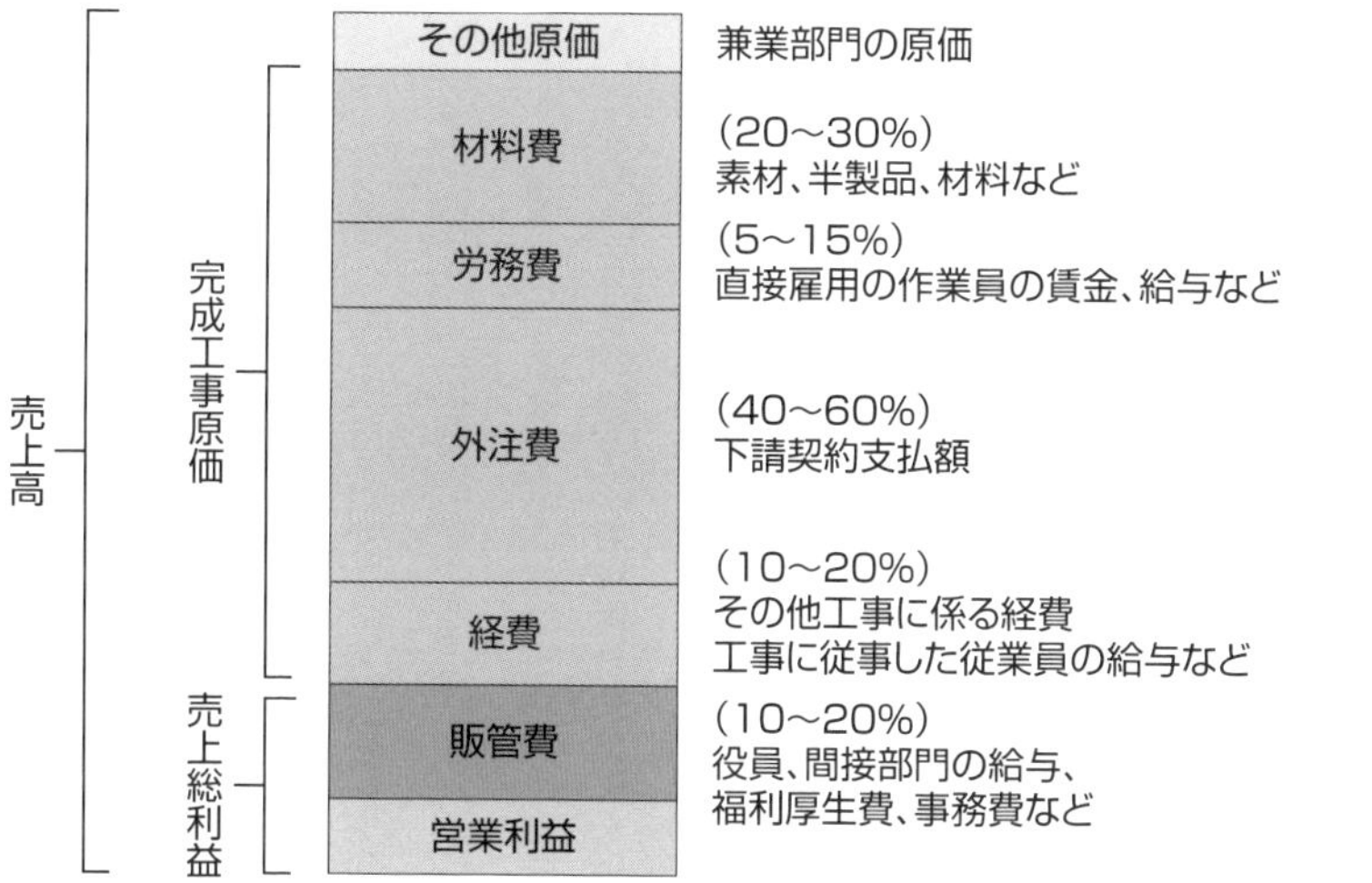

※( ) 内は売上高に占める各項目の標準的な割合

「建設産業の再生と発展のための方策 2011」（国土交通省）

Term

営業利益率　決算期間の本業での収益性を表します。製造業などの場合は「売上高に対する営業利益の比率」で表しますが、建設業の場合は「完成工事高に対する営業利益の比率」で表します。

Section
1-3 大きく減った建設業の倒産

建設業の倒産件数は2000～02年がピークで、年間6千件前後もありました。その後も高い水準でしたが、建設投資の回復に伴って減少し、2019年は146件。コロナ禍においても低いレベルで推移しました。資材高騰と人材不足により今後の推移が注目されています。

建設会社倒産の影響

全産業の倒産件数のうち建設業の占める割合は、30％程度の高水準で推移してきました。その後、災害復興のための公共投資や景気回復による民間投資の増加により、倒産件数が減少し、2018年には17％程度にまで低下しました。倒産件数の多かった時期は、競争の激化により地方の中堅建設会社の淘汰《とうた》が進みました。建設会社の倒産が続くと、良質な社会資本の整備や地域経済・雇用に大きな影響が及びます。そこで、技術と経営に優れた企業には、なんとか再生を果たして生き残ってもらうことが必要でした。

建設会社への支援

国土交通省は、各地方整備局に窓口を設置し、事業承継や事業の売却・買収、転業、廃業、新分野進出などの相談に対応してきました。近年は雇用環境整備や人材育成支援の比重が大きくなっています。資金繰りや債権の保全、新分野進出などの支援メニューも用意しています。

予断を許さない今後の推移

受注環境は回復していますが、円安やインフレによる資材費の高騰、労務費・外注費の上昇、人手不足が深刻化しています。コロナ禍で受けた融資により資金調達余力がなくなっていること、その融資による借入金の返済も、経営を圧迫しています。こういったことから、2023年には建設業の倒産が1671件まで増加しました。2024年4月からの時間外労働規制により、人手不足のさらなる深刻化への懸念も大きくなっています。

Point

自己査定　銀行から融資を受けているすべての企業は、銀行の自己査定によって「正常先」「要注意先」「破綻懸念先」「実質破綻先」「破綻先」の5ランクに査定されています。この自己査定で「要注意先」以下と判定された企業に対し、銀行は融資を絞ります。

建設業の倒産件数と負債額の推移

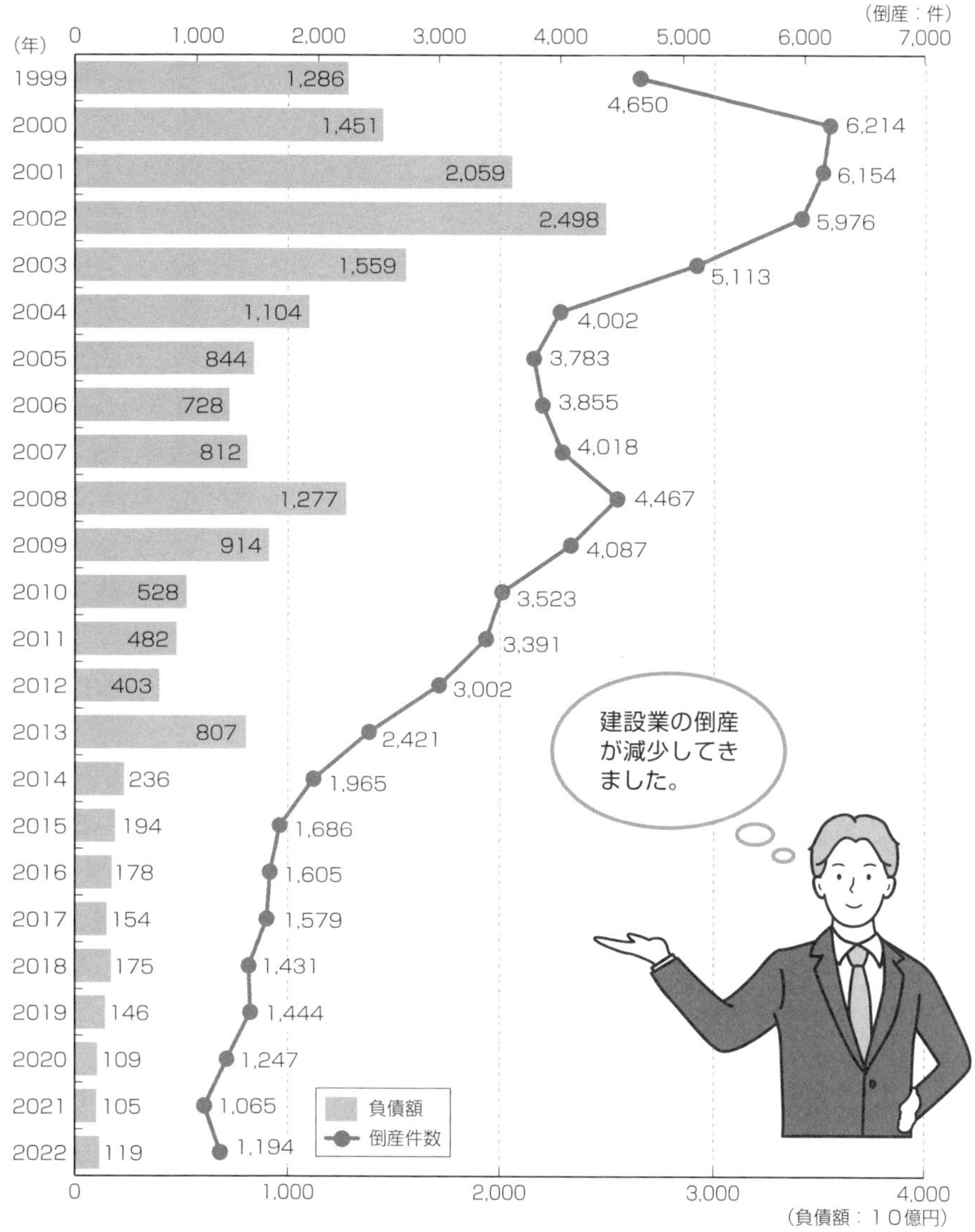

「建設業デジタルハンドブック」（一般社団法人日本建設業連合会）

Term **中小企業活性化協議会**　中小企業の再生に向けた取り組みを支援するため、産業活力再生特別措置法に基づき、各都道府県に設置されている公正中立な公的機関です。企業再生の専門家が、中小企業の特性を踏まえ、相談・助言から再生計画策定まで、個々の企業に合ったきめ細かな支援を行っています。

Section
1-4 女性技術者の活躍が期待される建設業界

建設業界は、これまで男の職場でした。女性の活躍により、現場に明るさや潤いが生まれます。業界全体の活性化につながり、男女問わず働きやすい産業になることが期待されています。

建設業における女性技術者や技能者は、2000年には23万人でしたが、2015年には約12万人となりました。建設投資が減少した時期に、多くの人材が退職していきました。建設投資の回復により、女性の活躍に期待が寄せられています。

実は、建設業界は男女問わず活躍できる業界です。例えば造園やリフォームなどでは、女性の感性や洗練されたデザインセンスを求められる現場が多くあります。また、生活者目線や会話力等のコミュニケーション能力が求められる職種など、女性がより力を発揮できる場面が多くあります。女子大学も建設関連の学部を新設しています。武庫川女子大は2020年に建築学部を設置し、共立女子大は2023年に建築・デザイン学部を開設しました。日本女子大も2024年に建築デザイン学部を開設し、安田女子大も2025年に理工学部建築学科を設置する計画です。

女性活躍へのハードル

しかしながら、女性が働く上でのハードルはまだまだ多いのが現実です。トイレや更衣室、休憩所、洗面所やシャワー等の改善、そして、子育てに配慮した勤務体系などの問題です。管理職や現場従事者との適切な接し方、キャリアパスが見えにくいことなども入職への不安となります。問題を解決するために、国土交通省と**建設業五団体***は2014年に「もっと女性が活躍できる建設業行動計画」を策定し、2020年には「女性の定着促進に向けた建設産業行動計画」を策定しました。女性が入職して定着し、そして活躍できる業界づくりを目指しています。最近は建設会社の新卒技術者の約2割が女性となっています。鹿島建設では、女性技術者が2014年度の175人から2023年度には490人と、2.8倍になっています。

Term
建設業五団体　(一社) 日本建設業連合会、(一社) 全国建設業協会、(一社) 全国中小建設業協会、(一社) 建設産業専門団体連合会、(一社) 全国建設産業団体連合会の5つを指します。

女性技術者・技能者数の推移

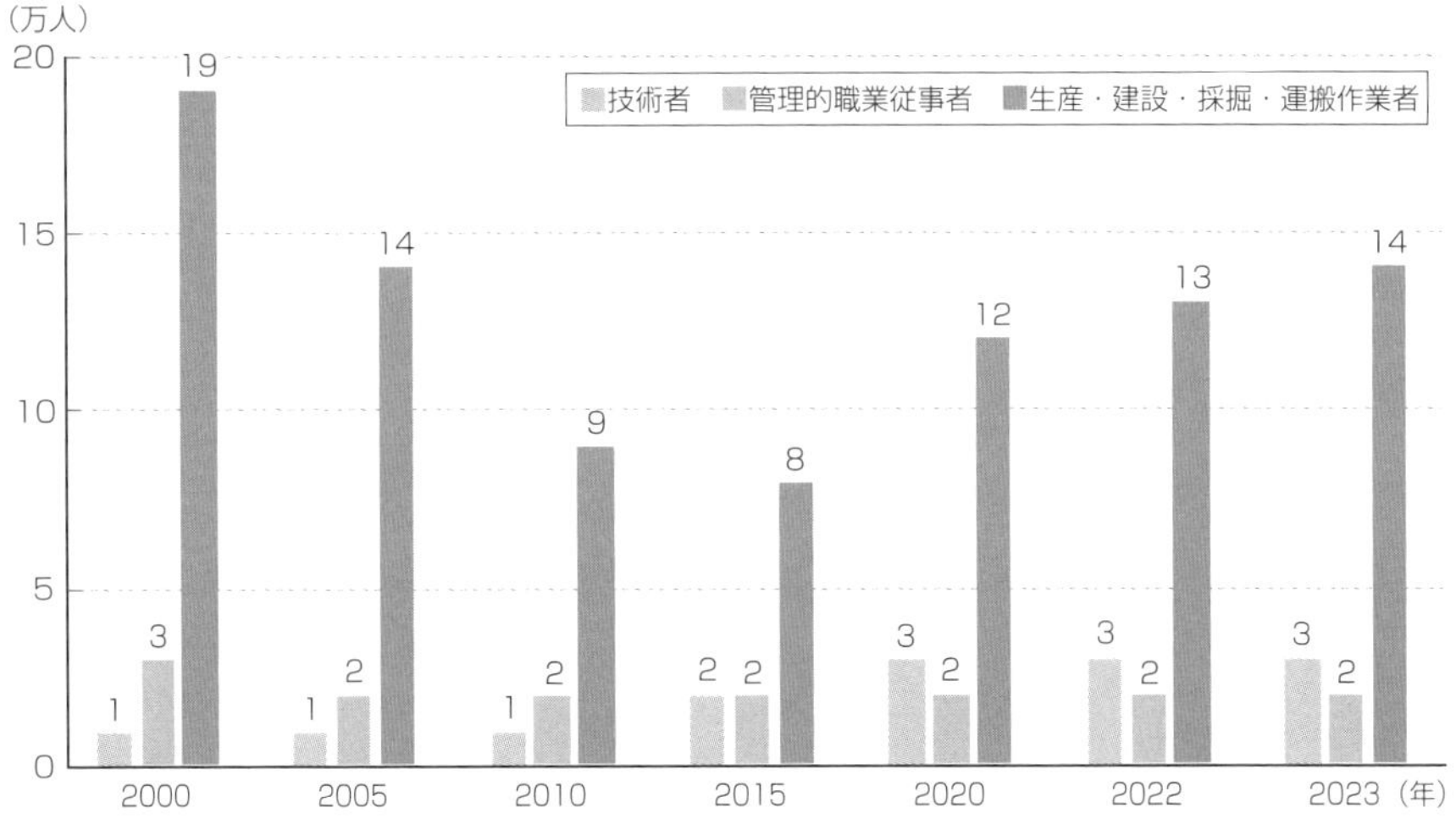

「労働力調査」(政府統計)

もっと女性が活躍できる建設業行動(10のポイント)

1. 建設業界を挙げて女性の更なる活躍を歓迎
2. 業界団体や企業による数値目標の設定や、自主的な行動指針等の策定
3. 教育現場(小・中・高・大学等)と連携した建設業の魅力ややりがいの発信
4. トイレや更衣室の設置など、女性も働きやすい現場をハード面で整備
5. 長時間労働の縮減や計画的な休暇取得など、女性も働きやすい現場をソフト面で整備
6. 仕事と家庭の両立のための制度を積極的に導入・活用
7. 女性を登用するモデル工事の実施や、女性を主体とするチームによる施工の好事例の創出や情報発信
8. 女性も活用しやすい教育訓練の充実や、活躍する女性の表彰
9. 総合的なポータルサイトにより情報を一元的に発信
10. 女性の活躍を支える地域ネットワークの活動を支援

「もっと女性が活躍できる建設業行動計画(10のポイント)」(国土交通省)

Term

えるぼし・くるみん認定 「えるぼし」は、女性の採用・継続就業など、女性の活躍推進の面で優良な企業を認定するものです。「くるみん」は、従業員の子育て支援のための行動計画として定めた目標を達成した企業を認定します。「女性の定着促進に向けた建設産業行動計画」には、これらの認定取得の取り組みが含まれます。

Section

1-5 建設会社と建設業就業者の現状

バブル崩壊後、政府は公共事業による景気浮揚を模索したため、建設業者が増加しました。1980年の49・6万社から、1999年には60・1万社になりました。その後、建設投資が減少し続ける中で、建設業者と建設業就業者が減少しました。

建設会社は全国に47・5万社

建設投資額のピークと建設業許可業者数や就業者数のピークがずれたのは、民間建設投資が減少する中で、政府が不況対策として公共建設投資を拡大させ、建設投資を下支えして建設業界の規模を守るとともに、他産業からの失業者を吸収してきたからです。その後1997年を境に、建設業界での失業者の吸収は限界に達し、逆に失業者を出すことになりました。結果的には、公共投資の大盤振る舞いは、苦況に陥った建設会社にとって困難を先送りする効果しかありませんでした。

しかしながら近年、建設業許可業者数と建設業就業者数の減少が止まりました。

2022年度末の**建設業許可業者数**は、ピーク時の79%に当たる47万業者となっています。許可業者の中では個人が減少し、資本金1000万〜5000万円の会社が増えています。

2022年度の**建設業就業者数**は479万人でピーク時（1992年、685万人）の70%。建設技能者数は1997年の464万人の66%である305万人となっています。

建設不況時に多くの技能者が建設業界を離れ、現役の技能者も高齢化が進んでいます。工事の現場では、建設技能労働者の不足が問題になっています。

許可業者1社当たりの就業業者数は1997年の12人から10人に減少し、技能者数も8人から6人に減少しています。

Term

外国人技能実習生　「開発途上国等の青壮年労働者を受け入れて、産業上の技能等を修得してもらう」という仕組みです。技能実習生が最長3年の期間で企業と雇用関係を結び、日本の産業・職業上の技能等を修得します。受け入れ期間を2年延ばして最長5年間にすることも可能です。制度の見直しが検討されています。

許可業者数と就業者数の推移

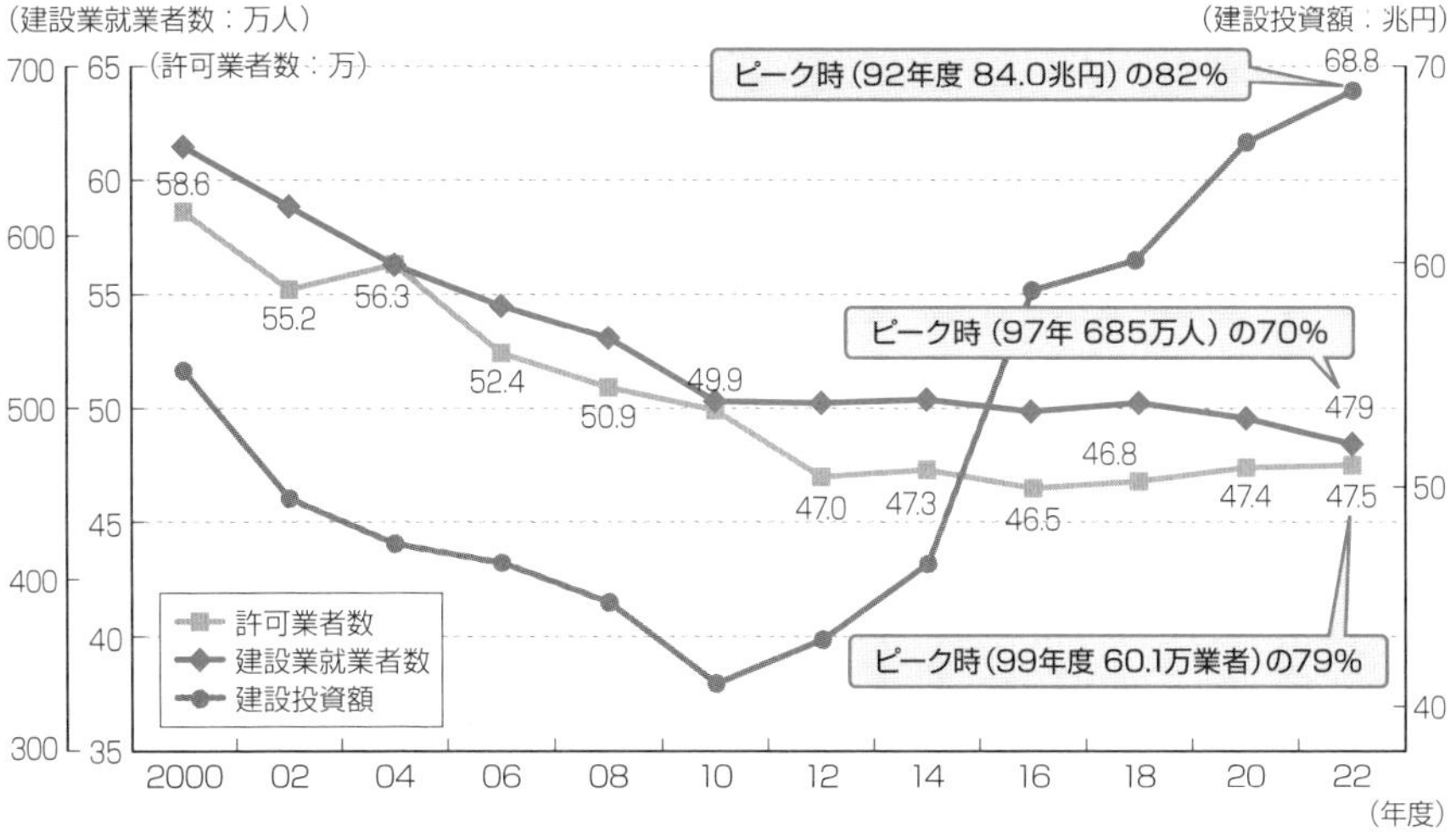

「建設業デジタルハンドブック」(一般社団法人日本建設業連合会)

規模別許可業者数の推移

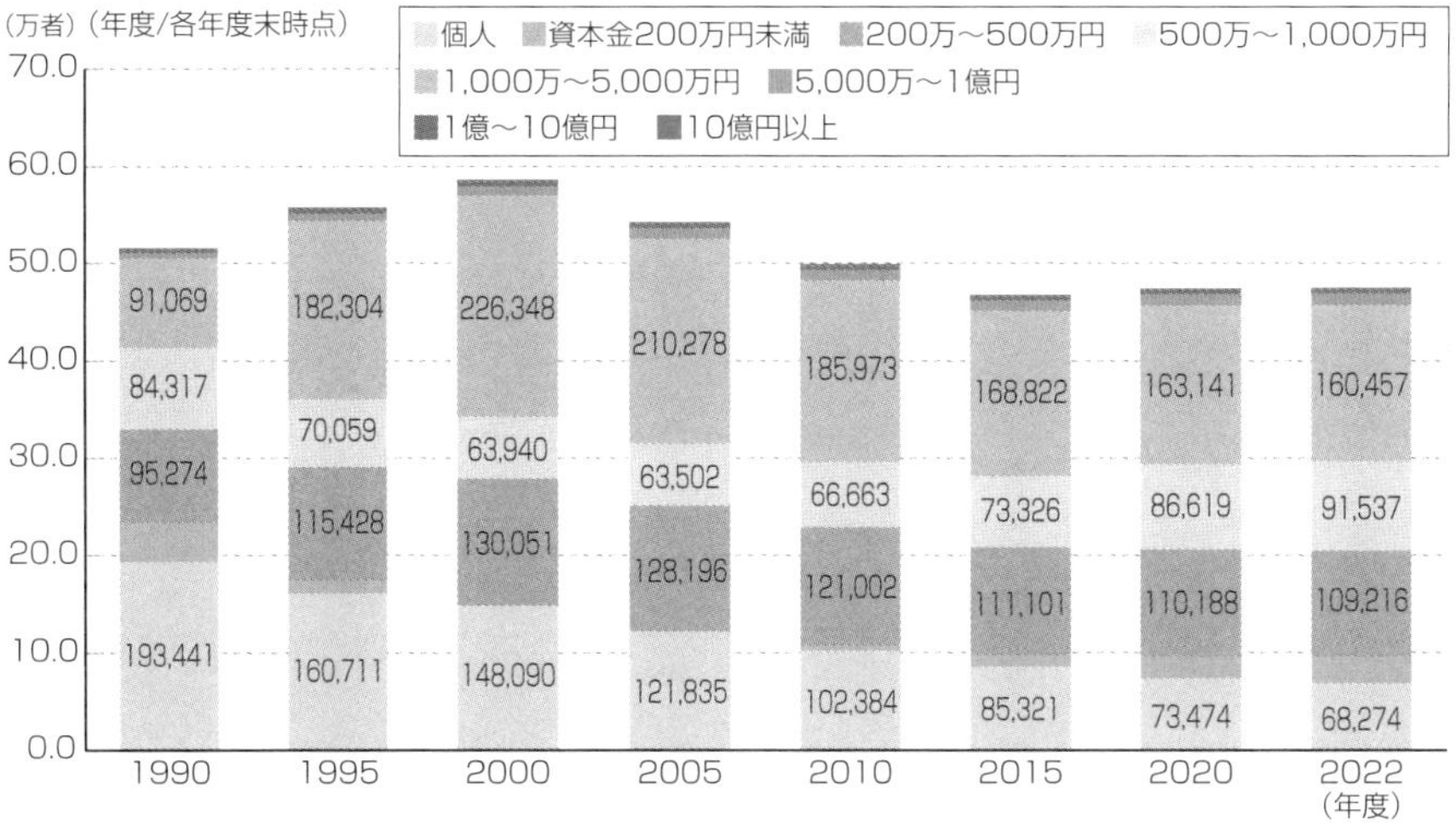

「建設業デジタルハンドブック」(一般社団法人日本建設業連合会)

Term

特定技能　在留資格「特定技能」の新設により、2019年4月から新たな外国人材の受け入れが可能となりました。一定の専門性・技能を有し即戦力となる外国人を受け入れます。特定技能には1号と2号があり、2号は家族の帯同が可能で在留期間の制限がありません。建設業は特定技能2号の対象となっています。

Section

1-6 建設業界は日本の縮図

建設業界は、戦後の日本の発展とともに成長してきました。国土の復興を支え、産業構造の転換による農林業や炭坑からの失業者の多くを受け入れた建設業の歴史を抜きに、戦後の日本の発展は語れません。

戦後の日本の復興は、壊滅した社会基盤の整備から始まりました。新幹線や高速道路、トンネルや長大橋など、日本発展のシンボルとなる多くの建設構造物が造られ、日本の発展とともに建設業界も成長してきました。日本は国土の均衡ある発展を目指し、中央で集めた富を公共事業として地方に分配することで、地方の経済発展をもたらしました。そして、全国の建設会社もまた、その恩恵を受けて発展してきたのです。1990年代になると、建設投資額はGDPの18%を占め、**建設業就業者数**も全産業の10%を超えるなど、建設業は日本の基幹産業に成長しました。

しかし、インフラ整備の成熟、都市回帰現象と人口減に伴う地方インフラ需要の減少、地方自治体の財政難、公共事業機能の減退により、新規公共事業は絞り込まれ、雇用の受け皿としての機能も弱まりました。

求められる建設業界の将来像

将来の維持管理費の増大、少子高齢化への対応など、建設業を取り巻く環境は、日本の地方社会の構造とまったく同じです。例えば、建設業就業者の3分の1が55歳以上で、若手人材は定着せず、高齢化*が他の産業以上に急速に進んでいます。そのような中で、労働環境の整備や働き方改革は喫緊の課題です。このように、環境変化への対応に苦労している建設業界は、日本の〝縮図〟そのものです。

日本にいま一番欠けているのは「日本全体をどのような方向に持っていくのか」というビジョンですが、建設業界にもまったく同じことがいえます。建設業界の将来像をきちんと描くことが求められているのです。

Term

高齢化　全人口に占める65歳以上の高齢者の割合が7%を超えた社会は「**高齢化社会**」、14%を超えると「**高齢社会**」、21%を超えると「超高齢社会」と呼ばれます。日本では、1994年に「高齢社会」になり、2007年に「超高齢社会」になりました。2023年には29%に達しています。

産業別生産額

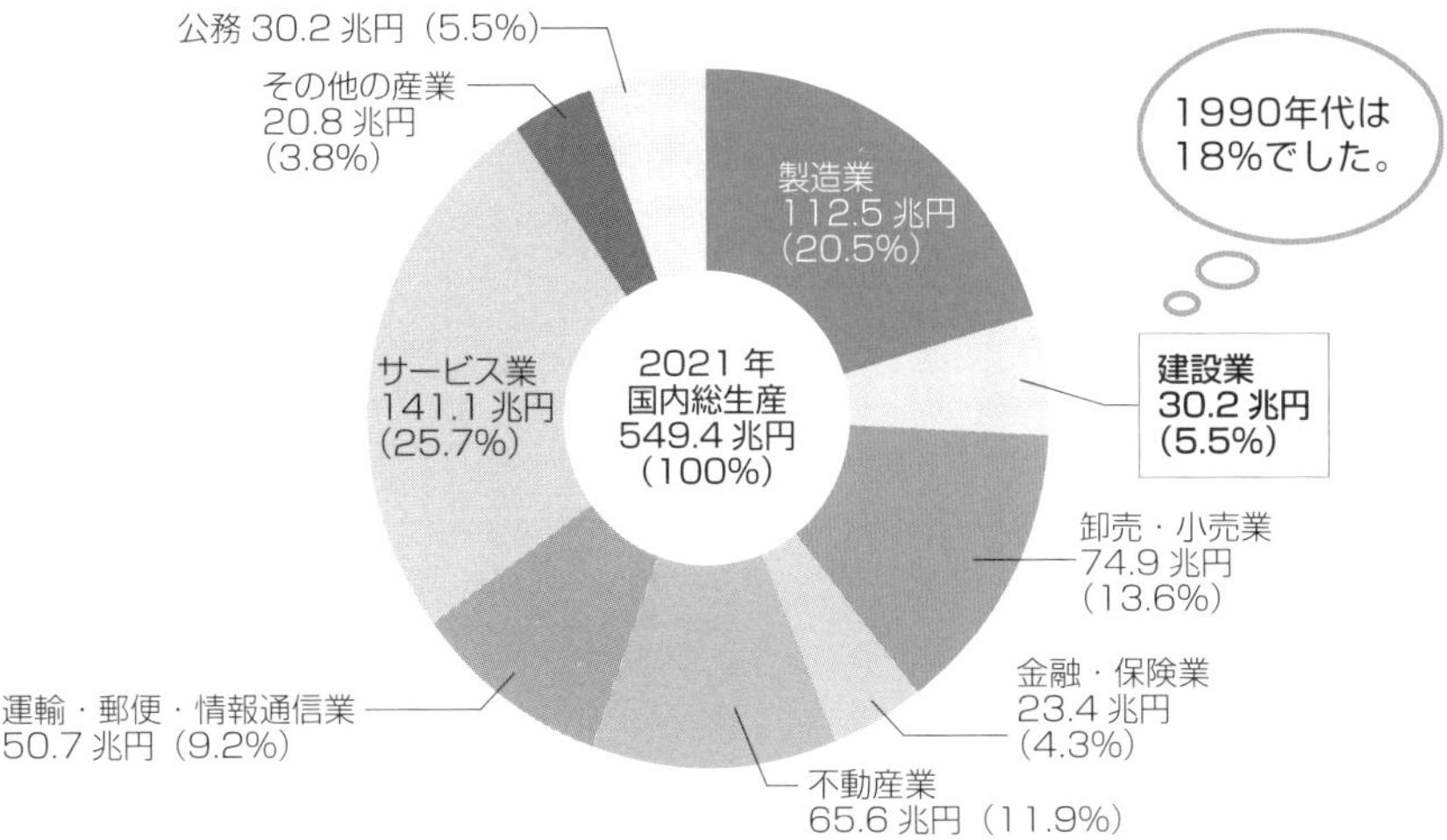

「建設業デジタルハンドブック」（一般社団法人日本建設業連合会）

産業別就業者数

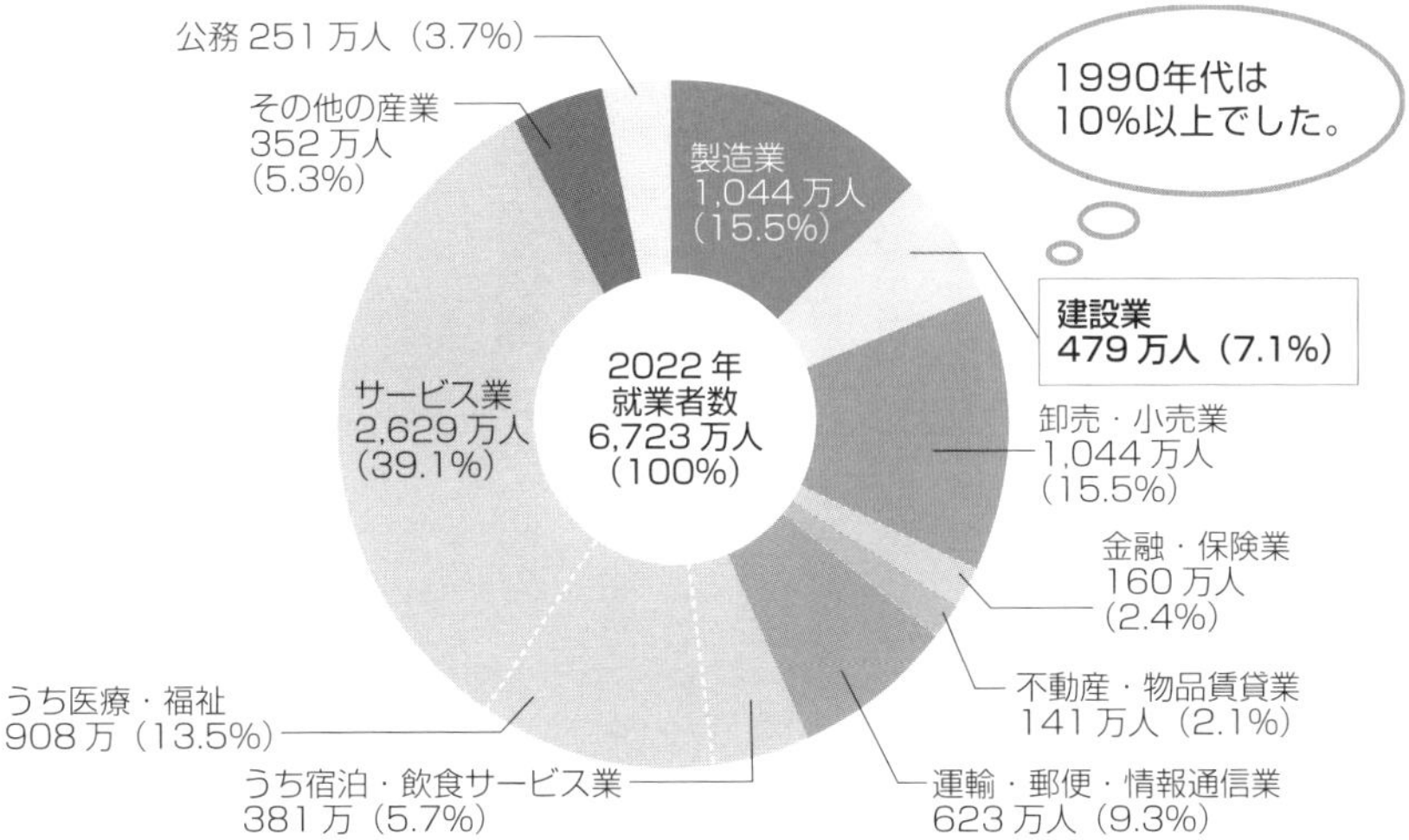

「建設業デジタルハンドブック」（一般社団法人日本建設業連合会）

不良債権　建設不況期に銀行が抱えたゼネコン関連の不良債権の大半は、バブル期にゼネコンが銀行からの融資で購入した土地の値下がりによるものでした。本業の利益で償却すべきところ、巨額すぎて処理できず、銀行への債権放棄要請（要するに「借金の踏み倒し」）という最終手段を取るゼネコンもありました。

Section
1-7 全国各地で地域を支える建設業

産業の少ない地方では、建設業が基幹産業として定着し、公共工事によって地域雇用の大半を担ってきました。地域経済や雇用を支えるだけでなく、防災・防犯や地域行事など、様々な活動で大きな役割を果たしています。

地域の公共事業はもともと、過疎地域の崩壊を防ぎ、農業だけでは自立できず出稼ぎに頼らざるを得ない地方に社会基盤を整備し、その施設を使って雇用を生み出すのが目的でした。国土の均衡ある発展を目指して、各地で公共事業が行われたのです。

地域を豊かにするための社会基盤整備だったはずの公共事業ですが、地域の将来ビジョンを描かずに工事を続けたため、いつの間にか不況対策や雇用確保のための建設工事になってしまいました。建設された構造物の中には、「ほとんど人が通らない林道」、「船が停泊せず、単なる釣堀になっている港湾」など、無駄な施設も見られます。

地方には「仕事は役場と農業と建設業しかない」という地域がたくさんあり、地方圏では都市部に比べて公共投資への依存度が非常に高い水準にあります。

地域建設業の役割

一方、地域の建設業は、建設工事だけでなく、インフラの維持管理、災害対応や除雪など、地域に欠かせない役割を担っています。東日本大震災や能登半島地震でも、震災直後の安全確保や応急復旧工事に大きな役割を果たしました。

都道府県の建設業協会は、災害への迅速な対応のため、国や都道府県との間で災害協定を締結しています。広域にわたる大規模災害時には都道府県を超えて作業員や資機材などの支援を実施。鳥インフルエンザなどの家畜伝染病でも出動します。しかし、こうした建設会社の中には、十分な労働力や建設機械などを保有できなくなっているところもあります。地域によっては従来担ってきた除雪や災害対応の機能の維持が困難になってきています。

Term

リストラ　リストラクチャリング（restructuring）の略で、本来は「事業の再構築」という意味ですが、1990年代以降、「リストラ＝首切り」と受け取られるほど、リストラによる解雇が一般的になっています。多くの会社でリストラが行われ、経営者に抵抗感がなくなっていることが大きな問題です。

公共工事の比率

公共工事比率の高い都道府県

順位	2010年度 都道府県名	2010年度 公共工事比率（%）	2022年度 都道府県名	2022年度 公共工事比率（%）
1	高知	67.38	和歌山	69.50
2	島根	66.94	高知	62.82
3	岩手	63.64	島根	60.51
4	佐賀	62.95	福井	60.30
5	秋田	62.58	徳島	59.26
6	宮崎	60.33	新潟	58.69
7	長崎	60.07	鳥取	57.69
8	鹿児島	58.93	北海道	56.82
9	大分	58.38	鹿児島	55.24
10	福井	57.32	山形	53.62

公共工事比率の低い都道府県

順位	2010年度 都道府県名	2010年度 公共工事比率（%）	2022年度 都道府県名	2022年度 公共工事比率（%）
1	東京	22.71	千葉	24.24
2	埼玉	23.19	東京	25.20
3	神奈川	24.84	神奈川	27.01
4	大阪	27.25	埼玉	27.26
5	千葉	29.12	大阪	27.51
6	茨城	32.77	愛知	31.10
7	愛知	34.09	群馬	31.55
8	兵庫	34.25	福岡	31.87
9	岡山	34.96	栃木	33.09
10	京都	35.88	茨城	33.31

※公共工事比率：建設工事出来高に占める公共分の割合
「建設総合統計年度報（平成22年度・令和4年度）」（国土交通省）

地域の建設業が果たしている役割（緊急出動例）

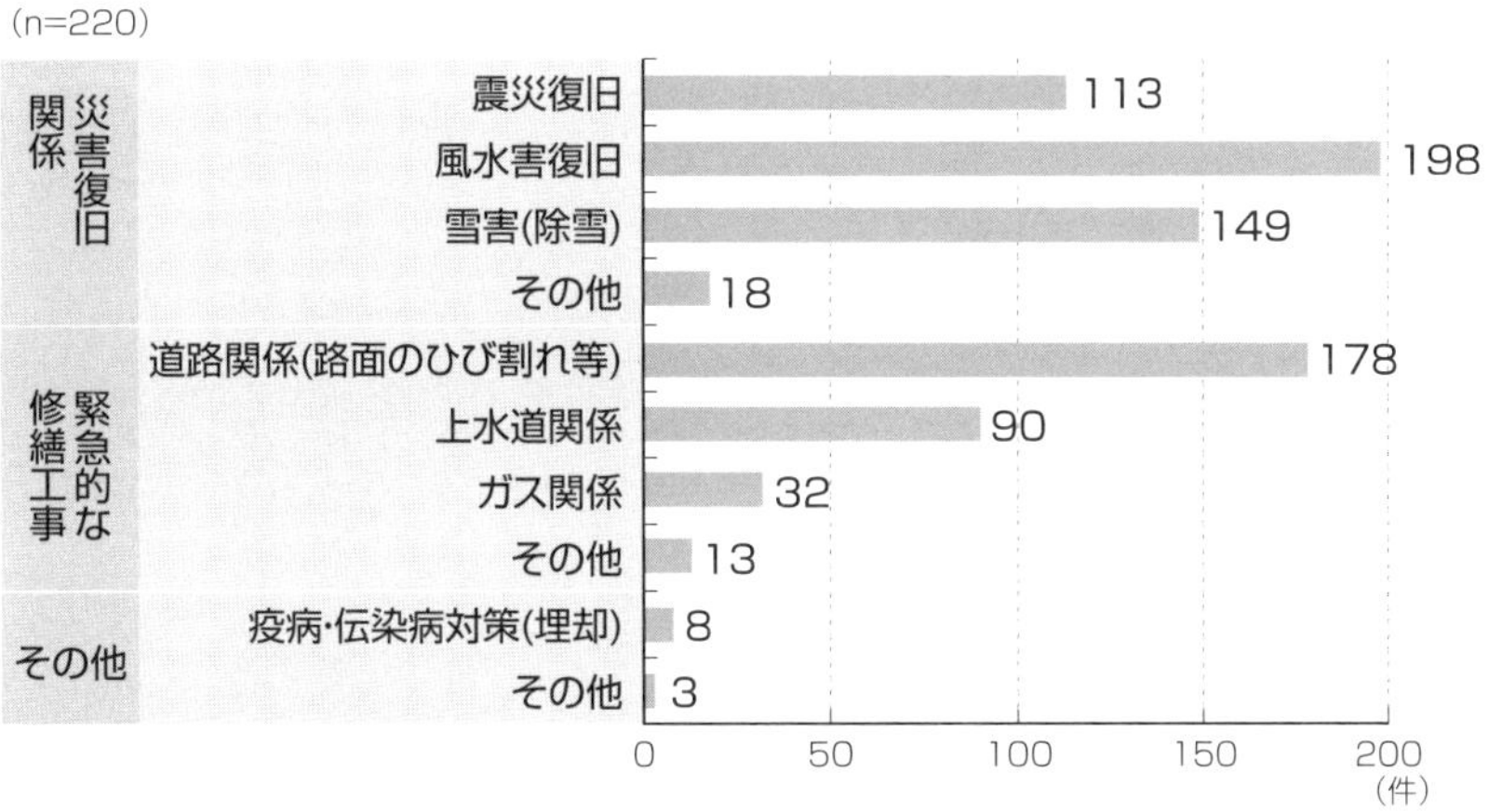

※建設経済研究所「地域の建設業が果たしている役割」に関するアンケート調査より（都道府県建設業協会管下の地域支部・地域協会を対象として2010年8～9月に実施）
「建設業の現状と今後の課題について」（国土交通省）

Term **入札**　売買・請負契約などにおいて最も有利な条件を示す者と契約を締結するため、複数の契約希望者に見積額を書いた文書を提出させて契約者を決める競争契約の方法。競争入札ともいいます。主として国や地方公共団体などの公的機関などが発注する場合に行われ、一般競争入札と指名競争入札があります。

Section
1-8 建設投資額の国際比較

日本の国内総生産（GDP）に占める建設投資額の比率は、2017年の9・7％から2021年には12・3％へと上昇。欧米も以前は4～5％でしたが、日本のレベルに近付いています。

社会の成熟の影響を受ける建設投資額

産業の発展段階によって、**建設投資額**が徐々に増える時期、ピークになる時期、減っていく時期、そして安定する時期があるといわれています。国の成長発展時期には経済成長率*が高く、インフラ整備が活発になり、建設投資額はGDP*以上の伸びを示します。そして、インフラが発達して社会が成熟するにつれて、建設投資額、特に公共工事の投資額が減っていくのです。このことは「建設投資額の国際比較」を見るとよくわかります。安定期・成熟期にある西欧では以前は建設投資額が4～6％であったのに対し、成長期にあるアジアでは20％程度になっていました。日本でも、1970年代には建設投資額がGDPの20％を超える状態でしたが、徐々に低下し、2017年には9・7％となりました。

本来は、インフラの充実に伴って1980年代後半からなだらかに低下していくはずでしたが、バブル期の建設投資拡大とその後の不況期の公共投資のため、90年代後半まで15％程度のレベルにありました。

その後は徐々に低下しましたが、2012年以降は震災復興やオリンピック需要のため増加傾向となりました。

インフラ更新需要の増加

今後は、過去に建設した構造物の維持管理・更新費も増えていくことが予想されています。日本は欧米に比べて山や川の多い不利な地形であり、自然災害も多いことなどから、現状のレベルで推移すると考えられます。欧米でもインフラ更新の需要増により、近年は建設投資額が増加傾向にあります。

Term **経済成長率**　GDPの伸び率のこと。日本も高度成長期の経済成長率は毎年10％を超えましたが、バブル期の6％台を最後に、近年は数％、悪ければマイナスになっています。

建設投資額と対GDP比（2021年）

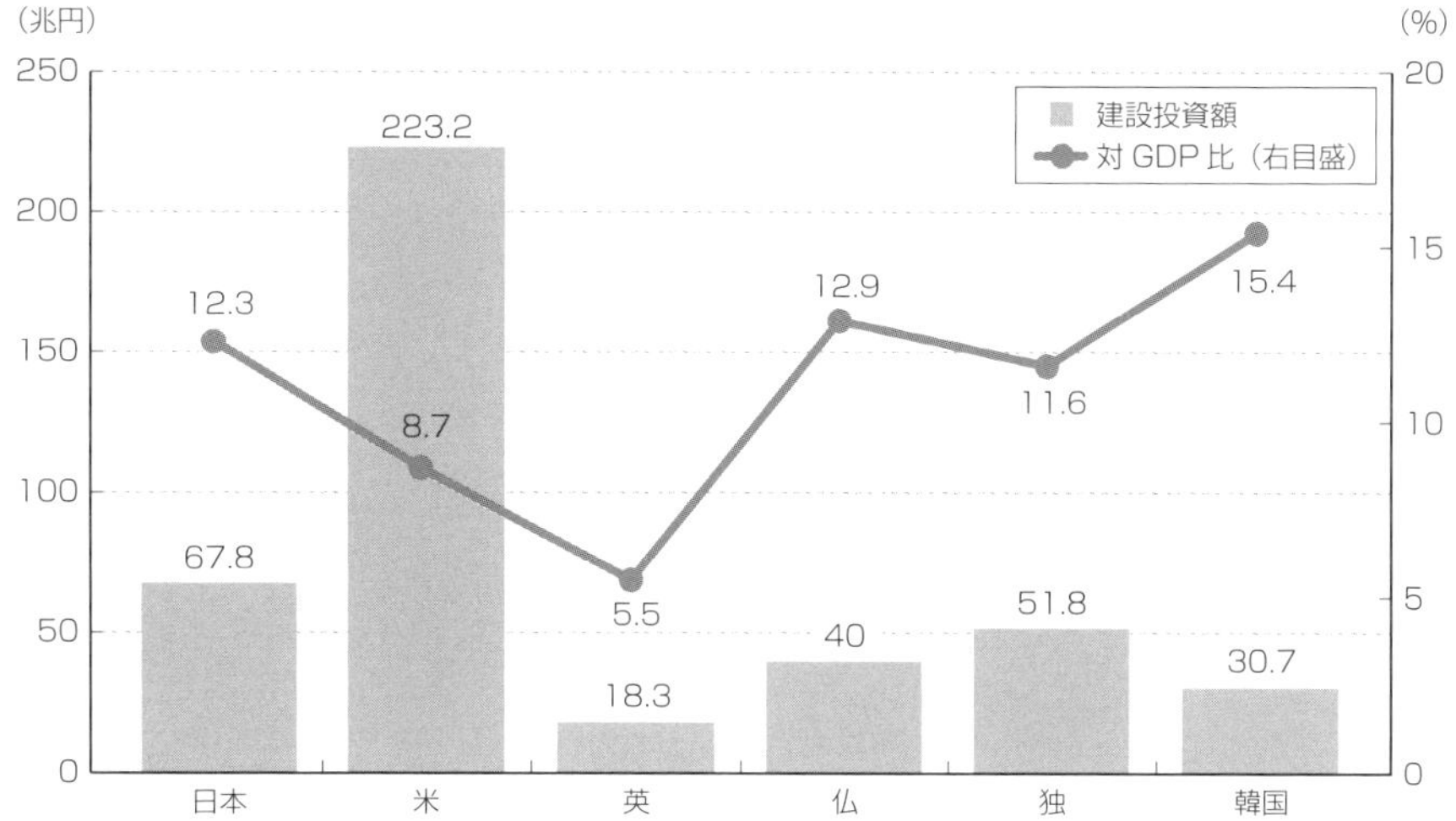

「建設業デジタルハンドブック」（一般社団法人日本建設業連合会）

建設投資額の推移（1996年＝100）

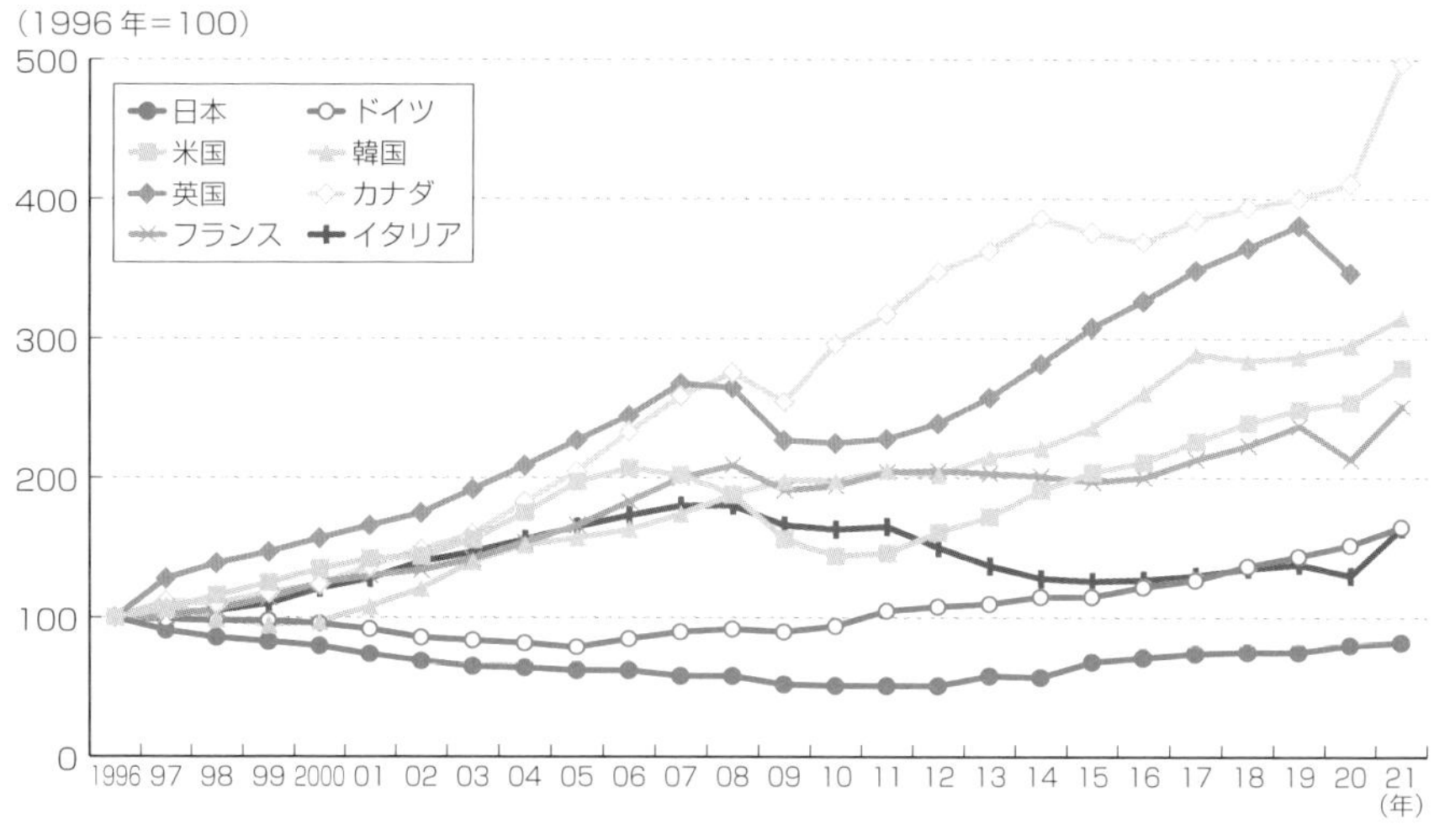

「建設業デジタルハンドブック」（一般社団法人日本建設業連合会）

Term **GDP**　国内総生産。一定期間内に国内で産み出された付加価値の総額で、国全体の経済活動を総合的に表す指標として使われます。2023年の日本のGDPは591兆円、国民1人当たりにすると475万円になります。GDPの伸び率が経済成長率です。

Section

1-9 東日本大震災の教訓

2011年3月11日午後2時46分、東北地方太平洋沖地震による東日本大震災が発生しました。三陸沖の深さ24kmを震源とし、わが国観測史上最大のマグニチュード9.0でした。

地震と津波による大災害

この地震は宮城、福島、茨城、栃木など広い範囲で震度6強の強い揺れを起こし、地震による津波は東北から関東にかけての太平洋沿岸を中心とする広い範囲に押し寄せました。岩手県の宮古市などでは、津波が高さ40m以上の地点まで遡上したことが確認されています。東京湾岸地域を含め、東北から関東にかけての広い範囲で液状化現象も発生。全壊した住家は12万2039棟、半壊は28万3698棟、一部損壊は75万20棟となっています。

建設業界への教訓

東日本大震災では、揺れによる建物の倒壊よりも津波の方が大きな被害をもたらしました。この規模の津波に対しては、従来のハード対策だけでは地域を守れないことが明らかになりました。1933年の昭和三陸地震津波では、死者・行方不明者がおよそ3千人となり、その後、防波堤・防潮堤*の整備、土地利用規制、高台への移転、避難体制の確立などの様々な対策が行われてきました。しかしながら、長い時間の経過とともに、生活上の不便などから、持続・徹底がなされなくなったものもありました。昭和三陸地震津波のときにも、それより約40年前の1896年、死者2万人以上となった明治三陸地震津波での警戒感が薄れていたことが知られています。

今後の津波に備え、防波堤の再整備に加えて、「減災効果を発揮する樹林帯の整備」、「迅速な避難を可能とする避難地・避難路などの配置」といった対策が行われています。建設業界には、災害に備える工事を行うだけでなく、過去の災害から得られた教訓を末永く継承していくことが求められています。

Term

防潮堤　台風などによる大波や高潮、津波の被害を防ぐ堤防。岩手県宮古市の田老地区には、津波対策として世界最大規模の総延長2433m、海抜10mに及ぶ巨大防潮堤がありましたが、東北地方太平洋沖地震の津波はそれを破壊しました。防潮堤への信頼があだとなって逃げ遅れた方もいるといわれています。

浮き彫りになった建設業界の課題

東北地方では、多くの建設会社も被災しました。大震災以前から厳しい経営状況になっていた会社も多く、インフラ等の復旧活動などを担うべき地域の建設会社の中には、必要な労働力や建設機械などの迅速な確保が困難な会社も多い、という課題が浮き彫りとなりました。

大震災後には一時期、応急仮設住宅の建設に必要な住宅建設資材が不足し、大量の災害廃棄物も発生しました。岩手・宮城・福島の3県の津波による倒壊家屋その他のがれきだけで、阪神・淡路大震災時の約1450万トンを上回る約2260万トンと推計され、全国各地の自治体が災害廃棄物を受け入れました。放射性汚染廃棄物の処理は排出された都道府県内で行うこととなりました。

その後も熊本地震や能登半島地震などの大地震が発生しています。能登半島地震は、震源の深さ16㎞でマグニチュード7.6。活断層が上下方向に動いた逆断層型の地震であったため、道路や水道管などのインフラが甚大な被害を受けました。石川県珠洲《すず》市には3m以上の津波が推定約1分で到達し、同県輪島市の沿岸では最大約4mもの隆起がありました。死者・行方不明者245人、住宅被害11万6000棟にのぼっています。

わが国における明治以降の主な地震・津波被害

年	地震名	死者・行方不明者数（概数を含む）
1923	関東地震（関東大震災） ※	105,000
2011	東北地方太平洋沖地震（東日本大震災） ※	22,318
1896	明治三陸地震 ※	21,959
1891	濃尾地震	7,273
1995	兵庫県南部地震（阪神・淡路大震災）	6,437
1948	福井地震 ※	3,769
1933	昭和三陸地震 ※	3,064
1927	北丹後地震	2,925
1945	三河地震	2,306
1946	南海地震 ※	1,330

※は、津波による被害が発生した地震
東日本大震災による死者・行方不明者数は2023年3月1日現在（消防庁）
東日本大震災による全国の避難者数は、2016年4月時点で16万5千人（復興庁）
国土交通省ほかの資料より作成

Point

応急仮設住宅　東日本大震災では、2012年10月までに913地区で約5万3000戸が完成しました。短期間での建築が必要でしたが、一度に需要が集中したため、合板、断熱材、外装材、給湯設備機器など多くの資材について、平時よりも調達に時間がかかりました。

Section
1-10 建設業界を管轄する国土交通省

国土交通省は2001年の中央省庁再編時に、それまでの運輸省、建設省、国土庁および北海道開発庁が統合されてできた省庁です。建設業界に対しては、「規制者」および「発注者」という2つの顔を持っています。

2001年の**中央省庁再編**に伴い、「陸・水・空の運輸や鉄道、港湾、船舶、気象などに関する行政機関だった運輸省」、「道路・河川関係、官庁営繕、住宅・都市などの社会資本整備の建設事業を所管する建設省」、「土地、水資源、離島振興、災害対策、大都市圏政策などの国土行政を担当する国土庁」、「北海道の総合開発事務（河川、治山、農業、港湾など）を担当する北海道開発庁」の4省庁が統合し、**国土交通省**が誕生しました。

規制者と発注者の役割

国土交通省は、建設業法や入札制度などで建設業界を規制しています。建設業法に基づいて建設業の許可を受ける場合、2以上の都道府県に営業所を設けるときは、国土交通大臣の許可を得なければなりません。

その一方で、国直轄事業の執行機関として、公共事業の8割に関与しています。

11年7月に、国土政策局、土地・建設産業局（現 不動産・建設経済局）、都市局、水管理・国土保全局の4局と、インフラの国際展開を支援する国際統括官が新設されました。

地方整備局の役割

建設省時代の建設業行政は、そのほとんどを本省で行っていましたが、国土交通省の誕生後は、業務が大幅に地方整備局へ移管されています。各地方整備局では、河川、砂防、ダム、道路、港湾、空港などの担当事業の調査・計画・工事を行っています。建設業の許可、経営事項審査、建設業法上の監督業務、各種の届け出なども、地方整備局の建政部 建設産業課で行っています。

Point
建設産業政策2017+10　「10年後も、インフラや住宅等の整備と老朽化への対応、災害時の応急復旧などの『現場力』を維持し、若者に夢や希望を与える産業であること」を実現するための施策が、2017年に国土交通省から公表されました。筆者も同省の非公式勉強会で「地域の建設企業の現状と課題」について報告しました。

国土交通省の組織

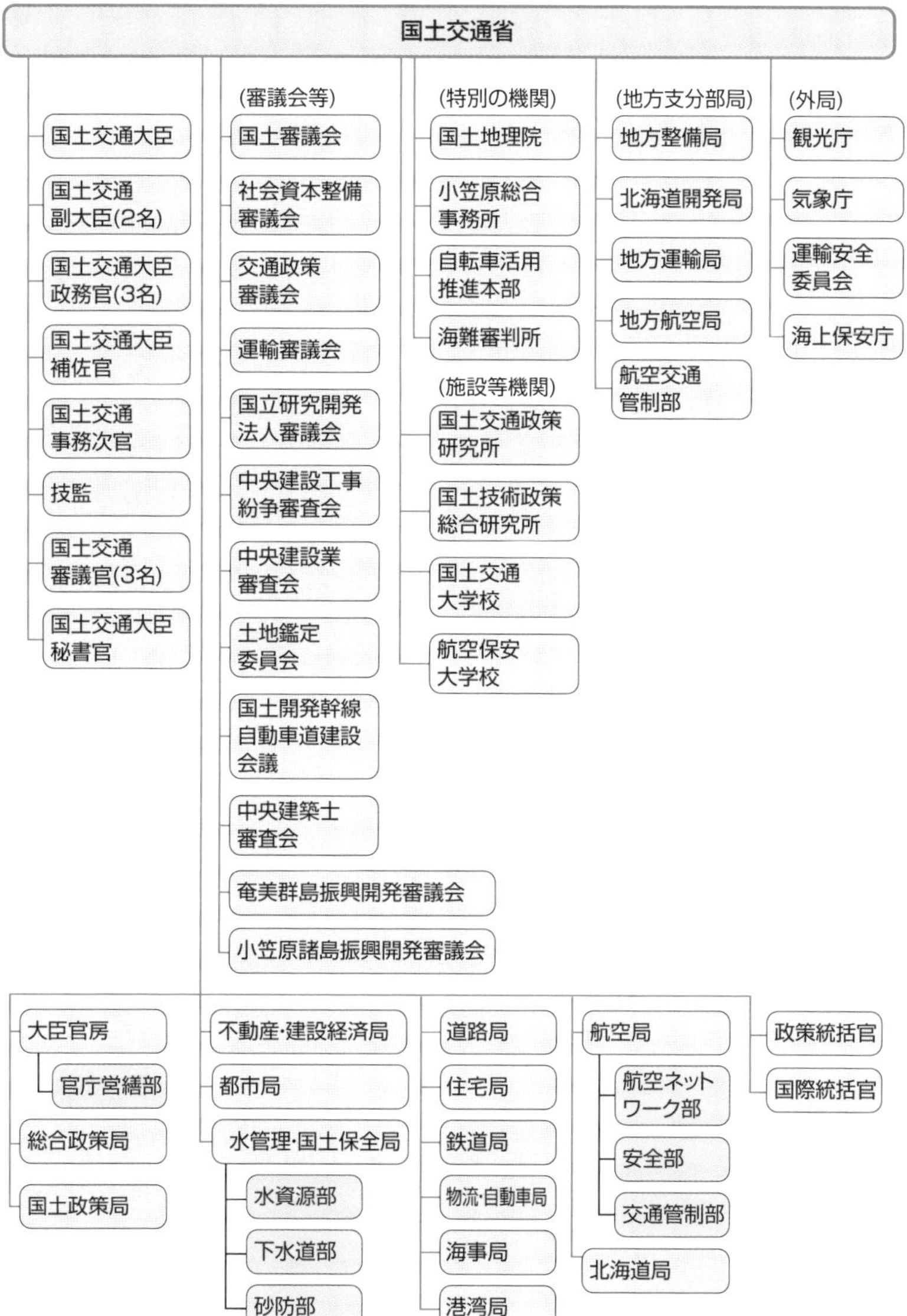
国土交通省
国土交通大臣
国土交通副大臣(2名)
国土交通大臣政務官(3名)
国土交通大臣補佐官
国土交通事務次官
技監
国土交通審議官(3名)
国土交通大臣秘書官
(審議会等)
国土審議会
社会資本整備審議会
交通政策審議会
運輸審議会
国立研究開発法人審議会
中央建設工事紛争審査会
中央建設業審査会
土地鑑定委員会
国土開発幹線自動車道建設会議
中央建築士審査会
奄美群島振興開発審議会
小笠原諸島振興開発審議会
(特別の機関)
国土地理院
小笠原総合事務所
自転車活用推進本部
海難審判所
(施設等機関)
国土交通政策研究所
国土技術政策総合研究所
国土交通大学校
航空保安大学校
(地方支分部局)
地方整備局
北海道開発局
地方運輸局
地方航空局
航空交通管制部
(外局)
観光庁
気象庁
運輸安全委員会
海上保安庁
大臣官房
官庁営繕部
総合政策局
国土政策局
不動産・建設経済局
都市局
水管理・国土保全局
水資源部
下水道部
砂防部
道路局
住宅局
鉄道局
物流・自動車局
海事局
港湾局
航空局
航空ネットワーク部
安全部
交通管制部
北海道局
政策統括官
国際統括官

「国土交通省の組織（令和5年10月1日時点）」（国土交通省）より

インフラの国際展開　国土交通省の国際業務を横断的に統括する国際統括官が設置されています。また、わが国企業の海外展開を強力に推進するため、総合政策局に海外プロジェクト推進課が設置されています。

Section
1-11 長い歴史を誇る建設会社

建設会社には長い歴史を誇る企業が多くあります。(株)金剛組は、寺社仏閣の建築や城郭・文化財建造物の設計・施工・復元・修理などを得意とする世界最古の企業です。四天王寺*建立のため聖徳太子によって百済から招かれた3人の宮大工のうちの1人である金剛重光により、578年に創業されました。

大手ゼネコンの創業期

大手ゼネコンの多くは、江戸時代末期から明治時代前半にかけて創業されています。

(1) 鹿島建設

1840(天保11)年、大工の修行後に棟梁《とうりょう》となった鹿島岩吉が江戸で創業し、その後、開港して建築ブームとなっていた横浜で多くの外国商館建設を請け負い、新橋-横浜間の鉄道工事にも関わりました。1968年には、日本初の超高層ビル「霞ヶ関ビル」を完成させています。高さは147mで、完成当時としては革命的な高さでした。

(2) 大成建設

大倉喜八郎が1873(明治6)年に大倉組商会を創立したのが、会社の起源です。日本で初めての会社組織による土木建築業となりました。「建設」という語は大成建設が最初に使用したもので、土木・建築の両方を同時に表す新語として「construction」の訳から採用されました。

(3) 大林組

1892(明治25)年、大林芳五郎が土木建築請負業「大林店」を創設しました。1914年には東京駅や生駒隧道《いこまずいどう》を竣工《しゅんこう》させて、日本中に高い技術力をアピールしました。東京スカイツリーを建設しています。

Term
四天王寺　日本仏教の祖とされる聖徳太子が招いた宮大工の金剛重光が建立した日本仏教の最初の寺です。大阪市天王寺区にあり、593年に造立が開始されました。金剛重光は法隆寺なども建立しました。

（4）清水建設

清水建設は1804（文化元）年に大工の清水喜助が神田で創業しました。幕府関係の工事で成長し、明治維新を間に挟みながら外国人専用の「築地ホテル」の建設を手がけました。これは当時の世界の一流ホテルと比べても見劣りしないものでした。

（5）竹中工務店

織田信長の普請奉行として城市の建設に携わった初代竹中藤兵衛正高が、1610（慶長15）年、名古屋に店舗を構えたことに始まります。建築に関する技術が変化を遂げた今日でも、「匠《たくみ》の心」「棟梁精神」を持ち続け、手がけた建築物のことを誇りと愛着をもって「作品」と呼んでいます。

（6）三井住友建設

三井建設の歴史は1887（明治20）年、西本健次郎が和歌山に西本組を創設したことに始まります。

住友建設は1876年、住友別子銅山の土木建築部門をもとに創設されました。2003年、経営統合により三井住友建設（株）が発足しました。

（7）飛島《とびしま》建設

1883（明治16）年に飛嶋文次郎が飛島組を創設しました。前田建設工業と熊谷組《くまがいぐみ》は、飛島建設から独立した企業です。

建設会社の創業期

578年	金剛組	聖徳太子より招かれ四天王寺を建立
1610年	竹中工務店	織田信長の普請奉行から創業
1804年	清水建設	幕府関係の工事で成長
1840年	鹿島建設	江戸で大工修業後に棟梁となり創業
1873年	大成建設	大倉組商会を創立
1874年	西松建設	西松桂輔が土木建築請負業を創業
1876年	住友建設	住友別子銅山の土木建築部門から創設
1881年	戸田建設	初代戸田利兵衛が東京で開業
1883年	飛島建設	福井城取り壊し工事を請け負う
1887年	三井建設	和歌山で西本組を創設
1892年	大林組	大林芳五郎が「大林店」を創設

Term

法隆寺　法隆寺は飛鳥時代の姿を現在に伝える世界最古の木造建築として広く知られています。聖徳太子が用明天皇の遺願を継いで、607（推古15）年に寺とその本尊「薬師如来」を造立しました。奈良県生駒郡斑鳩町（いかるがちょう）にあります。

多くのプレーヤーが関わる建設業界

Column

建設業界は、快適なインフラサービスを提供するとともに、地域の安心・安全を確保します。住宅や建築物によって基本的な生活を支えます。そしてそこには、建設業者だけでなく、設計会社や建設コンサルタントなどの建設関連業、資材メーカー、発注者、行政、そして利用者など多くのプレーヤーが関わります。

建設業界のプレーヤー

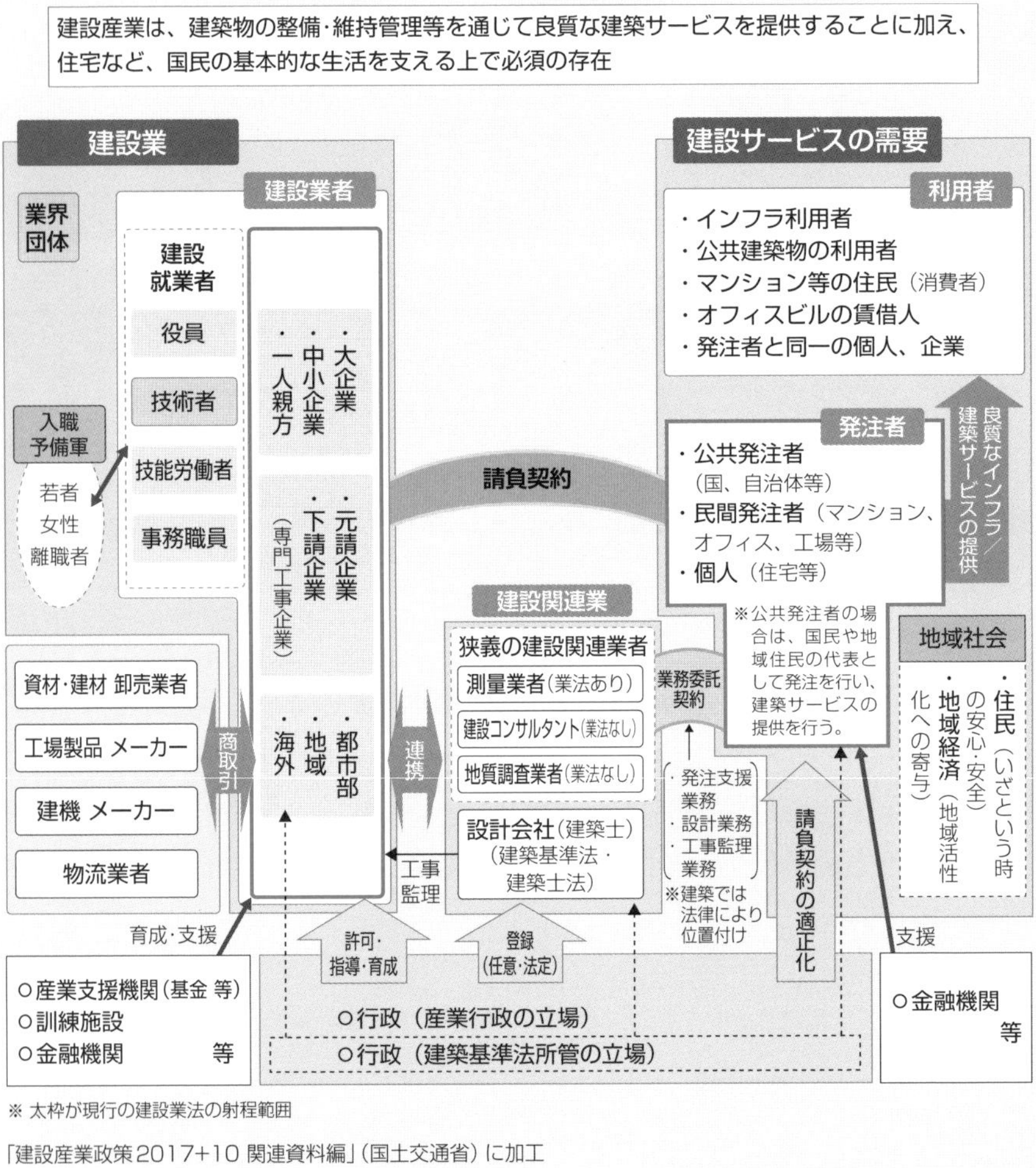

※ 太枠が現行の建設業法の射程範囲

「建設産業政策2017+10 関連資料編」（国土交通省）に加工

第2章

建設業界の仕組み

建設構造物や作業中の現場を見かけることはあっても、「建設業界」の仕組みは見えにくいものです。どのような人たちが関わって、どのような仕組みで建設構造物ができあがっていくのでしょうか。

Section

2-1 ひとくちに「建設業」というけれど

住宅内の簡単なリフォームから、高層ビルや巨大な橋、神社仏閣まで、建設業の仕事は多種多様です。施工特性の異なる多種の専門技術の組み合わせで仕事が行われているため、業種別の許可制度が採用されています。事業の規模も、町の大工さんから超大手ゼネコンまで千差万別です。

建設業の29業種

建設業として許可を受けることができる29業種のうち、**土木工事業**と**建築工事業**の2つが「総合的な企画・指導・調整のもとに土木工作物（建築物）を建設する工事」であり、その他は27の専門工事業種に分類されます。

建設工事は、元請けとなる会社（主に土木工事業や建築工事業）が設計図書に基づいて資材を調達し、下請けの専門工事業者に外注して工事を進めていきます。元請会社の役割は、発注者の求める建設物を納期どおりに引き渡すために、専門工事業者を統括して工程・品質・原価・安全などの管理を行うことです。ですから、工事現場で目にする建設会社の名前は元請会社ですが、実際に現場で働いているのは、ほとんどが下請会社の作業者ということになります。

例えばマンション建設工事では、「とび・土工・コンクリート工事業」が杭打《くい》ち、土砂の掘削、足場の組み立てやコンクリート工事を行い、「鋼構造物工事業」が鉄骨工事、「鉄筋工事業」が鉄筋の組み立て、「大工工事業」がコンクリートの型枠の組み立てを行います。設備関係では、「電気工事業」や「管工事業」が電気設備や空調、給排水の工事を行います。そして「大工工事業」や「内装仕上げ工事業」が室内の工事を行い、「防水工事業」「塗装工事業」「タイル・れんが・ブロック工事業」が外部の仕上げや防水工事を行い、「ガラス工事業」がガラス・サッシの取り付けを行います。

複数の業種で建設業許可を受けている会社は多くあり、全29業種の許可を受けている会社も2社あります。1業種だけの会社は21・9万社です。

Term

サブコン　**ゼネコン**は「ゼネラルコントラクタ（総合契約者）」、**サブコン**は「サブコントラクタ（副契約者）」の略ですが、建設業界では専門工事業者のことを一般的に「サブコン」と呼んでいます。

資本金階層別の建設業許可業者数（2023年3月末）

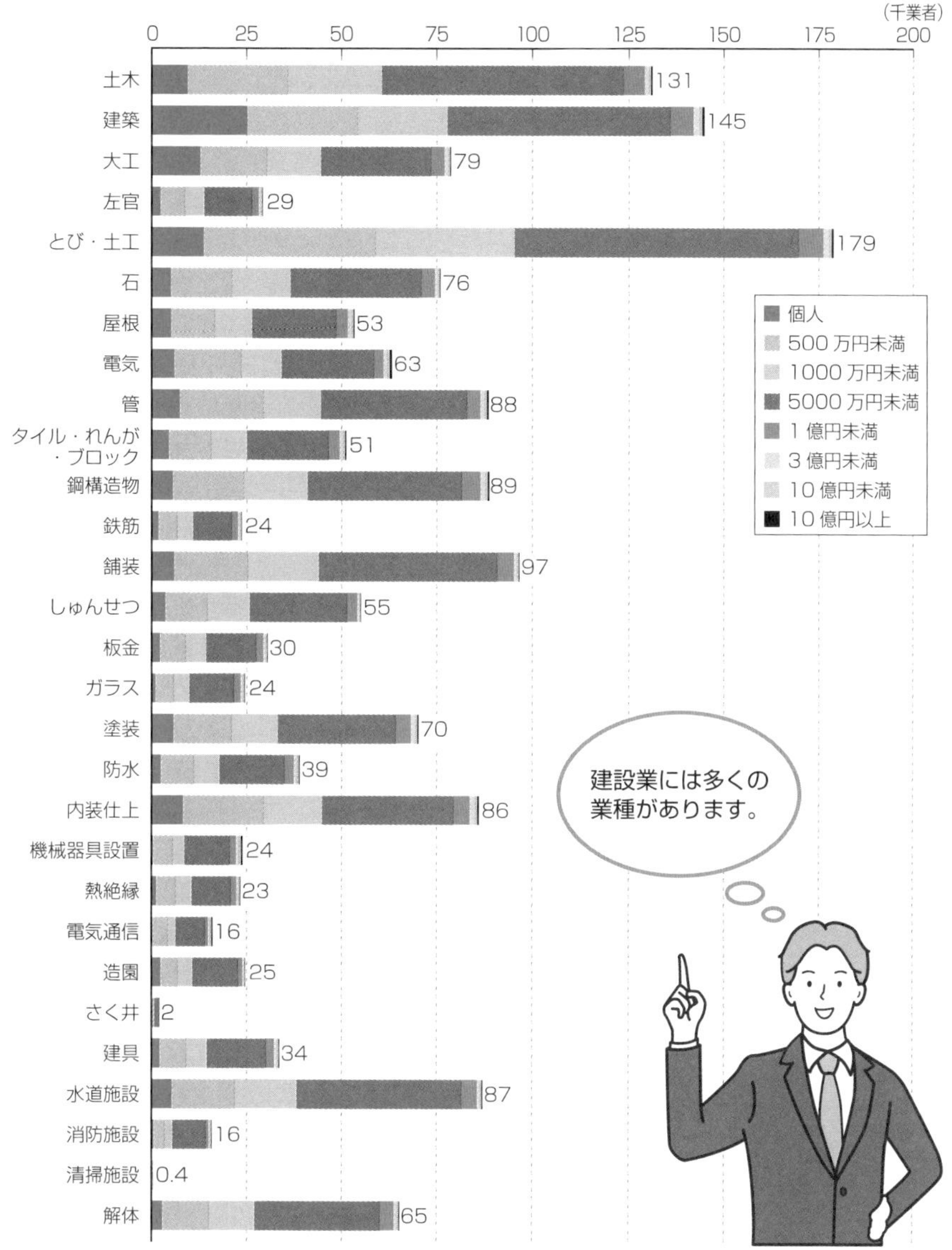

「建設業許可業者数調査の結果について」（国土交通省）

Term

指定建設業　専門工事業種の中で、電気工事業、管工事業、舗装工事業、鋼構造物工事業、造園工事業ならびに土木工事業、建築工事業の7業種は、一般に高度な技術が必要とされるため、「指定建設業」に分類され、一定の国家資格を所持した専任の技術者が必要になります。

Section

2-2 建設業は典型的な受注産業

建設業は、発注者から注文があって初めて工事を行う受注産業です。建物を造る場所に拠点を構えて工事を行います。同じ受注産業でも、生産設備の固定されている造船業や航空機製造業などとは異なります。

建設構造物は**単品受注生産**のため、仕様・工期・品質など、発注者の様々な要望に沿って造られます。仕事量の変動が大きく、繁忙期を想定して人を確保すると、余剰人員を抱えることになってしまいます。そのため、自社で直接雇用している社員の割合が他の産業に比べて少なく、雇用条件の不安定な労働者が多いのです。

建設業では、人員・資材・設備など、必要な資源を工事ごとに現場まで移動させなければなりません。同じ内容の工事であっても、その土地の地形・地質・気象などの条件は工事ごとに異なるので、その都度、初めての仕事になります。したがって、造られた建物の客観的な比較が難しく、価格のみの競争に陥る危険性があります。

さらに、建設工事は土木工事、基礎工事、鉄筋工事などの各種工事の組み合わせで成り立っています。鉄筋工事やコンクリート工事、ガラス工事、電気設備工事などを統合して、1つの建設構造物を造っていくのです。元請業者はそれぞれの工事を下請けの専門工事業者に発注します。そのため元請業者の力が強くなりがちで、不当な契約条件などを下請業者に対して一方的に押し付ける例も見られます。

労働集約的産業の問題点

建設業は、ハウスメーカーなどの特殊な場合を除くと、大量生産はできません。現場で人の技術や力に頼る部分が大きく、大きな工事現場では1日に千人以上の人が工事に従事する**労働集約的な産業**です。そのため、人材の育成に力を入れるとともに、労働環境の向上を図っていくことが大切です。また、屋外中心の作業となるので天候の影響を強く受け、工事のスケジュール管理が難しいという問題も

Point

地域密着　建設会社は「地域密着」を目指すべきだといわれます。しかしながら、それが本当にできている会社は少なく、単に商圏が狭いために「地域密着型」と名乗っているだけ、という会社が大半です。地域に貢献し、地域で知られており、地域の情報が入り、地域で頼られる存在であることが大切です。

あります。新たな技術の導入などにより、安全で快適な作業環境を整備し、現場管理の効率化を図ることが求められています。

受注のための差別化

これまで公共事業への依存度が高かった会社は、〝仕事は与えられるもの〟だという認識が強く、「商品」を開発したり売り込んだりする意識が弱いという欠点があります。今後の建設業を考えるとき、このような待ちの姿勢では事業の拡大も利益の向上も達成困難です。事業の計画段階から情報を収集・調査・分析し、企画提案から設計、資金調達、メンテナンスに至るまでの様々なノウハウを蓄積し、発注者が期待する以上の解決策を提供していくことが、これからの建設会社発展の条件となっていきます。

また、建設業は大きな資本を必要とせず、技術者の配置を適切に行えば、少人数で事業を営むことも可能です。そのため、新規開業が容易で、不良・不適格業者*の参入を招く場合があります。元請業者が責任を持って施工管理を行う責任施工体制の徹底を図っていくことが必要です。

建設投資の内訳（2022年度）

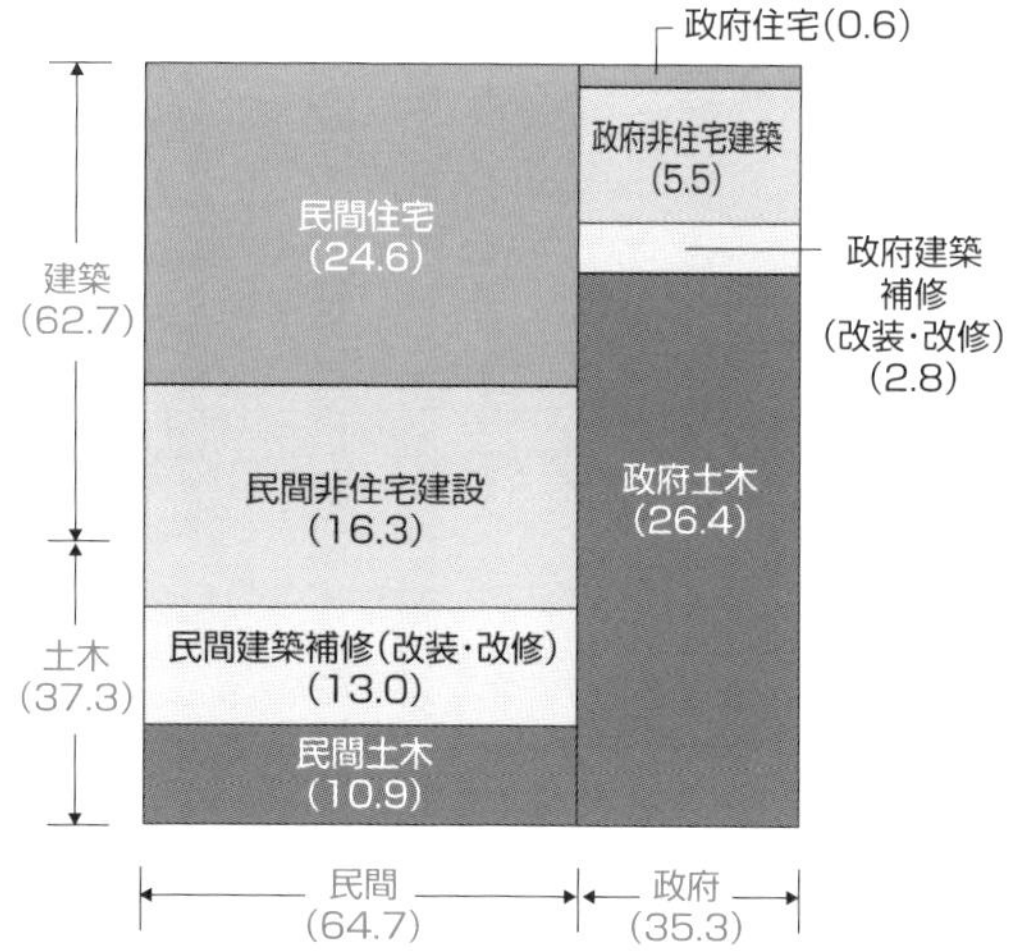

建設投資は、民間部分が全体の65%、政府部門が35%を占める。
工事別では建築が63%、土木が37%であり、民間部門の大半は建築工事、政府部門の大半は土木工事である。

（注）（ ）内は投資総額を100とした場合の構成比（%）

「建設業デジタルハンドブック」（一般社団法人日本建設業連合会）

Term **不良・不適格業者** 「技術力・施工力をまったく持たないペーパーカンパニー」、「経営を暴力団が支配している企業」、「対象工事の規模や必要とされる技術力から見て適切な施工ができない企業」などを指します。

Section
2-3 建設業に必要な各種の「許可」

昭和40年代の建設需要増大期に、施工能力・信用に欠ける建設業者の参入を許した反省から、1971（昭和46）年に、建設業はそれまでの「登録制」から「許可制」に変わりました。建設工事を請け負うためには、建設業の「許可」を受けなければなりません。

建設業の「許可」には「業種別の許可」と「一般建設業の許可」「特定建設業の許可」があります。請負として建設工事を施工するためには、下請け、孫請け、ひ孫請け以下の場合も、個人・法人の区別なく、29の「業種別許可」を受けることが必要です。従業員がなく、1人だけで作業を行う建設業者（**一人親方**と呼ばれる）も同様です。ただし、「軽微な建設工事」のみを請け負う業者に限り、建設業の許可は不要になります。

軽微な建設工事とは、工事1件の請負代金の額が、建築一式工事を除く28の工事では500万円未満の工事、建築一式工事については1500万円未満の工事、または延べ床面積が150㎡未満の木造住宅の工事のことです。

金額は消費税込みの金額で判断されます。実態が1つの工事を分割することは認められません。

一般建設業と特定建設業

元請けする1件の工事について、下請けに出す金額の総額が4500万円（建築一式工事の場合は7000万円）を超える場合は、「一般建設業」ではなく「特定建設業」の許可を取らなければなりません（この金額は、近年の工事費の上昇を踏まえ、2023年1月に変更されたものです）。「特定建設業」は、元請業者として大きな金額を下請業者に請け負わせるため、許可の基準が厳しくなっています。

「特定建設業」の許可は「元請業者」に必要な許可であり、下請業者が孫請業者に4500万円（建築一式工事の場合は7000万円）を超える工事を請け負わせる場合は不要です。なお、「一般」「特定」のどちらであっても、営業所の場所が1つの都道府県内であれば知事、2つ以上の都道

Point
建設業許可の財産的要件　財産的基礎の弱い建設業者の場合、建築途中の資金不足による工事の中断といった事態になる可能性もあるので、建設業者に対してある程度の財産的基礎を要求している。

府県であれば国土交通大臣の「許可」を受けます。
500万円未満の軽微な工事を請け負う場合は建設業の許可が不要であるため、リフォーム工事には多様な業界からの参入があります。中には詐欺まがいの営業や工事をする業者もいて、社会問題となっています。ほとんどの建設会社では、下請・孫請業者にも建設業の許可取得を義務付けています

解体工事業の追加

解体工事の増加を背景に、2016年6月から「解体工事業」許可が追加されました。それまで「とび・土工工事業」に含まれていた「工作物の解体」を、「解体工事業」として独立させたかたちです。

電気工事業者のうち、一般用電気工作物または自家用電気工作物に関わる電気工事を営む事業者は、電気工事業法の規定に基づき、都道府県知事または経済産業大臣への電気工事業登録も必要です。

建設業許可の「許可区分」と許可事業者数（2022年度末）

		下請けに出す工事の金額	
		特定建設業 元請けする1件の工事について、下請けに出す金額の総額が4,500万円を超える場合	一般建設業
営業所の設置	2つ以上の都道府県に営業所を設ける場合（大臣許可）	5,891業者 （1.2%）	7,465業者 （1.5%）
	1つの都道府県のみに営業所を設ける場合（知事許可）	42,474業者 （8.5%）	442,681業者 （88.8%）

※2023年1月から、下請契約の額が4,000万円から4,500万円に（建築一式工事の場合は6,000万円から7,000万円に）引き上げられた。
※許可業者数は2022年度末。

Term

電気工作物　発電、変電、送電もしくは配電、または電気の使用のために設置する機械、器具、ダム、水路、貯水池、電線路その他の工作物。一般用電気工作物は、600V（ボルト）以下の低電圧で受電し、構内で電気を使用するための電気工作物をいう。自家用電気工作物は、電力会社から高圧および特別高圧で受電する。

Section

2-4 業界を支える元請け、下請けの関係

建設工事の専門化・分業化、そして業務量の増減に対応するため、建設業界では重層下請構造の形成が進みました。「常時雇用の社員は閑散期に合わせて少なくしておき、繁忙期には外注を利用する」という考え方です。

建設工事の需要変動に対応するための労働力供給策として**下請構造**がスタートしました。その後、下請会社は技術力向上や施工機械の所有により、責任施工体制を持つ専門工事会社へと変化し、単なる労務供給はさらにその下請けの役割となっています。

多くの元請けゼネコンは、信用できる下請業者を安定的に確保するため、下請協力会を組織しました。そして、元請会社の現場所長は下請会社との人間関係を築き、優先的に仕事を発注してきました。下請会社側も、現場ごとの収益で受注する／しないを判断するのではなく、ときには元請けの意向を汲んで、厳しい予算でも元請会社に協力してきました。このように、従来の専属的な元請け・下請けの関係は、双方にとってメリットのある仕組みでした。

元請け・下請け関係の変化

元請けからの度重なるコストダウン圧力や元請けゼネコンの経営不振から、下請会社も特定の会社への依存度を下げたいと考えるようになり、下請協力会の団結は崩れています。またゼネコン側も、協力会以外に価格の安い業者がいれば、発注するようになっています。

近年は、現場所長ではなく本社の購買部門が、工事ごとに価格や技術力、品質、経営状況を評価して下請けを選定する方式に変わっています。そのため下請会社は、これまで取引関係がなかったゼネコンから仕事を受注することも可能になりました。元請けと下請けは「戦略的なパートナー」だという認識に変わりつつあります。

Term

役員の割合　2023年の労働力調査によると、製造業の従業者数1055万人、役員45万人（4%）に対して、建設業は従業者数483万人、役員68万人（14%）です。役員の割合が高いのは、建設業の企業数の方が多いこと、規模の小さい企業の割合が多いことが理由です。

下請会社への支援

建設人材の不足が深刻化しているため、大手建設会社は中小・下請建設会社の支援を行っています。大手建設会社にも事業継続についての危機感があるためです。

大林組は「跡継ぎ支援センター」を設置して、下請会社の事業承継に関する相談を受け付けています。廃業や事業譲渡を考える会社に対しては、他社とのマッチングも行います。後継者を対象とする研修も行っています。鹿島建設は下請会社の若手を対象に鹿島パートナーカレッジを始めています。経営幹部候補者向けのマネジメントコースと現場職長向けのテクニカルコースがあり、3次元設計やロボット活用などDXの取り組みも経験させます。元請けと下請けはお互いが支え合う関係です。

建設産業の施工形態

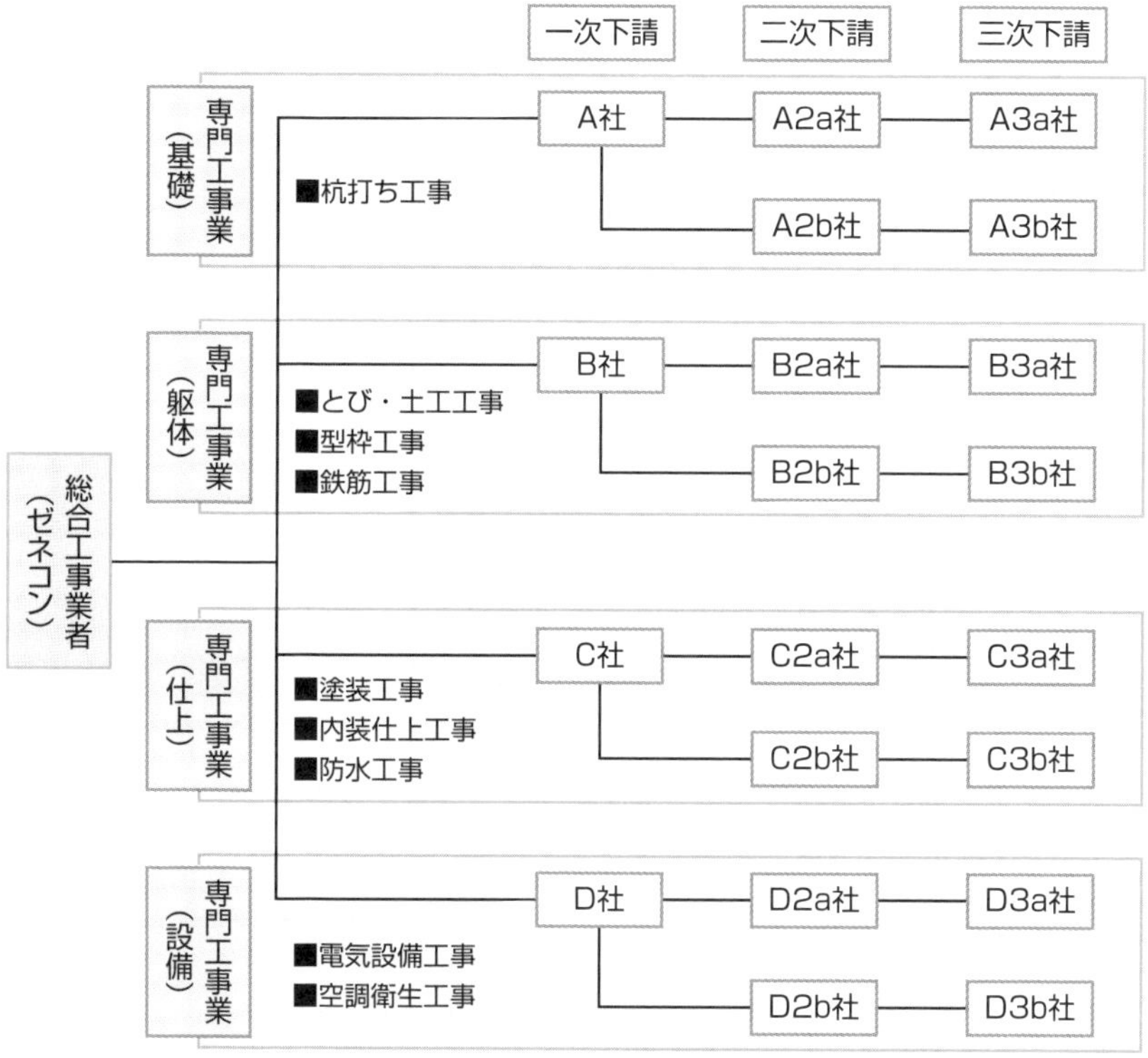

「建設産業の再生と発展のための方策2011」（国土交通省）

Point **前払い金保証事業**　公共工事では、国や自治体が元請けゼネコンに工事代金の約4割を前払いし、元請けがこれを下請けに分配します。前払い金が下請けに渡る前にゼネコンが経営破綻してしまうと、下請けは代金を受け取れず、連鎖倒産の恐れがあります。そこで、前払い金を着実に支払う仕組みが整備されているのです。

Section

2-5 多様な入札と契約方式

公共工事の入札の目的は、「良い品質の工事を安く契約する」ことにあります。談合やダンピング受注などの防止を目的に、多様な入札・契約方式が導入されています。

民間工事では一般に、発注者は**随意契約方式**や**見積もり合わせ方式**で業者を選択しますが、公共工事の場合、国なら「会計法」で、地方公共団体なら「地方自治法」で、調達の方法が規定されています。どちらも**一般競争入札**を原則としつつ、実際には公共工事から不良・不適格業者を排除する目的で**指名競争入札**＊が採用されてきました。しかしながら、指名競争入札には「指名される業者が入札前にわかるため、談合が行われやすい」という問題がありました。

入札・契約制度の改革

1994年、「入札契約手続きの改善に関する行動計画」が決定され、入札談合への対策として一般競争入札が拡大されました。しかし、公共工事が急激に減少する時期と重なったこともあり、低価格競争が激化し、粗雑工事を防ぐことが重要になってきました。

そこで、2001年に「公共工事の入札及び契約の適正化の促進に関する法律」（入札契約適正化法、入契法）が施行され、すべての発注機関に対して、工事の発注見通しや指名基準、入札に参加した会社や入札金額、入札結果、契約金額などの公開が義務付けられました。

2005年には「公共工事の品質確保の促進に関する法律」（公共工事品確法、品確法）が施行され、**総合評価方式**を今後の発注方式の基本とする方針が示されました。

2014年には、行きすぎた価格競争の是正、就労環境の改善、担い手の育成・確保を目的として公共工事品確法、入札契約適正化法、建設業法の改正が行われました。2019年にも、働き方改革や生産性向上を目的として、再び三法の改正が行われています。

改正により、災害時の緊急対応の充実・強化や持続可能な事業環境の確保につながることも期待されています。

Term **指名競争入札**　入札に参加できる者を発注者が指名して行う入札制度です。発注者は、受注希望者の能力や信用などを指名の段階で判断し、適切でない者を入札執行前に排除することが可能です。しかし、指名の選定基準について明確なルールがないことから、発注者の恣意性に対する指摘もありました。

入札・契約制度の改革

	競争性・透明性の向上	品質の確保＝技術力競争	不正行為の防止
1994(平成6)年	一般競争入札の導入	← WTO(世界貿易機関)の合意、ゼネコン汚職	
～			
1999(平成11)年	↓社会不信	総合評価方式の試行	
2000(平成12)年	入札契約適正化法		
2001(平成13)年	一般競争入札の運用範囲の拡大 電子入札試行開始	工事コスト調査の開始 ↓低入札の急増	工事費内訳書の提出試行
2002(平成14)年	特殊法人等における予定価格の事前公表試行	総合評価方式の本格実施 ダンピング対策	官製談合防止法
2003(平成15)年	電子入札の全面実施	技術力評価の重視（工事成績、経験 、技術者）	違約金条項の創設 指名停止措置の強化
2004(平成16)年	↓社会不信	← 談合問題	
2005(平成17)年	一般競争入札の拡大	公共工事品質確保法	独占禁止法の改正・施行
	↓	行きすぎた価格競争の是正 就労環境の改善 担い手の育成・確保	
2014(平成26)年	入札契約適性化法の改正	公共工事品質確保法の改正	建設業法の改正
2019(令和元)年	働き方改革、生産性向上を目的に三法改正		

「国土交通省における入札・契約制度改革の取り組み」(国土交通省 関東地方整備局) に加筆

入札方式の特徴

	指名競争入札方式	一般競争入札方式	総合評価入札方式	予定価格・最低制限価格の公表
メリット	・実績のある業者を指名することで、品質を確保しやすい ・良い工事をして次回も指名されよう、という意識が働く ・入札審査の業務負担が少ない	・談合がしにくく、透明性、競争性が高まる ・経済的な価格で発注できる可能性が高い ・発注者の恣意性が入りにくい	・技術力のある会社が評価される	・予定価格を探ろうとする動きに発注者が巻き込まれない
デメリット	・発注者の恣意的な運用がなされやすい ・談合を誘発しやすい ・実績のない業者が入りにくい ・発注者との癒着が生まれやすい	・ダンピング受注が発生しやすい ・品質確保のための検査が重要になる ・ダンピング受注の場合、下請けなどにしわ寄せが行きやすい	・提案書作成に手間がかかる ・技術の評価に不透明さが残る	・最低制限価格を事前公表すると、同額に応札が集中してくじ引きになる ・きちんと積算する会社が減る

Term

入札ボンド　公共工事の入札で、落札した業者との間で契約に至らなかった場合、発注者にリスクが発生します。その場合の再入札費用などを保証するのが入札ボンドです。米国などで導入されています。

Section

2-6 現場をまとめるゼネコン業界

ゼネコンとは、建設工事に関する総合的な技術力を持ち、専門工事会社や資材メーカーをマネジメントして工事を完成させる会社です。

ゼネコンの仕事は大きく分けて2つあります。1つは、自社や**専門工事会社**の建設技術を使って建物を建設することです。一般的には、こうした建設技術を駆使することがゼネコンの仕事だと考えられています。

もう一つは、専門工事会社や資材メーカーをマネジメントして、工事を定められた期間内に完成させることですが、実はこちらが非常に重要な仕事なのです。

工事現場では、作業の進捗状況に応じて、人や資材が毎日のように目まぐるしく入れ替わります。大きな現場では、1日の作業者が数百人を超える場合も珍しくありません。このような工事には、必ず全体をコントロールする機能が必要であり、それには非常に高度な知識と経験が必要です。建設技術とマネジメント技術を用いて業者や資材をうまくコントロールし、工事全体を滞りなく進めるのがゼネコンの仕事です。

ゼネコンの仕事は、単純に専門工事業者への発注単価を切り下げ、責任施工をさせて終わるようなものではありません。このようなことを続けるゼネコンがあれば、専門工事業者の協力が得られず、結局は自分自身が淘汰されることになります。必要な資材と業者を揃えても、それだけで建設物ができあがるものではありません。工事の完成に向けて関係者全員を一致協力させ、全体の効率を高めるマネジメントが重要なのです。それぞれの施工分野では専門工事業者が専門家です。

開発から施工管理まで抱えるスーパーゼネコン

大手建設会社の中でも特に売上高の大きい鹿島建設、大林組、清水建設、大成建設、竹中工務店の5社を**スーパーゼネコン**と呼びます。スーパーゼネコンは、建設工事の施工

Term

完成工事高　決算期内に工事が完成し、その引渡しが完了したものについての最終請負高（請負高の全部、または一部が確定しないものについては見積もり計上による請負高）と、未完成工事を工事進行基準に基づいて収益に計上する場合の決算期中の出来高相当額の合計のことです。

を中心に、社内に設計部門、エンジニアリング部門、研究開発部門を抱え、建設に関する幅広い業務を行っています。

ゼネコン経営の重要な課題は、現場をきちんと完成させることと、収益の確保を両立させることです。建造物の維持管理の分野においても、建物の企画から設計、施工、管理運営まで一体的な対応が可能というゼネコンの強みを生かして、事業拡大を狙っています。

ゼネコンの売上高（2022年度）

鹿島建設	23,915
大林組	19,839
清水建設	19,338
大成建設	16,427
竹中工務店	13,754
長谷工コーポレーション	10,273
インフロニア・ホールディングス※	7,096
フジタ	5,808
戸田建設	5,471
五洋建設	5,022
三井住友建設	4,596

※前田建設工業、前田道路、東洋建設など（億円）

ゼネコンの組織図（例）

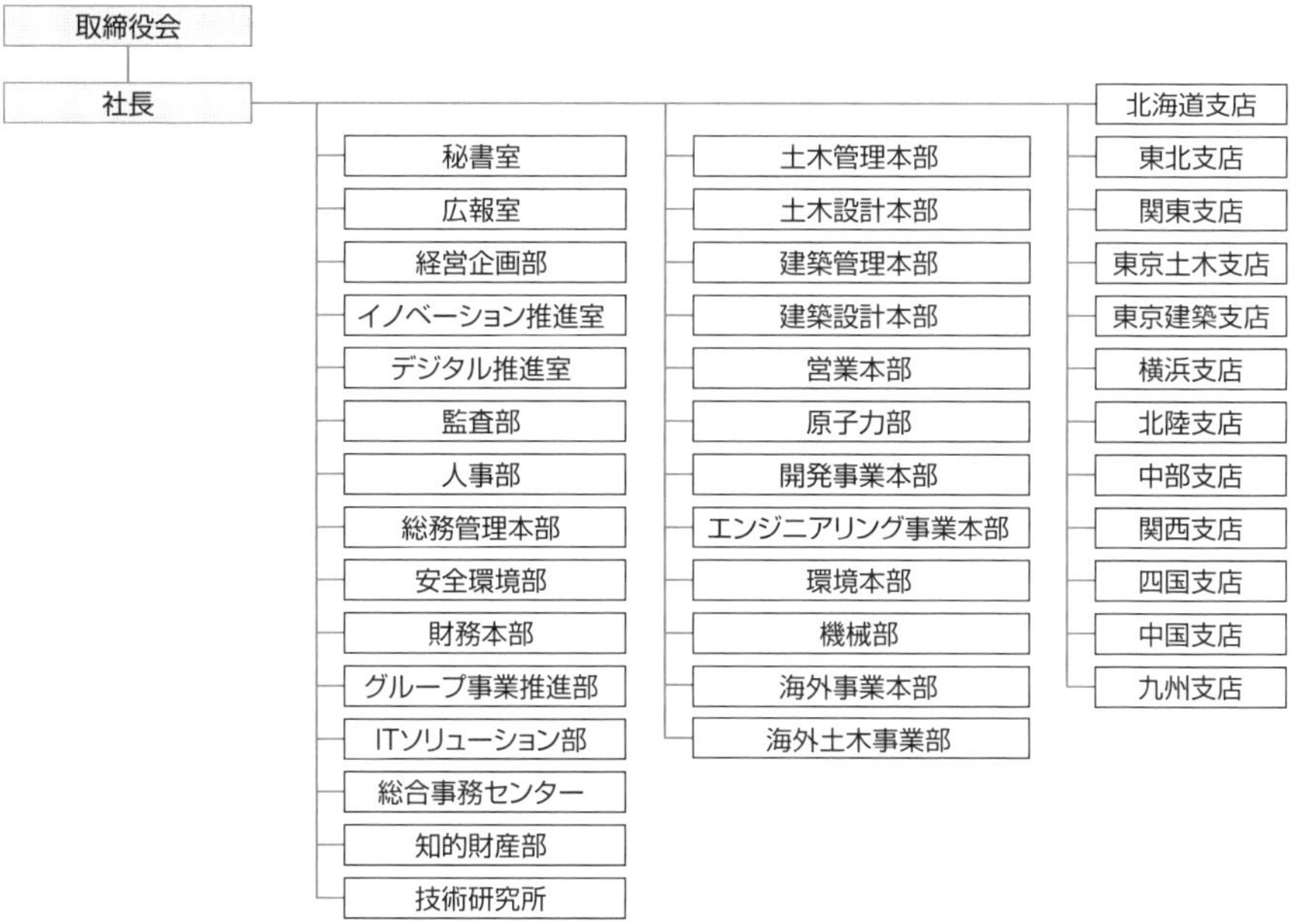
取締役会
社長
秘書室
広報室
経営企画部
イノベーション推進室
デジタル推進室
監査部
人事部
総務管理本部
安全環境部
財務本部
グループ事業推進部
ITソリューション部
総合事務センター
知的財産部
技術研究所
土木管理本部
土木設計本部
建築管理本部
建築設計本部
営業本部
原子力部
開発事業本部
エンジニアリング事業本部
環境本部
機械部
海外事業本部
海外土木事業部
北海道支店
東北支店
関東支店
東京土木支店
東京建築支店
横浜支店
北陸支店
中部支店
関西支店
四国支店
中国支店
九州支店

鹿島建設の組織図より作成

Term **工事進行基準**　決算期ごとの進捗に応じて損益計算をする会計処理方法。工事進行基準を採用すると、工事の進捗管理のための的確な積算と日常の原価管理が欠かせません。結果的に、細かな資金・採算管理をするようになり、前向きなコスト意識が育つことによる収益力の向上が期待できます。

Section
2-7 海と川のスペシャリスト〜海洋土木業

東日本大震災では、太平洋沿岸の各港湾施設にも大きな被害が発生しました。地震による地盤沈下、岸壁の陥没・沈下、大津波による防波堤の倒壊、コンテナなどの散乱と航路への流出などです。全国の港湾整備を担い、埋め立て・浚渫《しゅんせつ》工事*を得意としてきた海洋土木会社が、復旧に向けて大きな貢献をしました。

日本の国土は四方を海に囲まれているため、海岸線の総延長が約3万4480㎞と非常に長く、古くから埋め立て・浚渫の技術が発達しました。戦後も工業化の進展に伴い、資源の輸入や製品の輸出のために、多くの港湾が整備されてきました。

自然条件が厳しい海洋土木

海洋土木の主な仕事には、「埋め立て・浚渫」のほかに「防波堤築造」「岸壁護岸築造」「地盤改良工事」があり、これらの工事は専用の作業船によって行われます。工事は、陸上の工事とは異なる厳しい自然条件のもとで行う上、船舶の航行安全や環境保全、公害防止にも十分な配慮が必要になり、天気だけでなく海流や風などによって作業性が大きく左右されるのが特徴です。元請け、一次下請けの会社が作業船を所有し、二次、三次の下請けは労務提供が主な役割となっています。

海洋土木会社の大手といえば、五洋建設、東亜建設工業、東洋建設、若築建設などが挙げられます。特に五洋建設は「スエズ運河を建設した会社」として、その技術力が高く評価されています。

海洋土木各社は、海岸防護や干潟・海浜の再生などの海岸環境の保全に取り組むとともに、人工魚礁、海洋牧場、深層水利用など、水産関係の技術開発も進めています。

東日本大震災では多くの防波堤や防潮堤が破壊されましたが、津波高や遡上高の低減、そして陸上への到達を遅らせるのに大きな効果があったことが認められています。

Term
浚渫工事　大型船舶が安全に行き来できるように、海の底にある土を作業船で深く掘り下げ、発生した土砂を別の場所へ運搬・処分するまでの一連の作業のことです。作業船には、海底の土砂をつかんで掘る「グラブ浚渫船」や、土砂を吸い上げて掘る「ポンプ浚渫船」などがあります。

海洋土木の工事で活躍する作業船

泊地の水深を保つための浚渫や、防波堤、岸壁の安定した基礎づくりのための床掘などに使用される浚渫船。

浚渫によって発生した大量の土砂を、圧縮空気により固体／液体／気体を混合した状態で効率的に埋立地に輸送するための作業船。

橋梁やケーソン※といった港湾構造物の据え付けのほか、沈船や座礁船の引き揚げ、魚礁の設置、パイプライン敷設などに活用されている。

ケーソン※を安全確実に製作・進水させるための作業船。巨大なコンクリート製のケーソンを製作するためのスペースは、陸上に確保しにくい場合も多く、海に浮かぶ製作場としての役割を果たす。

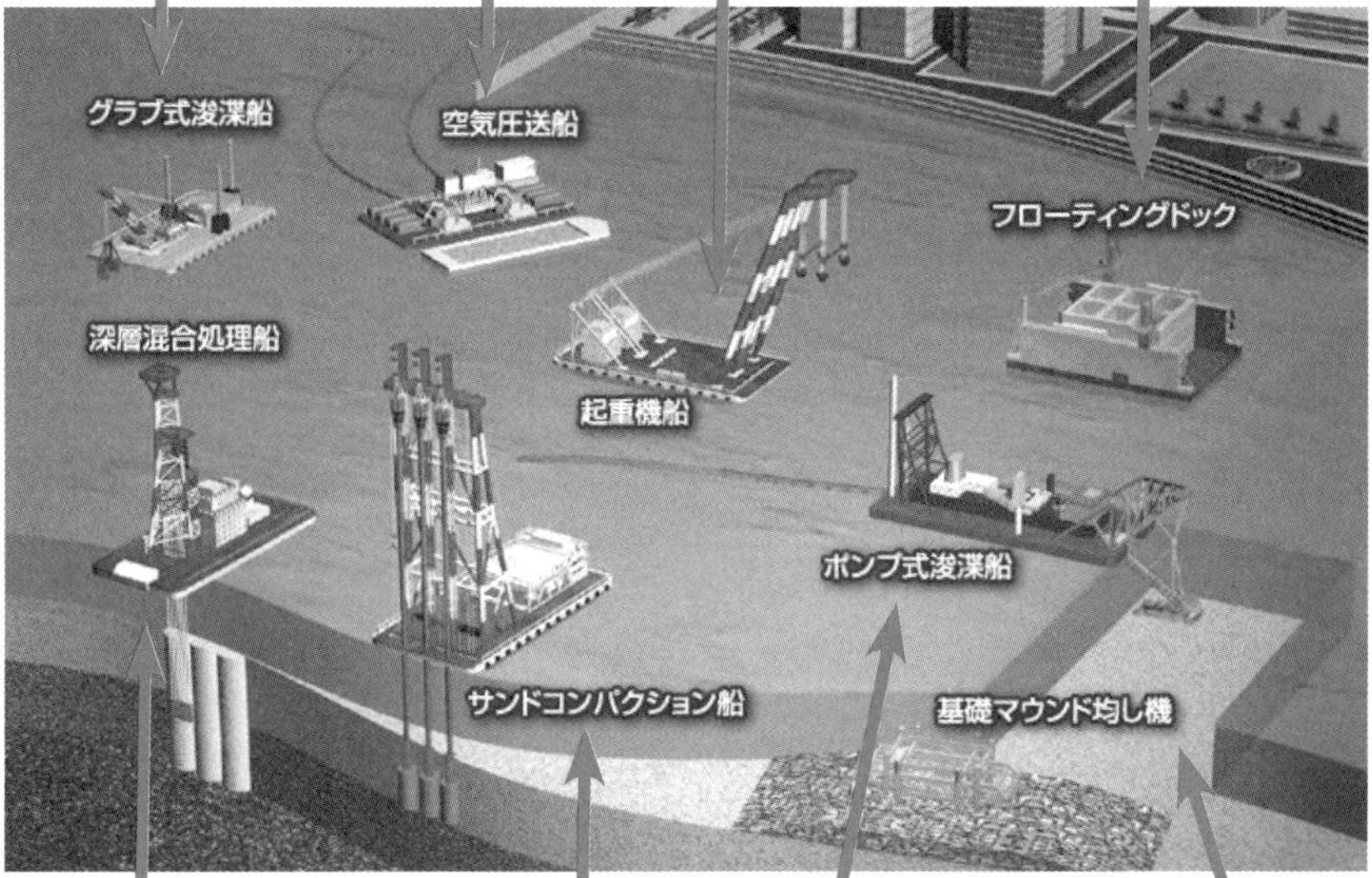

海底の軟弱地盤中にセメントミルクを混入することによって地盤改良を行うための作業船。船上には、サイロや混合プラントも設置されている。

水はけのよい砂を杭状にした「砂杭」を軟弱地盤に打設し、地盤中の水を滲み出させることで地盤の改良を行うための作業船。船上に設置されたヤグラには、砂を海底に打ち込むためのパイプが設置されている。

ラダー先端に取り付けられたカッターにより原地盤を掘削し、浚渫ポンプにより大量に吸入・送泥を行う。

ローラーや錘、振動するバイブロハンマーなどにより、機械的に基礎捨石マウンドの水平仕上げ作業を行います。

※ケーソン：水中あるいは地下の構造物を構築する際に用いられる、コンクリート製または鋼製の大型の箱
「作業用船舶」（一般社団法人 日本埋立浚渫協会）。解説文はホームページの記述をもとに筆者が作成
https://www.umeshunkyo.or.jp/ships/

Term **マリコン**　「マリンコントラクタ」の略で、建設会社の中でも特に海洋土木工事を中心に請け負う会社のことをいいます。港湾施設の建設、護岸・海底工事、浚渫・埋め立て、橋梁の建設、海底トンネルの建設など、海洋土木全般を得意としています。

Column

定価がわからない土地の価格

公示地価、基準地価、路線価など、同じ土地でもいろいろな値段の付け方がありますが、土地取引の指標とされるのが、公示地価と基準地価です。

● 公示地価と基準地価

公示地価は、国土交通省の土地鑑定委員会が毎年1月1日における標準地の正常な価格を公示するものです。一般的な土地取引の指標や、公共事業用地の取得価格算定の指標とされ、適正な地価の形成に寄与することを目的としています。

基準地価は、都道府県知事が毎年7月1日における標準価格を判定するものです(都道府県地価調査ともいいます)。土地取引規制に際しての価格審査や、地方公共団体などによる買収価格の算定の指標となり、適正な地価の形成を図ります。

どちらも、基準地の市場価格を調べ、それに基づいて専門家が調整して地価を算定します。毎年同じ地点を調べて公表しているため、価格の変動内容が比較しやすくなっています。これらの価格は公共用地の買収に用いられます。

● 路線価

路線価は、国税庁が調べて公表するもので、相続税などの基準になります。道路に面する土地の値段を面積当たりで示します。公示地価の8割程度の水準です。固定資産税評価額は、公示地価の7割程度になっています。

そのほかに、「近所の土地がいくらで売れたか」によって調べる取引事例比較法や、賃料をもとにした不動産運用の利回りから計算する収益還元法などがあります。

いずれにしても、実際の取引価値が売りたい人と買いたい人の交渉で決まるのは、他の商品と同じです。国土交通省の不動産情報ライブラリでは、公示地価や基準地価、不動産取引価格情報を調べることができます。

▼不動産情報ライブラリ

https://www.reinfolib.mlit.go.jp

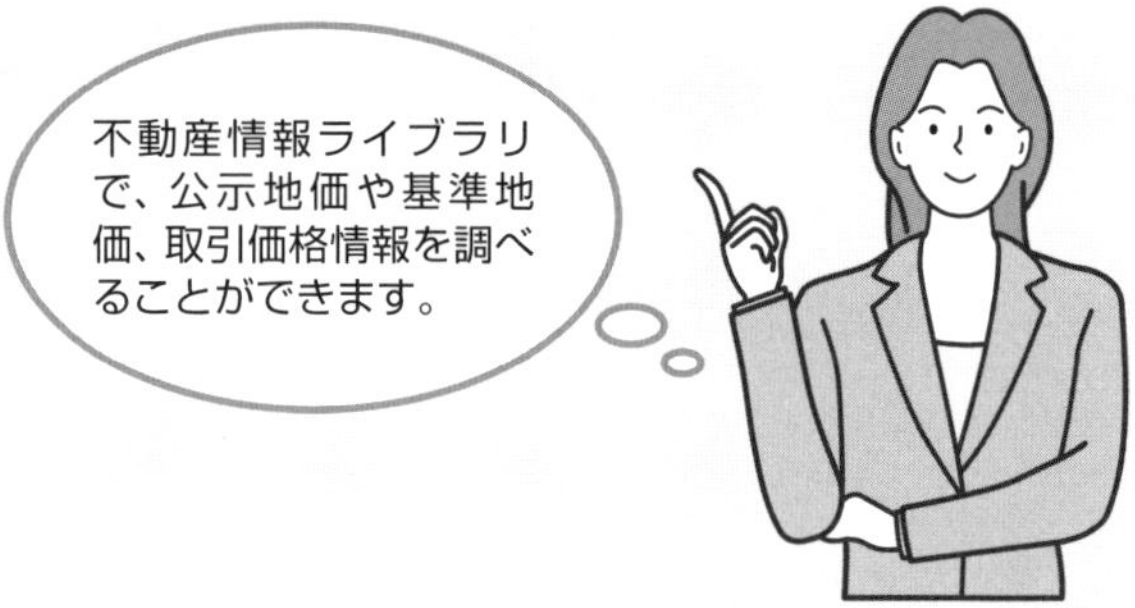
不動産情報ライブラリで、公示地価や基準地価、取引価格情報を調べることができます。

Column

日本人受賞者が最多――プリツカー賞は“建築界のノーベル賞”

プリツカー賞は、世界中で活躍する建築家の業績をたたえて贈られる賞です。米国のホテルチェーン「ハイアット」の創業者ジェイ・プリツカーとその妻シンディにより創設されました。

建築業界で最も権威のある賞の1つで、“建築界のノーベル賞”とも形容されます。「建築を通じて人類や環境に一貫した意義深い貢献をしてきた」建築家が選ばれます。選考の方式や褒賞の内容はノーベル賞を手本に定められたといわれています。

2024年に山本理顕氏が受賞して、日本人の受賞者が世界最多の9人となりました。日本の建築家が世界で評価されています。

なお、日本における建築関係の賞には、日本建築学会賞や日本建築大賞（日本建築家協会）などがあります。

プリツカー賞を受賞した日本人建築家

受賞年	建築家	代表作
1987年	丹下健三	代々木第一体育館、東京都庁
1993年	槇文彦	幕張メッセ国際展示場、代官山ヒルサイドテラス
1995年	安藤忠雄	住吉の長屋、光の教会、表参道ヒルズ
2010年	SANAA（妹島和世・西沢立衛）	金沢21世紀美術館、ルーブル・ランス、ディオール表参道
2013年	伊東豊雄	仙台メディアテーク、台中メトロポリタン・オペラハウス
2014年	坂茂	静岡県富士山世界遺産センター、ポンピドゥー・センター・メス
2019年	磯崎新	北九州市立美術館、北九州市立中央図書館
2024年	山本理顕	横須賀美術館、公立はこだて未来大学、チューリヒ空港（ザ・サークル）

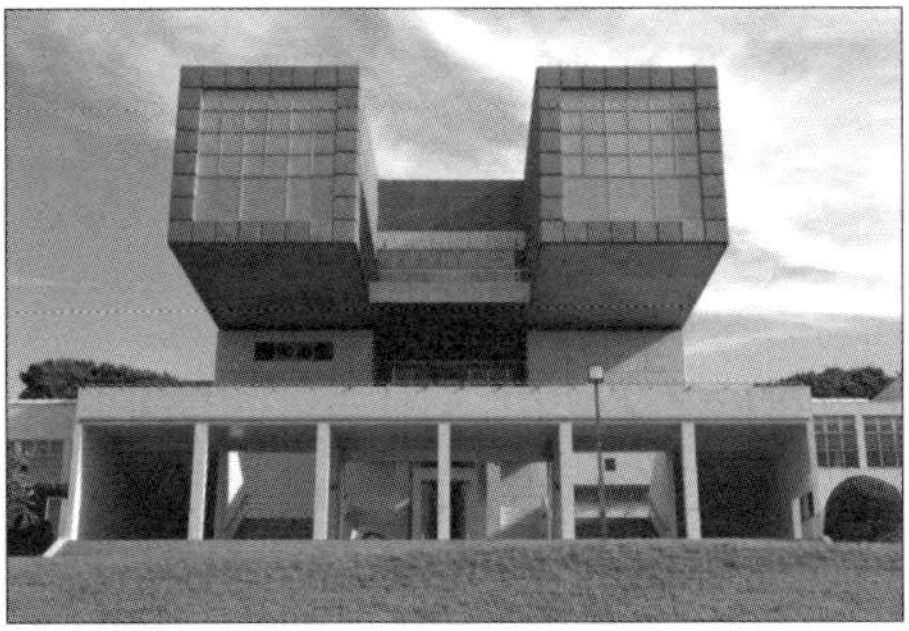

◀北九州市立美術館

Section
2-8 現場を支える専門工事業

建設産業では下請完成工事高の比率が上昇し、近年は6割程度で推移しています。下請けとして工事に関わることの多い専門工事業者が、建設工事の中核として現場を支えていることがわかります。

専門工事業とは、建設業の29業種の中で土木一式工事と建築一式工事を除いた工事を請け負う業種であり、主に下請けの役割を担っています。

本来の専門工事業という立場からすると、その職種の専門性により分業体制の一員として、元請けと対等なパートナーであるべきです。しかし、元請けから仕事を請けるという弱い立場にあるため、①本来は元請けが負うべき責任を押し付けられることがある、②受注が元請けの意向に左右されるため、計画的な人材育成が難しい、③元請けの経営状態によって支払期間が長期化する――といった問題に悩まされてきました。

建設技術の高度化・専門化に対処するため、ゼネコンは外注比率を高めて、建設工事全体のマネジメントに集中するようになり、現場における専門工事業者の役割が増大してきました。そのことが、下請完成工事高比率（下請比率）の増加というかたちで表れています。入札においても、特に専門工事業の施工内容が重要な工事では、下請企業の技術力を適切に評価したり、下請企業の見積もりを考慮するような選定方式にするようになりました。

その後、下請けの重層化が施工管理や品質に及ぼす問題がクローズアップされてきました。「階層が多くて管理が行き届かない」、「情報共有に支障が生じやすい」、「代理店など契約上の介在だけで施工管理を行わない企業が組み込まれることで役割が不明確になる」――などです。その対策として不要な重層化の回避が進み、一時期、下請比率が低下したのですが、近年は再び増加しています。建設投資額の回復も下請比率の増加につながっています。公共工事の発注において下請次数制限を設けている自治体もあります。

Point **リフォーム**　リフォームは、建設業の中でも数少ない「これから伸びる」分野です。新築に比べて部分的な工事が中心ですから、専門工事業が元請けとして仕事をするチャンスが広がっています。

これからの専門工事業

　これまで、専門工事業者の多くは、元請けからの仕事を待つ立場に甘んじて、積極的にビジネスチャンスをつかもうという動きは活発ではありませんでした。

　しかしながらこれからは、元請けから仕事を請けるだけでなく、専門技術にプラスして管理能力を身に付けることで、ビジネスチャンスを広げることも可能になってきました。なぜなら、価格透明性の高い**分離発注**に自ら取り組む発注者が増えてきているからです。分離発注とは、従来はゼネコンや工務店の下請けだった専門工事業者と施主が直接契約するシステムです。現在、公共工事の設備工事は「分離発注」が基本となっています。(一社)日本電設工業協会では、「品質とコストの関係が透明かつ明確で、顧客に対し満足度の高いサービスを提供することが可能」だとして、分離発注の浸透に向けた提案力の強化を推進しています。

　このような環境の変化に対応して、自らの**責任施工体制**を構築することが可能な専門工事会社だけが、このチャンスを生かせるのです。

下請比率の推移

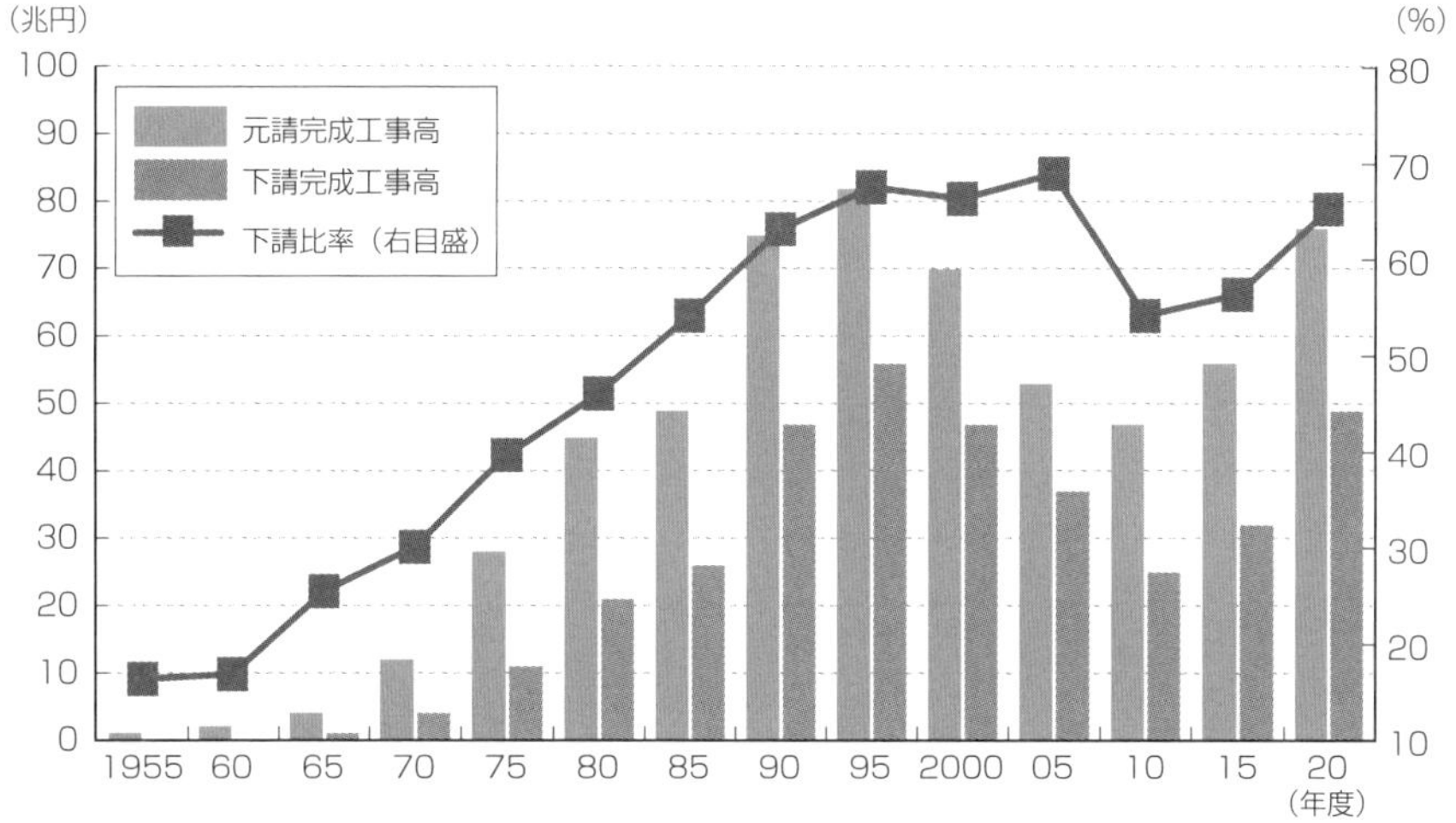

下請比率＝下請完成工事高／元請完成工事高
1955〜1974年は暦年調査、1975年以降は年度調査
「建設工事施工統計調査報告」(国土交通省)より

Point
分離発注　この方式では、施主（発注者）が多くの業者と直接契約しなければならず、工事の進捗管理にも大きく関わる必要があるものの、工事の内容や金額の透明性が増し、契約の納得性が高まります。コンストラクション・マネジメント（CM）ともいいます。

Section
2-9 海外で評価されるプラント建設業

プラント建設会社はエンジニアリング会社とも呼ばれ、海外を主な市場として各種のプラント建設を請け負っています。プラントとは工場設備一式のことです。

プラント建設会社は、生産設備の投資事前調査、設計、機材調達、建設、据え付け、試運転指導、操業保全などの一連の業務を行います。単に工場を建設すれば終わりではなく、プロジェクトごとに専門チームを構成し、生産プロセスの各種ノウハウの提供を工場建設というかたちで行います。主な分野に、石油やLNG（液化天然ガス）等の化学プラント、電力プラント、下水処理や廃棄物処理等の環境プラント、通信プラント、鉄鋼プラントなどがあります。

プラント建設業では、日揮、千代田化工、東洋エンジニアリングの3社が専業大手と呼ばれています。高度成長期に、主に石油精製プラントや石油化学プラントの設計・建設でノウハウを身に付け、国際的な評価を得るようになりました。今日、産油国や東南アジアなど、工業化が進行中の国を主な現場として建設を請け負っています。これらの大手プラント建設会社は国内よりも海外の売上比率が高くなっています。エネルギー価格や需要の変動など、世界情勢から大きな影響を受けます。

専業会社以外に、重電、鉄鋼、造船、大手ゼネコンなど、日本を代表する重厚長大系企業もプラント建設を手がけています。大手メーカーの工務部門が独立し、親会社からの受注だけでなく、独自のプラントエンジニアリングサービスを営業し、積極的に海外展開を図る企業も増えています。

雇用を生み出すプラント建設

プラント建設は、調査から設計、製造、運転や指導までを包括的に請け負う大プロジェクトであり、その建設と操業により、その国に多数の雇用が生まれ、多くの若い技術者が育ちます。プラント建設は自国のみならず、対象国へ

フルターンキー　プラント建設会社が設計から据え付け、組み立て、試運転指導、保証責任までのすべてを請け負い、「プラントが完成して、キーを回せば運転が可能となる状態」にするまでの責任を負う方式のことです。

の貢献度が問われる社会的意義の大きい仕事です。

プラント建設会社は、社内の各部署から化学や機械・土木など様々な分野の専門家を結集してチームを組むだけでなく、プロジェクトが始まればコーディネータ役の大手商社、調査部分ではコンサルタント会社、鉄鋼・重電・通信の各分野ではそれぞれの大手企業とプロジェクトチームを組みます。複雑なプラントになるほど、専門的業種の会社が多数、プラント建設に関わってきます。

プラント建設の発注側は、プラント建設会社の「プロジェクトマネジメント能力」や「キーパーソンの質」を重視しており、人材の育成・確保が一層重要となっています。

プラント建設業は、受注があるときは業績が好調となり、受注が減ると業績が悪化するという、受注環境に左右されやすい構造です。プラントの運営・保守管理も含めた事業を拡大することで、収益の安定化を図ることが課題です。

近年は、資源開発に伴うプラントのほかに、途上国での廃棄物処理や大気汚染防止といった環境プラントの建設需要も高まっています。

ゼネコンがビルやインフラを建設するのに対し、プラント建設会社は工場と生産設備を建設しています。

プラント建設の業務の流れ

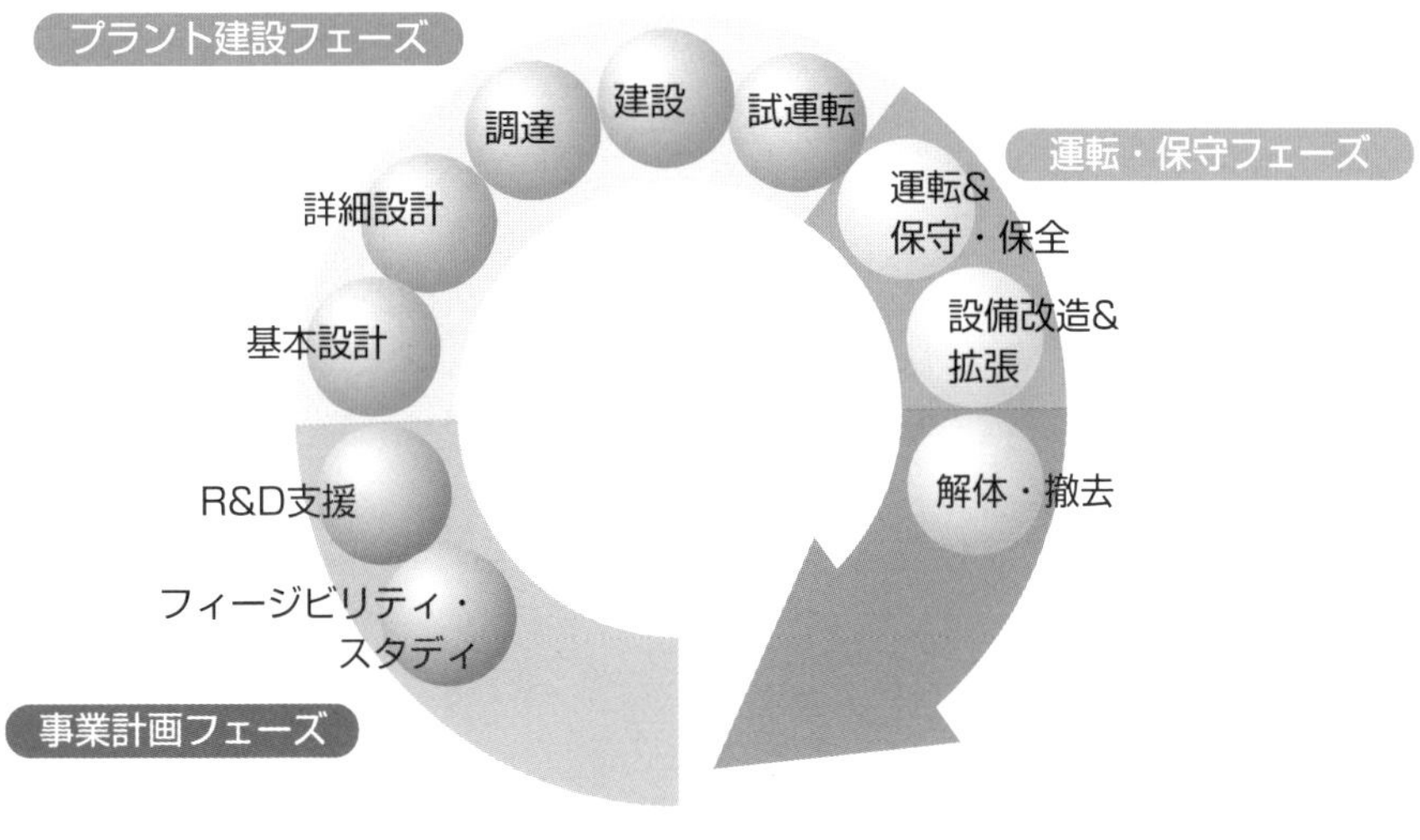

千代田化工建設のHPを参考に作成

プロジェクトマネジャー　プロジェクトの運営責任者。プラント建設業の場合は、プロジェクトの企画・提案、プロジェクトメンバーの指名、社内調整、顧客との折衝、要件定義、受注、品質管理、進捗管理、コスト管理、リスク管理などを任され、文字どおりプラント建設現場を取り仕切る役割を担っています。

Section

2-10 都市開発をリードするデベロッパー

東京ミッドタウンや丸の内エリアのような再開発事業、高級マンションの分譲販売などは、大手デベロッパーの仕事です。土地を整備し、施設を建設することで、不動産の価値を高めます。

デベロッパーとは、大規模な住宅開発や都市再開発、リゾート開発などを行う会社です。

土地の仕入れと企画が命

開発にあたっては、良い事業用地の確保が最も大切です。地域を徹底的に調べ上げ、用地情報を探ります。不動産会社や銀行などからも情報を収集します。事業候補の案件が出たら、「その場所にはどんな開発が適しているか」、「どんな人が集まってくれるか」などの事業プランを検討します。候補地周辺の立地特性がポイントになります。

そして、賃料や販売価格を考慮して、「その土地をいくらで購入し、いくらで建設すれば事業として成り立つか」を検証します。計画する施設から得られる収益を予測することが大切です。開発用地を取得する際は、建築上の法規制なども調べて、どんな建物が建設できるか検討します。

設計や施工は建築設計事務所や建設会社が行いますが、設計においては、建物の機能性やデザインなど、事業主としての確認を行います。施工中も事業主の立場で監理を行います。販売についても計画を立てて、広告活動を行います。物件の魅力を顧客に伝え、多くの人々に共感を与えることが大切です。

デベロッパーの悩み

土地を仕入れて企画を立ててから、賃貸や販売を開始するまでに時間を要するのがデベロッパーの悩みです。社会の変化するスピードが加速しているため、企画の時期と販売開始の時期とで、社会環境や景気が大きく変わっていることがあります。環境変化により、竣工して販売する頃に価格を下げざるを得なくなることが、一番の心配事です。

大手デベロッパーには、三菱地所や三井不動産、住友不

Term

マンション　昭和30年代に日本のデベロッパーが、集合住宅に高級感を持たせるために「マンション」と銘打って売り出しました。本来のMansion（英語）は豪邸の意味です。日本では、木造や軽量鉄骨造の小規模なものを**アパート**、鉄筋コンクリート造や鉄骨鉄筋コンクリート造の大規模なものを**マンション**と呼んでいます。

動産などの財閥系、東急不動産などの電鉄系、野村不動産などの金融系、東京建物、森ビルなどの独立系があります。三菱地所は〝丸の内の大家さん〟と呼ばれ、丸の内の再開発を積極的に進めています。三井不動産は東京ミッドタウンの開発を行いました。多くの樹木の伐採による景観悪化が懸念されている神宮外苑の再開発も、三井不動産を中心とするグループが取り組んでいます。東京ディズニーランドを運営するオリエンタルランドも三井不動産の関連会社です。

■海外に力を入れる大手デベロッパー

人口が減少する国内では大幅な成長が期待できないため、大手デベロッパーは海外での大型開発に力を入れています。住友不動産はインドで複数の複合開発に7000億円規模の投資をしています。インドは2027年には世界3位の経済大国になる見通しです。三井不動産は2022年、ニューヨークのマンハッタンに6000億円を投じて超高層ビル「50ハドソンヤード」を完成させました。

近年の都市開発では、空間創造、ネットワーク、快適性・利便性、環境共生、安心・安全などのソフト整備がより重視されるようになっています。社会的課題の解決につながるまちづくりが求められています。

デベロッパーの仕事と主な事業領域

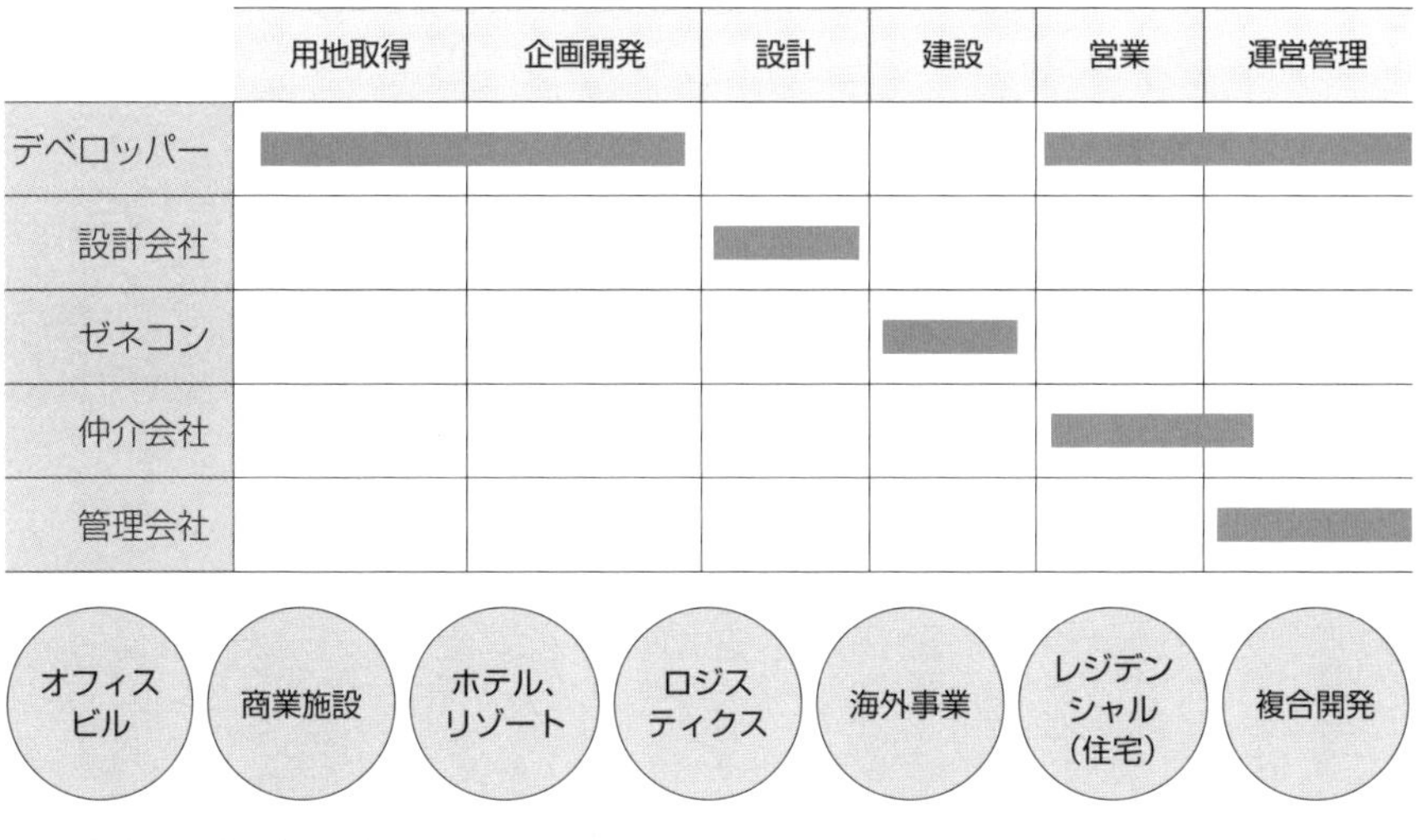

三井不動産のHPを考に作成

マンション管理士　マンションに関する専門知識をもって、管理組合の運営、大規模修繕などの技術的問題、マンションの維持・管理などの相談に応じる、マンション管理のスペシャリストです。管理組合の役員などに管理組合の立場で、あるいはマンションの区分所有者などに対して、適切な助言や指導を行います。

Section

2-11 展示場営業からの転換を進めるハウスメーカー

部材や設計を標準化し、住宅建築工程の工場生産比率を高めて住宅建築の合理化を進めるなど、建設業でありながら製造業の特徴を持っているのがハウスメーカーです。

ハウスメーカーの大半は、住宅の大量供給が求められていた時代に、**工業化住宅**という考え方からスタートしました。プレハブ工法が中心ですが、在来工法やツーバイフォー工法を扱う会社もあります。

ハウスメーカーの特徴は、「住宅展示場のモデルハウスでできあがりを事前に見ることができる」ところにあります。そのほかに、「工場生産の比率が高いので品質が安定している」、「工期が比較的短い」などの特徴もあります。また、各社とも構造・工法や部材の研究に力を入れ、ユーザーの声なども反映させながら商品開発を進めており、新しいデザイン、間取り、素材、工法などの開発力に優れています。

一方、デメリットとして、モデルハウスは建物の質感やイメージを確認するにはよいのですが、消費者は「モデルハウスと同じ家が建つ」のだと錯覚してしまいがちです。実際に建つ家の面積や間取りなどは物件ごとに異なることを、消費者にきちんと理解してもらう必要があります。また、「規格外の注文には対応しにくい」、「実際の工事は地域の下請工務店が行う場合が多い」、「現場では組み立て作業が主体のため作業者の熟練度が低い」といったこともあります。

大量生産に適したプレハブ住宅

プレハブ住宅は、構造によって木質系、鉄骨系、コンクリート系に分類され、工法によって軸組工法、パネル工法、ユニット工法*などに分類されます。プレハブ住宅メーカーは全国に工場を持つ大企業なので、全国的に住宅着工戸数が減少しても、ある程度の受注棟数を必ず確保しなければなりません。そのため、モデルハウスやCMなどの営業経費が必要で、その負担は最終的に住宅購入者である消費者が負うことになります。したがって、ハウスメーカーの住宅は大量生産でも安くならず、「プレハブ住宅」が当初目指した大量生

Point

ビルダー　規模的にはハウスメーカーと中小工務店の中間の存在であり、地域密着での営業を主体としています。その中でも**パワービルダー**と呼ばれる会社は、首都圏を中心に分譲住宅建築で規模を拡大しており、販売棟数ではハウスメーカーを超える規模の会社もあります。

産のメリットを消費者に提供できていません。

展示場営業からの転換

ハウスメーカーは全国的な営業網を持ち、住宅展示場を使った販売を主体に成長してきましたが、今日、その手法に限界が訪れています。住宅展示場協議会の発表によると、総合住宅展示場への来場者は、コロナ禍前の２０１７～19年は月平均34～35万件で推移していました。しかし、20年は26万組まで落ち込み、その後もコロナ禍前の水準には戻っていません。大手ハウスメーカーの中には、展示場を３割減らす方針を打ち出した会社もあります。人口減少が進む地方には、不採算の展示場が多くあるといわれています。各社とも、展示場に代わるものとして、インターネット上の仮想空間を使った展示に力を入れています。

総合住宅展示場に関するアンケート調査によると、19年に比べて22年は、来場者の世帯年収が１００万円程度上がり、平均予算は３００万円程度増えています。住宅の価格上昇に伴って、来場者が変化していると考えられます。大手ハウスメーカーは、人口減少が進む国内市場に限界を感じ、海外進出を加速させています。大和ハウスはゼネコンやデベロッパーとしての事業も拡大しています。

総合住宅展示場来場者の実態

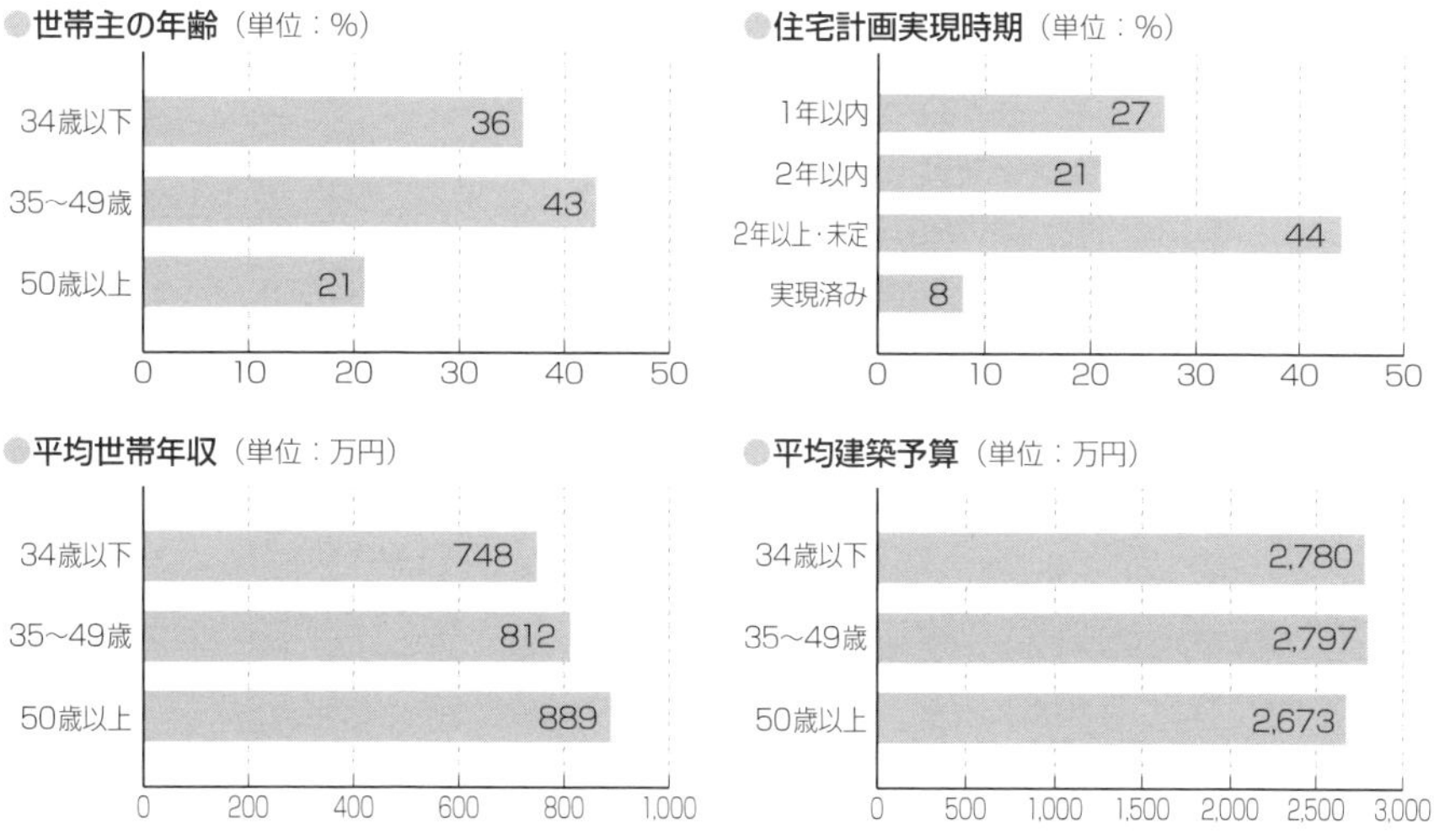

「総合住宅展示場来場者アンケート2022調査報告書」（住宅展示場協議会）より

Term

ユニット工法　プレハブ住宅の現場施工の合理化を極めたものがユニット工法です。現場でユニットを積み上げるだけですから、基礎ができていれば１日で住宅が建ち上がります。

Section
2-12 得意分野を持つ建築設計事務所

建築工事における意匠設計*、構造設計、電気・衛生・給排水・空気調和などの設備設計、インテリア設計、積算・見積もり、都市計画といった設計業務ならびに工事監理*業務を行うのが、建築設計事務所です。

建設業の仕事は、建築分野と土木分野に大きく分かれ、それぞれに設計の仕事と施工の仕事があります。そして、建築物の設計を行うのが**建築設計事務所**であり、土木構造物の設計を行うのが**建設コンサルタント**です。

建築設計事務所は、各都道府県に登録し、建築物の設計や監理・調査・鑑定、法令に基づく手続きの代理などを行います。建築主は、「設計だけを頼む」、「設計に加え、施工者の選定から完成に至る間の工事監理まで一括して依頼する」のどちらも可能です。また、街づくりのコーディネータとして都市計画をまとめたり、大きな建物では構想、事業収支計画、基本計画、実施計画、監理から完成後の施設管理計画、維持保全計画までを手がけることもあります。

それぞれの建築設計事務所には特徴があり、デザインが得意な事務所、構造が得意な事務所、設備が得意な事務所、住宅の設計が得意な事務所、店舗が得意な事務所、大きなビルが得意な事務所など様々です。そして、建築設計事務所は**建築士**の資格によって一級建築士事務所、二級建築士事務所、木造建築士事務所があり、設計が可能な建物の範囲が決められています。

大手建築設計事務所には、日建設計、NTTファシリティーズ、三菱地所設計、日本設計、JR東日本建築設計などがあります。

建築士の登録者数は、一級建築士約38万人、二級建築士約77万人、木造建築士約2万人です（2023年4月現在）。その中にはゼネコンや専門工事会社、工務店、建材メーカーなどに勤務する建築士も数多くいます。一級建築士は60代以上が4割を占め、高齢化が顕著となっています。

Term **意匠設計**　建築主の希望に合わせてプランやデザインを考え、建築基準法をはじめとする関連法規（主に建ぺい率・容積率や斜線、日影、採光など）に違反しないかどうかも検討します。一般的には、建築家や設計者というと意匠設計者のことを指します。

一／二級建築士でなければ設計・工事監理のできない建築物

（建築士法の規定）

用途・構造	一級建築士でなければできない	一級または二級建築士でなければできない
学校、病院、劇場、映画館、観覧場、公会堂、集会場、百貨店	この用途に供する建築物で、延べ面積が 500m^2 を超えるもの	
木造	木造の建築物または建築物の部分で、高さが 13m または軒の高さが 9m を超えるもの	木造の建築物で延べ面積が 300m^2 を超え、または 3 階以上の建築物
鉄筋コンクリート造、鉄骨造、石造、れんが造、コンクリートブロック造もしくは無筋コンクリート造	この構造の建築物または建築物の部分で、延べ面積が 300m^2、高さが 13m または軒の高さが 9m を超えるもの	この構造の建築物または建築物の部分で、延べ面積が 30m^2 を超えるもの、または 3 階以上の建築物
用途・構造を問わず	延べ面積が 1,000m^2 を超え、かつ 2 階以上の建築物	延べ面積が 100m^2（木造にあっては 300m^2）を超え、または 3 階以上の建築物

建築設計事務所の基本的な仕事の流れ

①	基本計画・設計	建築主の希望する建物の内容や条件、工事予算などをヒヤリングし、土地の条件を確認しながら基本計画を図面に表す。
②	実施設計	実際に工事をするために必要な図面を作成する。正確な工事費を積算するためにも必要。建築主の希望する建物へと具体化していく。
③	確認申請	確認申請などの手続きをする。
④	施工者の選定	建築主が適切な施工者を選定するための助言を行う。
⑤	工事監理	工事の各段階で適切な「検査」を行う。施工が契約（設計図書、見積書など）に反する場合や技術的不備のある場合は修正させる。
⑥	引渡し	完成検査を行う。

Term

工事監理　建築主の立場に立って、工事が設計図書のとおりに実施されているかどうかを建築士が確認・検査し、不備があれば施工者に注意することです。ちなみに、「**工事管理**」とは、工事が適切に行われるようにスケジュールや費用を計画し、施工者自らが指揮・制御することで、「工事監理」とは意味が異なります。

Section
2-13 構造物を設計する建設コンサルタント

従来、建設コンサルタントの業務の中心は「発注者の立てた公共事業の計画をもとに具体的な設計を行う」ことでした。近年は事業性評価や調査業務など、発注者のパートナーとしての役割も重要になっています。

道路、河川、ダム、橋梁などの土木工事に先立って必要となる調査、計画、設計、用地補償などの業務は、建設関連業である測量業*、地質調査業*、建設コンサルタント、補償コンサルタントが担います。建設コンサルタントは調査・設計だけでなく、「①企画・構想、計画策定・事業化」、「②調査・設計」、「③施工」、「④維持管理、運用・管理」、「⑤災害対応」の各段階における事業プロセスのマネジメントや自治体の技術者不足を補う役割も求められています。

建設コンサルタントの歴史

わが国の公共事業は明治以降、内務省、鉄道省、農林省などの技術者により、企画調査から施工までが直轄で行われてきました。

戦後復興期に、社会資本整備の事業量が急速に拡大したため、民間技術力の活用が必要となり、**建設コンサルタント**の制度が確立されました。1959（昭和34）年に当時の建設省から「設計・施工の分離原則」が通達され、設計業務の受託者は当該設計に関わる工事の入札に参加できないことになりました。これによって、設計業務を建設コンサルタントが行う流れが明確になりました。

建設コンサルタントは国土交通大臣の登録を受けることで、公共事業の調査・設計業務を受注することができます。登録を受ける場合は、登録部門ごとに、登録している**技術士**を技術管理者として置かなければなりません。

施工者との協力

設計・施工の分離原則に基づいて設計を行ってきた建設コンサルタントですが、実際には**裏設計**と呼ばれる業務が

Term **測量業**　土地やその上にある構造物を、距離や角度、高低差を軸に測定する業務を担います。近年は測量機器の電子化により、人工衛星情報の活用や地理情報システムの充実などが進み、測量技術は目覚ましい発展を遂げています。

存在しました。建設会社やメーカーが設計業務に協力し、その会社が工事や資材の受注交渉で有利になる慣習でした。建設コンサルタント側は無償で設計協力が得られるので利益面のメリットがあり、建設会社やメーカーの側も自社の得意な工法や設備を設計に織り込むことができます。こうした〝持ちつ持たれつ〟の関係が存在していました。

その後、談合や裏設計がなくなって、施工ノウハウを持たない建設コンサルだけが設計を行うようになり、施工時のトラブルや設計変更が増えた時期がありました。近年は、発注者や施工者が設計者である建設コンサルタントと適切な設計・施工方法を協議・調整するようになっています。

建設コンサルタント業務の契約方式には、**価格競争方式**、**プロポーザル方式**、**総合評価落札方式**があります。プロポーザル方式とは、特定のテーマに基づいて複数社が企画を提出し、その中から最も適した建設コンサルタントを選ぶ方式です。価格よりも提案内容や技術力が重視されます。地方公共団体では価格競争方式が8割、国土交通省では総合評価落札方式が6割となっています。

建設コンサルタントに所属する職員の年齢は、1995年度には23~26歳がピークでしたが、2022年度には48~51歳が最も多くなっており、高齢化が進んでいます。

建設コンサルタントの役割

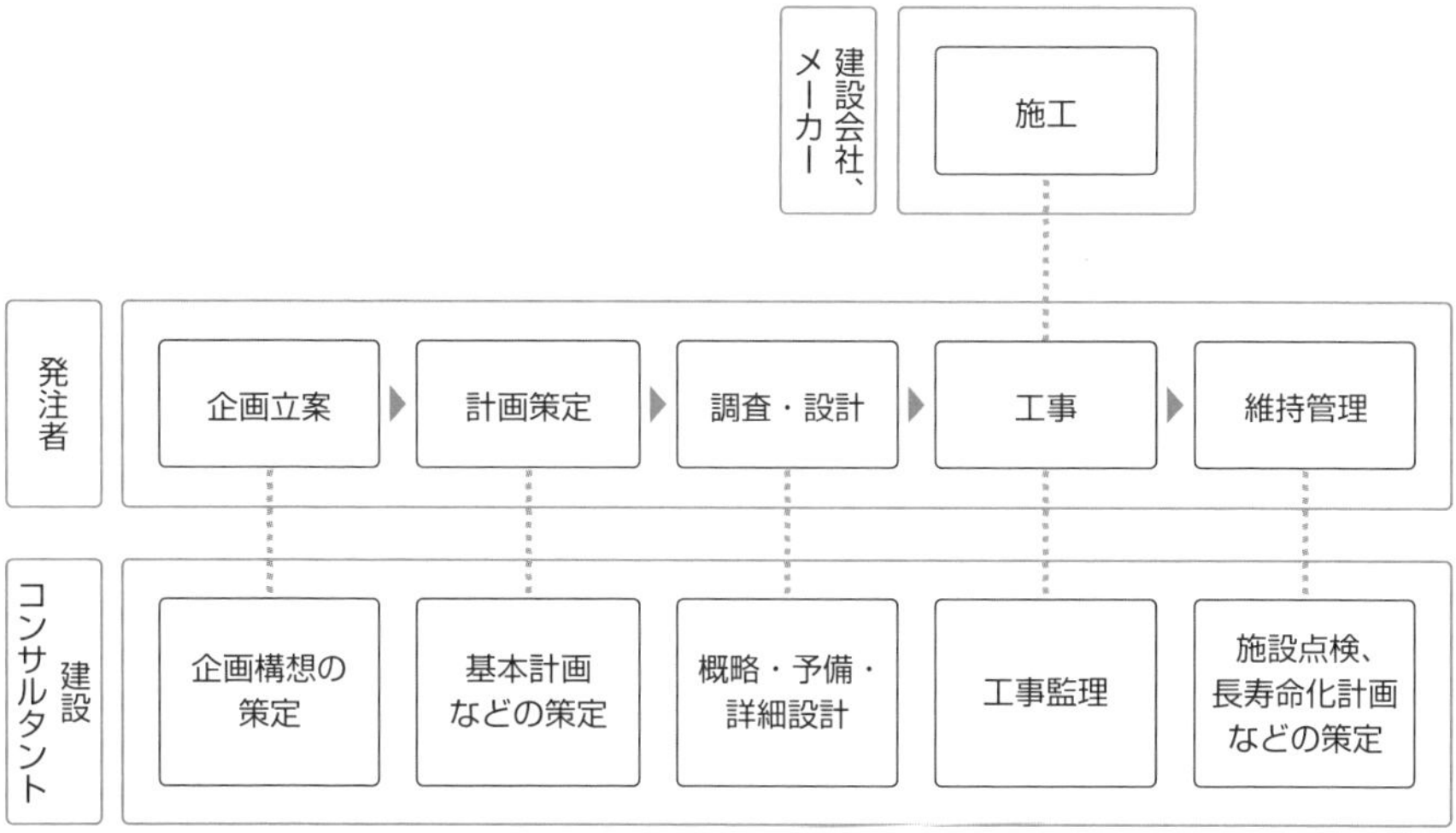

(株) 建設技術研究所のHPを参考に作成

Term **地質調査業**　地下の見えない部分について、地質学、地球物理学、土質工学などの知識や理論をベースに、地表地質踏査、物理探査、ボーリングなどの手法を使って、その状態を明らかにし、建設工事の設計施工に必要な地盤の情報を提供する業務を担います。

Section

2-14 建物を快適に保つビルメンテナンス業

建築物が快適であるためには、建物の状態に目を配り、常に機能を維持・保全していくことが大切です。

清掃だけではないビルメンテナンス業

ビルメンテナンス業は、「ビルを対象として清掃、保守、機器の運転を一括して請け負い、サービスを提供する業務」です。清掃管理業務、衛生管理業務、設備管理業務、警備・防災業務などがあります。ビルクリーニング分野も特定技能1号の対象になっており、要件を満たした外国人は最長5年間ビルメンテナンス会社で働くことができます。

(1) 清掃管理業務

清掃管理業務は、床面、壁面、扉、什器《じゅうき》、備品などの美観と衛生を維持する業務です。最近は極めて多様な素材が使用されているため、それらの特性に合った清掃管理を行うことが必要です。

近年、清掃管理は事後清掃から予防清掃重視に変化しています。建物内に汚れを持ち込まない、汚れる前に処置して常に美観・衛生を保持します。

(2) 衛生管理業務

衛生管理業務は、ビル内の環境を衛生的に維持する業務です。空気環境については浮遊粉塵《ふんじん》、温度、相対湿度、一酸化炭素、二酸化炭素、気流などの項目について、定期的な測定を行います。

飲料水については、残留塩素の測定や水質検査を定期的に行い、貯水槽の清掃や給水管の洗浄などを行います。排水については排水槽・汚水槽の清掃や、排水設備の定期的点検を行います。ねずみや昆虫の防除も行います。

(3) 設備管理業務

設備管理業務は、設備機器の運転・監視、点検、整備、

Term

建築物における衛生的環境の確保に関する法律　多数の人が利用する建築物の維持管理に関して、環境衛生上必要な事項などを定めています。**ビル管理法**とも呼ばれます。「建築物環境衛生管理基準」で維持すべき環境基準が定められています。

保全および記録の分析・保存を行う業務です。

最近の設備機器はコンピューターで管理され、中央監視盤で監視が行われています。各種の設備機器を全体的に理解し、トータルコントロールできる技能が必要です。

(4) 警備・防災業務

警備・防災業務は、ビルの安全を守る業務です。ビルに警備員が常駐し、日常的に防犯・防火業務に従事しています。防犯・防災設備も自動化、システム化が進んでいます。立哨《りっしょう》や巡回などの業務のほか、防災センターにおける防災監視装置の監視・制御、異常事態への緊急対応業務が重要となっています。

ビルメンテナンス業の体系と資格

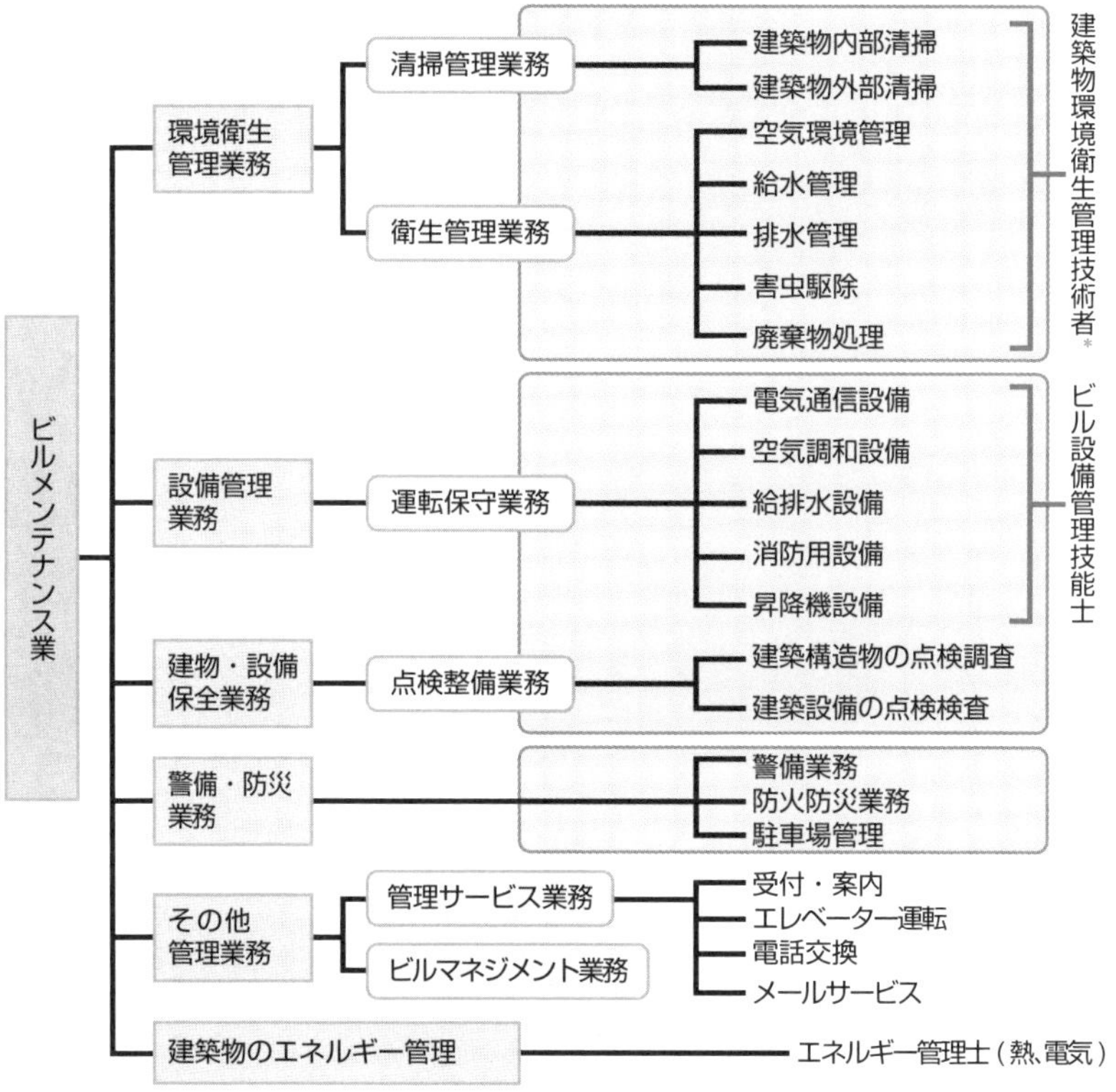

「公益社団法人　全国ビルメンテナンス協会」https://www.j-bma.or.jp/aboutbm

Term

建築物環境衛生管理技術者　建築構造、設備、室内環境・衛生、給・排水、清掃、廃棄物などのビル管理に関する幅広い知識を持つ技術者の資格。建築物内で生じる健康問題、生物学、化学などの知識や管理費、人員の管理、クレーム対応、下請事業者との契約・折衝などのマネジメント能力も要求されます。通称、**ビル管理士**。

Section

2-15 リスクを避けるＪＶの仕組み

ＪＶ（共同企業体）は、複数の建設業者が共同で工事を受注・施工する方式です。資金負担の軽減、危険負担の分散、技術力の強化、信用力の増大、工事完了の確実性向上などを目的としています。

ＪＶは「Joint Venture」の略で、本来は「共同して危険を負担する」という意味を持っています。単に「仕事を共同で行う」というだけではなく、例えば、得意分野の異なる企業がお互いのノウハウを持ち寄って質と生産性を高める、といったことがＪＶを行うメリットです。

形式的なＪＶの実態

ＪＶ（共同企業体）はもともと、単一の企業で受注するには資金や技術等の面で負担が大きい工事において、リスクを分散するためにできた制度です。わが国ではこのような本来の目的とは別に、技術力のある大手建設会社から地元企業への技術移転も目的にして、1975年頃から多くの工事で採用されるようになりました。本来の目的と異なるという問題はあったものの、建設業界全体の技術水準の向上や、中小企業が比較的難易度の高い工事を施工できるようになる、という成果をもたらしました。

また、地方自治体が発注する大型工事において、大手ゼネコンと地方の中小建設会社が組む**特定ＪＶ**は、「高度な技術を要する建設工事の完成」と「利益の地元還元」を両立できるものとして歓迎されました。その結果、「単独業者が受注する方が効率的な工事であるにもかかわらず、ＪＶを組んで受注する」、「施工能力のない業者がＪＶに参加して受注する」といったケースもありました。

また、構成員が多すぎたり構成員間の技術力格差が大きすぎて、ＪＶによる共同施工が非効率になったこともあります。ＪＶ編成の調整過程で受注者が事実上決定してしまう可能性が高く、公正な競争の障壁になるという指摘や、受注機会の配分のためにＪＶ制度が利用されている、という実態も報告されています。

ＪＶの種類については、活用目的別に「特定ＪＶ」「**経常**

Point

スポンサーメリット　JVの幹事会社は「スポンサー」と呼ばれ、①作業所長や監理技術者などの人事の決定、②JV代表として発注者との協議、③資機材納入業者や下請業者の選定、④原価管理、⑤技術提案などの役割を果たします。責任が重い一方で、それに応じた利益を得ることができます。

ＪＶ」「**地域維持型ＪＶ**」「**復旧・復興ＪＶ**」があります。

施工方式別には、企業同士が共同出資して共同で施工に当たる「**甲型ＪＶ**」と、工区や業種別にそれぞれを分担する「**乙型ＪＶ**」があります。

地域を守る地域維持型ＪＶ

建設投資の減少によって、社会資本等の維持管理や除雪、災害応急対策など、地域の維持管理に不可欠な事業を担ってきた地域の建設企業が減少しています。

このままでは、地域における最低限の維持管理さえ困難になる事態も予想されたため、２０１１年に地域維持型建設共同企業体が定められました。

除雪と除草、道路巡回と河川巡視、維持補修などを一括で複数年契約します。最低限の地域維持事業については、激しい価格競争を緩和して安定的に行える環境を整えることが目的です。

近年の災害の激甚化・頻発化に対し、２０２２年に復旧・復興建設工事共同企業体の取扱いが定められました。このＪＶは、技術者・技能者の不足や建設工事需要の急増への対応として、地域に精通している被災地域の地元の建設会社の施工力を強化する目的で結成されます。

JV の方式

特定建設工事共同企業体（特定 JV）
大規模かつ技術難度の高い工事の施工に際して、技術力などを結集することにより工事の安定的施工を確保するために結成する共同企業体。工事の規模、性格などに応じて、共同企業体による施工が必要と認められる場合に、工事ごとに結成される。
経常建設共同企業体（経常 JV）
中小・中堅建設企業が継続的な協業関係を確保することにより、その経営力、施工力を強化する目的で結成する共同企業体。発注機関の入札参加資格審査申請時（原則年度当初）に経常 JV として結成し、単体企業と同様に一定期間、有資格業者として登録される。
地域維持型建設共同企業体（地域維持型 JV）
地域の維持管理に不可欠な事業について、継続的な協業関係を確保することにより、その実施体制の安定確保を図る目的で結成する共同企業体。発注機関の入札参加資格申請時、または随時に地域維持型 JV として結成し、一定期間、有資格業者として登録される。
復旧・復興建設工事共同企業体（復旧・復興 JV）
大規模災害からの円滑かつ迅速な復旧・復興を図るため、技術者・技能者の不足や建設工事需要の急増等への対応として、地域に精通している被災地域の地元建設企業の施工力を強化する目的で結成する共同企業体。

Term

ペーパーJV　協定書だけのJVという意味で、一部の構成員だけが施工を行い、他の構成員は名義料を受け取るだけで工事に関与しない形態をいいます。本来、存在してはいけないJVです。

Section

2-16 工事の出来を左右する建設機械

建設機械は、ブルドーザー＊、パワーショベルから発展し、複雑な作業に適した機械が開発されています。工事のスピードアップ、安全性や精度の向上、そして自動化へと、建設機械は高度化しています。

第2次世界大戦後、国土の復興にあたって、電源開発や治山治水工事の機械化から日本の建設機械の歴史が始まりました。当初は米軍払い下げのブルドーザーなどが導入されたものの、その後は国産化が推進され、日本の国土に適した建設機械の開発が進められました。高度成長期に入り、社会資本の整備に欠かせないものとなっていきました。

建設機械の高機能化

機種別では、初期にはブルドーザーが主力機種でしたが、80年代後半には油圧ショベルが主力機種となり、現在はショベル系が約九割のシェアを占めています。これは、専用のアタッチメントに取り換えることで、土を掘るだけでなく、つかむ、砕くなどの複雑な作業に対応できるためです。建設工事の内容も、山を削る、土をならす、といったブルドーザーの得意とする作業は減りました。建設機械には高価なものが多く、特殊な作業に用いる機械の場合は使う頻度も少ないことから、建設会社は購入するのではなく、リース会社から借りることが多くなっています。今日、建設機械はリース会社の保有分が約4割を占めています。

建設機械の盗難や犯罪への悪用を防ぐため、電子キーやGPSによる管理システムなどが装備されるようになりました。無人運転や遠隔操縦、人工衛星を利用した位置計測システムやデータ通信システムも開発され、機械自体が判断して作業するロボットのような建設機械も登場しています。建設機械の活用が工事の出来を左右するようになっています。国土交通省は2023年から、脱炭素化に向けて電動建機の普及のための「**GX建機認定制度**」を開始しました。公共工事での優遇や補助金も検討されています。

Term

ブルドーザー　土砂のかきおこしや盛土、整地に使われる建設機械。一説では、畑を耕す作業の動力を牛(Bull)から機械に替えたところ、牛が居眠り(Doze)をするほど暇になったために、ブルドーザー(Bulldozer)という名前が付いたそうです。

建設機械の推定保有台数の推移（種類別）

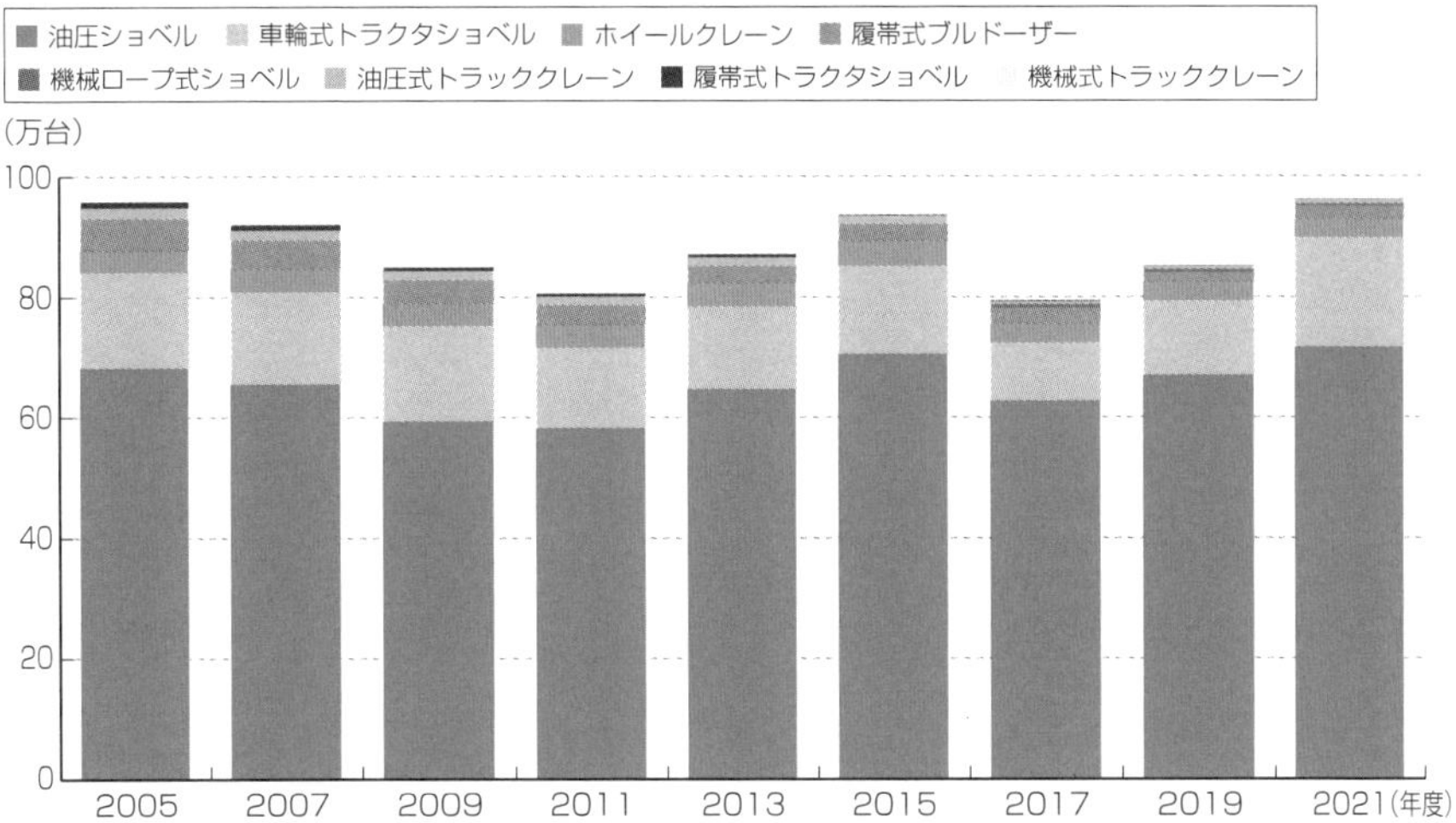

「令和３年度 建設機械動向調査」（国土交通省）

建設機械の種類

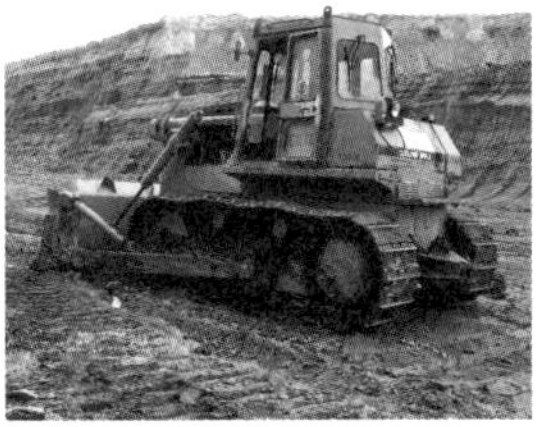

▲ブルドーザー

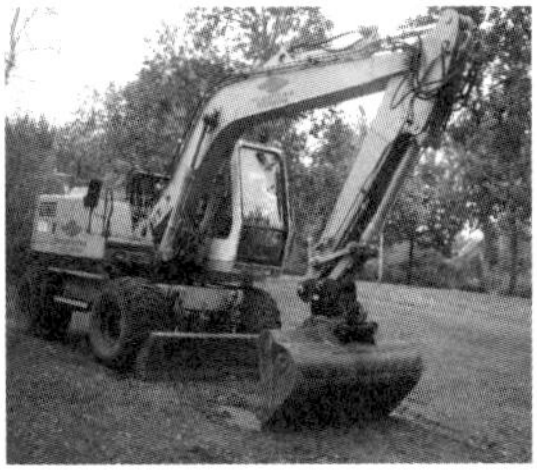

▲油圧ショベル

建設機械の推定保有台数（保有者別）

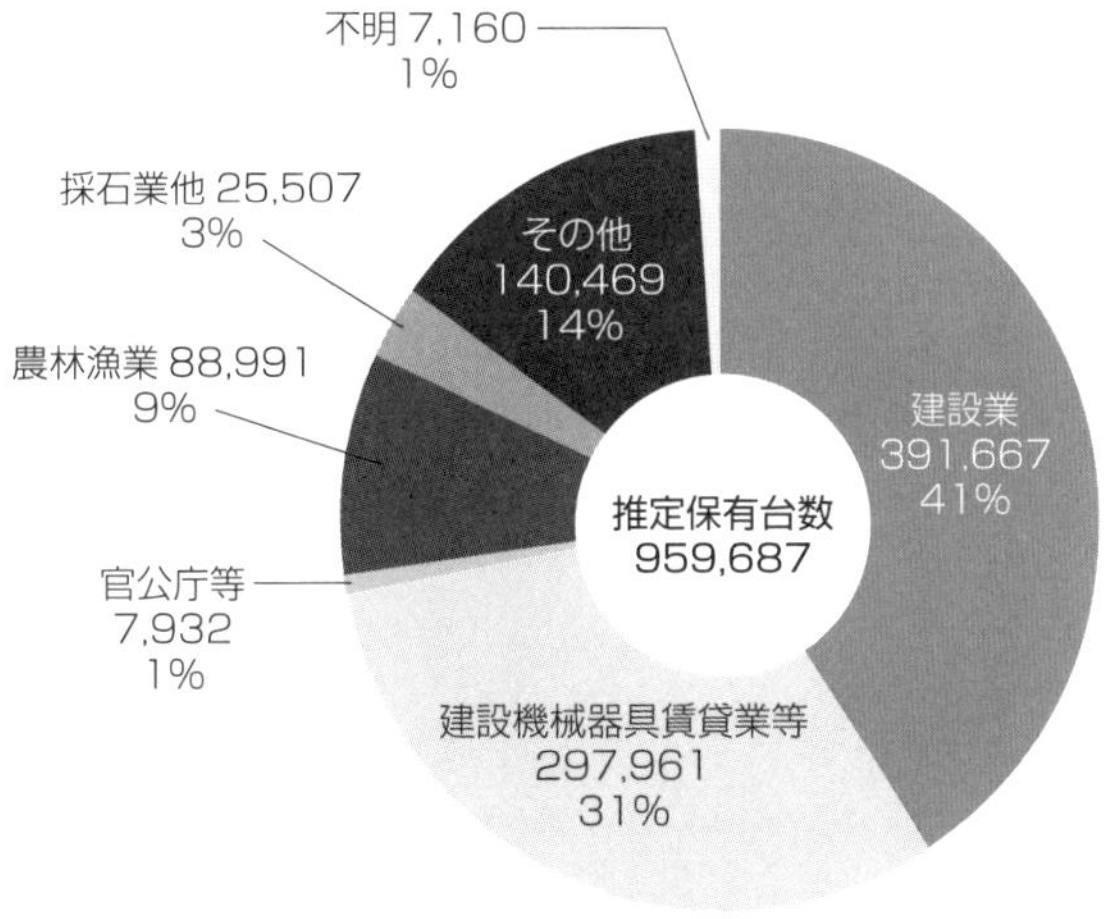

「令和３年度 建設機械動向調査」（国土交通省）

Term

建設機械施工管理技士 １級は各種建設機械を用いた施工における指導・監督的業務を行います。２級は第１種〜第６種に分かれており、れぞれの機械を用いた施工において、運転・施工の業務に携わり、各機種の運転技術者、また一般建設業の現場の主任技術者として、施工管理を行います。

Section

2-17 建設費より高い維持補修費

コンクリート建造物の場合、調査費用や用地買収費用などを含めた初期建設費の割合は、ライフサイクルの全費用のうちの2割程度に過ぎないといわれています。

建設物は完成した時点から劣化が始まり、そのために維持費、補修費、最終的には解体費などが必要になります。建造物の**維持補修費**は、経過年数や種類、立地条件によって異なりますが、老朽化した建設構造物の維持補修費用の年間負担額は初期建設費用の1割程度といわれています。建設物の**ライフサイクルコスト**に占める維持補修費の割合は、一般的なイメージよりはるかに高いものです。

日本の年間建設投資額に占める維持補修費の割合は、1995年の15％程度から21年には31％にまで上昇しています。維持補修工事の中では、非住宅建築の比率が高く、全体の約4割を占めています。

青函トンネルの建設費が約7000億円、東京湾アクアラインの総事業費が1兆4800億円ということを考えると、建設構造物の維持補修費割合は、将来的に非常に大きな負担になります。

建設会社は従来、維持補修工事は面倒なものだと考え、あまり重視していませんでした。各社とも過去の工事物件のデータベースを持っているので、物件の点検を提案するのは簡単なことです。しかし、補修工事が必要になった場合、「契約不適合なのか、必要なメンテナンスなのか」の判断に迷うことが想定されます。そうなると、建設会社の方がどうしても立場が弱く、無償またはコストに見合わないサービス価格での対応になりがちなため、各社とも積極的な営業活動を行っていませんでした。

しかし近年は、自社で建てたビルの維持補修受注を視野に入れ、「次はいつ頃、どういう補修をしたらいいか」というような提案を行うようになっています。

SDGsに代表される環境負荷低減、資源の有効活用などへの対応上も、維持補修工事の割合は今後さらに大きくなっていくと考えられます。

Term

防波堤・防潮堤　防波堤は、海の中にあり、外洋からの波に対して港の内側を波立たせないための堤防です。防潮堤は、陸上で高潮、高波、津波などの浸入を防ぐための堤防です。

■重要性を増す建物の診断

今日、建設会社は維持補修市場拡大のビジネスチャンスを迎え、顧客訪問や建物診断に力を入れ始めています。具体的には、竣工後も継続的に建築物の維持保全に関して相談に乗り、建築主からの信頼感を高めるとともに、新たなニーズを把握する機会としています。

不具合発生の恐れや竣工後の契約不適合の恐れがないことを確認したり、「省エネ」「耐震」などの各種診断も実施しています。維持保全やリニューアルに関する建築主からの要望を受けた際には、建設時のデータやその後の保全情報をもとに、建物の調査を行います。

建物診断や維持補修を得意とする技術者は建設会社の中にも多くないため、その養成にも力を入れています。養成にあたっては、現場で実物を前にしてベテランに指導してもらう必要があり、時間がかかります。維持補修技術者の養成が建設会社の大きな課題となっています。

維持修繕工事額の推移

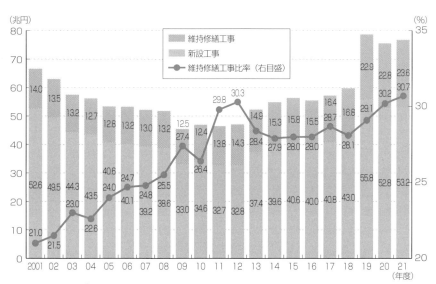

※国土交通省では、「建設工事受注動態統計調査の不適切処理に係る再発防止策検討・国土交通省所管統計検証タスクフォース」において、本統計の点検・検証が進められてきた。その結果、2020年度分（2019、2020年度）が欠測値補完を実施して公表された。

資料出所：国土交通省「建設工事施工統計」

「建設業デジタルハンドブック」(一般社団法人日本建設業連合会)
https://www.nikkenren.com/publication/handbook.html

Term

3K　建設業のイメージとして「3K(キツイ、キタナイ、キケン)」というのがあります。建設業は、肉体労働が基本で休みも少なくキツイ、高所や地下での作業などもありとてもキケン、土を相手にする仕事なのでキタナイ、といわれます。

Column 建設工事の会計基準

建設工事の会計基準には、**工事完成基準**と**工事進行基準**があります。

● 建設工事の特徴

会計原則では、「売上高は、実現主義の原則に従い、商品等の販売又は役務の給付によって実現したものに限る」として、収益金額の確実性を確保しています。

ところが、長期にわたる建設工事では、引渡しが完了した日に収益を計上すると、進行中案件の売上や原価が途中の期の決算書に反映されません。つまり、「現実の企業活動の状況が決算書ではわからない」ということになります。そこで、例外として工事進行基準が認められています。

● 工事完成基準と工事進行基準

工事完成基準は、会計原則どおりに「工事が完成して目的物の引渡しを行った時点で、工事収益と工事原価を認識する」方法です。完成してから売上と原価を計上するため、客観性が高いという利点があります。

これに対して工事進行基準は、「工事収益総額、工事原価総額および決算日における工事進捗率を合理的に見積もり、それに応じて当期の工事収益と工事原価を認識する」方法です。単純化していえば、工期3年で売上300億円、原価210億円の工事を請け負った場合、「3年後に300億円の売上と原価210億円を計上する」のが工事完成基準、「3年間にわたり毎年、売上100億円と原価70億円を計上する」のが工事進行基準です。後者では決算日ごとに人件費などの原価と売上が計上されるため、プロジェクトの終了時に一括して計上するよりも企業会計の透明性が保てるという点が優れています。

ただし、工事進行基準では、仕様変更や修正・手戻りの発生に伴う作業量の増加、工事期間の延長などがあれば、その時点で原価と進捗率の再見積もりを行って適切な修正を行わなければ、客観性が損なわれてしまうため、注意が必要です。

2009年から、工事収益総額や原価総額を適切に見積もることができる場合は、工事進行基準を用いるのが原則となりました。

工事完成基準

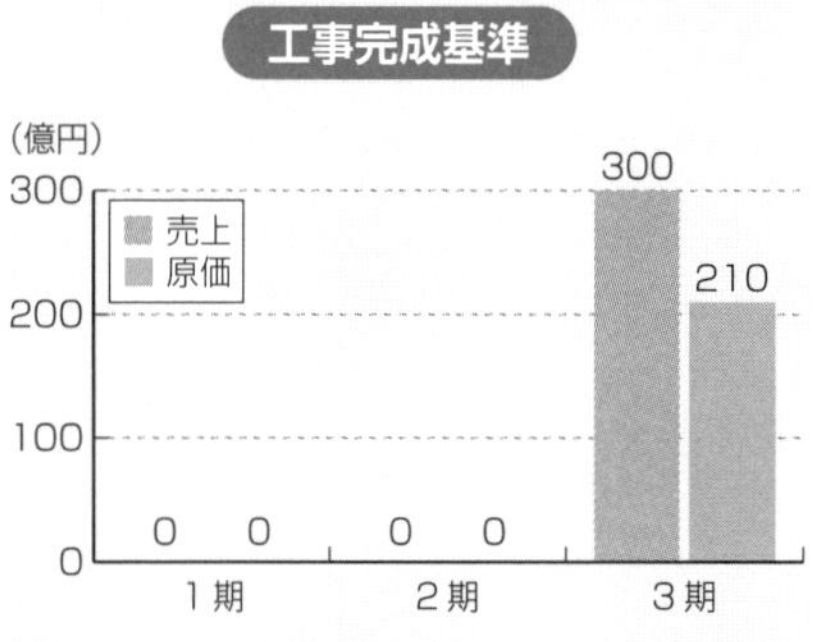

工事進行基準

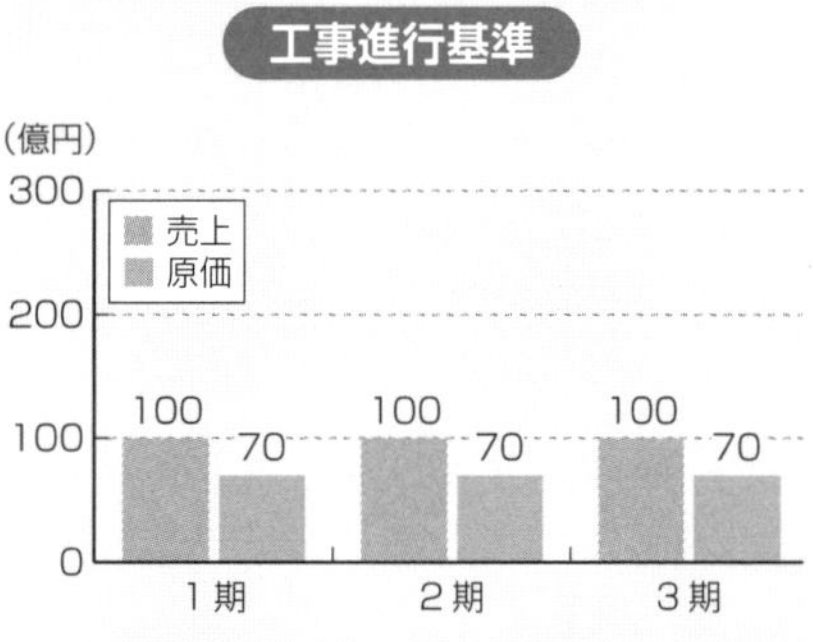

第3章

建設業界の仕事

建設業界は、ビル、マンション、戸建住宅の建設はもちろん、球場や競技場、コンベンションホールといった大型施設、道路、地下鉄の建設、治山・治水事業、港湾施設の整備……など、すそ野が広い業界です。その企画から完成までには多様な仕事があります。

Section

3-1 建設構造物の企画から完成まで

同じような建物に見えても、建設工事のプロセスは毎回異なります。新しい出会いの繰り返しが、建設業の仕事の魅力です。

コミュニケーションが大切な建設業界の仕事

建設工事の企画では、様々な情報を収集して構造物による解決策を検討し、発注者への提案活動を行います。事業提案では、事業主や建築主にとって魅力あるプランや事業計画を描き、提案の実現に向けて活動していきます。

建設業の営業は既成品を売るわけではありません。まだ完成していない物件に、ときには億単位のお金を投資することになるのですから、「信頼」と「**提案力**」が重要です。顧客の持つニーズをいかにして的確に把握し、「建設構造物」というかたちに仕上げていくかを必死で考えます。土木の場合も営業が扱う物件の種類は、ダムやトンネル、橋や道路、造成など、種類は多岐にわたるので、様々な知識と経験が必要です。着工後も施工状況の報告に加え、発注者とのパイプ役として折衝などで中心的な役割を担います。営業担当者は、発注者の要望にかなう建設物になるよう、「着工」から「引渡し」まで、発注者の立場に立って活動を行います。

発注者のニーズを設計図のかたちにするのが設計の仕事です。「顧客の要望に対してどれだけの付加価値を付けることができるか」が設計の重要なポイントです。設計者は関連部門と連携し、電気設備、給排水設備、空調設備などの計画もまとめて、最適な設計を提案します。発注者への提案、構造担当者や設備担当者との調整、コストの検討、実際にディテール*を検証した上での、デザイン面の作り込みや品質の確保、作業所との打ち合わせなど、多岐にわたる業務があります。

建物の品質や性能を向上させるため、新しい技術を活用します。省エネや耐震などの新しい基準にも対応します。

Term

プロジェクト　期間内に、予算内で目的物を作り出す一連の活動です。多くの場合は、一定期間、チームを組んで活動します。

そして、発注者のニーズを確実に形にするのが施工の仕事です。「工事をいかにスムーズに進めていくか」の計画を立て、その計画に基づいて各部門間のコミュニケーションを促進し、効率的な活動ができるように、現場のヒト、モノ、カネをマネジメントします。特に、設計図に示された建物を「どのような工法で、どんな機械を使って、どれくらいの期間で造るか」について検討・計画することが重要です。

引渡し後も続く発注者とのつきあい

建設業では、まったく同じものを何度も造るということはないため、計画立案には幅広い知識と経験、洞察力が要求されます。図面はもちろんのこと、立地や時期などの様々な条件をもとに、建設物ごとに入念な検討を行います。もし、間違った計画を実行に移せば、現場の作業員に余計な負担を強い、コストも上がってしまうため、細心の注意が欠かせません。

建物が完成して検査も終わり、物件を引き渡せば仕事は完了……というわけではありません。建物は、時間とともにメンテナンスを行う必要が生じてきます。定期的な点検も行います。災害後はもちろんのこと、急なトラブル時にも素早い対応ができるよう、心がけておかなければなりません。

ゼネコンの業務フロー（建築）

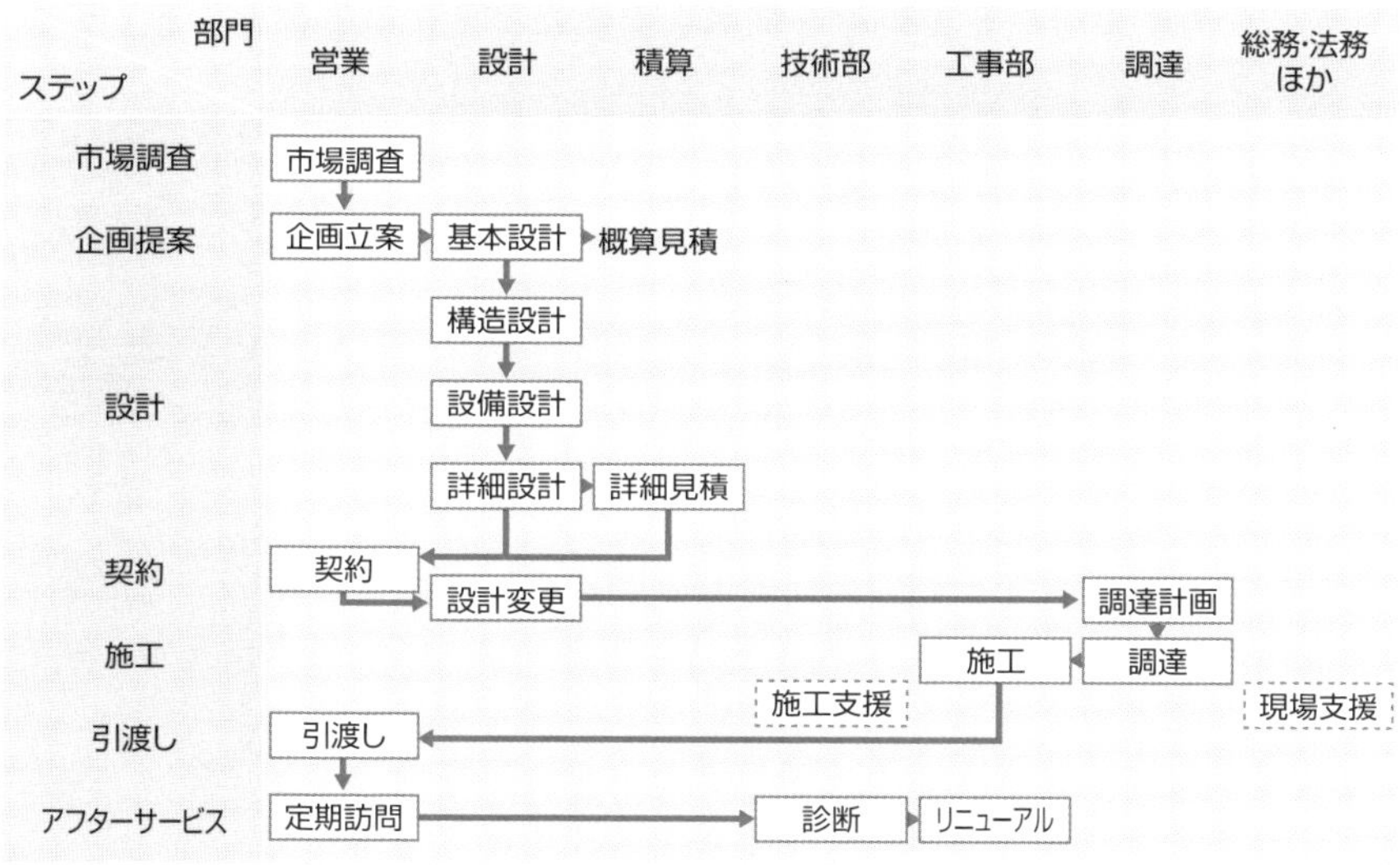

ディテール　細部のことを意味し、一般的にはデザイン面が強調されますが、デザインと技術の2つの面があります。デザイン面では、その建築物の特徴を表す装飾、様式や形を表現し、技術面では機能、構造を表します。

Section

3-2 企画提案が重要な建築営業部門

建設工事の営業は、情報を収集することから始まります。営業担当者は、事業計画の初期段階から発注者・建築主のパートナーとして、積極的に関わっていくことになります。

建築工事の営業は、建築主から直接的に工事を受注する場合と、建築設計事務所からの紹介で受注する場合があります。これまでは、特命で指名されることが多かったのですが、競争が激しくなり、民間工事でも**競争入札**が増加しています。大手ゼネコンの場合は銀行や系列グループからの紹介による仕事もありますが、地場の建設会社は地域の地縁によって受注する仕事が大半です。また、かつては設計業務を受注できれば当然のように施工もセットで受注できましたが、最近は施工が別に入札となる場合もあり、競争が厳しくなっています。

建設業の営業担当者には、企画提案力が求められます。見込み顧客である法人や地主への節税セミナーや土地の有効活用の提案などを行います。商業ビルを建設する場合は、テナントの提案やプロモーションのノウハウ提供、場合によっては、実際に入居するテナントを見つけてくるといったサービスまで行います。不動産の収益をどうやって出していくのかという戦略を立案します。そこまで踏み込んで企画提案をすることで、顧客との信頼関係が強まり、受注に結び付くのです。

そのほか、民間建築受注のための「**ローリング作戦**」と称して、「空き地を見つけて地主を探し、土地活用を提案する」というような営業活動も行っています。地方の建設会社では、土地や建物の動く情報を早くキャッチしようと、司法書士、税理士、銀行などにもコンタクトしています。

このように、アンテナを張りめぐらして顧客を見つけ、顧客のメリットになる提案を行います。単に技術を提案するのではなく、顧客の利益を最優先した提案が重要なのは、他の業種と同じです。信頼を得ることができれば、新たな顧客の紹介を受けることもでき、ベテランになれば人脈も増えていきます。

Term

都市計画道路　都市の健全な発展と機能的な活動を確保するため、都市計画法で定められた道路です。都市計画道路には、自動車専用道路、幹線街路、区画街路、特殊街路の４種類があります。

土木の営業

土木の営業は、かつては官公庁の発注部署に日参し、ひたすら名刺を置いてくることが大切でした。また、同業者との話し合いで自社が受注することの正当性を主張したり、関係者の調整をすることも大切でした。しかし、入札制度が透明化された今日、そういったやり方は難しくなりました。工事受注の不透明さを排除するため、発注者の事務所への営業担当者の入室を禁止するところもあります。

時代が変わっても、受注するためにはまず、官公庁の発注情報を入手することが重要です。発注者のホームページや業界紙で工事の情報を収集し、工事の内容や規模、時期、入札の方法や条件などを確認します。工事に先立って設計が行われるので、設計を受注する建設コンサルタントとの関係を密にし、情報を入手することもあります。

入札には、同種の工事実績や経営事項審査（経審）の資料、現場技術者の実績などの資料が必要です。各社とも自社の技術での差別化を図っており、技術系の営業担当者が増えています。

公共工事の工事開始までのステップ

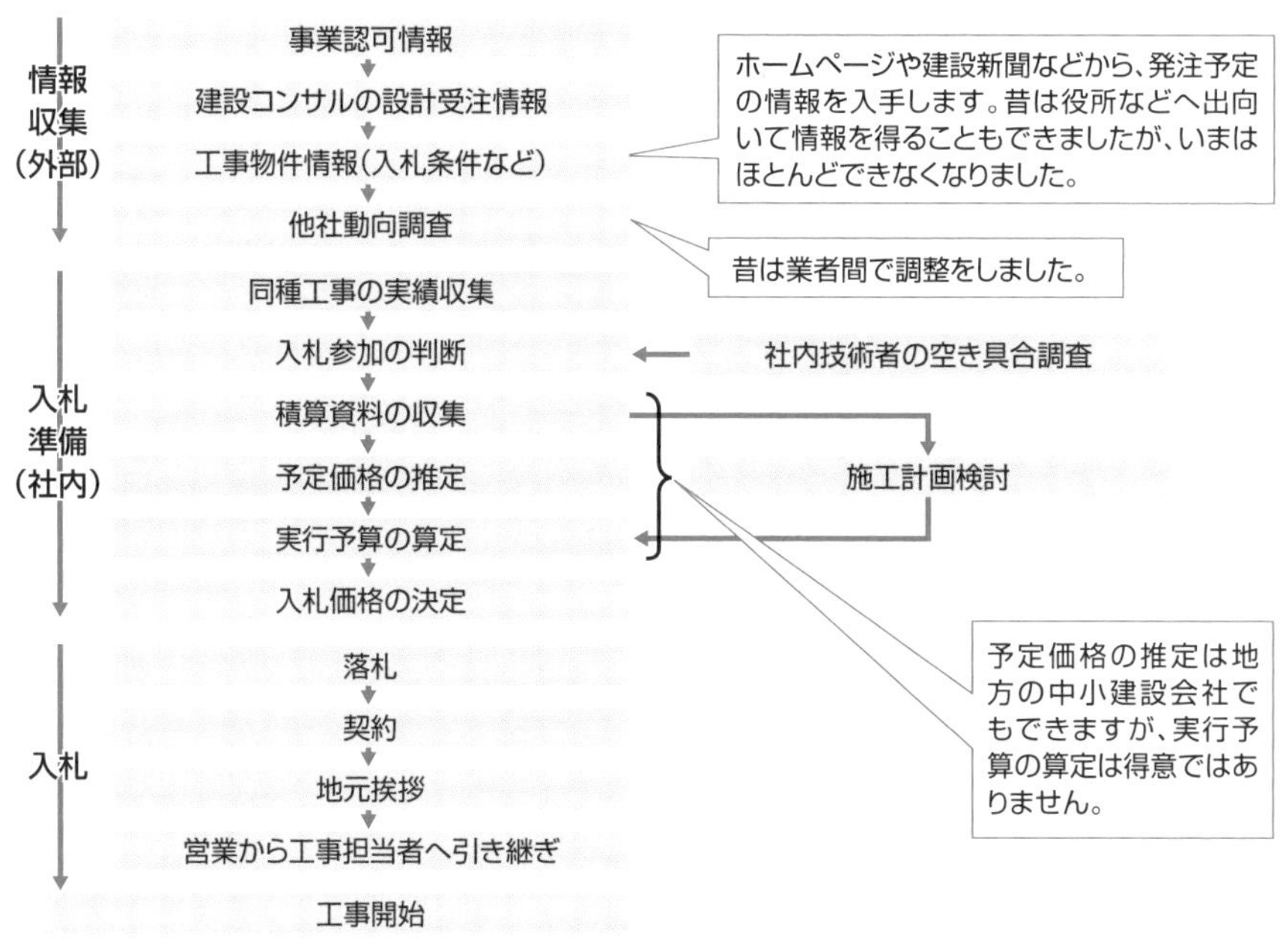

Term

会計検査院　国が出資した法人の会計などを検査し、会計経理が正しく行われるように監督する組織です。国や地方公共団体が行う公共工事の検査にあたっては、工事の会計経理面だけでなく、工事の設計、積算、施工についても実地に赴いて検査をし、不適切な事態の是正を図っています。

Section
3-3 難工事を解決する技術・開発部門

技術・開発関係の業務には、技術の仕事と開発の仕事があります。技術の仕事は、主に現場の業務をサポートすることです。まだ開発の仕事は、将来を見据えて新しい工法や建設材料*を開発する業務が主となります。

現場の工事をサポートしたり、営業から相談を受けてアドバイスをするのが技術の仕事です。現場での予想外のトラブルなど、現場作業所だけでは対応できない場合に、支店や本社の技術部がバックアップを行います。

着工前にいくら綿密な計画を立てたとしても、自然を相手にする現場の施工では、計画どおりに物事が進むとは限りません。**技術担当者**は、現場作業所と一体になって、問題解決に向けた技術的支援を行います。

開発の仕事は、自社の開発テーマについての実験や分析、現場支援としての認定資料の作成、受託業務としての品質調査、劣化調査などがあります。設計、技術、現場作業所など、依頼があればいろいろな相手先との仕事が発生します。ICTやAIの活用による自動化、省力化、安全性向上や防災・減災などが、近年の方向性です。

■新しい工法を模索する開発の仕事

建設業界の開発は、他社への技術提供に特徴があります。一般の業界では、開発成果を他社に簡単に公開することはありませんが、建設会社はそうではありません。工事実績を重視する公共工事では、ある会社しかできない工法が採用されたとたん、その会社に発注することが決まってしまいます。そのため、1社しか持たない特殊な技術は、いくら良い工法でも採用してもらえないのです。そこで、数社で**工法協会***をつくり、開発のリスクを分散するとともに、工法を広めるための普及・広報活動や、工法の採用を促す採用活動を行っています。

このような制約がありながらも各社が開発に取り組むのは、新しい工法や材料を使う工法が採用されると、利益が

Term
建設材料　構造物の建設に用いる材料の総称です。セメント、鋼材、木材といった従来からの材料だけでなく、非鉄金属合金、合成樹脂のような高分子材料や種々の複合材料も、建設材料としての役割が増加しています。近年の建設技術の進歩によって高性能化・高品質化するとともに、新素材の開発も活発に行われています。

大きいからです。標準工法では、価格だけの勝負になってしまいますが、新しい工法であれば、性能向上や工期短縮が可能となるだけでなく、まだあまり実績がないため、予定価格も高くなる傾向にあります。その結果、利益を多く見込むことができるのです。

増加するゼネコンの研究開発費

建設業の研究開発費は、売上高比率で見ると0.5%程度で、製造業の4.1%に比べると少ないですが、大手ゼネコンの中には年間150億円以上の研究費を投じている企業もあります。大手ゼネコンの多くは独自の研究所を持ち、地震対策や環境関連、材料開発、解体技術などの研究を行っています。欧米の建設会社に比べて、日本の大手ゼネコンは、より意欲的に研究開発に取り組んでいます。このことは、日本の建設技術が世界のトップレベルとなっている大きな要因です。ここ数年の好業績により、大手ゼネコンは研究開発費を大幅に増加させています。

大手ゼネコンは、技術研究所を技術のショールームとしても活用しています。建物に新技術を取り入れて、見学者への見せ方や説明も工夫をしています。自信のある技術を自らが率先して使うことで、顧客にアピールしているのです。

建設RXコンソーシアム

ゼネコン各社は、労働力不足の解消および生産性・安全性向上のため、施工ロボットや施工支援アプリなどの開発を進めています。しかし、各社がそれぞれ個別に開発を進めたり、下請けの作業者がそれぞれのツール操作の習熟に時間を取られたりするのは非効率です。そこで、ゼネコン各社やアプリなどの開発企業が**建設RXコンソーシアム**を設立し、共同開発を行っています。会員数は2023年12月現在244社です。自動搬送、タワークレーン、各種ロボット、BIM、ドローンなどの分科会があります。

ゼネコンの研究分野例

材料・施工・生産（土木）
材料・施工・生産（建築）
土質・地盤環境
地質・岩盤構造物
地球環境・バイオ
耐風・風環境
海洋・水理
構造・耐震・制震（土木）
構造・耐震・制震（建築）
建築環境
都市・地域・防災計画・火災安全
メカトロニクス

Term

工法協会　工法ごとに、当該工法技術の向上と普及を図るため「○○工法協会」が作られます。活動内容は、①工法に関する技術の改善・改良と施工技術の研さん、②工法の標準的な設計・仕様・施工法などの調査研究、③工法の普及・広報活動、④技術情報の管理、⑤工法に関する安全・環境保全のための技術指導、など。

Section
3-4 センスがモノいう建築の設計

設計の仕事は、建築主からの機能、品質、コストなどの要求を満足させた上で、創造力を駆使して最適な基本プランを提案することです。

設計の仕事とは、ただ図面を描くことではなく、「建築主の想いを汲み取って、イメージを図面に表現し、プロジェクトに関わるすべての人にそのイメージを伝えていく」ことです。ですから、建物の設計は、かなりの部分が設計者個人の力量に左右されます。

設計では、基本設計から詳細設計まで、意匠・構造・設備の各担当者が連携を取りながら進めていきます。**基本設計**の段階では、建築主のニーズや社会的なニーズを把握し、建築計画、設備計画と調整を図りながら構造計画を検討します。建物に求められる耐震・耐風などの性能についてもこの段階で設定し、基本的な構造仕様を決定します。この構造仕様をもとに、積算部や調達部と連携して概算コストを見積もります。

次の**詳細設計**の段階では、詳細な部材寸法を決定し、構造図として図面化します。同時進行で建築（意匠）設計、設備設計も詳細が決まってくるので、建築・設備担当者と密接な連絡・調整を行います。施工中は、ディテールの検討を繰り返し、施工図・工作図の確認・承認や製品検査といった設計監理に関する業務を行います。

工事を考慮した設計が重要

設計の問題点は、現場の施工を考慮しない設計になっているものがあることです。設計は、構造物が完成した状態を想定して行いますが、建設会社はそのまま工事に取りかかるわけにはいきません。例えば、工事中の中途半端な形状でも安全かどうかを確認する必要があり、施工途中の状態を想定しながら工事手順を決めなくてはなりません。

また、建設工事は現場ごとに条件が異なるので、設計も現場の状況をいかに正確に把握して行うかが重要になります。具体的に施工を考えてみると、「一度にこんなにコンク

Point

設備設計　2008（平成20）年の建築士法改正で、設備設計一級建築士制度が創設され、階数3以上かつ床面積の合計5,000m²超の建築物の設備設計については、設備設計一級建築士が自ら設計を行うか、もしくは設備関係規定への適合性の確認をすることが義務付けられました。

リートを打設できない」、「こんなところに継ぎ目は作れない」といったことがたくさん出てくるのです。

このような課題を解決するツールとして活用され始めているのが、**BIM***です。構造設計や設備設計の情報のほか、コストや仕上げなど、付随する情報も統合されたデータとして活用します。これにより、意匠・構造・設備などの仕様やコストを施工前に総合的に検討し、効率のよい施工計画を立てることが可能です。環境性能のシミュレーションなども行います。

設計者を選定するコンペとプロポーザル

建築の設計は、設計の内容や結果があらかじめ目に見えるかたちになっているわけではなく、設計者によってその結果に差が生じます。設計料が安くても、設計成果物の出来が悪ければ、発注者の要求は満たされません。つまり、設計者を選んだ段階で、成果物のレベルはある程度決まるということです。設計者を選定する方法として、**コンペ方式**と**プロポーザル方式**があります。前者は設計競技とも呼ばれ、「設計案」そのものの良否を検討して選ぶものです。それに対して後者は、設計の実施方針や設計体制、実績などによって、最適な「設計者」を選ぶ方式です。

建築設計の仕事の流れ

設計準備 → 基本設計 → 詳細設計 → 工事監理 → 完成

設計準備
基本設計の準備
- 敷地調査
- 物件概要検討
- 法規制の調査
- 発注者との相談協議
- 企画・提案

基本設計
建築計画の確立
- 建築意匠計画
- 構造計画
- 設備計画
- 室内計画
- 外構計画
- 各計画間の調整
- 各計画の法規制確認

詳細設計
実施設計図書の作成
- 建築意匠設計
- 構造設計
- 設備設計
- 室内設計
- 外構設計
- 発注者との最終調整
- 建築確認申請図の作成
- 工事打ち合わせ、見積もり
- 実施設計図書の作成

工事監理
工事中の監理
- 工事現場検査、立会
- 設計図書との照合
- 工事関係者との検討
- 施工図・工作図の確認・承認
- 製品検査
- 諸官公庁検査、完成検査立会
- 引渡し準備

完成
竣工検査後引渡し
- 竣工検査
- 設計・施工品質確認検査
- 引渡し

Term

BIM　Building Information Modelingの略。

意匠図　建築設計図ともいわれるもので、建築主のニーズが表される図面です。配置図、平面図、立面図、断面図、矩形図（くけいず）など、多種類のもので構成されます。構造図とは、建築物の構造を基本とした設計図面で、安全性確保に必要となります。

Section
3-5 利益を生む積算と原価管理部門

建設工事の現場は、それぞれが1つの会社のようなものです。現場ごとの正確な積算と的確な原価管理が、会社の利益確保のために大切です。

積算には、「見積もり／入札のための積算」および「**実行予算**を立てるための積算」があります。限られた時間内で見積もり／入札の準備を行わなければならないことが多いため、とりあえず見積もり／入札のための積算を行い、落札・契約後に改めて正確な積算を行って実行予算を作成する、というのが一般的です。公共工事の場合は、工事の数量表が入手できるため、それに対して公開されている積算基準書の設計単価を入れて工事原価を算出し、経費率を掛けて入札の見積額を決めます。

■重要な現場の事前調査

正確な積算をするためには、工事現場や周辺の事前調査を行い、書類に表れていない現場の状況をよく確認することが大切です。発注者が出す情報だけでは細部がよくわからないことも多く、正確な実行予算を組めないことがあるからです。現場の状況によって、工事のやりやすさは大きく異なります。このようにすることでリスクを避けて、かつ精度の高い金額を出すことができます。

とはいえ、公共工事は予定価格と**最低制限価格**＊の間の価格で落札者が決まるため、その価格さえわかれば、積算をしなくても入札に参加できます。できるだけ低い価格を入れれば落札の可能性が高まるため、「とにかく入札に参加し、落札してから初めて積算して実行予算を組む」という会社も出てきます。そのため、落札後に赤字になることに気付くということも起こります。

積算で問題なのは、発注者が見積もりコストを考慮していないことです。経費をかけずに見積もりができるはずはなく、受注できなかった物件の積算にかかった費用は、何らかのかたちで受注できた物件のコストに上乗せされることになります。

Term
最低制限価格　公共工事の入札において、「この価格未満では良質な工事が極めて困難になる可能性がある」として設定されている価格です。最低制限価格未満で応札した業者は失格になります。

■原価管理で利益を確保

原価管理＊は、工事前に算出した予算に対して、工事中の出来高と費用を対比させ、工事の利益を確保していく手法です。契約後に実行予算を計算するところから始まります。

実行予算は、施工計画を金額面で具体化したものであり、工事を始める前にきちんと作成することが大切です。昨今、コストダウンの重要性がますます高まり、どこの会社でも原価管理の必要性は理解していますが、中小建設会社では、確実に原価管理ができている会社は多くありません。単に下請会社に値引きを要請するだけではなく、「①同一の工種に対して複数の下請会社から見積もりを取り、できるだけ価格を下げる」、「②工事開始後であっても、必要に応じて手順を変更し、作業を合理化して工事費を下げる」、「③工期を短縮するなどの対策を検討する」ことが必要です。

工事完了後は、工事費の実績と実行予算を比較して、差異の分析を行います。この分析を次の工事に生かしていくことが、本当の原価管理です。

国土交通省では、2023年に積算基準の改定を行っています。週休2日制や時間外労働規制の適用に向けての対応です。

公共土木工事費の積算体系

- 請負工事
  - 工事価格
    - 工事原価
      - 直接工事費…【歩掛×単価】
        - 工事目的物の施工に直接必要な経費
        - 歩掛：施工単位ごとに必要な労力、資材、機材の数量について、工事実態調査により標準的な値を決定
        - 労務単価：賃金台帳をもとに実態調査で決定 労務賃金＝基本日額＋割増賃金
        - 資材単価：市場の取引価格
        - 機械経費：工事実績に基づき標準的な価格を決定
      - 間接工事費
        - 共通仮設費…【直接工事費×経費率】＋【積み上げによる計上】
          - 例：機械などの運搬費、現場事務所などの営繕費、工事現場安全対策に要する安全費など
        - 現場管理費…【（直接工事費＋共通仮設費）×経費率】
          - 例：現場に常駐する社員の給与、労務者の交通費、外注経費、安全訓練費、労災保険などの法定福利費
    - 一般管理費等…【工事原価×経費率】
      - 会社の本支店での必要経費、試験研究費、公共事業としての適正利益
  - 消費税等相当額

「国土交通省土木工事積算基準等の改正について」（国土交通省）より

Term **原価管理**　工事原価という数字を指標に、工事の計画・実施・評価・対策を行って、より安く工事を行うための手法です。

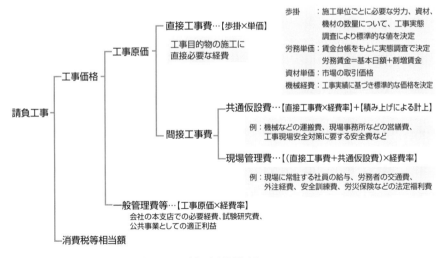

Section 3-6

工程管理と資材調達は施工管理部門

建設工事の分野は多岐にわたり、工事の計画が複雑になっています。工事の計画に基づいて、専門工事会社を現場で指導しながら建設構造物を完成させるのが、施工管理の仕事です。

施工管理の仕事は、本社や支店スタッフと連携し、現場でQCDSE（Q・品質、C・コスト、D・工期、S・安全、E・環境）を満たしながら建設構造物を完成に導くことです。

受注が決まると、作業所長を中心に施工体制を組織します。施工管理者は、作業が計画どおり安全に進められているか、品質に問題はないか、などを細部にわたって確認します。施工管理の計画書には多くの種類があります。そして、常にコストを削減するように工程管理表にもとづいて作業の進捗を管理し、必要に応じて工事の手順を変えるなどの処置をします。

工程を短縮すれば、それだけコストを削減できるからです。そのため、事前にいろいろなパターンをシミュレーションして、**工程計画の精度**を上げます。工事技術で差が付きにくくなっている今日、工期短縮が差別化の大きなポイントになっています。

コスト削減に直結する調達力

調達とは、プロジェクトに必要な材料・労務・外注を手配する仕事で、工事利益を確保する上で非常に重要な役割を担っています。調達の使命は、1円でも安く手配し、会社に利益を生み出すことです。言葉でいうのは簡単ですが、この使命を果たすには、建設工事の全般と調達品目に対する専門的な知識が必要です。また、材料費と労務費の市況動向なども、絶えず把握していなければなりません。知識を深め、交渉力を磨くだけでなく、ときには設計、技術、現場作業所と一緒に、設計や工法の変更を検討することも必要になります。下請企業の指導・育成も調達部門の重要な役割です。国土交通省では、建設現場の生産性向上のため、**プレキャスト品**＊やプレカット品の活用を拡大しようとしています。これにより手間を少なくすることができます。

Term **プレキャスト品**　プレキャストコンクリート製品（PCa）のことで、プレ（あらかじめ）キャスト（成形）した製品です。現場でコンクリートを打設するのではなく工場で造ってから現場で据え付けるため、工期が短くなり、品質も安定します。

施工管理に必要な計画書など

計画書など	用途・注意点
工事予算書	工事費の管理を行う。設計変更の場合は更新する。
施工組織表	発注者、設計者、工事関係者の関係がわかるようにする。
仮設計画書	現場に必要な仮設の設備や施設を計画する。
施工計画書	各施工者の作業と全体のスケジュールを調整して作成する。 検査のスケジュールも入れる。
品質管理計画書	発注者の立場で品質管理を行うことを前提として計画する。
安全衛生管理計画書	全体的な安全意識の高揚、危険要素の排除を行う。
建設廃棄物処理計画書	廃棄のみでなく再生利用も考慮して計画する。
施工業者別施工計画書	工種・施工業者ごとに作成する。 施工体制・連絡先一覧表、施工手順書、作業標準書など。
施工図	各施工者が作成する施工図をもとに全体の調整を行う。

工程管理表（例）

国道○○号線 道路工事

No.	工種·種別	数量
1	準備工	
2	工事用道路工事	500m²
3	土木工事	
4	切土工その1	2,000m³
5	切土工その2	1,400m³
6	切土工その3	1,800m³
7	盛土工その1	3,000m³
8	盛土工その2	1,200m³
9	盛土工その3	2,500m³
10	切土法面整形工	800m²
11	盛土法面整形工	1,500m²
12	函渠工事	
13	水路切替工	30m
14	排水路工事	
15	コンクリート側溝工	400m
16	集水枡工	10カ所
17	舗装工事	
18	下層路盤工	1,200m²
19	上層路盤工	1,200m²
20	表層工	1,200m²
21	路肩盛土工	130m³

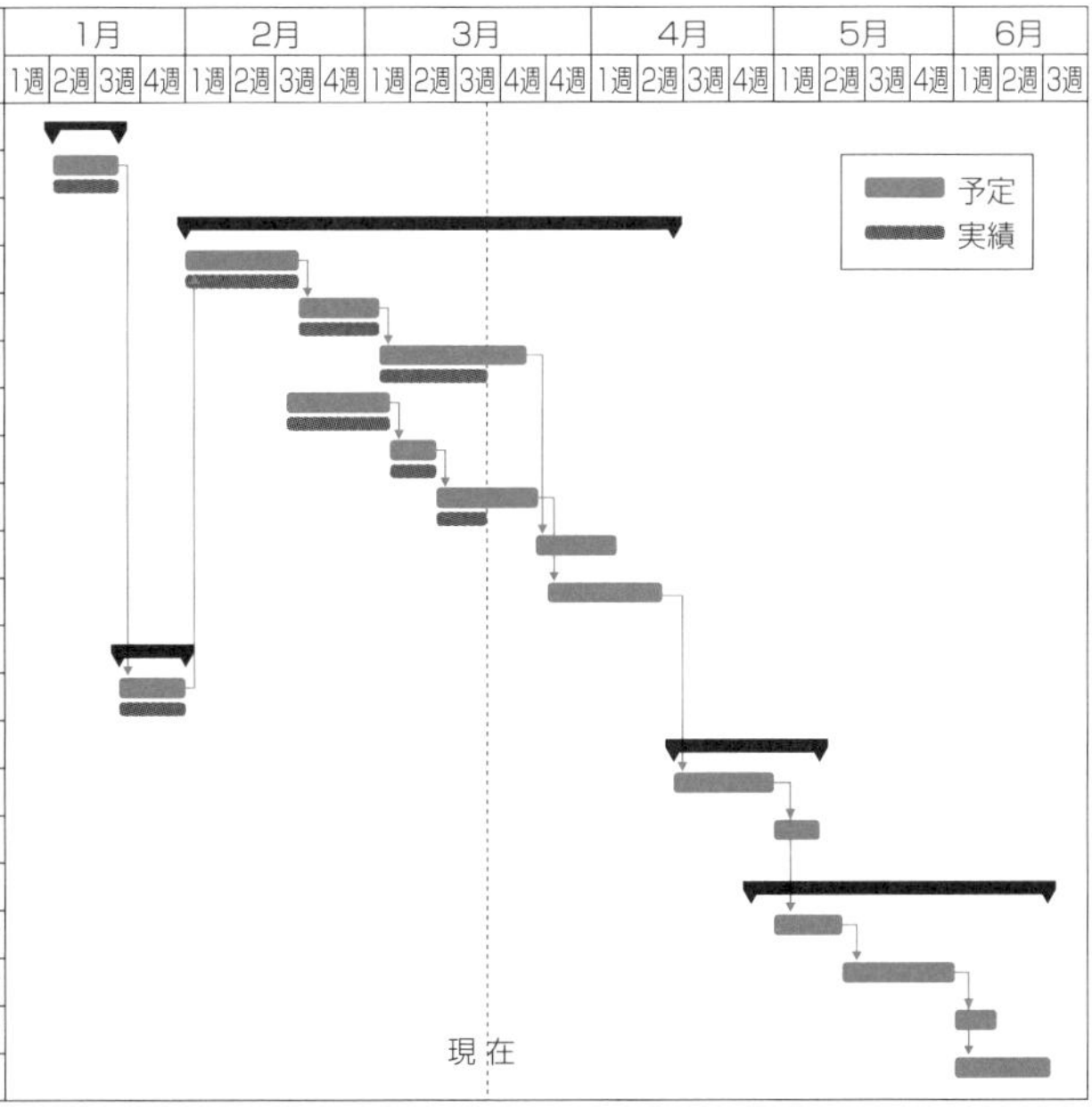

構造耐力上主要な部分　建物の基礎、基礎杭、壁、柱、小屋組、土台、斜材、床版、屋根版または横架材で、その建物の自重、積載荷重、積雪、風圧、土圧、水圧または地震その他の震動、衝撃を支える部分です。

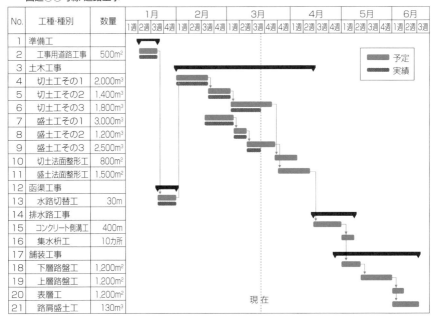

Section
3-7 経験が求められる品質管理と安全管理

耐震偽装事件をきっかけに、建設物の品質管理が大きな問題になりました。そのあとには、マンションの杭打ち問題が発生しました。建設会社の信頼性と建設工事の透明性を高めるよう求める声が大きくなっています。

建設構造物は「一品生産品」であるため、工場でライン生産される商品と違い、現場の状態によって品質が大きく左右されます。現場の建設工事がきちんと行われているか、設計どおりに建物が造られているか、そのすべてをチェックするのが**品質管理**の仕事です。

品質管理のポイントは見えなくなる部分

建設工事の場合、「工事が進行してしまうと前工程の品質がわからなくなる」という問題があります。基礎や躯体は建物ができたあとでは目に見えませんし、コンクリートはいったん固まってしまえばあとから手を加えることはできません。品質管理のポイントは、この**目に見えない部分**とプロセスをきちんと確認することです。ですから、品質管理担当者は工事プロセスをきちんと見ていなければなりません。大手ゼネコン各社は、80年頃からTQCやTQMの導入を始め、デミング賞の受賞、ISOの取得など、品質管理の仕組みを構築してきました。

近年、多くのゼネコンの品質管理部署は、ISO関係の仕事が主な業務となっています。実際の現場での工事品質の管理は、元請建設会社の工事担当者が行いますが、下請けの行った工事の品質をきちんと管理できる技術者が不足しています。下請建設業者が自主的に行う自主管理が重要になっています。

危険が伴う建設業の現場

建設業は、自然に囲まれた現場が相手の仕事ですから、いつ何が起こるかわかりません。足場が悪く危険な場所での作業が多く、重機や危険な道具を扱う作業が多いことも

Point

TQCからTQMへ　日本型QC活動は、生産現場を中心に発展してTQCとなりましたが、ボトムアップ活動の限界に突き当たりました。そこで、企業のトップが定めた経営戦略を品質目標や顧客満足度目標にまで落とし込んで現場に展開する、TQM（Total Quality Management）が始まりました。

あり、他産業に比べて労働災害が多い傾向にあります。死亡災害などが発生すると指名停止などの措置が取られます。

建設業における労働災害は減少を続け、死傷災害については1998年の3万8117人から2022年には1万4539人と、24年間で62％の減少となりました。死亡災害についても、725人から281人へ61％の減少となっています。しかし、全産業の就業者中、建設業就業者の占める割合が7・1％にすぎないにもかかわらず、死傷災害の11％、死亡災害の36％と非常に高い比率を占めています。2021年の建設業死亡災害288人中、土木工事が102人（35・4％）、建築工事が139人（48・3％）、設備工事が47人（16・3％）となっています。災害の種類としては、墜落が38・2％で最も高く、次いで建設機械や自動車などによる事故となっています。

2023年9月には東京・日本橋の再開発工事現場で鉄骨製の梁《はり》が7階から3階に落下し、梁の上で作業していた作業者5人が落下する事故がありました。2016年には東京都港区のマンション工事現場で、足場用の鉄パイプが歩道に落下し、歩行中の男性が死亡する事故が発生しました。労働災害だけでなく周辺への安全管理も重要です。建設業界にとって安全管理の強化は永遠の課題といえます。

建設業における労働災害の発生状況

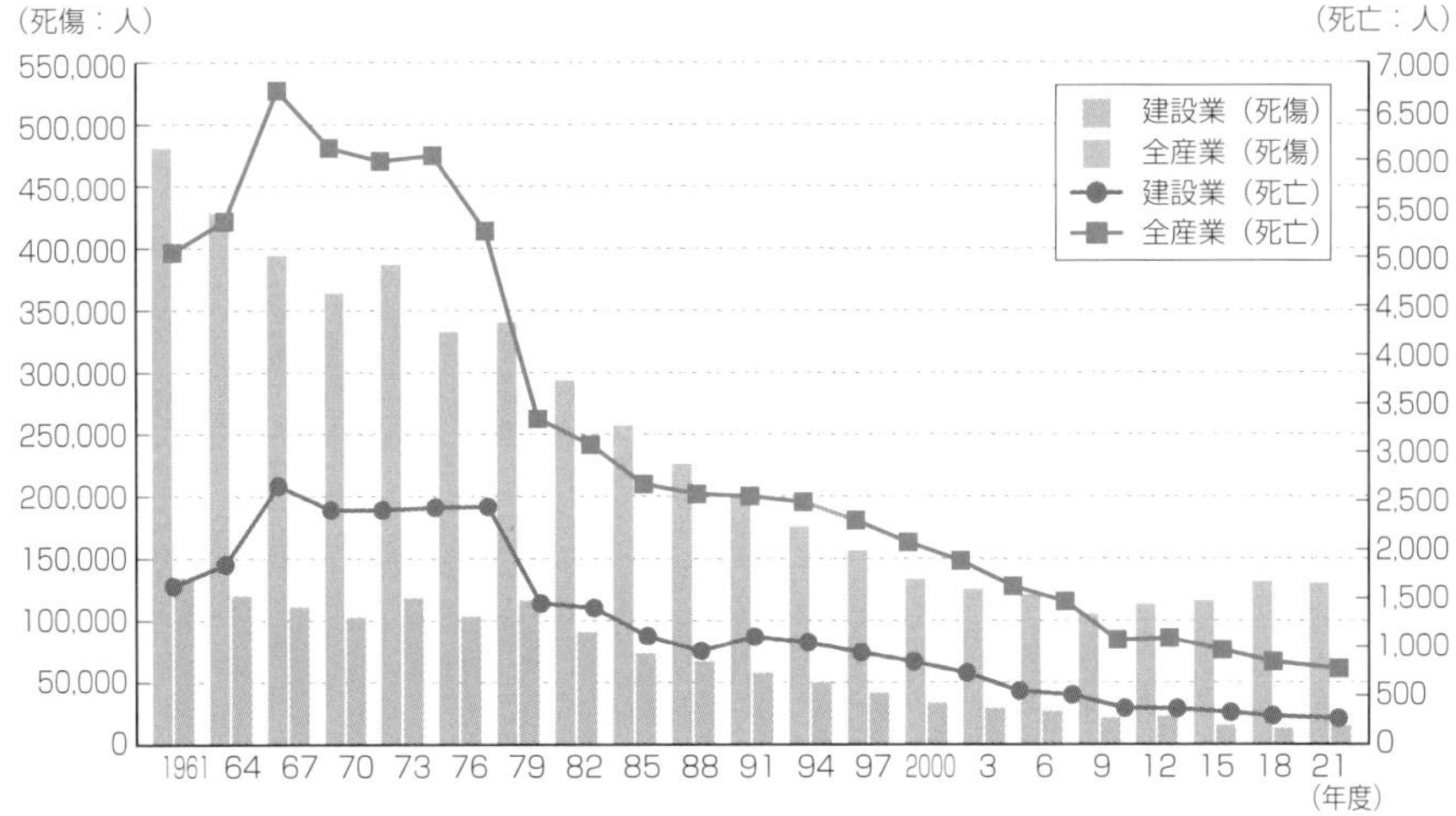

「建設業における労働災害発生状況」（建設業労働災害防止協会）より

Term **COHSMS** Construction Occupational Health and Safety Management Systemの略で、コスモスと読む。建設業労働安全衛生マネジメントシステム。事業者自らが構築し、経営管理の一環として組織的・体系的に行う安全衛生管理の仕組みです。

Section 3-8

建設業界の労働条件

建設業界の労働条件は、これまで恵まれているとはいえませんでした。人材不足を背景に、業界を挙げて労働条件の改善に取り組んでいます。

建設生産労働者の給与は、1980年代後半から90年代前半にかけて急増し、その後、ゆるやかな減少が続きました。2013年からは建設業の人材不足により増加に転じ、19年には463万円と製造業に近い水準に達しました。公共工事設計労務単価*（全国全職種平均）は、12年度には1万3000円まで低下していましたが、23年3月には2万2200円まで回復しています。

年間労働時間や出勤日数もまだ製造業とは差があるものの改善され、22年時点で建設業の年間労働時間は1986時間、年間出勤日数は240日となっています。

これまで建設会社の中には、社会保険に加入しないことで経費を節約している会社が多くあり、11年時点での社会保険への加入率は労働者ベースでは57％にとどまっていました。これは建設業界の魅力を損なう要因でもありました。社会保険とは雇用保険、健康保険、厚生年金です。

社会保険加入率の増加

国土交通省は建設業界の労働環境を改善するために、社会保険の企業単位の加入率100％を目指してきました。具体的には、①建設業許可・更新時における保険未加入企業への加入指導、②経営事項審査における保険未加入企業に対する評価の厳格化、③元請企業による下請指導、などが行われています。19年には企業別で98％、労働者別で88％の加入率となり、20年からは社会保険加入が建設業許可の要件となりました。建設業界の人手確保と労働環境改善のため、公共工事の総合評価落札方式では、賃上げを表明した企業への加点が行われます。大企業で3％以上、中小企業で1.5％以上です。大手建設会社の初任給引き上げや賃上げは新聞にも取り上げられていますが、中小建設業も賃上げの努力をしています。

Term

公共工事設計労務単価　公共工事の予定価格積算用単価であり、労働者への支払賃金を決めるものではありません。1日8時間当たりの賃金相当額で、法定福利費など会社負担の諸経費は含まれません。

建設業の労働賃金の推移

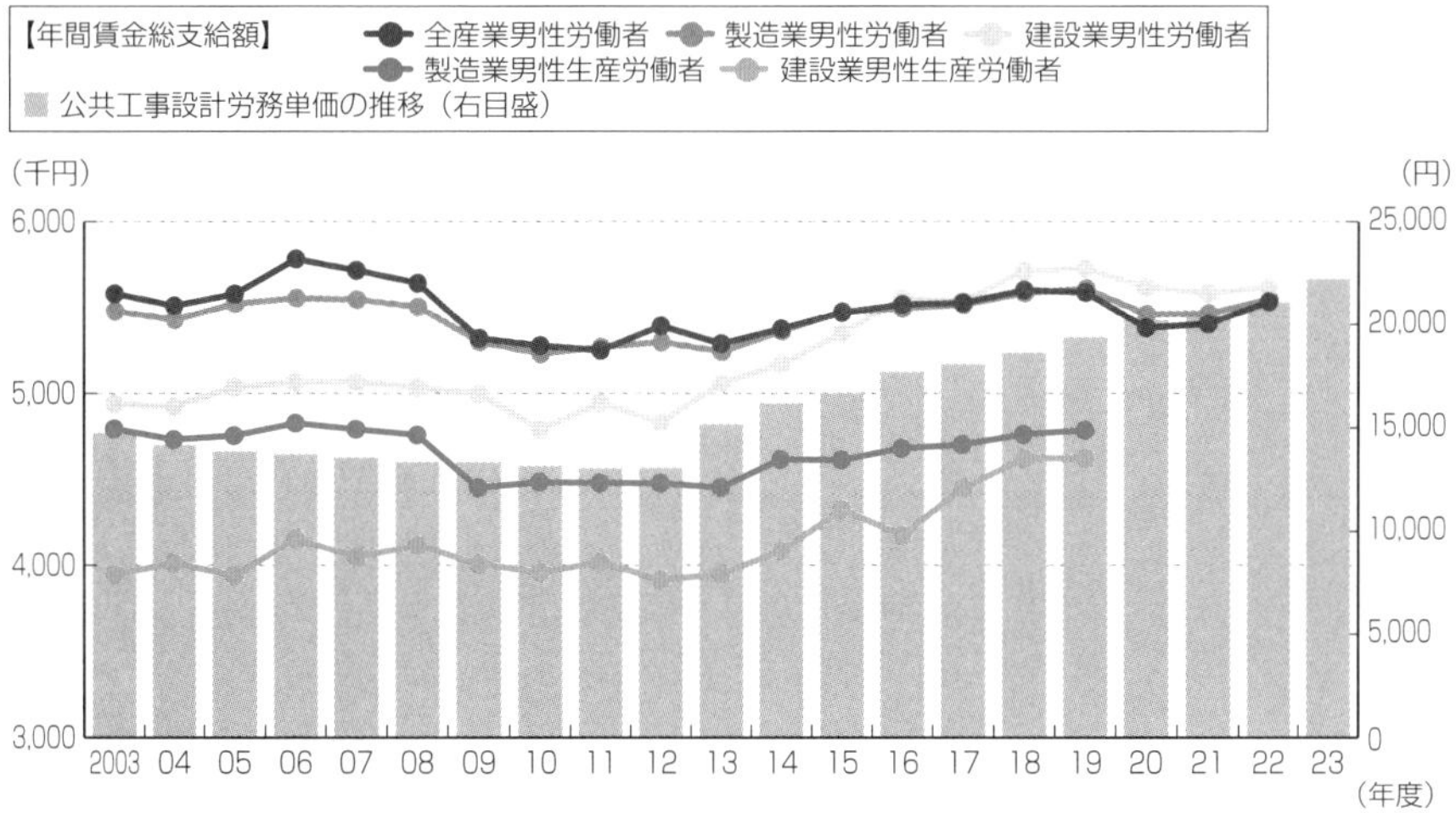

（注）1. 年間賃金総支給額＝決まって支給する現金給与額 ×12＋年間賞与その他特別給与額
2. 調査対象は、事業所規模 10 人以上の事業所に雇用される常用の男性労働者
3. 労働者とは、生産労働者および管理・事務・技術労働者
4. 生産労働者のデータは 2020 年以降公表されていない

資料出所：厚生労働省「賃金構造基本統計調査」、国土交通省「公共工事設計労務単価」

建設業の年間出勤日数

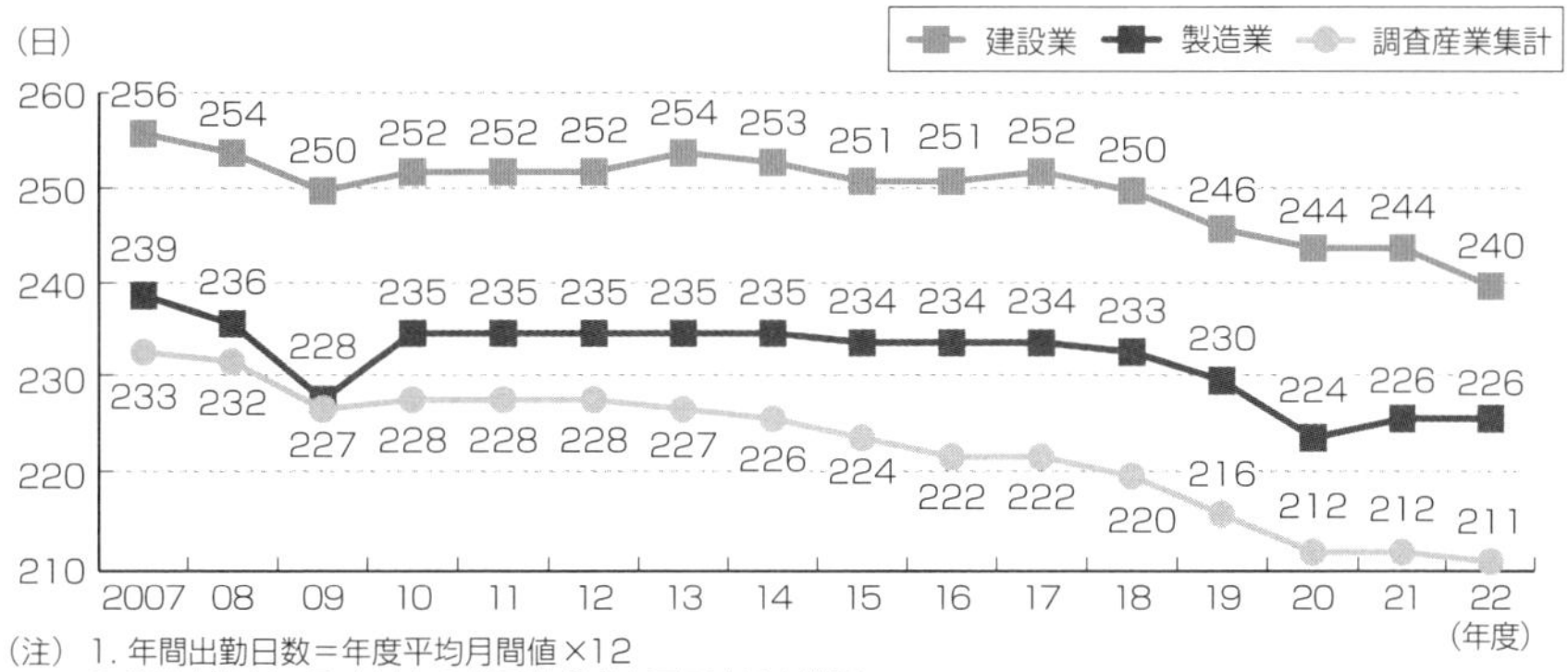

（注） 1. 年間出勤日数＝年度平均月間値 ×12
2. 調査対象は、5 人以上の常用労働者を雇用する事業所

資料出所：厚生労働省「毎月勤労統計調査」

「建設業デジタルハンドブック」（一般社団法人日本建設業連合会）
https://www.nikkenren.com/publication/handbook/

Term

一人親方　職人として一人前になり、親方のもとから独立した段階で、「自由に仕事がしたい」「収入を増やしたい」と考える職人が一人親方を選びます。とはいえ、労働者の社会保険加入をのがれるため、社員との雇用関係を解消して一人親方とし、請負関係を結ぶ例もあります。一人親方は労災保険の適用を受けることができません。

Section

3-9 建設業界の働き方改革

「働き方改革関連法」が2019年4月1日から施行されましたが、建設業界は東京オリンピック・パラリンピック関連施設工事などで需要が増えていたため、適用が猶予されていました。建設業についても24年4月1日から時間外労働の罰則付き上限規制が適用となりました。

労働基準法では、労働時間の上限を「1日8時間、1週間40時間」と規定しています。しかしながら建設工事は土曜日も行われるのが一般的でした。**36協定***を結ぶことで、労働時間を超えた時間外労働の制限が事実上なくなっていたのです。2024年4月から建設業界でも時間外労働の限度時間が「月45時間、年360時間」となりました。ただし、繁忙期や災害復旧・復興に関する工事においては、「月100時間未満（休日労働含む）、複数月平均80時間（同）、年720時間まで」の時間外労働が認められます。

■日給と工期が課題

建設業界で働き方改革が進まなかった理由として、**日給月給**と工期の問題があります。日給月給とは、日給を毎月1回まとめて支払う給与体系です。建設業では日給月給で働いている作業者が多いため、週休2日になったり残業が減ると給与が減ります。月給制に移行するなどの改善が求められています。また、厳しい工期の工事を受注すると残業が増える可能性も高くなります。従来よりも工期が長くなることやコスト増について、発注者の理解も必要になります。下請建設会社や作業者にしわ寄せがいかないようにしなければなりません。

国土交通省が発注する工事はすでに週休2日を原則としていますが、2022年の時点で市区町村では5割未満にとどまっていました。大手建設会社は週休2日を原則としており、工期がひっ迫した場合は、交代で週休2日が取れる体制にしています。若手人材を採用するためにも休日は重要な要素です。働き方改革によって工期の長期化とコスト増が進むと予想されています。

Term

36協定　1日8時間・週40時間の法定労働時間を超えて残業できるようにするため、労働者と会社が締結する労使協定です。労働基準法第36条に基づくため、36（サブロク）協定と呼ばれます。

建設業における平均的な休日の取得状況

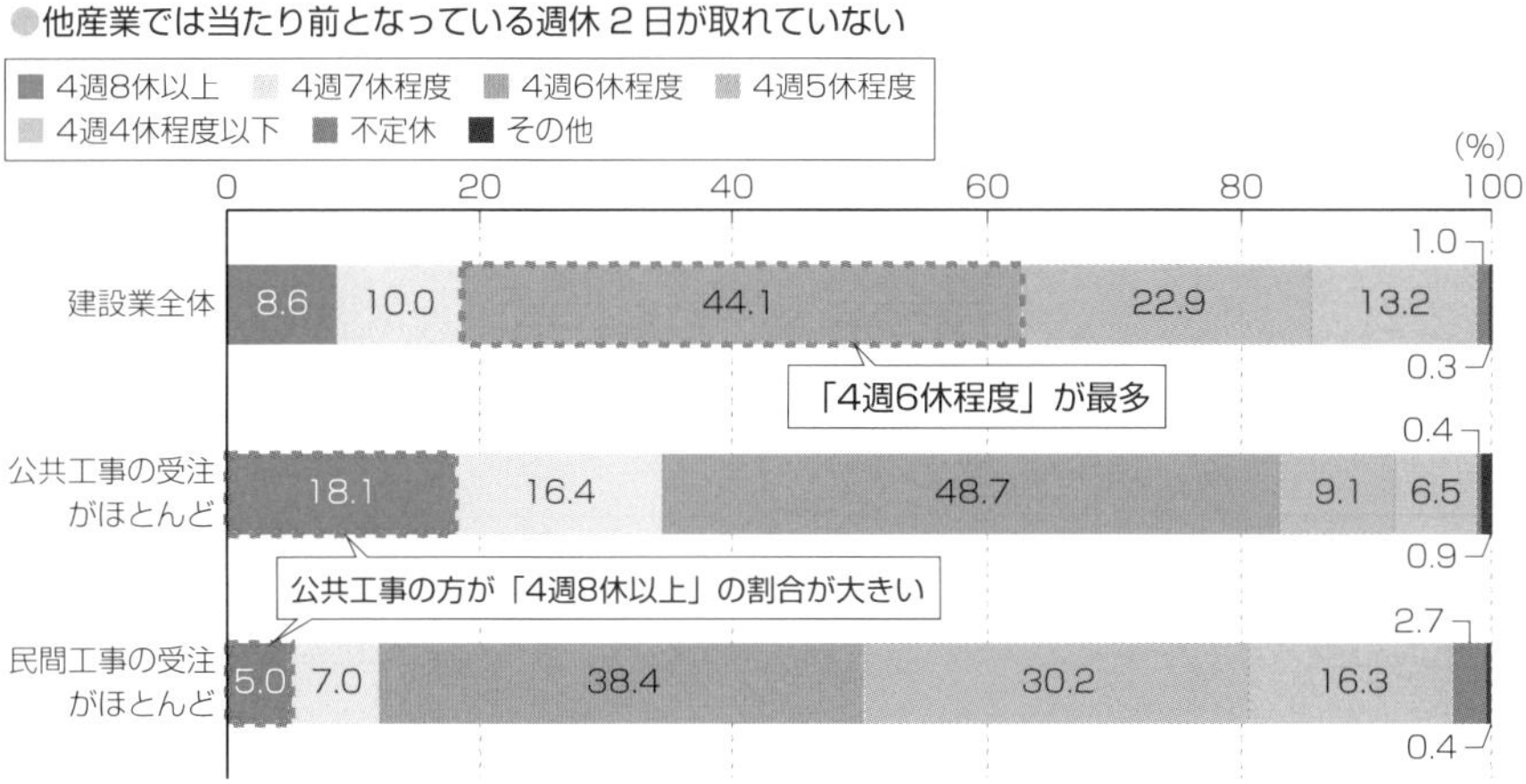

●他産業では当たり前となっている週休2日が取れていない

原出典：国土交通省「適正な工期設定等による働き方改革の推進に関する調査」(2022年6月15日公表)
「建設業の働き方改革の推進」(国土交通省)
https://jsite.mhlw.go.jp/saitama-roudoukyoku/content/contents/001498604.pdf

週休2日制を導入できない理由

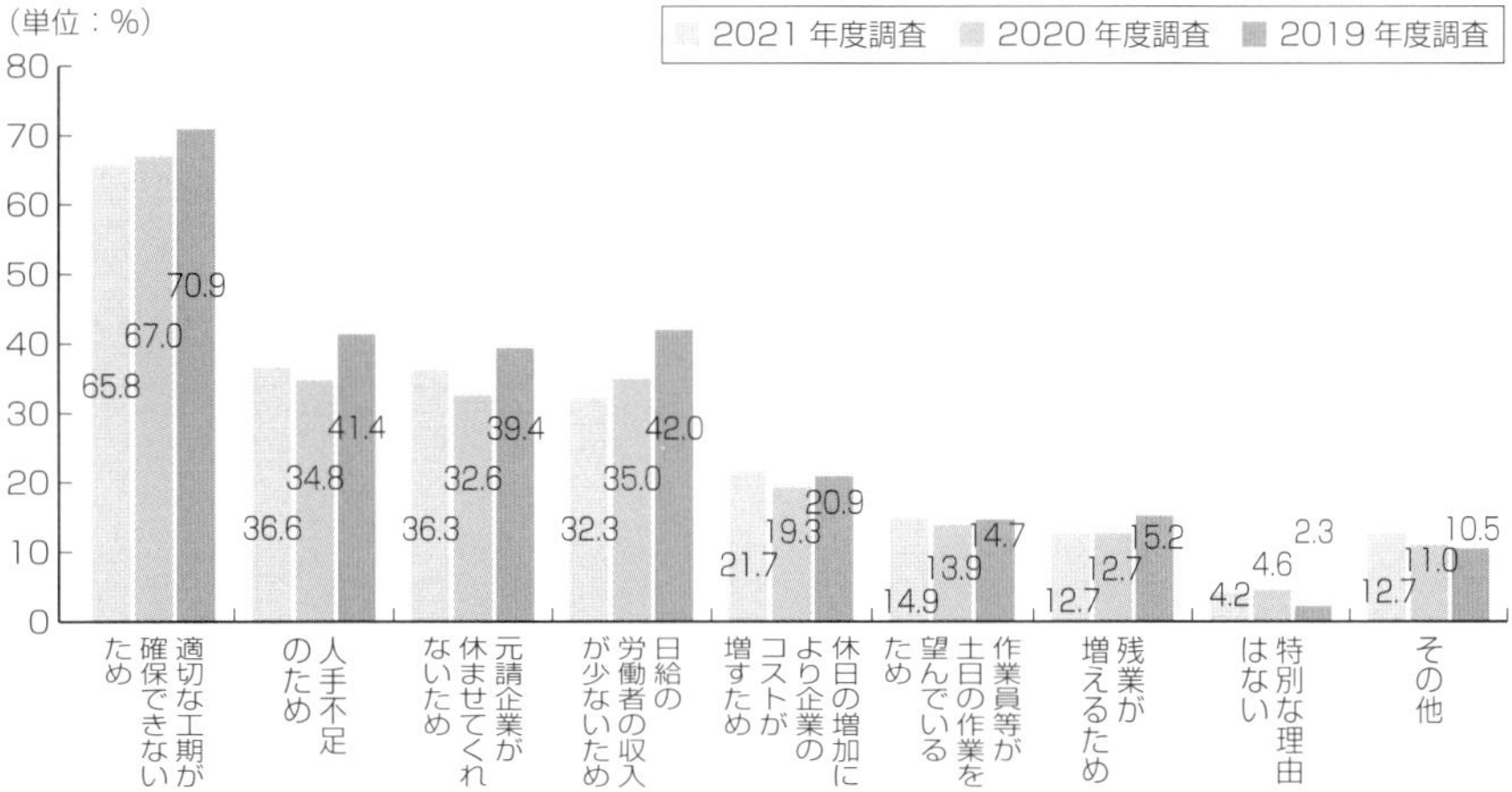

原出典：働き方改革における週休二日制、専門工事業の適正な評価に関する調査（建専連、2021年）
「建設工事における適正な工期の確保に向けて」(国土交通省)
https://www.mlit.go.jp/tochi_fudousan_kenseysugyo/const/content/001612259.pdf

Term

ハインリッヒの法則　労働災害における経験則。1件の重大な事故・災害の背後には29件の軽微な事故・災害があり、その背景には300件の異常がある、というものです。大事故を未然に防ぐためには、日頃のチョットしたミスやヒヤリハット、不安全行動にも注意し、適切な対策を講じておくことが大切です。

建設技術者のいろいろな資格

Column

建設関係の技術者の仕事は、実務経験と資格の両方を兼ね備えていることを求められます。公共工事では、入札の条件として、工事を担当する技術者の資格や経験が定められています。社員の資格が経審の評点として評価されるため、建設会社は社員の資格取得を奨励しています。資格には、国家資格と民間資格があります。

建設業界の人手不足を受け、2024年4月から施工管理技術検定の受験要件が緩和されました。

建設技術者の資格

業種区分	国家資格															その他	
	職業能力開発促進法	消防法	水道法	電気通信事業法	電気事業法	電気工事士法	技術士法	建築士法	建設業法「技術検定」							建設業法の位置付けあり	
土木														土木施工管理技士			
舗装															建設機械施工管理技士		
しゅんせつ							技術士										
水道施設																	
とび・土工																	地すべり防止工事士
塗装	技能士																
石																	
鋼構造物																	
建築							技術士						建築施工管理技士				
大工																	
屋根																	
タイル・れんが・ブロック								建築士									
内装仕上																	
左官	技能士																
鉄筋																	
板金																	
ガラス																	
防水																	
熱絶縁																	
建具																	
電気	技能士				電気主任技術者	電気工事士					電気工事施工管理技士					計装士	
管			給水装置工事主任技術者					建築設備士		管工事施工管理技士							
機械器具設置																	
電気通信				電気通信主任技術者			技術士					電気通信工事施工管理技士					
造園	技能士								造園施工管理技士								
さく井																	地すべり防止工事士
清掃施設																	
消防施設	技能士	消防設備士															
解体工事業							技術士	建築士					建築施工管理技士	土木施工管理技士		解体工事施工管理技士	

「建設業法における配置技術者となり得る国家資格等一覧」(国土交通省) より

第4章

建設業界に関連する規制、法律

建設業界における新技術の登場や工法などの進歩に伴う建設構造物の高度化・多様化には目をみはるものがあります。しかし一方では、業界固有の古い体質を引きずっていたり、建物の安全性や環境面の問題などが指摘されています。ここでは、業界の健全な発展を支える規制や法律について紹介します。

Section

4-1 業界の基本ルールは建設業法

建設業法は、①建設工事の適正な施工を確保し、②発注者を保護するとともに、③建設業の健全な発達を促進することを目的としています。2019年の「新・担い手三法」の成立に伴い、建設業法が改正され、経営業務管理責任者や技術者に関する合理化が行われました（4-2、4-3、4-8節参照）。

建設業法の概要

①建設業の許可制度

建設業法では、建設業の業種を2種類の**一式工事**と27種類の**専門工事**に分類しています。軽微な工事を除き、必要となる業種ごとに建設業の許可を受けなければなりません。老朽建築物の解体工事の増加に対応するため、2016年6月に解体工事業が新設されました。

②建設工事の請負契約

契約は、必ず書面で着工前に行わなければなりません。また、契約書面には請負代金の額や工期などを記載しておかなければなりません。

③建設工事の請負契約に関する紛争の処理

建設工事の請負契約に関する紛争の解決を図るため、中央ならびに都道府県の建設工事紛争審査会＊が設置されています。

④施工技術の確保

建設業の許可を受けている建設業者は、請け負った工事を施工する場合､元請けと下請け､金額の大小にかかわらず、その工事現場における施工の技術上の管理（施工計画の作成や工程管理など）を行う**主任技術者**や**監理技術者**＊を置かなければなりません。

⑤建設業者に対する指導監督

建設業法やその他の法令を遵守しない場合には、監督処分や営業停止処分、許可の取り消しを受けます。発注者による指名停止となる場合もあります。

Term **建設工事紛争審査会**　建設工事の請負契約をめぐる紛争の解決を図るためには、建設工事に関する技術、商慣行などの専門的な知識が必要となります。建設工事紛争審査会では、専門家が公正・中立な立場から、「あっせん」「調停」「仲裁」のいずれかの手続きに従って紛争の解決を図ります。

建設業法の概要（2019年改正）

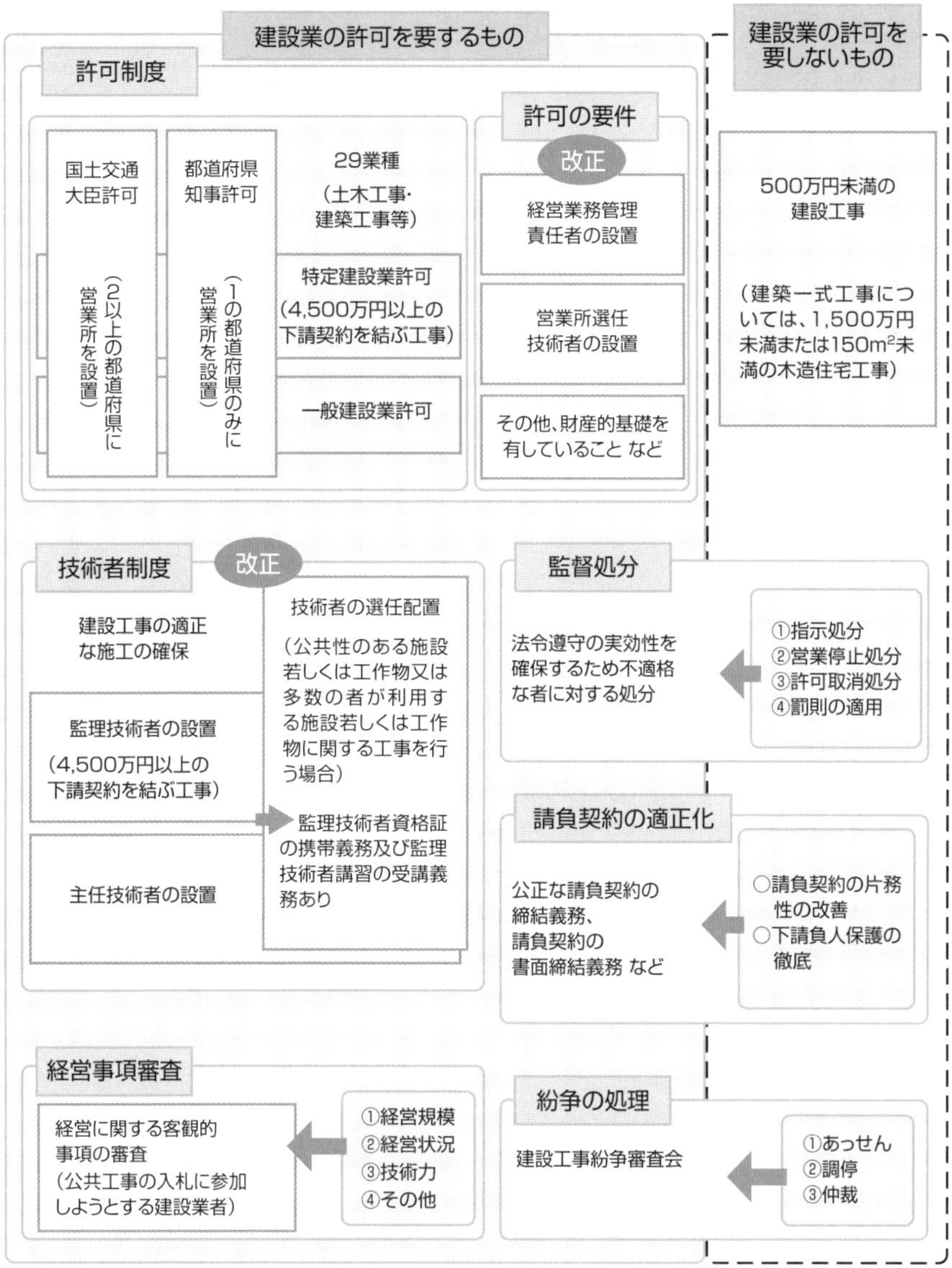

「建設業法改正経緯」（国土交通省）に加筆

Term **監理技術者**　特定建設業者が元請けとして、外注総額4,500万円以上（建築一式工事の場合は7,000万円以上）となる工事を発注者から直接請け負う場合、監理技術者を現場に配置しなければなりません。4,500万円未満の現場では、主任技術者の配置でよいことになっています。

Section

4-2 建設業の許可申請

建設業の許可を受けるためには、①営業経験、②技術者の配置、③誠実性、④財産的基礎などが必要です。地域の守り手としての建設業を継続するため、建設業法の改正が行われました。

一般建設業の許可を受けるには、次の要件を満たしていなければなりません。

①経営業務の管理責任者がいること
・建設業に関して5年以上の経営業務の管理責任者としての経験を有しているか、6年以上管理責任者に準ずる地位で管理責任者を補佐した経験があること
・役員を補佐する者を配置することで、「建設業の役員経験2年以上を含む5年以上の役員経験」があればよいことになった
・従来は建設業許可を取りたい業種での経験が必要だったが、建設業であれば業種を問われないことになった

②営業所ごとに専任の技術者がいること
・建設業許可を受けようとする業種に関する国家資格などを有する者、または、建設業許可を受ける業種に関連する学科を卒業後、高卒の場合は5年以上、大卒の場合は3年以上の実務経験を有する者
・または、学歴・資格の有無を問わず、建設業許可を受けようとする業種に関して、10年以上の実務経験を有する者
・指定学科を卒業していなくても、施工管理技士1級の一次試験に合格していれば3年以上、2級であれば5年以上の実務経験を有することで、専任技術者要件を満たすことになった

③建設工事の請負契約に関して誠実性のあること

④財産的基礎、金銭的信用のあること
・自己資本の額が500万円以上であること など

⑤「適切な社会保険に加入していること」が追加された

特定建設業者の義務

特定建設業は、下請業者の保護を図るために設けられ

Term
施工体制台帳　下請け、孫請けなど工事を請け負うすべての業者名、各業者の施工範囲、技術者氏名などを記載した台帳です。現場の施工体制を把握するためだけでなく、①品質・安全などの施工トラブル、②不良・不適格業者の参入や一括下請け、③安易な重層下請けなどの防止が目的です。

た制度です。発注者から直接請け負った建設工事について4500万円以上（建築一式工事は7000万円以上）の下請契約をしようとする会社は、特定建設業の許可を得なければなりません。一般建設業よりも厳しい条件です。

①営業所ごとの専任技術者について

・一級建築士、1級建築施工管理技士、1級土木施工管理技士、技術士などの1級国家資格者がいること

・または、元請けとして4500万円以上の工事について、2年以上指導監督的な実務経験を有する者（指定建設業以外の場合）

②財産的基礎、金銭的信用について

・欠損の額、流動比率、資本金などについての条件を満たしていること

特定建設業者は、直接の下請業者だけでなく、孫請けを含めて工事に携わったすべての下請業者が建設業法、労働基準法、**労働安全衛生法**などの法律に違反しないように指導しなければなりません。さらに、元請けとして請け負った工事の下請契約の総額が4500万円（建築一式工事では7000万円）以上になる場合は、**施工体制台帳**＊を作成しなければなりません。下請業者の保護のために、下請代金の適正な支払いに関する規定も設けられています。

建設業法における技術者制度

	特定・一般の別➡	特定建設業	一般建設業
営業所の専任技術者	資格要件	1級国家資格者 実務経験者※1	1級国家資格者 2級国家資格者 実務経験者

工事現場の技術者（監理技術者、主任技術者）	工事現場に置くべき技術者の種類　改正	監理技術者 （元請工事における下請金額4,500万円※2以上）	主任技術者 （元請工事における下請金額4,500万円※2未満）
	資格要件	1級国家資格者 実務経験者※1	1級国家資格者 2級国家資格者 実務経験者
	工事現場における専任の要件※3　改正	公共性のある施設若しくは工作物又は多数の者が利用する施設若しくは工作物に関する重要な建設工事で、請負金額が4,000万円（建築一式の場合は8,000万円）以上で必要	
	専任の監理技術者が備えるべき要件	監理技術者資格者証の交付 監理技術者講習の受講	－

注）※1：指定建設業（土木工事業、建築工事業、電気工事業、管工事業、鋼構造物工事業、舗装工事業、造園工事業）の場合は国土交通大臣特別認定者
※2：建築一式工事の場合は7,000万円
※3：監理技術者を補佐する技術者を専任で置いた場合は、2現場の業務を認める

Point
建設業許可の有効期限　建設業許可の有効期間は5年間となっており、許可を受けた日から5年目の対応する前日をもって満了となります。更新の申請は、期間が満了する30日前までに行わなければなりません。

Section

4-3 時代に合わせた建設業法の改正

2020年には、建設業界の働き方改革の促進、建設現場の生産性向上、持続可能な事業環境の確保を目的とした改正が行われました。

働き方改革の促進と現場の生産性向上

長時間労働を是正するためには工期の適正化が大切です。著しく短い工期による請負契約の締結を禁止し、違反者には国土交通大臣からの勧告などを実施します。公共工事の発注者にも、必要な工期の確保と施工時期の平準化のための方策を講ずることが努力義務化されました。

現場の処遇改善では、建設業許可の基準として、社会保険への加入が要件化されました。法人の事業所だけでなく、個人事業主であっても従業員が5名以上いれば社会保険に加入しなければなりません。未加入の場合は建設業許可を取得できず、更新もできなくなりました。さらに、下請代金のうち、労務費相当分については現金払いとしなければなりません。

限りある人材の有効活用のため、工事現場の技術者に関する規制が合理化されました。具体的には、元請けの監理技術者を補佐する制度が創設され、技士補がいる場合は複数現場の兼任が認められます。下請けの主任技術者に関しては、工事金額が所定の金額未満といった要件を満たす場合は設置不要となりました。建設資材の欠陥によって施工不良が生じた場合は、国土交通大臣等による建設資材製造業者への改善勧告・命令が可能になりました。

持続可能な事業環境の確保

経営業務管理責任者に関する規制も合理化されました。「建設業経営に関し過去5年以上の役員経験者」が建設業許可の要件だった従来の規制を見直し、事業者全体として適切な経営管理責任体制*を有することを求めることとなりました。合併・事業譲渡等に際し、事前認可の手続きにより円滑に事業承継できる仕組みもできました。

Term **適切な経営管理責任体制**　財務管理、労務管理、業務運営の業務経験のある者が補佐する体制があれば、「役員経験5年」の要件は、建設業に関し2年以上の役員経験があれば、他の業界での役員経験との合算でも認められることになりました。

現場の処遇改善

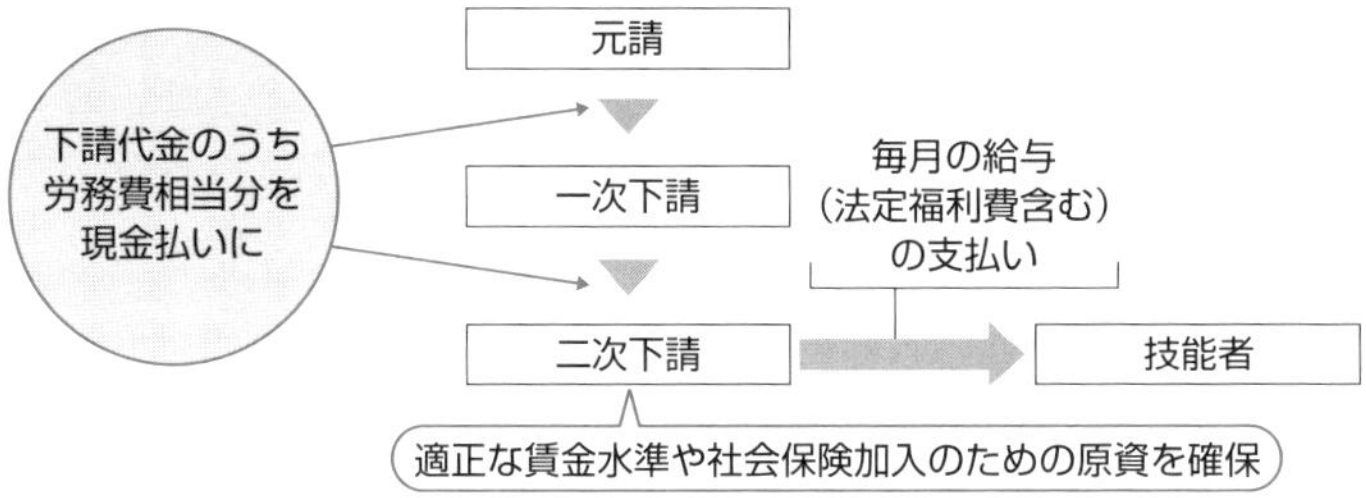

「建設業法、入契法の改正について」(国土交通省)

技術者に関する規制の合理化

●元請の技術者

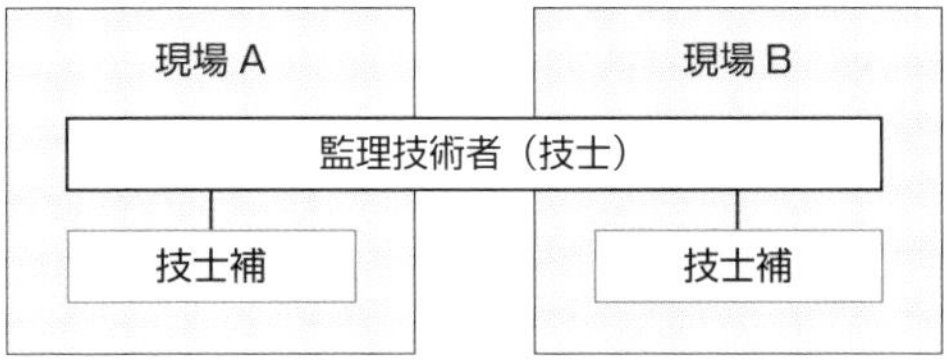

監理技術者は兼務可能

※監理技術者補佐の要件は、主任技術者の要件を満たす者のうち、1 級技士補を有する者を想定

●下請の技術者

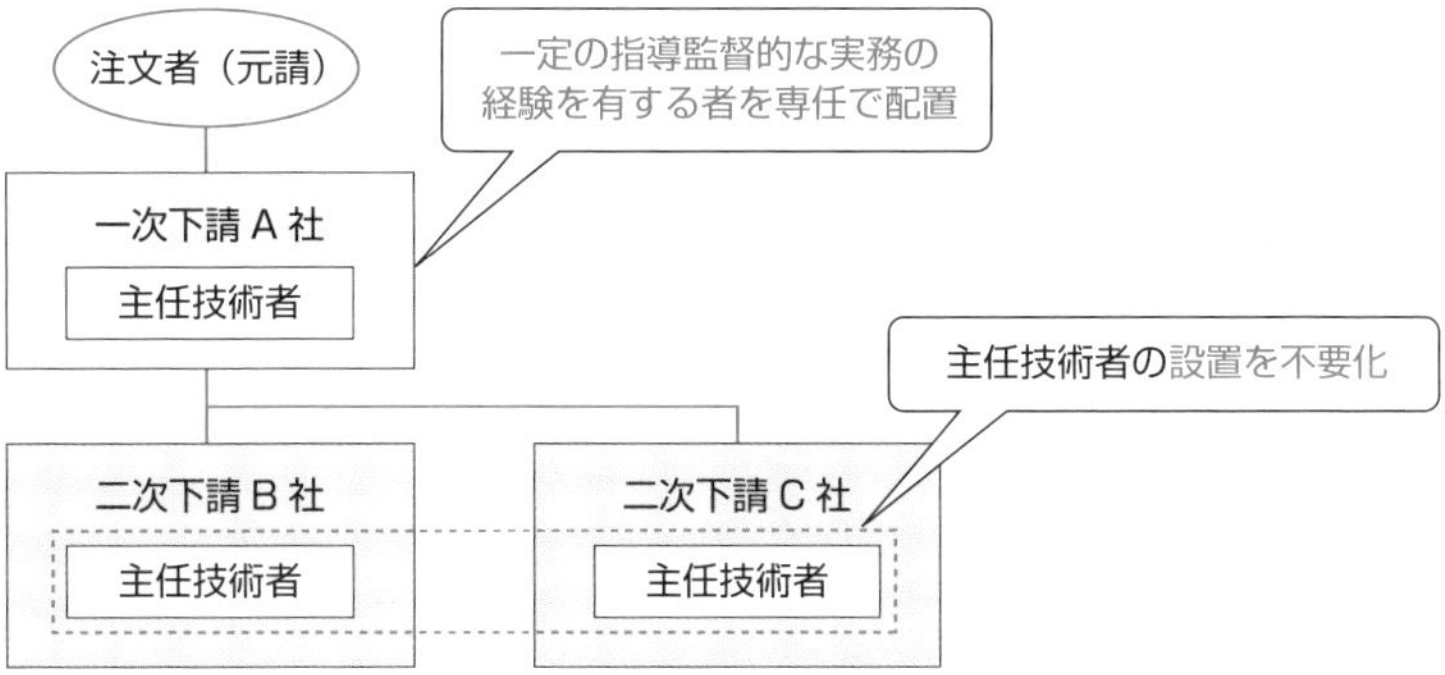

※適用対象は、施工技術が画一的で、技術上の管理の効率化を図る必要がある工程に限定

「建設業法、入契法の改正について」(国土交通省)

Term

違約金特約条項　談合などの不正行為が行われた場合、その行為による損害を発注者に賠償することを、工事の契約の際にあらかじめ約定するものです。国土交通省ならびにすべての都道府県・指定都市で導入されています。ほとんどの都道府県・指定都市では、請負契約金額の10%を違約金額としています。

Section

4-4

災害などをきっかけに改正〜建築基準法

地震大国日本では、1923年の関東大震災をはじめとする多くの震災を教訓として、建物・施設の耐震化を進めてきました。そして、阪神・淡路大震災の教訓により2000年に建築基準法の大改正が行われました。

建築基準法のもととなった**市街地建築物法**は1919年に制定されました。

市街地建築物法は、建物の安全構造の検討を義務付けており、家屋の密集する都市の防災対策を目的としていました。その後、1950年に**建築基準法**が制定され、社会情勢の変化に合わせて改正されながら、今日まで「国民の生命、健康および財産の保護」を目的として運用されています。

建築基準法は、**集団規定**と**単体規定**から構成されています。集団規定では、都市の環境を保護するため、①建築物間における日照や採光、通風などの環境上の争いが生じないように、建築物や敷地と道路との関係を定め、②都市全体の環境や機能を望ましい水準にするため、建築物の用途や建て込み具合、形態や規模を定めています。単体規定では、建築物を利用する者の生命や健康を保護するために、①敷地の基準、②安全の基準、③防火の基準、④避難施設の基準、⑤衛生上の基準など、建築物自体が備えるべき基準を定めています。

建築基準法が目標とする耐震性能

阪神・淡路大震災の被害を受けて行われた2000年の改正では、耐震性能の向上が図られました。現在の建築基準法が最低限の目標としている耐震性能は、①建物の耐用年限中に2〜3回遭遇する地震に対して、ひびが入るなど多少の損傷は受けても、直して住み続けられること、②建物の耐用年限中に遭遇するかどうかという極めてまれな大地震に対しては、逃げる間もないような壊れ方をしないこと——を想定しています。「極めてまれな大地震」とは、関東大震災規模の地震を指すとされています。2000年の

シックハウス症候群　新築住宅やリフォーム後の住宅に入居した人が、「目がチカチカする」「喉が痛い」「めまいや吐き気、頭痛がする」などの症状を発症することです。建材や家具、日用品などから発散するホルムアルデヒドやVOC（トルエン、キシレン、その他）などの揮発性の有機化合物が、発症の原因です。

改正ではさらに、一定の性能を満たせば、多様な材料・設備・構造方法を採用できることになりました。その結果、技術開発の促進、海外資材・部品の導入などにより、建築コストの低減や国際規格との調和につながりました。

その後、**シックハウス症候群**＊の増加を受けて、2002年の改正ではシックハウス症候群に対する規制が加えられました。

さらに2007年には、構造計算書偽装問題への対策として、建築確認の厳格化、指定確認検査機関への監督強化、構造設計一級建築士による構造計算書のチェックなどが加えられました。2018年の改正では、密集市街地の整備改善や戸建住宅等を用途変更する場合の規制についての合理化が行われました。

2022年の改正では、住宅を含むすべての建築物に省エネ基準への適合が義務付けられました。それに伴い、従来は構造耐力関係規定の審査が行われていた2階建て以下の住宅について、特例が縮小されます。屋根への太陽光発電の設置や断熱の増加により、建物重量が増えるためです。これらは2025年7月から施行予定です。社会のニーズに合わせた改正も行われています。

建築基準法の主な改正

区分（年）	年	出来事	内容
1900	1919	市街地建築物法制定	日本で最初の建築法規
	1923	関東大震災（M7.9）	
	1948	福井地震（M7.1）	
1950	1950	建築基準法制定	それまでの市街地建築物法を廃止
	1964	新潟地震（M7.5）	
	1968	十勝沖地震（M7.9）	
	1971	建築基準法施行令改正	鉄筋コンクリート造の柱のせん断補強基準の強化、木造住宅の基礎をコンクリート造布基礎と規定
	1978	宮城県沖地震（M7.4）	
1980	1981	建築基準法改正	新耐震基準の制定、鉄筋コンクリート造基礎を原則義務化、必要耐力壁量の変化
1990	1995	阪神・淡路大震災（M7.3）	
	2000	建築基準法改正	地盤調査の義務化、基礎鉄筋金物補強の法制化
	2002	建築基準法改正	シックハウス症候群に対する規制
	2007	建築基準法改正	耐震偽装問題に対する対策
	2007	新潟中越沖地震（M6.8）	
2010	2011	東日本大震災（M9.0）	
	2022	建築基準法改正	すべての建築物への省エネ基準適合義務化
	2024	能登半島地震（M7.6）	

Term

既存不適格建築物　「いままでは適法であったのに、建築基準法の改正によって違反となる建築物」をすべて違法建築物とすると、社会的混乱が大きくなります。そこで、新法に違反する建築物のうち、新法の施行時に存在していた建築物や建築中であった建築物を**既存不適格建築物**と呼び、違反を問わないこととしています。

Section

4-5 公共工事の品質を守る品確法

公共工事の品質確保を目的に、2005年4月に「公共工事の品質確保の促進に関する法律」が施行されました。価格だけでなく、受注者の技術的能力も含めた総合的評価の結果によって契約者が決まります。

公共工事を受注しようとする建設会社は、経営事項評価点と技術評価点の総合点数で評価され、ランク付けされています。従来の価格による競争入札は、「同ランクの会社なら、どこが造っても同じものができる」との前提で行われ、良いものを造る技術があまり評価されませんでした。

しかし、建設投資が大きく減少し、公共工事の受注競争が激化する中、価格のみによる競争入札が繰り返されることで、工事量を確保するための**安値受注**が横行し、「構造物の品質の低下を招いている」、「労働条件の悪化につながる原因ではないか」という声が広がってきました。また、技術者が不足している市町村などでは、入札参加業者の**技術力審査**や工事の監督・検査が適切に行われていない、という問題も明らかになってきました。

「価格競争」から「価格と品質の競争」へ

そこで、単に価格のみで業者を決めるのではなく、品質や技術も重視した業者選定の仕組みに変えるべく施行されたのが、**「公共工事の品質確保の促進に関する法律」**（略称：公共工事品確法、品確法）です。発注者に対して、「価格と品質」が総合的に優れた内容で契約することを義務付けることにより、受注する企業の施工力・技術力の向上意欲を高め、公共工事の品質を確保することが目的です。

そのために、次の内容が盛り込まれています。

①適切な発注関係事務（仕様書・設計書の作成、予定価格の作成、入札・契約方法の選択、契約の相手方の決定、工事の監督・検査、ならびに工事中および完成時の施工状況の評価など）を実施する。

Point

品確法への反論　品確法の施行によって、「技術力活用＝品質確保・効率化」へと進んでいますが、①大手ゼネコンへの受注の集中が進み、競争が阻害される、②品質確保には元請けの技術力だけでなく、下請業者の技能も重要である、③技術力評価の客観的仕組みがないので官業癒着が起こりやすい、などの指摘もあります。

②工事の経験、施工状況の評価、配置予定技術者の経験などを審査することで、企業の技術力を生かす仕組みを導入する。

③発注体制が未整備な発注者を、国・地方公共団体、その他公益法人などがサポートする。

品確法では、企業の総合力を評価して選定することで、より良い公共事業を実現します。

担い手の育成・確保を目的とした改正

2014年6月に、公共工事の品質確保の担い手の中長期的な育成・確保を目的として、品確法が改正されました。改正の内容は、「人材育成・確保が可能となるように、受注者が適正な利潤を確保できる予定価格を設定する」、「競争入札参加者すべてから詳細な技術提案を求めるのではなく、段階的選抜により負担を減らす」、「発注・施工時期の平準化を図る」などです。

さらに2019年の改正では、「災害時の緊急対策の充実強化」、「働き方改革への対応」、「生産性向上への取り組み」などが行われました。

公共工事の品質確保の促進に関する法律（2019年改正）

1. 災害時の緊急対応の充実強化

災害対応の担い手の育成・確保、災害復旧工事等の迅速かつ円滑な実施のための体制整備
①緊急性に応じて随意契約・指名競争入札等、適切な入札・契約方法を選択
②建設業者団体等との災害協定の締結、災害時における発注者の連携

2. 働き方改革への対応

適正な請負代金・工期による請負契約の締結、公共工事に従事する者の賃金、労働時間その他の労働条件、安全衛生その他の労働環境の適正な整備への配慮
①休日、準備期間、天候等を考慮した適正な工期の設定
②公共工事の施工時期の平準化に向けた、工期設定、中長期的な発注見通しの作成・公表等
③適正な額の請負代金・工期での下請契約の締結

3. 生産性向上への取り組み

情報通信技術の活用等を通じた生産性の向上

「公共工事の品質確保の促進に関する法律の一部を改正する法律概要」（国土交通省）より

Term
住宅の品質確保の促進等に関する法律　2000年に施行された住宅の品質を守る法律で、略称は「**住宅品確法**」。新築住宅の請負・売買契約において、基本構造部分（柱や梁など住宅の構造耐力上主要な部分、雨水の浸入を防止する部分）の、10年間の瑕疵（かし）担保責任（修補請求権など）が義務付けられました。

Section

4-6 品確法で定められた総合評価方式

「公共工事の品質確保の促進に関する法律」によって、公共工事の入札は原則として「総合評価方式」で行うことが明示されました。近年は国土交通省直轄工事のほとんどで一般競争入札・総合評価方式が適用されています。

総合評価方式は、受注企業の設計、施工方法などの技術力を生かすことで、公共工事の総合的な価値を高める入札方式です。価格以外の要素として、企業に技術提案を出させて、それを評価対象に加えます。評価項目には、工事目的物の性能や機能だけでなく、安全対策やリサイクル対策などの社会的要請項目もあります。

例えば、技術提案によって、騒音の低下や工期の短縮ができれば、住民や利用者の満足度が向上します。工事の技術力を評価することで、工事の品質向上が期待できます。安全性や環境対策などが評価されることにより、地域における企業の信用力も高まります。

総合評価方式の利用拡大に伴って、技術提案以外の評価項目が多様化しています。継続教育の取り組み、地元企業活用率、資材の地元調達、事業継続計画、災害活動、ICT活用、賃上げ、脱炭素、労働環境の改善、ボランティア活動、工事成績、優良工事表彰、若手・女性技術者の配置などです。

落札者の決定

総合評価方式では、技術提案や評価項目を評価基準によって得点に換算します。

この得点を入札価格（コスト）で除した評価値が「価格当たりの工事品質」を表すことになり、この評価値で各社の評価を行います。したがって、最低価格の入札者が必ずしも落札者になるとは限りません。

中立で公正な審査を行うために、総合評価方式の実施、落札者の決定、落札者決定基準の設定の際には、あらかじめ学識経験者の意見を聴くことが「品確法」で定められています。

Term

ライフサイクルコスト　建物のライフサイクル全体で発生する費用のことです。建設費から水道光熱費、点検・保守・清掃費などの運用維持管理費用、修繕・更新費用、解体処分費用や税金・保険費用までを含みます。建築費は全コストの４分の１程度にすぎず、残りの４分の３はランニングコストだともいわれています。

技術力に関する評価項目の具体例

大項目	中項目	小項目
①総合的なコストに関する項目	・ライフサイクルコスト	維持管理費
		更新費
	・その他	補償費等
②工事目的物の性能・機能に関する事項	・性能・機能	初期性能の持続性
		騒音低減
		強度
		耐久性
		安定性
		美観
		供用性
③社会的要請に関する事項	・環境の維持	騒音
		振動
		粉塵
		悪臭
		水質汚濁

大項目	中項目	小項目
③社会的要請に関する事項	・環境の維持	地盤沈下
		土壌汚染
		景観
		大気汚染
		生活環境
		生態系
	・交通の確保	規制車線数
		規制時間
		ネットワーク
		災害復旧
	・特別な安全対策	安全対策の良否
		災害リスク
	・省資源／リサイクル対策	省資源対策
		リサイクルの良否
		効率

「公共工事における総合評価方式活用ガイドライン」（国土交通省）

落札者の決定

評価値の最も高い企業が落札者となります。

技術提案の内容を得点に換算します。

$$評価値=\frac{得点}{コスト}$$

コストには、工事価格のほかに、維持管理費等の技術提案の内容に応じた必要コストを含めることができます。

評価値による落札者選定のイメージ　評価値による最優秀提案者＝落札者の選定

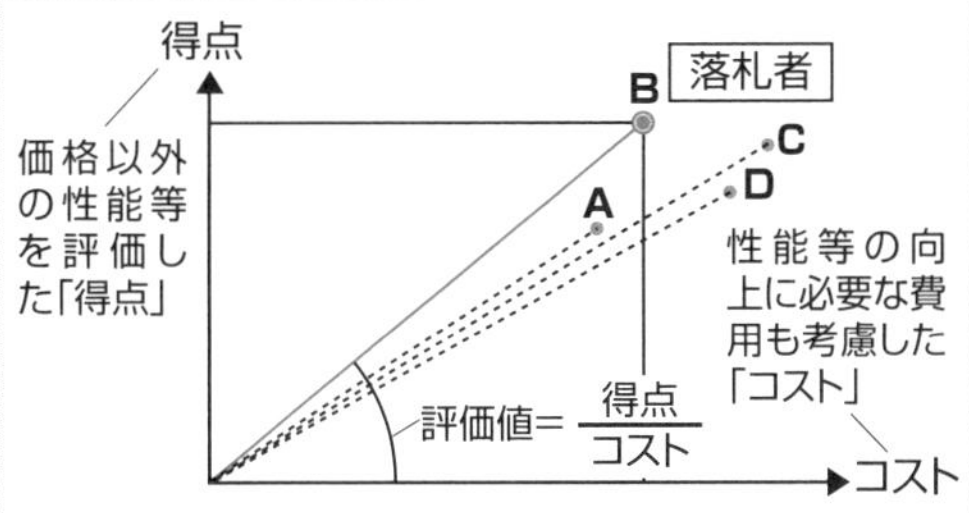

入札価格が最も低いのはA社。しかし、評価値が最も高いのはB社。
したがって、B社が落札者となる

「総合評価落札方式活用ガイド」（国土交通省）

Term **予定価格**　発注者側で、一定の施工条件などを想定した上で費用を積算し、工事予算の上限として示す金額。入札者全員の入札価格が予定価格を上回った場合は、①再度入札を行う、②最低価格の業者と交渉を行う、などの方法で契約につなげます。予定価格は原則として入札前非公開ですが、事前公開する場合もあります。

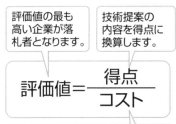

Section 4-7

公共工事入札契約適正化法とは

談合や丸投げといった不祥事をなくし、公共工事の請負契約を適正化するための法律が「公共工事の入札及び契約の適正化の促進に関する法律」（略称：入札契約適正化法、入契法）です。

入札契約適正化法では、①透明性の確保、②公正な競争の促進、③適正な施工の確保、④不正行為の排除の徹底――を基本原則としています。すべての発注者に対して以下の事項が義務付けられています。

（1）発注者は毎年度、発注見通し（発注工事名、入札時期など）を公表する。

（2）発注者は、入札・契約の過程および契約の内容（契約の相手方、契約金額など）を公表する。

（3）一括下請負（丸投げ）は全面的に禁止。発注者は、受注者から**施工体制台帳**の提出を受け、施工体制の状況を点検する。

（4）発注者は、談合の疑いがある場合には公正取引委員会に、一括下請負などがある場合には建設業許可行政庁などに、それぞれ通知する。

入札契約適正化法の改正

2014年の改正では、ダンピング対策の強化が法律の柱として追加されました。低入札価格調査制度や最低制限価格制度の活用を徹底するほか、必要な費用・工期の変更を行います。元請業者が保険未加入業者と下請契約することは禁止です。談合防止策として、予定価格を入札書の提出後に公表します。2019年の改正では、発注者による必要工期の確保と年度末の工事量集中の回避が努力義務とされました。長時間労働の解消や週休2日制の推進のためです。2022年には、「災害応急対策や復旧工事においては、緊急性に応じて適切な入札及び契約の方法を選択する」、「公共工事の担い手に適切な利益が確保されるよう、予定価格には労務や資材の実勢価格を適切に反映させる」という方針が出されています。

Term **技術提案・交渉方式**　設計段階から施工者が技術協力等のかたちで参画する方式で、「公共工事の入札契約方式の適用ガイドライン（2022年改正）」に示されています。事業課題やリスク情報を施工者が早期に把握できるため、施工者の独自技術やリスクを回避する工夫を設計に反映することができます。

入札契約適正化法の概要

目的 国、特殊法人、地方公共団体などの発注者全体を通じて、入札・契約の適正化の促進により、公共工事に対する国民の信頼確保と建設業の健全な発達を図る

入札・契約適正化の基本原則の明示
①透明性の確保　②公正な競争の促進　③適正な施工の確保　④不正行為の排除の徹底

すべての発注者に義務付ける事項

(1) 毎年度の発注見通しの公表
・発注工事名・時期などを公表

(2) 入札・契約に係る情報の公表
・入札参加者の資格、入札者・入札金額、落札者・落札金額など

(3) 施工体制の適正化
・丸投げの全面禁止
・受注者の現場施工体制の報告など
・発注者による現場の点検など

(4) 不正行為に対する措置
・不正事実（談合など）の、公正取引委員会など建設業許可行政庁への通知

各発注者が取り組むべきガイドライン

〈主な内容〉
①第三者機関による入札過程、契約内容などのチェック
②苦情処理の手続き、体制などの整備
③入札・契約方法の改善（総合評価方式等による民間の技術力の活用、指名競争における指名の適正化・透明化など）
④工事の施工状況評価の実施の徹底
⑤その他（ダンピングへの対応など）

発注者は指針に従い、入札・契約の適正化を推進

フォローアップ　・毎年度に取り組み状況を把握して公表　・特に必要のあるときは改善を要請

「公共工事の入札及び契約の適正化の促進に関する法律」（国土交通省）

工期の確保

工期の設定にあたっては、工事の規模･難易度、地域の実情、自然条件、工事内容などのほか、工事従業者の休日、準備期間、片付け期間、降雨等の作業不能日数も適切に考慮する。

契約 → 完成

<全工期に共通する事項>
･自然的要因（多雪、寒冷、多雨、強風等）
･不稼働日（週休2日、祝日、年末年始、夏季休暇等）

<各工期において考慮すべき事項>

準備	施工			後片付け等
	基礎工事	躯体工事	内装仕上げ工事	
･用地買収や建築確認、道路管理者との調整 ･工事場所の周辺環境、近隣状況及び規制等	･地下水及び地下埋設物の存在 ･掘削土の搬出	･養生期間	･受電の時期 ･設備の総合試運転調整	･工事の完成検査 ･仮設工作物の撤去、清掃等

･労働者や建設資材の投入量、採用している工法と工期の関係を確認

<その他考慮すべき事項>
･過去の同種類似工事の実績や工事別の特性を考慮
（例）新築工事：地下水及び地下埋設物の存在
　　　改修工事：アスベスト除去工事

※特に、設計変更が行われる場合には、工期の変更が認められないケースが多いため、重点的に確認

「新・担い手三法について」（国土交通省）に加筆

Term

入札監視委員会　公共工事における指名理由や業者選考経緯などを審議し、改善に向けた提言を入札や業者選考制度に反映させ、入札・契約手続きの公正の確保と透明性の向上を図るため、各省庁や地方公共団体などに設置されています。

Section

4-8 建設業界を支える新・担い手三法の改正

建設業界の担い手の確保・育成に向けて、2014年に品確法・入契法・建設業法の改正が行われました。そして2019年には、新たな課題に対応するために「新・担い手三法」として改正が行われました。

建設業界では、厳しい状況が続いたために業界の魅力が低下し、現場の技能労働者の高齢化や若者の減少といった問題が生じています。この問題が将来的な建設工事の品質低下につながることが懸念されています。

将来にわたって建設工事の品質を確保するには、労働環境を改善して担い手を確保・育成することが必要です。そのためには、建設会社が適切な利潤を確保することが欠かせません。

そこで、「担い手の確保」を新たな目的として、品確法、入契法、建設業法がセットで2014年に改正されました。さらに2019年には、災害に対する地域の「守り手」としての期待、長時間労働の是正、生産性の向上などの課題を受け、**新・担い手三法**として改正されました。

運用指針の策定

2014年の改正では、法律改正の趣旨を徹底するために公共発注者のための**運用指針**が定められました。発注者が「調査及び設計」「工事発注準備」「入札契約」「工事施工」「完成後」の各段階で取り組むべき事項がまとめられています。

(1) 予定価格の適正な設定

受注者が適正な利潤を確保できるよう、市場における労務および資材等の取引価格、施工の実態等を的確に反映した積算を行います。

(2) 低入札価格調査基準・最低制限価格の設定と活用

ダンピング受注を防止するため、低入札価格調査基準制度または最低制限価格制度の適切な活用を徹底します。

Point **若手比率の低下、高齢化の進行**　建設業界の経営環境が悪化した時期に、技能労働者の賃金の低下、若手入職者の減少などの問題が生じました。建設業の就業者の年齢構成では、55歳以上が36%を占める一方、29歳以下の若手は12%となっています。全産業に比べ、高齢化と若手比率の低下が著しく進行しています。

新・担い手三法（品確法と建設業法、入契法の一体的改正）について

2014年の改正

新たな課題、引き続き取り組むべき課題

地域の「守り手」としての建設業への期待、建設業の長時間労働の是正、生産性の向上

新たな課題に対応し、5年間の成果をさらに充実させる新・担い手三法改正を実施（2019年）

担い手三法施行（2014年）後5年間の成果

予定価格の適正な設定、歩切りの根絶、価格のダンピング対策の強化、建設業の就業者数の減少に歯止め

品確法の改正　～公共工事の発注者・受注者の基本的な責務～

働き方改革の推進	生産性向上への取り組み	災害時の緊急対応強化 持続可能な事業環境の確保	
○発注者の責務 ・適正な工期設定 ・施工時期の平準化 ○受注者の責務 ・適正な請負代金・工期での下請契約締結	○発注者・受注者の責務 ・情報通信技術の活用等による生産性向上	○発注者の責務 ・緊急性に応じた随意契約・指名競争入札等の適切な選択 ・災害協定の締結	○調査・設計の品質確保 ・「公共工事に関する測量、地質調査その他の調査及び設計」を、発注者・受注者の責務の各規定に追加
○工期の適正化 ・工期に関する基準を作成・勧告 ・著しく短い工期による請負契約の締結を禁止 ・公共工事の発注者が、必要な工期の確保と施工時期の平準化のための措置を講ずることを努力義務化<入契法> ○現場の処遇改善 ・社会保険の加入を許可要件化 ・下請代金のうち、労務費相当については現金払い	○技術者に関する規制の合理化 ・監理技術者：補佐する者（技士補）を配置する場合、兼任を容認 ・主任技術者（下請け）：一定の要件を満たす場合は配置不要	○災害時における建設業者団体の責務と追加 ・建設業者と地方公共団体等との連携の努力義務化 ○持続可能な事業環境の確保 ・経営管理責任者に関する規制を合理化 ・建設業の許可に係る承継に関する規定を整備	

建設業法・入契法の改正
～建設工事や建設業に関する具体的なルール～

「新・担い手三法について」（国土交通省）より

Term

積算基準　公共工事の予定価格を積算するための基準です。工事費の各費目に含まれる対象品目や工事範囲、算出の考え方、費用の算出式、その費目の人工（にんく）数を算出するための歩掛（ぶがかり）などが示されています。作業ごとの建設機械の作業能力も示されています。年度ごとに見直しが行われます。

予定価格は、原則として事後に公表します。

（3）適切な設計変更

施工条件と実際の工事現場の状態が一致しない場合の変更については、必要となる請負代金の額や工期の適切な変更を行います。

（4）発注・施工時期の平準化

年度当初からの予算執行の徹底や余裕期間の設定を行うとともに、週休2日を前提として工期を設定するなど、発注・施工時期等の平準化を図ります。

技術者に関する規制の合理化

2019年の改正では、従来、現場に専任しなければならなかった**監理技術者**について、職務を補佐する者を置いた場合には2つの現場の兼務が認められることになりました。また、下請会社も工事現場への設置が必要であった**主任技術者**を、上位の会社の主任技術者の施工管理により設置を要しないこととなりました。下請会社にとって受注の機会を確保しやすくなるとともに、重層下請構造の改善に寄与することが期待されています。

「発注関係事務の運用に関する指針」の主なポイント

必ず実施すべき事項

- 予定価格の適正な設定
- 歩切り※の根絶
- 低入札価格調査基準または最低制限価格の設定・活用の徹底等
- 適切な設計変更
- 発注者間の連携体制の構築

実施に努める事項

- 工事の性格等に応じた入札契約方式の選択・活用
- 発注・施工時期の平準化
- 見積もりの活用
- 受注者との情報共有、協議の迅速化
- 完成後一定期間を経過したあとにおける施工状況の確認・評価

※歩切り（ぶぎり）は、端数切り捨てなどによる不当な減額のこと

「『発注関係事務の運用に関する指針（運用指針）』の主なポイント」（国土交通省）より作成
http://www.mlit.go.jp/common/001068325.pdf

Point **平準化の効果**　受注者にとっては、「休日の確保」、「人材や機械の効率的な稼働による経営の安定化」が挙げられます。また発注者にとっても、「入札不調の抑制」、「発注事務職員の負担軽減」、「長期的な担い手の確保」につながります。

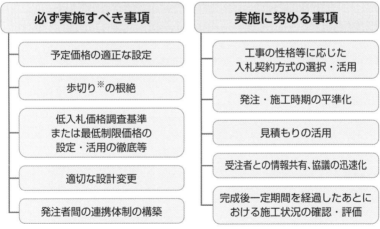

工事の平準化の状況（2022 年度）

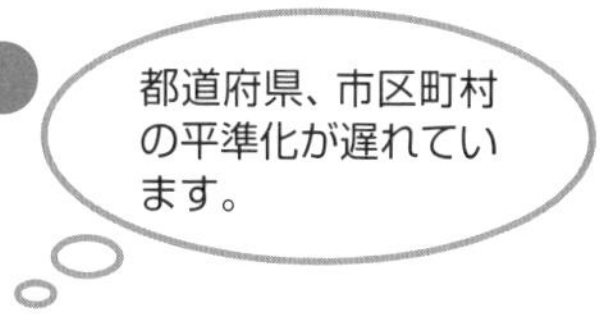

●公共工事における1年間の工事出来高の状況

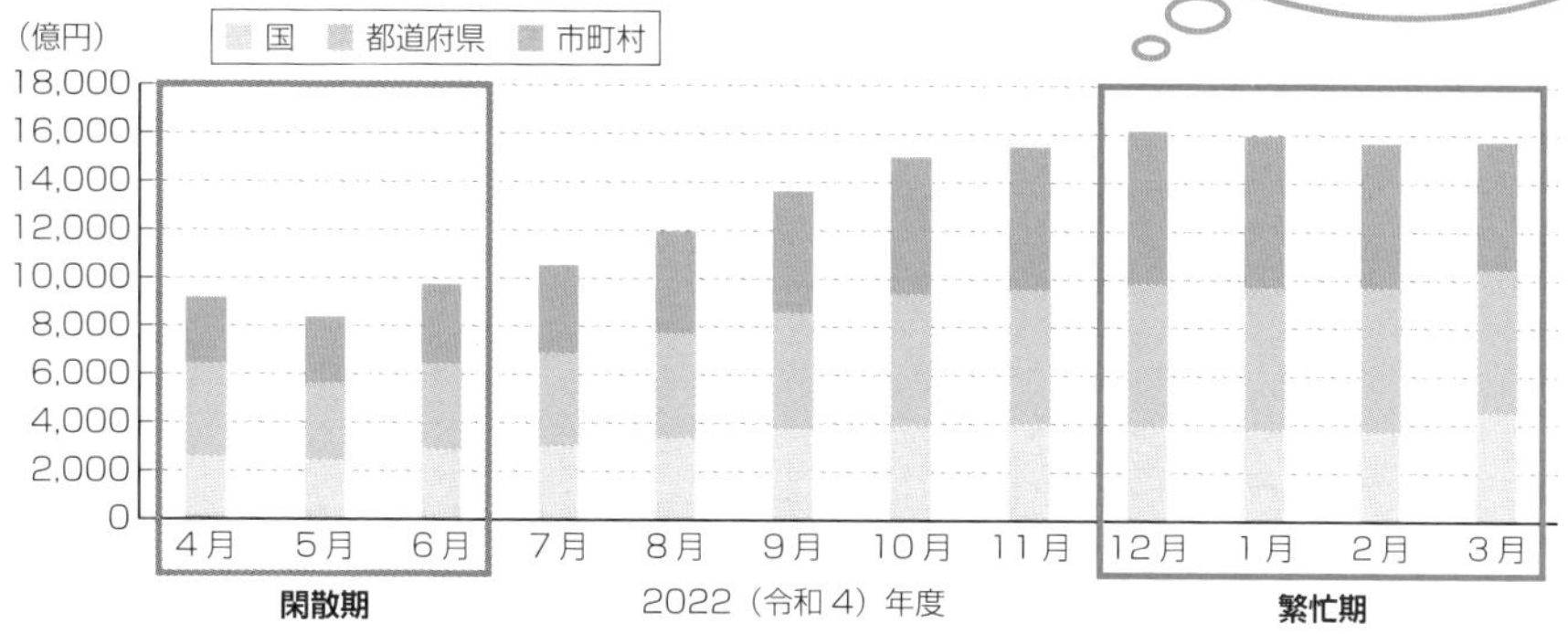

繁忙期は業務量が多く、人材不足や長時間労働が懸念される一方、**閑散期**は業務量が少なく、労働者の収入が不安定となる

原出典：国土交通省「建設総合統計」
「施工時期の平準化について」(国土交通省)

主任技術者の配置義務の見直し

<一次下請の主任技術者が一括で施工管理をする場合>

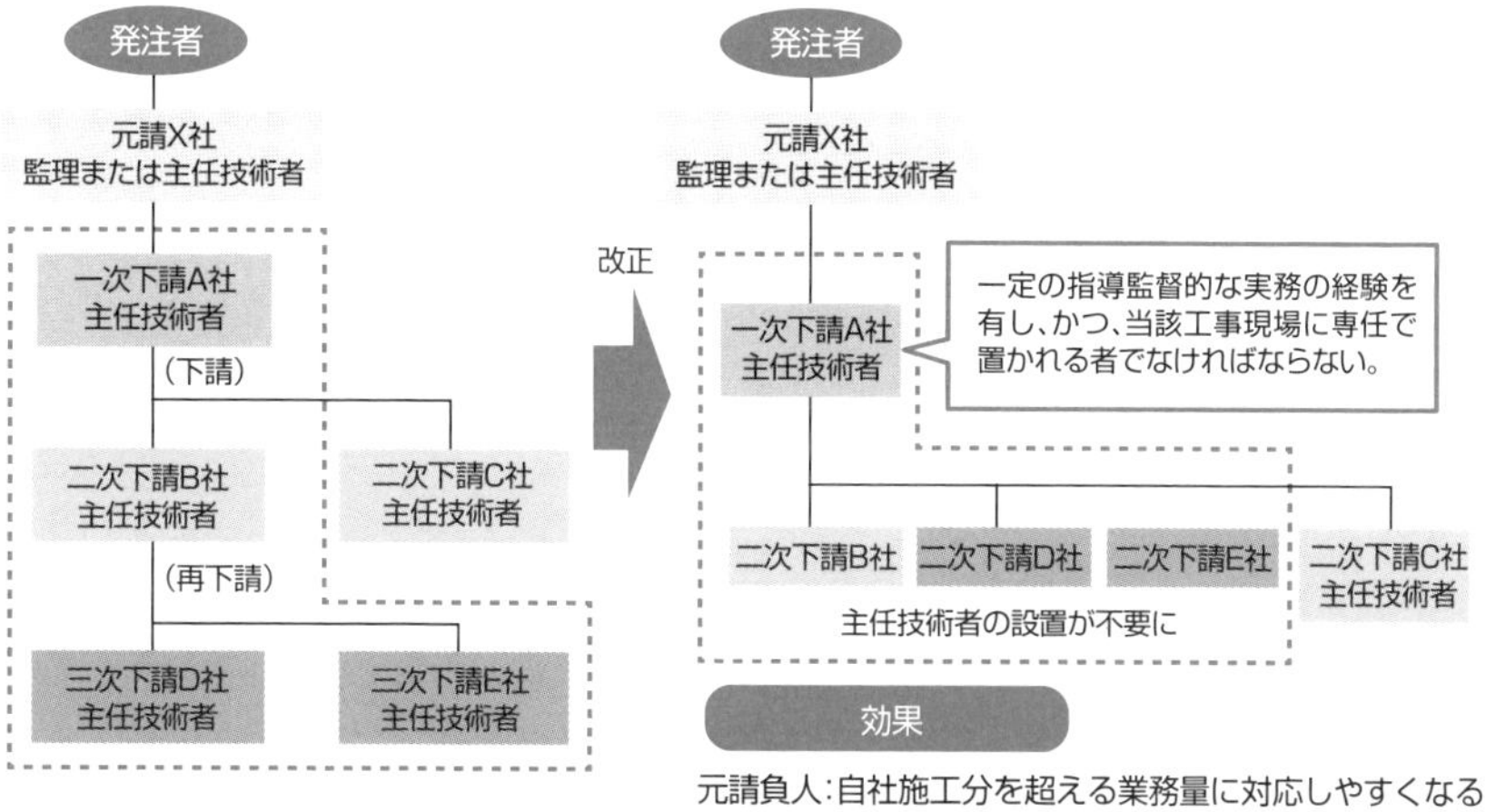

効果

元請負人：自社施工分を超える業務量に対応しやすくなる
下請負人：受注の機会を確保しやすくなる
建設業における重層下請構造の改善に寄与

「新・担い手三法について」(国土交通省)

Point **山陽新幹線の土木構造物**　山陽新幹線は全551kmのうち、トンネル280km(51%)、高架橋153km(28%)、切盛土70km(13%)、橋梁48km(9%)となっています。

Section

4-9 中小建設業を保護する官公需法

中小建設業者の受注機会の確保に大きな影響を与えているのが「官公需についての中小企業者の受注の確保に関する法律」（略称：官公需法）です。国などが物品の買入れ契約その他を締結する場合に、中小企業者の受注機会増大を図るべく、1966年に制定されています。

受注機会の増大

国・地方公共団体ともに、限られた予算総額の中で、中小企業との契約実績比率は上昇傾向にあります。中小建設業者に対する配慮では、分離・分割発注による受注機会の増大だけでなく、働き方改革に対応するための施工時期の平準化や必要な工期の確保が示されています。

また、東日本大震災、令和2年度7月豪雨、コロナ禍などの影響を受けている中小企業への配慮も行われています。2023年度の国などの中小建設業者との契約目標（実績額の比率）は61%となっています。

中小建設業者が「官公需法」による機会の平等を自らのチャンスとして生かし、自立することが求められています。

官公需法は、技術や意欲があり、創造的な事業活動を行う中小企業を育成し、中小企業の競争力を高めるための法律です。その手段として「中小企業者の受注機会の増大を図ること」が強調され、中小企業向け契約目標が設定されています。そのため、単に地元の中小建設業者に受注させることを目的にした公共工事の**分離・分割発注**（分離発注〈2-8節参照〉と分割発注＊）が行われるなど、官公需受注機会の増大措置が講じられています。

これに対して、「官公需法は受注に対する機会の平等ではなく、**目標契約率**によって、結果の平等を保証するものであり、自由競争を阻害するものである」、「中小建設業者に受注させるために、発注工事が過度に細かく細分化され、工事が非効率になっている」など、経済合理性を求めるべきだとの批判も出ています。

Term

分割発注　中小建設業者の受注機会を確保するため、工事の工程や工区を細分化して発注する方式。公共工事は規模や技術力の差をもとに業者をランク付けして発注されるため、1kmの道路を100m単位で分割発注すれば、1社の上位ランク企業ではなく10社の下位ランク企業が仕事を受注できます。

中小企業者の受注機会増大のための措置（抜粋）

1. 官公需情報の提供の徹底
   (1) 個別発注情報の提供と説明　(2) 官公需情報ポータルサイトによる情報の一括提供 など
2. 中小企業・小規模事業者が受注しやすい発注とする工夫
   (1) 総合評価落札方式の適切な活用　(2) 分離・分割発注の推進
   (3) 適正な納期・工期、納入条件等の設定
   (4) 調達・契約手法の多様化における中小企業・小規模事業者への配慮 など
3. 中小企業・小規模事業者の特性を踏まえた配慮
   (1) 技術力のある中小企業・小規模事業者に対する受注機会の増大
   (2) 地域の中小企業・小規模事業者の積極活用
   (3) 中小建設業者への配慮 など
4. ダンピング防止対策、消費税の円滑かつ適正な転嫁等の推進
5. 東日本大震災の被災地域等の中小企業・小規模事業者に対する配慮
6. 令和２年７月豪雨の被災地域の中小企業・小規模事業者に対する配慮
7. 新型コロナウイルス感染症の影響を受けている中小企業・小規模企業者に対する配慮
   (1) 官公需相談窓口における相談対応
   (2) 納期・工期の柔軟な対応及び代金の迅速な支払い など

「令和５年度中小企業者に関する国等の契約の基本方針」（中小企業庁）より

中小企業の官公需契約実績の推移

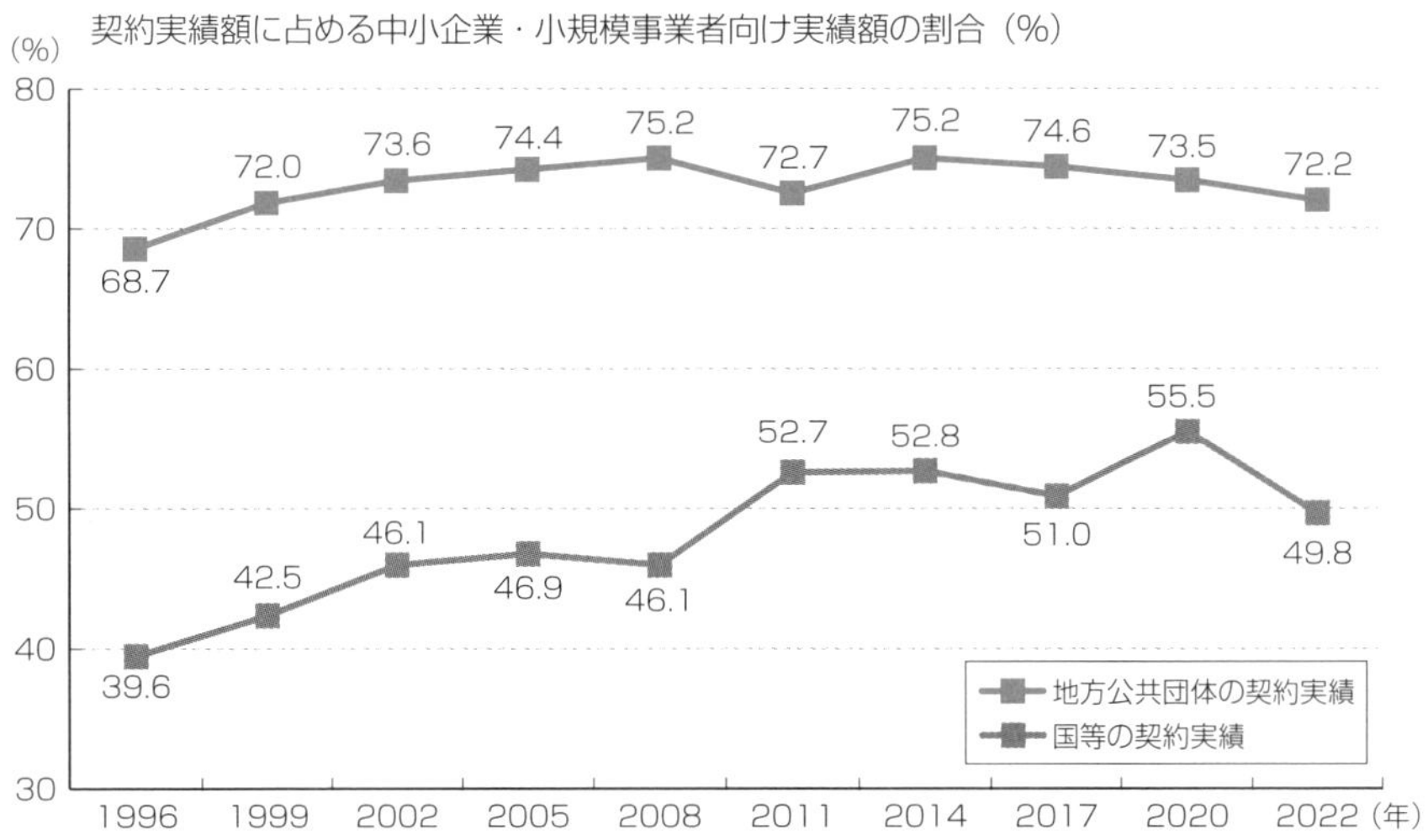

「中小企業者に関する国等の契約の基本方針」（中小企業庁）ほかのデータをもとに作成

Term **官公需適格組合制度**　官公需の受注に対し意欲的であり、かつ受注した案件は十分に責任を持って納入できる経営基盤が整備されている組合であることを、中小企業庁（経済産業省）が証明する制度です。中小企業庁の定める「官公需適格組合証明基準」の厳しい要件を満たすことが必要です。

日本列島を小さくする新幹線と高速道路

Column

1964年に誕生した**新幹線**は、2024年10月1日に開業60周年を迎えます。新幹線の開業により、それまで6時間50分かかっていた東京-大阪間が4時間に短縮されました。

東海道本線高速化の構想は戦前からありました。東京-下関間を6時間で走り、そこから船で朝鮮鉄道、南満州鉄道につなげる計画でした。東海道新幹線が1959年の着工から5年という短期間で建設できたのは、1940年に帝国議会でこの弾丸列車計画の予算が承認され、一部着工されていたからです。

東海道新幹線のあとも新幹線の整備は進み、日本列島は小さくなっていきました。1947年時点で、東京から日帰り（東京駅を7時以降に出発し、現地で1時間滞在後、22時までに戻ること）が可能な限界は、東が白河、西が豊橋でした。それが2016年になると、東は長万部《おしゃまんべ》、西は鹿児島になりました。新幹線は半世紀で55億人を運び、経済の発展に大きく貢献しています。

新幹線と並んで**高速自動車道路**の整備も、日本列島を小さくしました。1965年に延長190kmであった高速自動車国道は、2024年には11,520kmになりました。自動車専用道路を含む高規格道路全体では、約14,000kmになります。1971年に26時間以上かかっていた東京-鹿児島の自動車での移動時間は、休憩なしで16時間半にまで短縮されました。リニア中央新幹線が開業すれば、日本列島はさらに小さくなります。

東京駅からの鉄道日帰り範囲

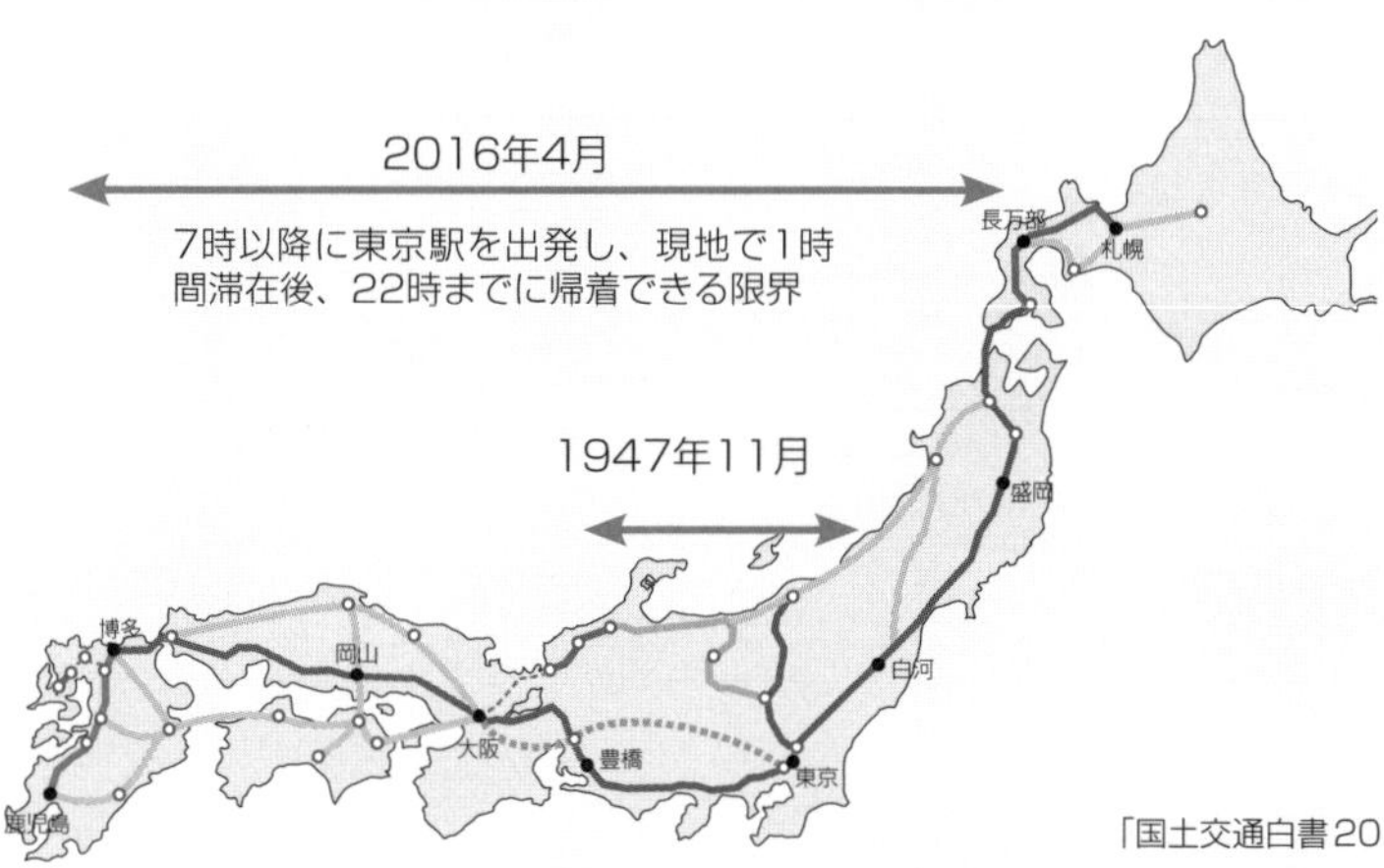

「国土交通白書2018」より

建設現場の将来イメージ

Column

2022年4月、国土交通省は2026年度までを計画期間とする「第5期国土交通省技術基本計画」を定めました。自然災害の多発、インフラの老朽化、人口動態の変化、グローバル化の加速といった背景を踏まえ、将来的に安全・安心で豊かな暮らしを実現するために、次の①〜⑥の社会課題への対応を進めていく計画です。

①防災・減災が主流となる社会の実現
②持続可能なインフラメンテナンス
③持続可能で暮らしやすい地域社会の実現
④経済の好循環を支える基盤整備
⑤デジタルトランスフォーメーション
⑥脱炭素化・インフラ空間の多面的な利活用による生活の質の向上

そして、20〜30年先を想定した社会の姿を、①国土、防災・減災、②交通インフラ、人流・物流、③くらし、まちづくり、④海洋、⑤建設現場、⑥サイバー空間——の分野で具体的に示しています。

未来の建設現場（6分野のうちの1つ）

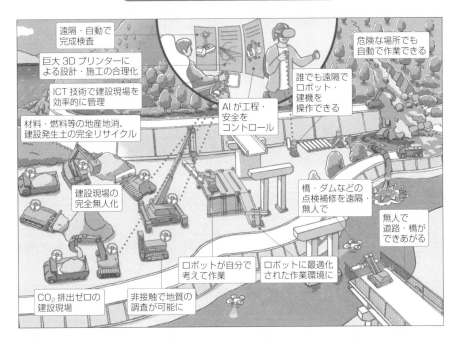

「第5期国土交通省技術基本計画の概要」（国土交通省）

Section
4-10 建設工事の請負契約

建設工事のトラブルの多くは、契約書がなかったり契約書の記載が不足していることが原因で起こっています。当初の契約書があっても、工事の追加や変更を口約束で行っていたり、それに伴う工事代金の変更についてきちんと確認しなかったことなどが、あとになって「言った、言わない」のトラブルに発展しています。

■対等な立場で取り交わすべき契約書

工事請負契約とは、「建物の完成を約束して、完成した仕事に対する報酬として、その対価を払う」という契約です。建設工事の請負契約は、契約締結時に対象物が存在しないため、契約に不明確・不完全な部分があると、トラブルの原因になりかねません。

建設業法では、工事の内容や請負代金の額、工事着手の時期や完成の時期など、13の重要事項を契約書に記載しなければならないと規定しています。しかしながら、請負契約を締結するにあたっては、当事者間の力関係で契約条件が一方だけに有利に定められる恐れがあります。そのため、**中央建設業審議会**や**民間（七会***）**連合協定工事請負契約約款委員会**では、当事者間の具体的な権利・義務の内容を定めるための標準となる**工事請負契約約款***を作成しています。

建設工事の紛争では、工事瑕疵《かし》の件数や下請代金の争いは減少傾向にあるものの、工事代金の争いはあまり変化がありません。

■工事請負契約約款

「**約款**」とは、不特定多数の利用者を画一的に処理するために、あらかじめ定型的に定められている契約条項です。建設工事においては、具体的な工事内容、請負金額、工事期間などの工事ごとに異なる個別的な事項を除けば、他の規定はほとんど変わりません。工事ごとに個別に契約内容

Term
七会　日本建築学会、日本建築協会、日本建築家協会、全国建設業協会、日本建設業連合会、日本建築士会連合会、日本建築士事務所協会連合会のことです。

を定めるのは大変な労力を要するため、このような約款が制定されています。

請負契約書の形態としては、公共工事・民間工事とも「①契約書」、「②注文書・請書＋基本契約書」、「③注文書・請書＋基本契約約款」のいずれかの書面で作成しなければなりません。

契約書は、発注者と施工者が対等な立場で取り交わすべきものであり、双方の義務・責任を明確にし、不明点や不満点を解決してから、契約当事者双方が署名捺印することが大切です。

瑕疵担保責任から契約不適合責任へ

2020年の民法改正に伴い、従来の「瑕疵」という用語が「**契約不適合**」に変更されました。契約不適合があった場合、発注者は従来の修補・損害賠償請求に加えて、代金減額請求と契約解除を行えるようになりました。契約不適合責任の期間は、契約不適合を知ってから5年または引渡しから10年のいずれか早い日となります。ただし、契約不適合を知ってから1年以内に、請負人にその旨を知らせる必要があります。2022年には中央建設業審議会の公共工事標準請負契約約款の改正も行われました。

建設工事紛争取扱状況（紛争類型別）

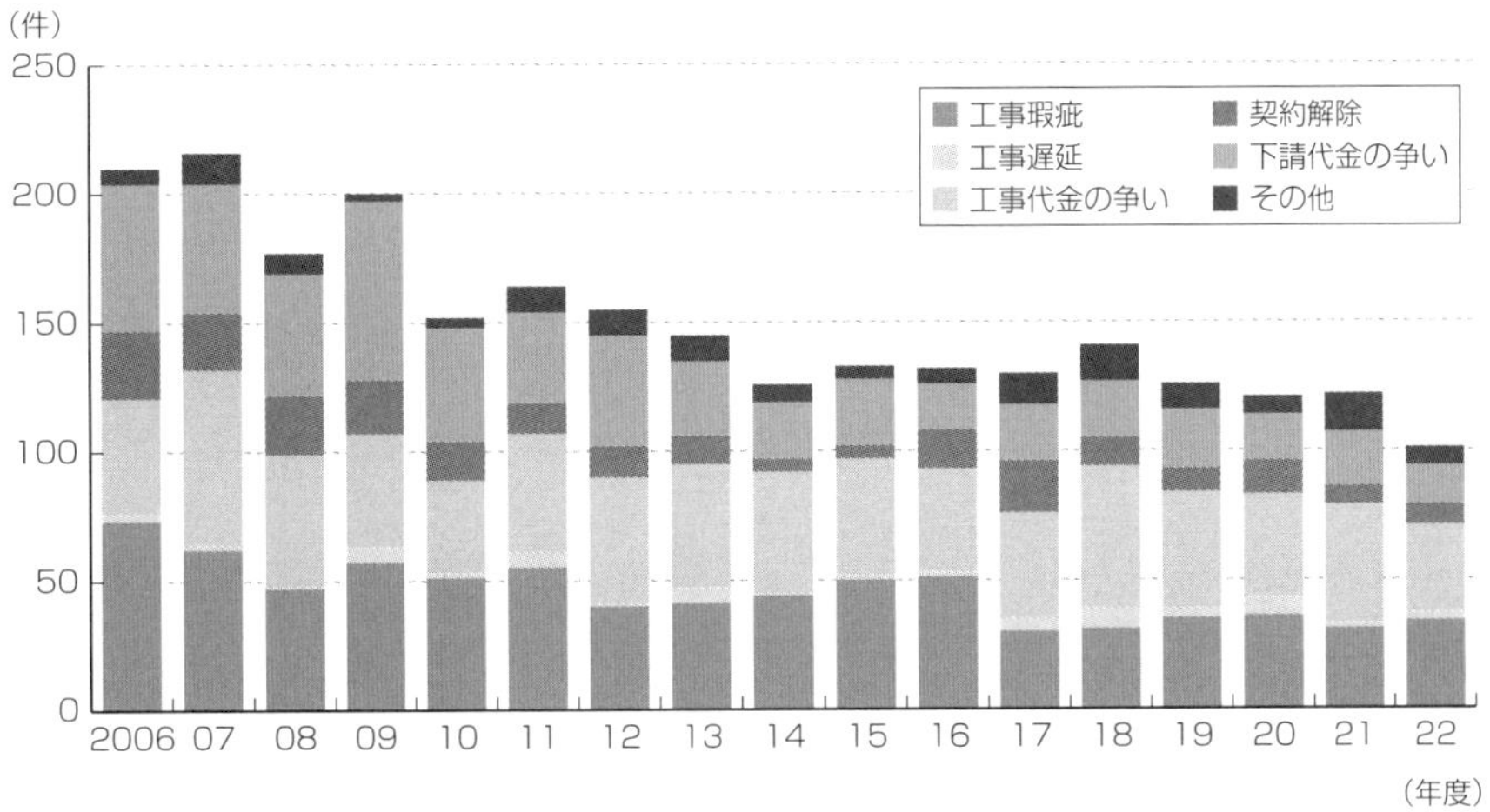

「建設工事紛争取扱状況」(国土交通省) より作成

Term **工事請負契約約款** 現在、工事請負契約約款として主に使用されているものは、①民間工事で使用される民間（七会）連合協定工事請負契約約款委員会の「**工事請負契約約款**」、②官公庁、公団、公社などで発注する公共工事で用いられる中央建設業審議会「**公共工事標準請負契約約款**」です。

Section

4-11 楽して儲かる丸投げの禁止

請け負った工事をそっくり下請けに出す「丸投げ」は、公共工事では中間搾取を招くため、建設業法などによって禁じられています。民間工事では、発注者が書面で了承すれば認められていましたが、2006年の法改正により、多数の者が利用する重要な施設については禁止されました。

責任があいまいな丸投げ

建設業法では、発注者から請け負った工事のすべてを下請業者に一括発注する一括下請負、いわゆる**丸投げ**は禁止されています。工事を請け負った建設業者が施工において「実質的な関与*」をせず、そのまま下請けに出すことはできません。**監理技術者**や**主任技術者**を配置し、技術的な管理責任を果たした上で、一部の工事を下請けに出すのが本来の姿です。

かつて民間工事で発注者が書面で了承すれば認められていたのは、各業者にメリットがあったからです。マンションなどの建築主が大手ゼネコンに発注し、大手ゼネコンが工事を中小建設会社に丸投げしたとすると、建築主は「大手ゼネコンが手がけた」などとPRできますし、大手ゼネコンは管理料が得られる上に工事実績を上げることができます。また、下請業者も大手のもとに入ることにより、大型物件の受注が可能になります。耐震強度偽装事件では、大手が施工したと信じてマンションを購入したのに、実はその物件を手掛けたのは別の業者だった——という事態が明らかになり、責任の所在のあいまいさが浮き彫りになりました。その結果、一括下請負の禁止が民間工事にも拡大されました。

横浜市の杭打ちデータ偽装事件でも、データ偽装だけでなく、杭工事の一次下請事業者が二次下請事業者に施工計画書の作成や工程管理などをすべて「丸投げ」していたことが明らかになっています。

一方、公共工事の場合は、丸投げの一種で**上《うえ》請《う》け***という問題が発生しています。公共工事の入札では、建設業者は

Term

実質的な関与　自社の技術者が下請工事の①施工計画の作成、②工程管理、③品質管理、④完成検査、⑤安全管理、⑥下請業者への指導監督、⑦発注者との協議、⑧住民への説明、⑨官公庁への届出、⑩近隣工事との調整——などについて、主体的な役割を果たしていることが必要です。

その規模や技術力に応じてランク付けされており、ランクに応じて受注できる工事の金額が決まっています。下のランクの業者が上のランクの工事に参加できないだけでなく、上のランクの業者が下のランクの工事に参加することもできません。つまり、ランク制によって建設業者に発注金額別の〝棲《す》み分け〟を強制しているのです。

地域の公共工事では、地元優先の暗黙の了解があります。そのため、特定の技術が必要な工事であるにもかかわらず、工事を分割するなどしてランクの低い地元業者しか参加できないようにすれば、地元業者としては技術を持った大手建設会社に丸投げせざるを得なくなります。これが上請けです。舗装工事を細かく分割したり、1つのトンネルを7、8工区に分割したものを、ゼネコンが中小企業からまとめて受注して施工する——というような工事受注事例が指摘されています。こうした分割発注は不経済であり、公共工事のコスト高を招く原因にもなります。

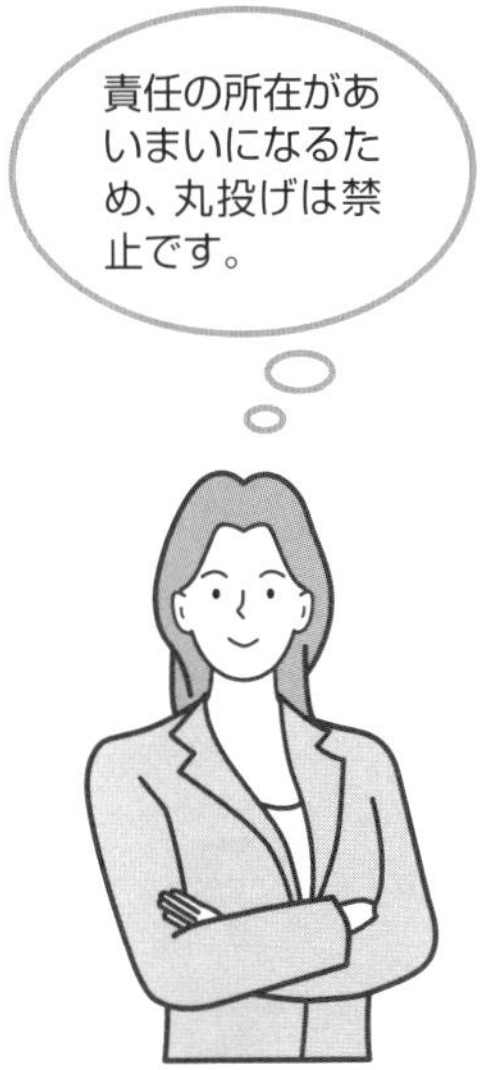
責任の所在があいまいになるため、丸投げは禁止です。

建設業法が一括下請負を禁止している理由

①発注者から技術力や工事経歴などを信頼されて発注されたのに、その信頼を裏切ることになる

②施工責任があいまいになり、手抜き工事や労働条件の悪化につながる

③中間搾取を目的とする、施工能力のない商業ブローカー的不良建設業者の出現を招く

「建設工事紛争取扱状況」（国土交通省）より作成

Term

上請け　中小建設業者が元請業者として受注した工事を、大手建設会社に下請けに出すことです。下請けに出すことで中間マージンを受け取り、楽して儲けることができます。

Section
4-12 監督処分と入札参加資格停止

建設業法に規定された監督処分の一種である営業停止処分を受けると、入札、見積もり、契約交渉などを一定期間停止しなければなりません。

■建設業法の違反

建設業者が建設業法や入札契約適正化法に違反すると、建設業法の**監督処分**の対象になります。監督処分には、指示処分、営業停止処分、許可取消処分の3種類があります。

(1) 指示処分

指示処分とは、法令違反や不適正な事実を是正するために監督行政庁が命令するものです。

(2) 営業停止処分

一括下請負禁止規定の違反や、独占禁止法・刑法など他法令に違反した場合などは、指示処分を経ずに直接、営業停止処分になります。営業停止の期間は1年以内で、監督行政庁が判断して決定します。建設業者が指示処分に従わないときにも、営業停止処分の対象になります。

(3) 許可取消処分

不正な手段で建設業の許可を受けたり、営業停止処分に違反して営業したりすると、監督行政庁によって建設業許可の取り消しが行われます。一括下請負禁止規定の違反や、独占禁止法・刑法など他法令に違反した場合などで、情状が特に重い場合は、指示処分や営業停止処分を経ずに許可取消処分になります。

公共工事で不正な行為を行った業者や、事故などを起こした会社に対して、一定期間、入札に参加できないようにするのが**入札参加資格停止**です。一般競争入札の増加に伴い、多くの発注者が「指名停止」から「入札参加資格停止」に呼称を変更しています。

Term
排除勧告　入札談合などの独占禁止法違反行為があると認められた場合、妨げられた競争秩序を回復し、違法行為を排除するために、公正取引委員会が出す勧告です。排除勧告を受けると、勧告を応諾するか否かを指定された期間内に通知しなければなりません。

建設業者の不正行為などに対する監督処分の基準

具体的基準		営業停止期間
建設業者の業務に関する談合・贈賄等	代表権のある役員が刑に処せられた	1年間
	その他の役員または使用人が刑に処せられた	120日以上
	上記以外の者が刑に処せられた	60日以上
	独禁法に基づく排除命令等の確定	30日以上
	営業停止期間満了後10年以内に上記の再犯	上記期間の2倍（最長1年）
請負契約に関する不誠実な行為	虚偽申請	15日以上
	虚偽申請（経営事項審査）	30日（または45日）以上
	一括下請負、主任技術者等の不設置等	15日以上
	粗雑工事等による重大な瑕疵	15日（または30日）以上
	施工体制台帳の不作成、無許可業者との下請契約	7日以上
事故	公衆危害	指示処分
	公衆危害（死亡者または3人以上の負傷者）	7日以上
	工事関係者事故	指示処分
	工事関係者事故（死亡者または3人以上の負傷者）	3日以上
建設工事の施工等に関する法令違反	建築基準法違反等	3日以上または7日（15日）以上
	廃棄物処理法違反、労働基準法違反等	3日以上または7日以上
	特定商取引に関する法律違反	3日以上または7日以上

「建設業者の不正行為等に対する監督処分の基準」（国土交通省）

営業停止処分の内容

営業停止期間中は行えない行為

1 新たな建設工事の請負契約の締結
2 処分を受ける前に締結された請負契約の変更であって、工事の追加に係るもの
3 前2号及び営業停止期間満了後における新たな建設工事の請負契約の締結に関連する入札、見積り、交渉等

営業停止期間中でも行える行為

1 建設業の許可、経営事項審査、入札の参加資格審査の申請
2 処分を受ける前に締結された請負契約に基づく建設工事の施工
3 施工の瑕疵に基づく修繕工事等の施工
4 アフターサービス保証に基づく修繕工事等の施工
5 災害時における緊急を要する建設工事の施工
6 請負代金等の請求、受領、支払い等
7 企業運営上必要な資金の借入れ等

「建設業者の不正行為等に対する監督処分の基準」（国土交通省）より

Term

中央公契連 中央公共工事契約制度運用連絡協議会の略。中央公契連をトップとして、地方と都道府県の公契連（公共工事契約業務連絡協議会）があります。中央公契連の会員は各省庁や公団などで、公共工事の契約制度の運用合理化を図るため、発注機関相互の連絡調整や必要な調査研究を行っています。

Section

4-13 不法投棄を許さない建設リサイクル法

建設廃棄物は、全産業廃棄物の約2割、最終処分量の約2割と、多大な量を占めています。今後、高度成長期の建築物が更新期を迎え、建設廃棄物の排出量の増大が予測されるため、建設廃棄物の発生抑制とリサイクル促進が急務となっています。

近年、廃棄物の発生量が増大し、廃棄物の最終処分場のひっ迫、廃棄物の不適正処理など、廃棄物処理をめぐる問題が深刻化しています。そこで2000年5月に制定されたのが、「建設工事に係る資材の再資源化等に関する法律」（略称：**建設リサイクル法**）です。建設廃棄物を再資源化して再利用するため、一定規模以上の建築物を解体・新築工事を請け負う事業者に、建設廃棄物の分別・リサイクルなどを義務付けています。

増加する建設廃棄物

2018年度の建設廃棄物の排出量は全国で7440万トンとなり、12年度の7270万トンから増加。コンクリート塊は砕石として再資源化して道路工事の路盤材へ活用、アスファルト廃材は再生プラントで再生して舗装工事に再利用――などのリサイクルが進み、全体の再資源化率は97％と、1995年度の58％から大幅に向上したため、最終処分量は大幅に減っています。ただし、建設混合廃棄物は63％、建設汚泥は95％、建設発生木材は96％で、これらの再資源化等率は他に比べて低くとどまっています。

マニフェストで管理する廃棄物の移動

産業廃棄物の処理は、廃棄物の排出事業者である元請けが、最終処分の確認まで責任を持って行わなければなりません。実際には、元請けは収集運搬業者や処理処分業者と個別に契約して廃棄物の処理を委託します。そこで、排出事業者は、収集運搬業者や処理処分業者に**マニフェスト**を交付し、さらに、処理業者から返送されてくるマニフェストで、産業廃棄物が正しく処理されたことを確認します。

Term

建設副産物　建設工事に伴い副次的に得られたすべての物品のこと。建設発生土、コンクリート塊、アスファルト・コンクリート塊、建設発生木材、建設汚泥、紙くず、金属くず、ガラスくず、コンクリートくず、陶器くず、あるいはこれらのものが混合した**建設混合廃棄物**などがあります。

建設廃棄物の品目別排出量（2018 年度）

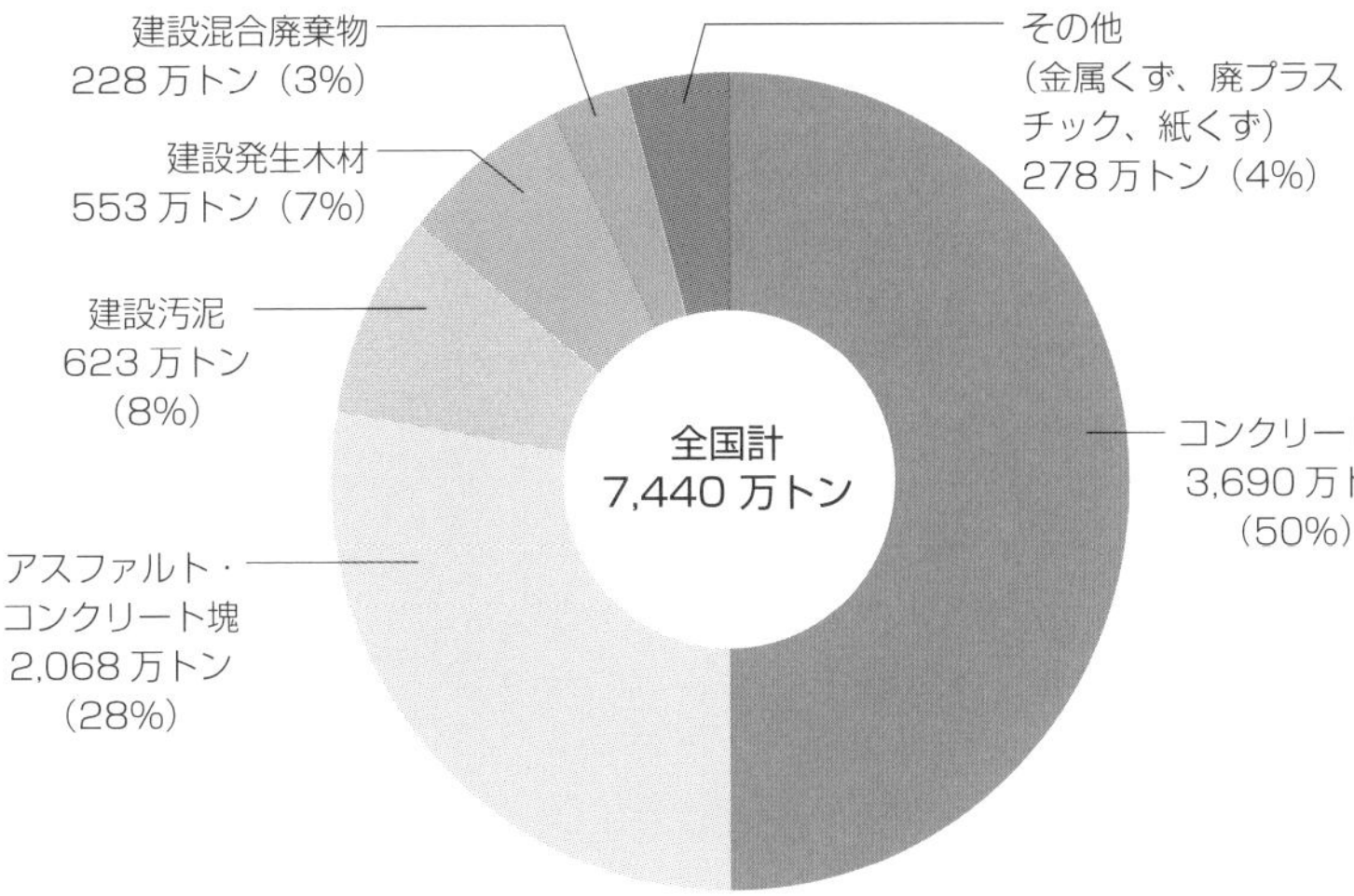

「平成30年度建設副産物実態調査結果」（国土交通省）より作成

骨材リサイクルの流れ

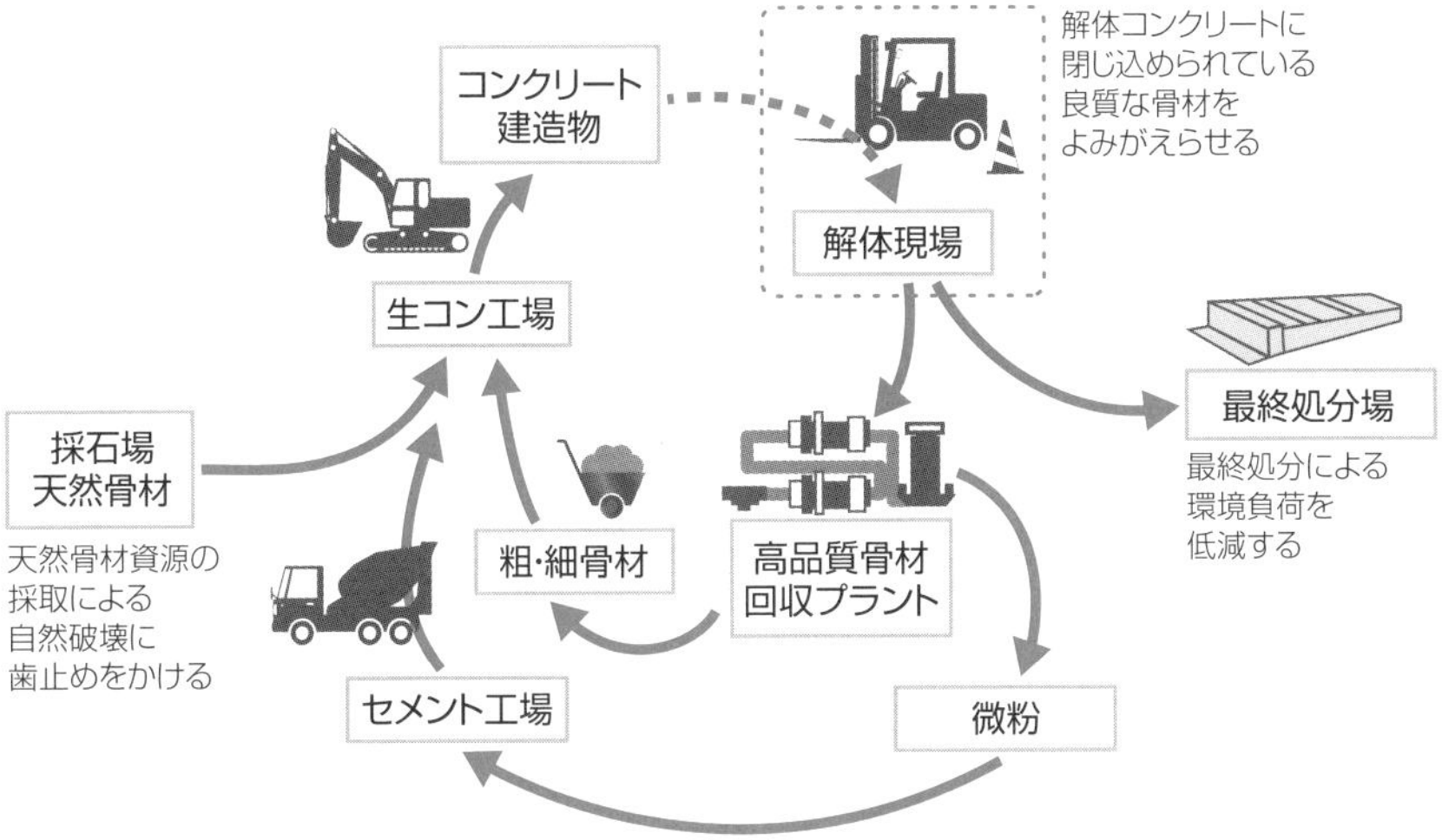

「資源循環ハンドブック2022」（経済産業省）より

Term

サーマルリサイクル　廃棄物から熱エネルギーを回収することです。廃棄物の焼却時に発生する熱は、冷暖房や温水などの熱源となります。一方、**マテリアルリサイクル**とは「**再資源化**」のことで、廃棄物を回収して再度、原料として使うことを指します。サーマルリサイクルはマテリアルリサイクルの次善の策とされています。

Section

4-14 消費者の不安を解消する民間工事指針

マンションや建て売り住宅、ビルなど、不動産会社が施主となって建設する民間工事を対象として、請負契約前に受発注者が行う事前協議の項目が定められています。

■杭工事データ偽装の反省

一品生産である建設工事は、現場ごとにその状況が異なります。工事が長期にわたり、地中の状況や近隣対応*など、工事開始時には想定していなかったリスクが、工事中に発生する可能性が常にあります。契約時点で想定されていなかった施工上のリスクが発生すると、工期調整や金額変更が生じて、工事請負契約の受発注者間の調整が難航しがちです。

特に、地中で行う杭の打設工事では、想定深度で支持地盤*に到達しない場合、再設計や杭の再注文が必要になることもあります。

2015年に発覚したマンション杭工事のデータ偽装事件では、このような想定外のトラブルに対して、工期厳守や工費圧縮の圧力が大きく、調整を申し出ることができなかったことも一因だと指摘されています。

こういったリスクは、どのような工事現場でもあり得ることです。したがって、想定される施工上のリスクに関して受発注者が情報共有や意思疎通を図り、不明な点や各自の役割分担について可能な限り明確化しておくことが大切です。受発注者の双方で、設計変更が必要なケースや協議の進め方などを確認しておけば、トラブル発生時にもあわてずに調整ができるからです。

そこで、国土交通省では2016年7月に、施工上のリスクに対する基本的な考え方を**民間工事指針**として定めました。

民間工事では、費用や仕様、工期などについての受発注者間の取り決めがあいまいで、トラブルが生じたり受注者側に負担が集中しがちといった問題が、これまでも指摘されていたからです。

Term **近隣対応** 建設工事では、騒音・振動・ほこりなどが発生しやすいため、工事を円滑に進めるためには、近隣の理解・協力が欠かせません。日照や通風の阻害、プライバシーの侵害など、クレームやトラブルになると工事がストップすることもあるため、事前に工事計画を説明し、要望への対応を検討します。

民間工事の協議項目

この指針では、民間建設工事の適正な品質を確保するための協議項目として、12の具体的な項目が定められました。例えば、支持地盤深度についての考え方では「地盤状況を発注者がボーリングなどで調査した上で、設計者が杭長の設計などを適切に行う」。その際の留意事項として、「工事請負契約の締結に先立ち、発注者、設計者及び施工者が、支持地盤深度、不陸《ふろく》の状況等について、設計図書や質問回答書等を通じて情報共有し、不明な点を明らかにしておく」となっています（不陸とは、水平でなく凹凸があること）。

受発注者の双方がリスクの可能性を想定して契約を行い、トラブルに対して協力して解決に取り組むことで、消費者が安心して住宅購入や施設利用を行うことができます。建設工事の基本に立ち返ることが求められています。

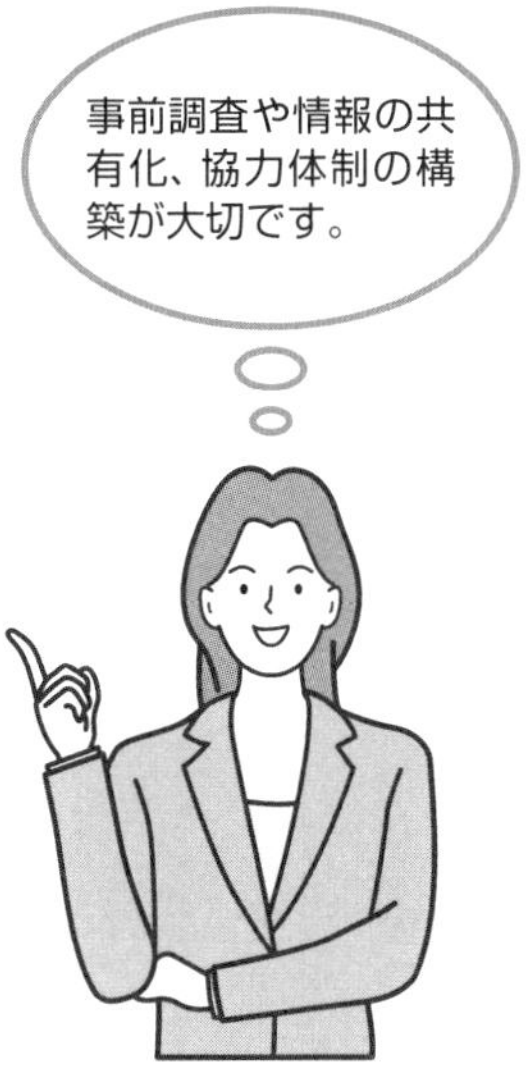
事前調査や情報の共有化、協力体制の構築が大切です。

民間工事指針の構成

・事前調査の重要性
調査会社の調査結果や専門的知見を活用して必要な事前調査を実施。

・必要な情報提供の実施
施工者が工事経験等をもとに専門的な見解を提案し、受発注者間で適切に情報共有。

・関係者間の協力体制の構築
協議項目について施工上のリスクに関する協議を行い、共通認識を持った上で請負契約を締結。

「民間建設工事の適正な品質を確保するための指針を策定しました」（国土交通省）

Term

支持地盤　構造物の重さを支えることができる固い地盤のこと。木造2階建程度の一般住宅の支持地盤の強度としては、N値15～20程度を目安とします。マンションでは、N値50という固い地層が5m連続する層を支持地盤とします。N値は地盤の硬さを示す指標です。

Section

4-15 建設技能者の能力評価・建設キャリアアップシステム

建設キャリアアップシステム（CCUS）は、技能者のレベルを明確にすることにより、能力や経験に応じた処遇を受けられる環境づくりをするものです。

建設キャリアアップシステムは、技能者の資格、社会保険加入状況、現場の就業履歴などを業界横断的に登録・蓄積する仕組みです。個人のICカードを現場に設置されたカードリーダーに読み取らせることで、「だれが、いつ、どの現場で、どのような立場で仕事をしたか」という記録が蓄積されます。現場や勤務先を変わっても、継続して就業情報を蓄積することができます。

一人ひとりの技能者の評価が適切に行われることで、処遇の改善や、優秀な技能者を抱える専門工事業者の施工能力の見える化につながります。技能者を育成する企業が成長し、建設業界が健全に維持されることを目指しています。

処遇改善に向けた取り組み

ICカードは、技能者の能力に応じて4段階に分けて発行されます。最上位のレベル4は「就業経験10年以上で職長経験3年以上」が目安です。レベル3は「就業経験7年以上で職長または班長としての経験1年以上」が必要です。レベル2は「就業経験3年以上」となります。経験に応じて資格を取得していることも必要です。

技能者のレベルが明確になることで、能力が請負代金に反映され、そして技能者の賃金上昇につながることを目指しています。国土交通省は、職種ごとに技能レベルに応じた年収目安を設定し、標準見積書を改訂します。若い世代にキャリアパスと処遇の見通しを示すことができ、建設業界のイメージアップにつながることが期待されています。

任意の制度であるため、活用を広げることが課題となっています。2024年1月末時点で、建設キャリアアップシステムへの技能者登録数は136万人となりました。これは建設業技能者数302万人の45%です。事業者の登録数は25万社で、規模の小さな企業の登録率

Term
建設業退職金共済制度　労働者が別の現場へ移り事業主をかえても、建設業で働いた日数は全部通算される、建設業界全体の退職金制度。この制度に加入する事業者に所属する建設技能者に対して、老後の安心感を提供しています。2021年から電子申請方式を導入し、CCUSとの連携により活用の促進が図られています。

建設技能者の賃金上昇に向けた取り組み

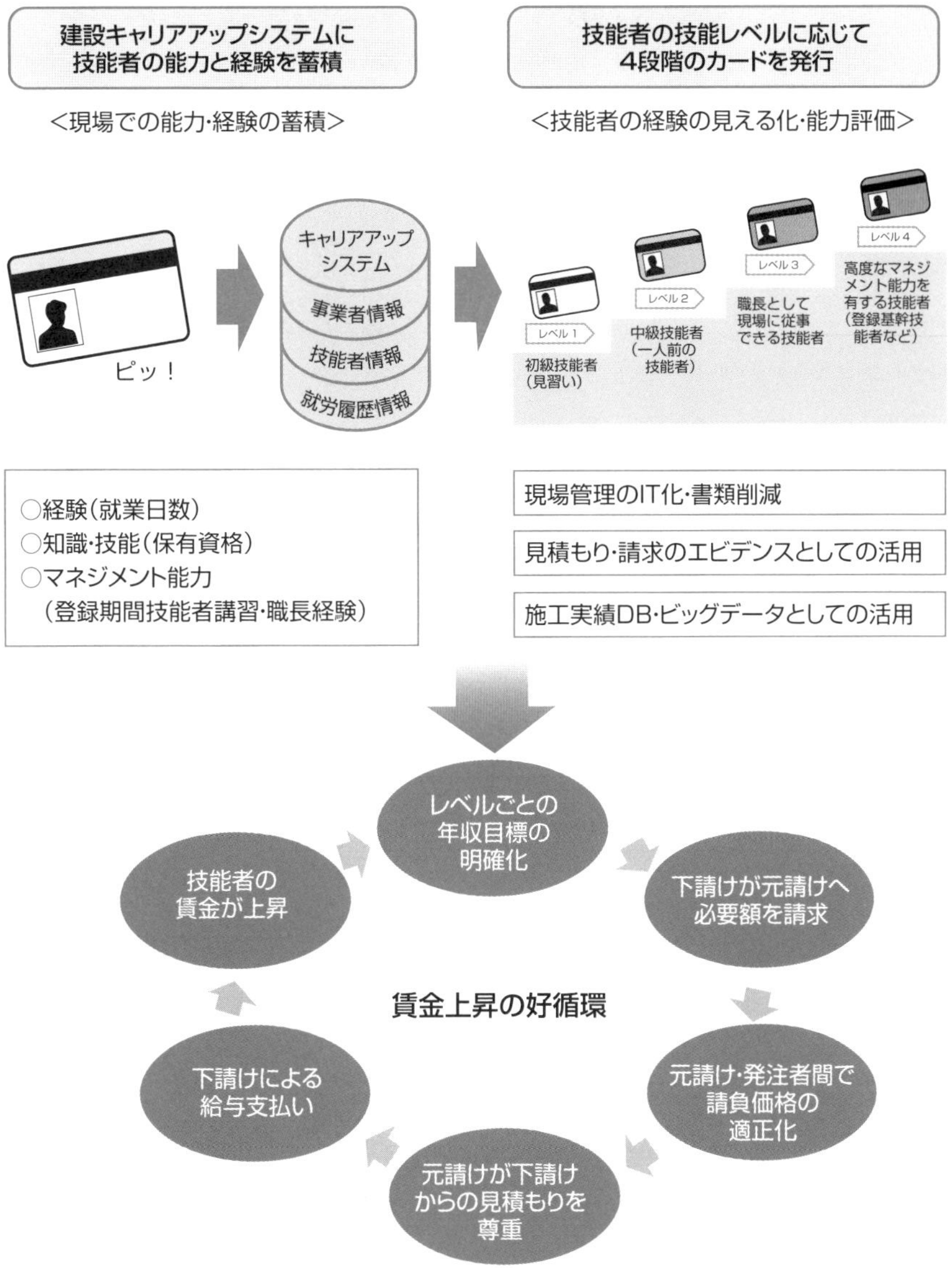

「建設キャリアアップシステムの活用について」（国土交通省）から作成

建築協定　建築基準法やその他の法律では満たされない地域の特殊な住宅環境について、建築協定区域内の所有者全員の同意により、建築物の敷地、位置、構造、用途、形態、意匠などについて規制を定めるものです。

は低くなっています。

レベル別年収のイメージ

建設キャリアアップシステム処遇改善推進協議会から、キャリアのレベル別年収が公表されています。このレベル別年収は、公共事業労務費調査で把握した技能者の賃金実態を踏まえ、レベルに応じて年収額（週休2日を確保）を試算したものです。レベル別年収の公表により、若い世代に対して将来のキャリアパスと処遇面での具体的なイメージを示しています。若者が技能者として入職し、技能・経験を重ねていく過程で見通しの持てる業界になることを目指しています。

小規模現場の対応

建設キャリアアップシステムに就業履歴を蓄積するためには、技能者が現場に入場する前に、建設会社が施工体制を登録し、カードリーダーを設置することが必要です。これは現場ごとに準備する必要があります。大きな現場では対応が可能であっても、小さな現場では、事務所がない、管理者が常駐していない、工期が短いなどの理由で、カードリーダーの設置が難しいのが現状です。そこで、建設現場の入退場管理システム、安全衛生管理システム、スマートフォンのアプリなどとの連携が進められています。元請業者が現場専用の電話番号を設定して現場情報を登録するとすぐに利用でき、技能者が現場入場時に自分のスマホから現場専用の番号に発信するだけで、就業履歴を蓄積することができる――というアプリも運用が始まっています。

建設キャリアアップシステムのメリット

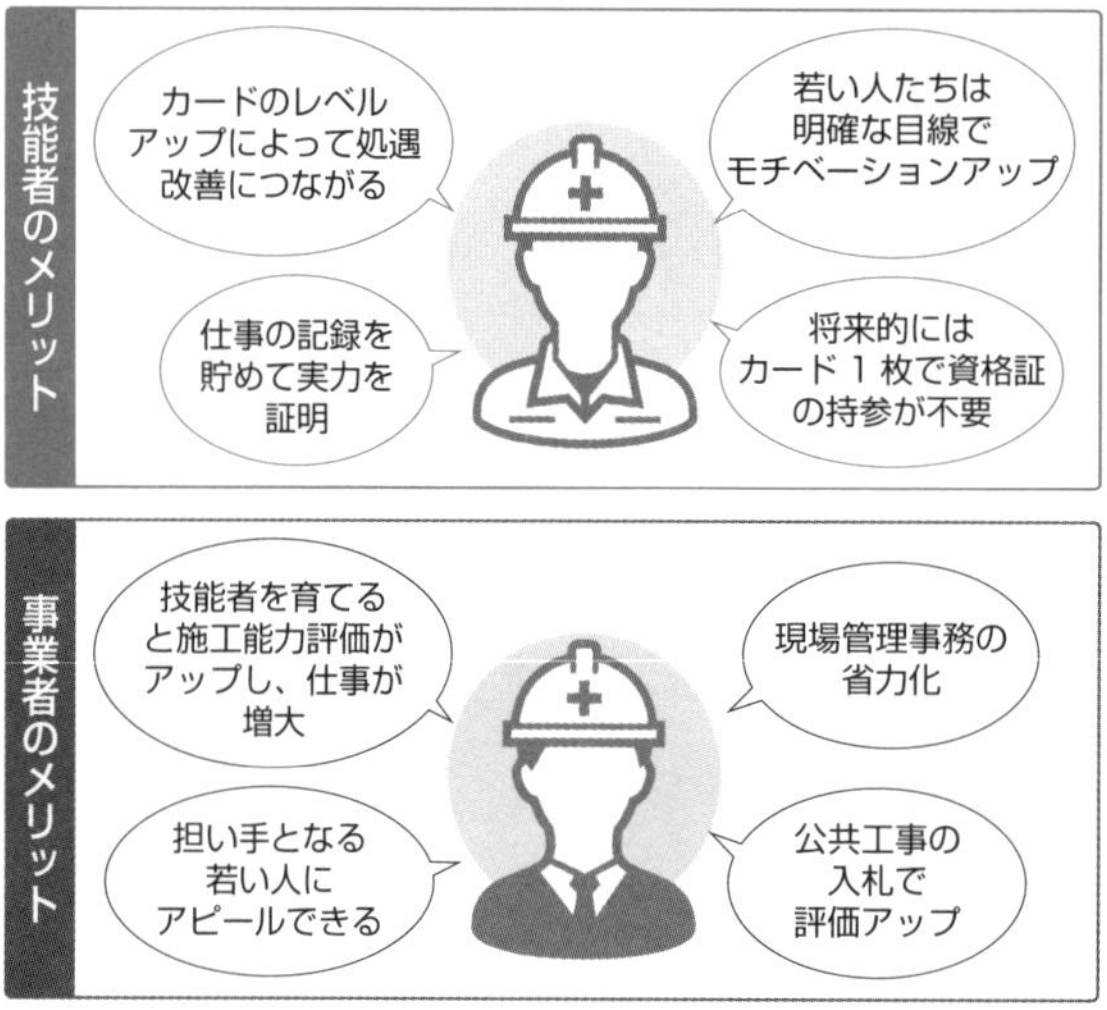
カードのレベルアップによって処遇改善につながる
若い人たちは明確な目線でモチベーションアップ
仕事の記録を貯めて実力を証明
将来的にはカード１枚で資格証の持参が不要
技能者を育てると施工能力評価がアップし、仕事が増大
現場管理事務の省力化
担い手となる若い人にアピールできる
公共工事の入札で評価アップ

「建設キャリアアップシステムのチラシ」から作成

Point **建設キャリアアップシステムの紹介**　建設キャリアアップシステムのホームページ（https://www.ccus.jp/）では、システムの概要、利用手順などを紹介しています。

CCUS への技能者の登録数（累計）

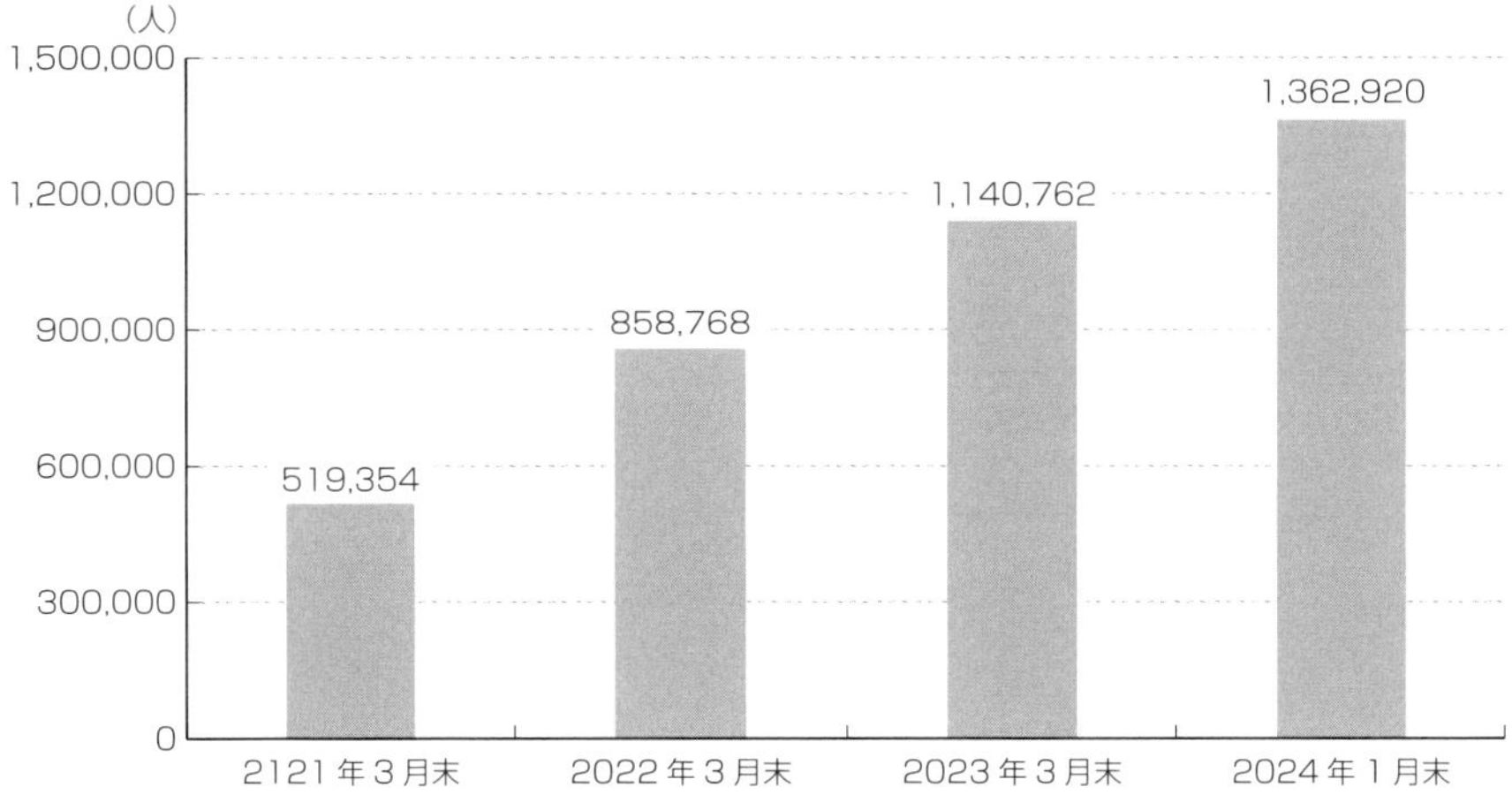

「建設キャリアアップシステムの運営状況について」（（一財）建設業振興基金）から作成

分野ごとのレベル別年収

（単位：千円）

分野	レベル 1 5 年未満			レベル 2 5～10 年未満			レベル 3 10 年以上、 1 級技能士			レベル 4 登録基幹技能者*		
	下位	～	上位	下位	～	上位	下位	～	上位	下位	～	上位
電気工事	3,150	～	5,350	3,750	～	6,310	4,330	～	7,430	4,800	～	7,690
建設塗装	3,720	～	6,250	4,340	～	7,130	4,810	～	8,030	5,490	～	8,580
左官	3,570	～	6,010	4,170	～	6,850	4,630	～	7,720	5,280	～	8,250
鉄筋	3,680	～	6,190	4,290	～	7,060	4,770	～	7,950	5,430	～	8,490
型枠	3,740	～	6,290	4,360	～	7,170	4,840	～	8,080	5,520	～	8,630
とび	3,680	～	6,200	4,300	～	7,070	4,770	～	7,960	5,440	～	8,510
内装仕上工事	3,750	～	6,320	4,380	～	7,200	4,860	～	8,110	5,540	～	8,670
サッシ・CW	3,830	～	6,440	4,470	～	7,340	4,960	～	8,270	5,650	～	8,840
外壁仕上	3,570	～	6,010	4,170	～	6,850	4,630	～	7,720	5,280	～	8,250
タイル張り	3,030	～	5,100	3,530	～	5,810	3,920	～	6,550	4,470	～	6,990
建築大工	3,670	～	6,170	4,280	～	7,040	4,750	～	7,930	5,420	～	8,470
土工	3,610	～	6,020	4,080	～	6,780	4,250	～	7,370	5,040	～	7,880

「建設キャリアアップシステム（CCUS）におけるレベル別年収の公表」（国土交通省）

Term

登録基幹技能者　熟達した作業能力と豊富な知識を持ち、現場をまとめて効率的に作業を進めるためのマネジメント能力に優れており、専門工事業団体の資格認定を受けている技能者のことです。現場では上級職長として、元請けの計画・管理業務に参画し、補佐することが期待されています。

Section

4-16 耐震偽装の反省～住宅瑕疵担保履行法

2005年に発生した構造計算書偽装事件では、売主などが瑕疵担保責任を十分に果たすことができない場合、住宅購入者などが極めて不安定な状態に置かれることが明らかになりました。

売主が負う瑕疵担保責任

新築住宅の売主などは、「住宅の品質確保の促進等に関する法律」（住宅品確法）に基づき、住宅の基本構造部分＊の瑕疵について、10年間の瑕疵担保責任を負うことが義務付けられています。しかし、売主などが倒産すると、瑕疵担保責任を十分に果たすことができません。そこで、住宅購入者などの利益の保護を図るため、2009年10月に「**特定住宅瑕疵担保責任の履行の確保等に関する法律**」（略称：住宅瑕疵担保履行法）が施行されました。

この法律によって、事業者が住宅専門の保険に加入するか、または保証金を供託することが義務付けられました。万一、事業者の倒産などにより、瑕疵の補修などが行われない場合には、住宅購入者に対して保険会社から保険金が支払われます。保険の対象となるのは、住宅の中でも特に重要な部分である、構造耐力上主要な部分および雨水の浸入を防止する部分です。瑕疵担保責任とは、契約の目的物に瑕疵（欠陥）があった場合に、これを補修したり、瑕疵によって生じた損害を賠償したりする責任のことです。2020年の民法改正により、瑕疵担保責任の用語が「契約不適合責任」に改められました。

既存住宅売買瑕疵保険とリフォーム瑕疵保険

既存住宅の売買やリフォーム工事についての瑕疵保険もスタートしています。**既存住宅売買瑕疵保険**は中古住宅の検査と保証がセットになった保険制度、**リフォーム瑕疵保険**はリフォーム時の検査と保証がセットになった保険制度です。いずれも、住宅の基本的な性能について、専門の建築士による検査に合格することが必要です。中古住宅の購入やリフォーム工事における安心を得ることができます。

Term

要緊急安全確認大規模建築物　旧耐震基準で建てられた不特定多数の人が利用する建築物のうち、改正耐震改修促進法によって耐震診断と自治体への報告が義務付けられた建物。対象は3階建て5000m²以上の店舗や宿泊施設、病院、2階建て3000m²以上の小中学校などです。

住宅瑕疵担保責任保険の仕組み

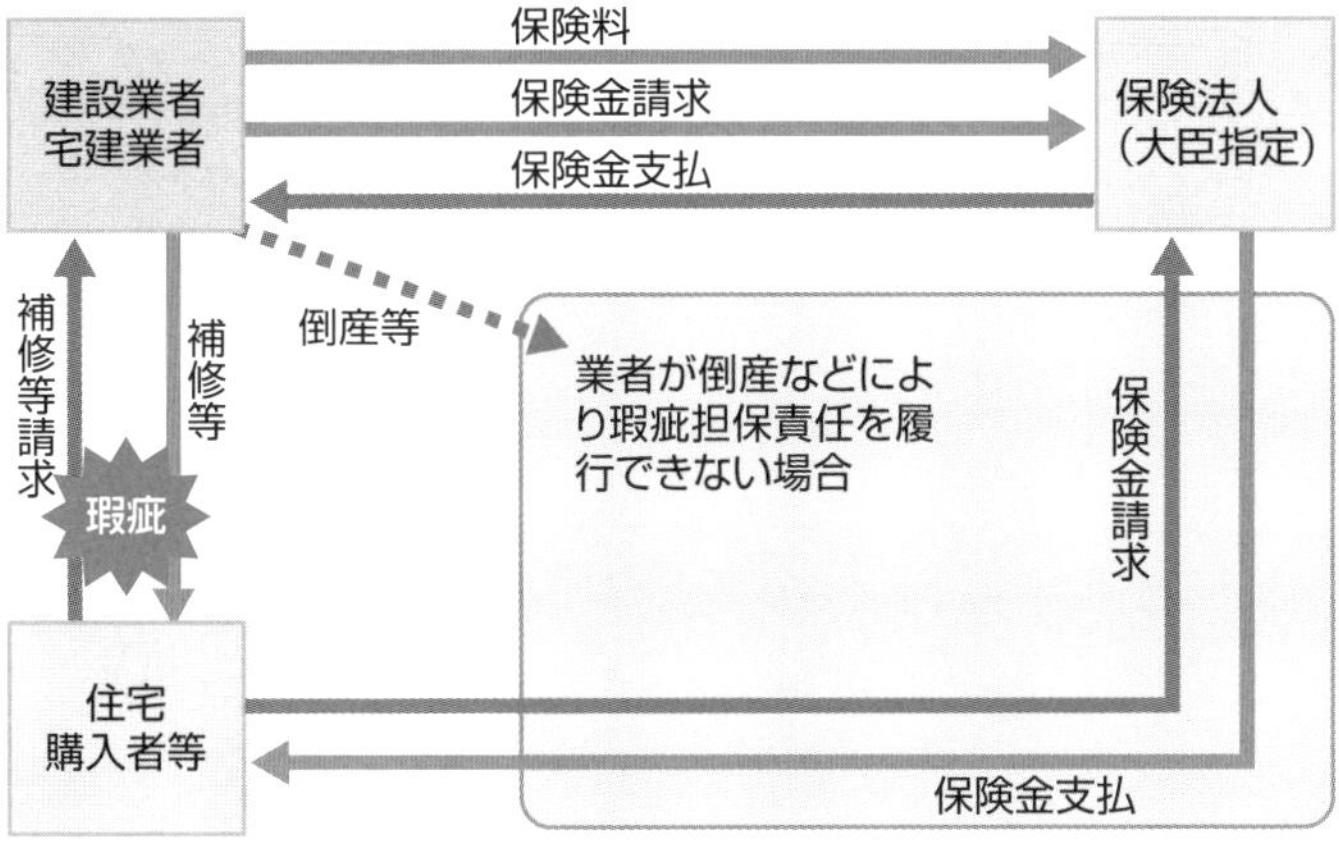

「住宅瑕疵担保履行法パンフレット」（国土交通省住宅局）

瑕疵担保責任の対象となる範囲

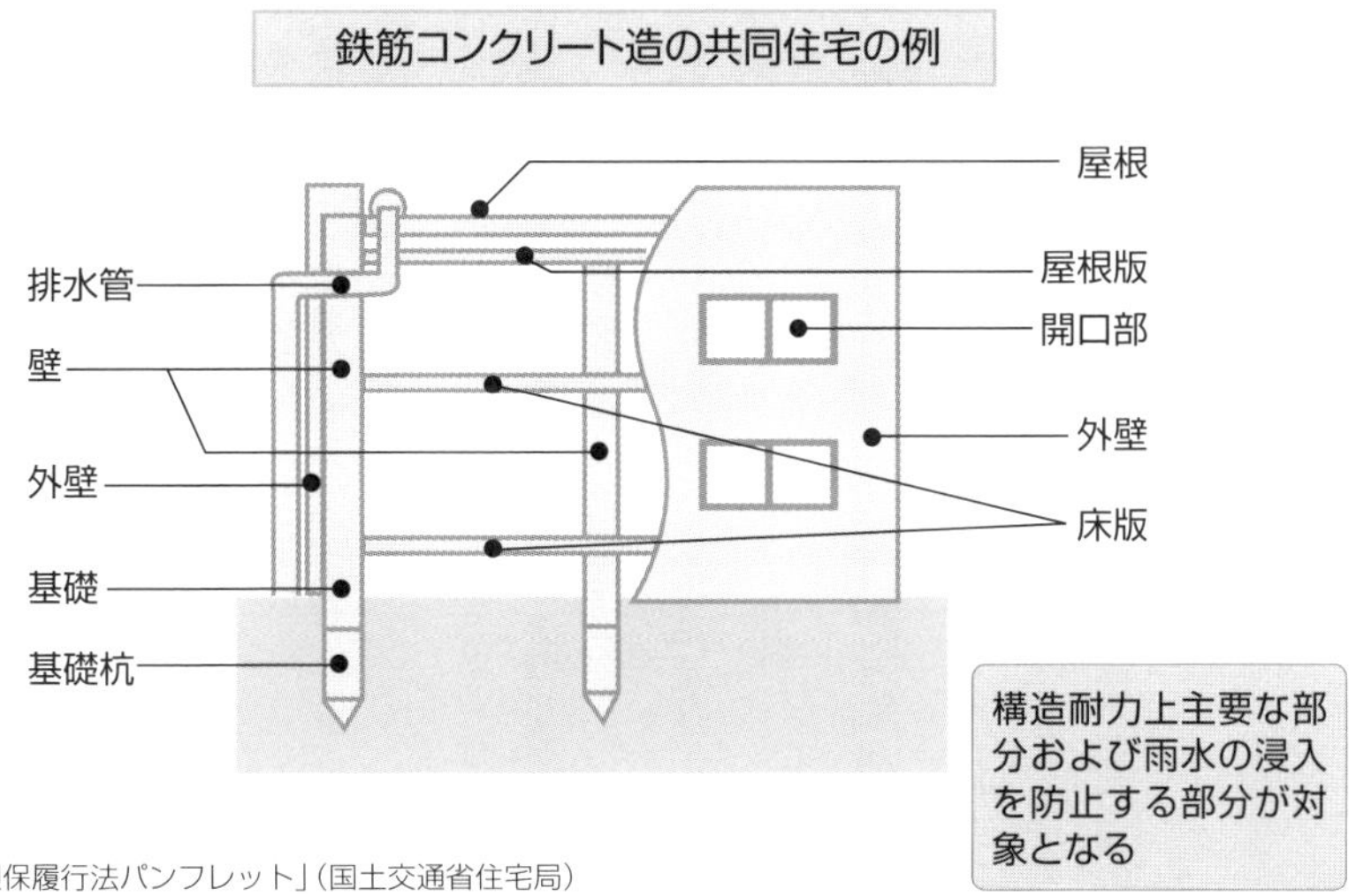

「住宅瑕疵担保履行法パンフレット」（国土交通省住宅局）

Term

住宅の基本構造部分　構造耐力上主要な部分と雨水の浸入を防止する部分です。具体的には、壁、柱、床、梁、屋根、小屋組、斜材、土台、基礎と開口部などになります。

Section

4-17 都市の整備を行う都市計画法

都市計画法は、一体の都市として整備すべき区域を都市計画区域として定め、市街化を促進する市街化区域と、市街化を抑制する市街化調整区域を線引きしています。

都市計画法は、無秩序な開発を防ぎ、限られた財源で効率のよいインフラ整備を行うことが目的です。**都市計画区域**は、都心の市街地から郊外の農地や山林まで、地形や人・物の動き、都市の将来の発展を考えて、一体の都市として捉える必要がある区域です。全国38万㎢の4分の1にあたる10万㎢が都市計画区域として定められ、その中には**市街化区域**、**市街化調整区域**と非線引き区域があります。市街化区域は1.4万㎢、市街化調整区域は3.4万㎢です。なお、地方自治体の都市計画作成は土木部都市計画課で行われています。

■公共事業に直結する都市計画

市街化区域は、すでに市街地を形成している区域、および、おおむね10年以内に優先的かつ計画的に市街化を図るべき区域であり、用途地域が定められます。ここでは地域ごとに、「住居・商店・工場のような建築物の用途の制限」および「容積率、建物の高さなど、建築物の建て方のルール」が定められ、目的に応じた環境の確保を図ることができます。都市施設として道路・公園・下水道の整備が重点的に行われます。

市街化調整区域は、市街化を抑制する区域です。開発行為や都市施設の整備が原則として抑制されます。

■土地区画整理事業と市街地再開発事業

市街地開発事業は、土地の区画を整理して宅地利用の増進を図り、道路や公共施設などを総合的に整備するものです。都市構造を効率的にすることで、安全、快適で活力のある市街地づくりを行います。

市街地開発事業には、土地区画整理事業、市街地再開発事業などがあります。

立地適正化計画 立地適正化計画では、商業施設や病院、公共施設を集める「都市機能誘導区域」および住宅を集める「居住誘導区域」を具体的に定めます。これによりコンパクトシティを実現し、中心市街地を活性化させ、生活に必要な諸機能を近接させせます。計画に基づく都市機能の整備には国の補助金を活用できます。

土地区画整理事業は、公共施設が不十分な区域において、地権者からその権利に応じて少しずつ土地を提供してもらい、道路、公園、河川等の公共施設を整備するものです。**市街地再開発事業**は、市街地内の老朽木造建築物が密集している地区などで、細分化された敷地の統合や不燃化された共同建築物の建築、公園・広場・街路などの公共施設の整備を行うものです。

コンパクトシティの形成

地方都市では、急速な人口減少と高齢化、住宅や店舗の郊外立地により、市街地の拡散・低密度化が進んでいます。車を運転できない高齢者が買い物難民になったり、ごみ収集など行政コストのアップが課題となっている地域があります。都市をコンパクトにすれば、住民が徒歩や公共交通機関だけで支障なく暮らすことができ、行政コストも抑えられます。国は**コンパクトシティ**を広めるため、自治体に対して立地適正化計画*を定めるよう促しています。

コンパクト化を目指して中心市街地の再整備を行う一方で、郊外の大規模開発を並行して進めている地域も多くあります。郊外立地規制が不十分だったり、担当部署が異なるために矛盾が生じている現状が指摘されています。

市街地再開発事業のイメージ

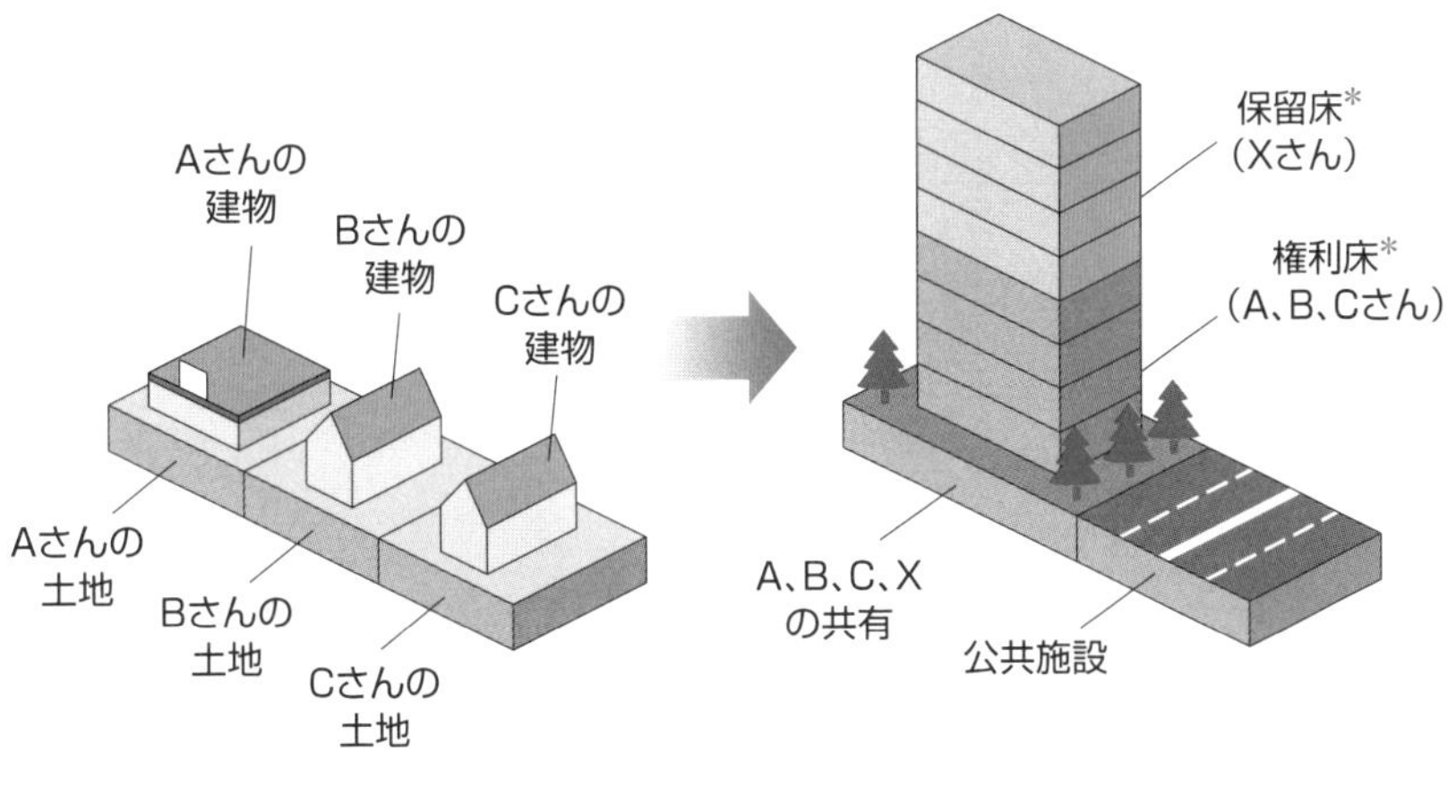

「市街地再開発事業」（国土交通省）より

権利床／保留床　権利床と保留床はともに市街地再開発事業によって建設される施設の床です。**権利床**は「地権者が資産の対価として取得する権利を持つ床部分」、**保留床**は「権利床以外の床部分」です。この保留床を新しい居住者やデベロッパーなどに販売することによって、事業費を賄います。

Section

4-18 建築物の省エネ性能向上を図る建築物省エネ法

建築物の省エネ性能を向上させるため、2015年7月に「建築物のエネルギー消費性能の向上等に関する法律」（略称：建築物省エネ法）が制定され、その後も改正が行われています。

建築物分野におけるエネルギー消費量はわが国のエネルギー消費量の約3割を占め、その増加は、住宅世帯数の増加と機器使用の増加、建築物の床面積の増加と施設営業時間の延長が大きな要因でした。

そこで2019年の改正により、省エネ基準への適合義務が300㎡以上の非住宅に拡大されました。また300㎡未満の建築物については、省エネ性能向上の努力義務が省エネ基準適合の努力義務へと強化されるとともに、建築士から建築主に対する建物の省エネ性能についての説明が義務化されました。

■建築物省エネ法の改正

2022年、エネルギー消費の削減をさらに進めるために建築物省エネ法の改正が行われました。

改正に伴い、すべての新築住宅・非住宅に省エネ基準適合が義務付けられます。増改築の場合は、増改築を行う部分にのみ省エネ基準適合が求められます。

分譲・注文の戸建住宅、賃貸アパートが対象であった**住宅トップランナー制度**は、分譲マンションにまで拡大されます。住宅トップランナー制度は、1年間に一定戸数以上の住宅を供給する事業者に対し、国が、目標年次と省エネ基準を超えるトップランナー基準を定め、新たに供給する住宅について、その基準を平均的に満たすことを努力義務として課す制度です。

さらに、建築物の販売・賃貸事業者は、販売等の際に省エネ性能を表示することが努力義務となります。新築住宅の販売では、広告等に**省エネ性能ラベル**を表示しなければなりません。これらの改正が2025年6月までに順次施行されます。設計者・施工者は、新たな規制に対応していくことが求められます。

Point

業務部門のエネルギー消費　業務部門は、事務所・ビル、デパート、卸小売業、飲食店、学校、ホテル・旅館、病院、劇場・娯楽場、その他サービス（福祉施設など）の9業種に分類されます。

省エネ基準適合への義務付け

原則※すべての新築住宅・非住宅に省エネ基準適合が義務付けられる

（2025年4月からの予定）

	<現行> 非住宅	<現行> 住宅	<改正> 非住宅	<改正> 住宅
大規模（2,000m² 以上）	適合義務（2017.4～）	届出義務	適合義務（2017.4～）	適合義務
中規模	適合義務（2021.4～）	届出義務	適合義務（2021.4～）	適合義務
小規模（300m² 未満）	説明義務	説明義務	適合義務	適合義務

※エネルギー消費性能に及ぼす影響が少ないものとして政令で定める規模（10m²を想定）以下のもの、及び、現行制度で適用除外とされている建築物は、適合義務の対象から除く

「省エネ基準適合義務化チラシ」（国土交通省）より

省エネ性能の表示

新建築物の販売等の際は、所定のラベルを広告等に表示する必要がある（既存建築物についても表示を推奨）

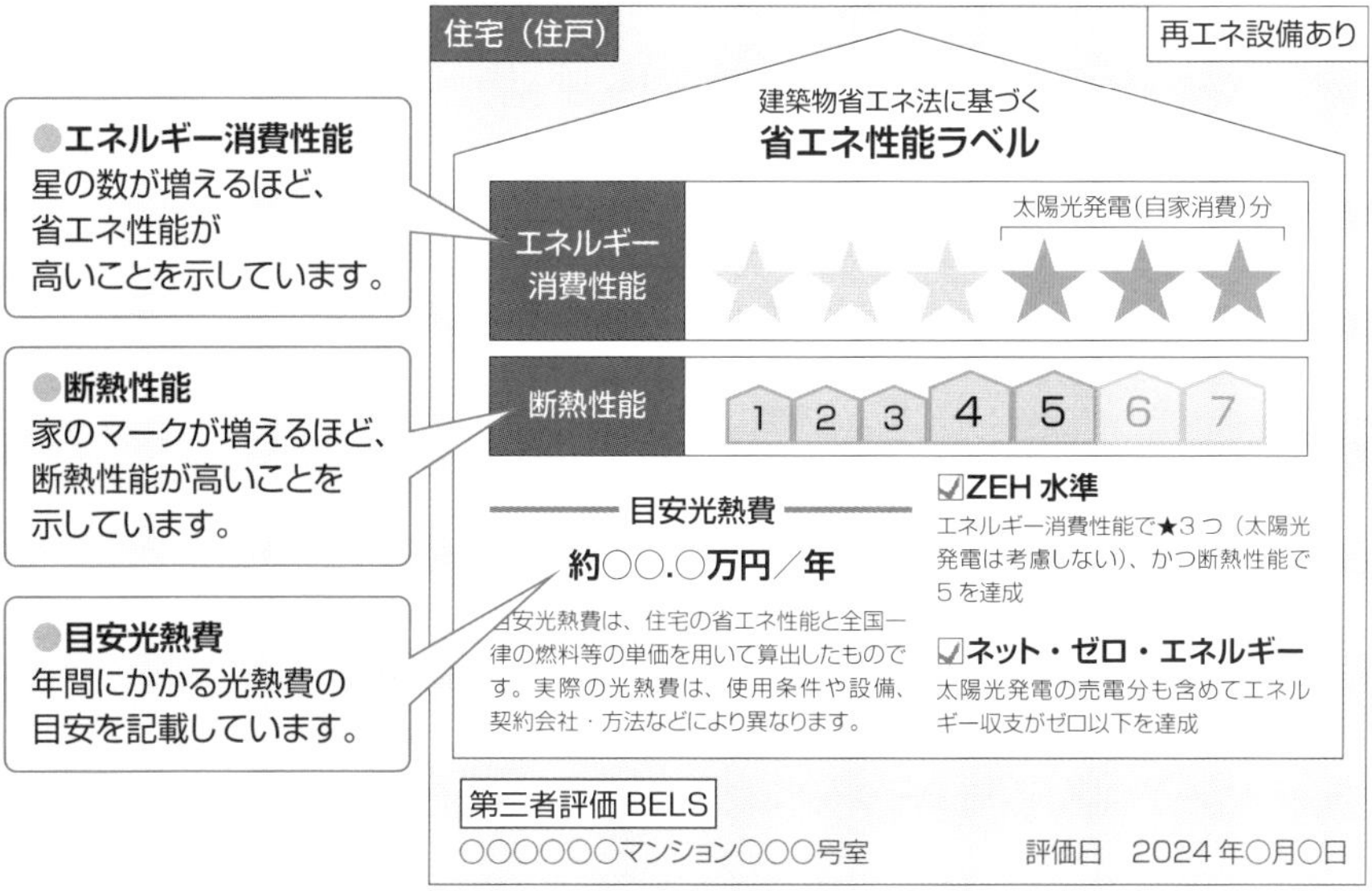

住宅（住戸）版の省エネ性能ラベル

「省エネ性能ラベルチラシ」（国土交通省）より

Point **家庭部門のエネルギー消費**　動力・照明（32.9%）、給湯（28.7%）、暖房（26.3%）、ちゅう房（9.7%）、冷房（2.4%）の順となっています。家電機器の普及や大型化、生活様式の変化などに伴い、動力・照明のシェアが増加しています。エアコンやパソコンなどの保有台数の増加が影響しています。

Section

4-19 強くしなやかな国をつくる国土強靱化基本法

国土強靱《きょうじん》化基本法が2013年に施行され、2014年には国土強靱化基本計画が閣議決定されました。2023年の改正により中期計画の策定や国土強靱化推進会議の設置が決まりました。

わが国では度重なる大災害により様々な被害がもたらされてきました。そして、その都度、長い時間をかけて復旧・復興を図る「事後対策」を繰り返してきました。阪神・淡路大震災でも東日本大震災でも多大な人的・物的被害が発生し、復興には長い期間が必要となりました。現在、南海トラフ地震や首都直下地震の発生確率が高まっており、大きな被害が生じることが想定されています。事前の対策で被害を少なくできることも明らかになっています。

そこで、大規模自然災害に対して、最悪の事態を想定し、国土政策・産業政策など総合的な対応を行うために、**国土強靱化基本法**が制定されました。国土強靱化推進本部が基本計画を策定し、都道府県と市町村が、防災・減災に必要な地域計画を策定します。2018年度末までに全47都道府県で、22年度末までに全市区町村の99％に当たる1724団体で、地域計画の策定が完了しています。

災害の反省と、求められる緊急対策

2015年9月の関東・東北豪雨では、鬼怒川《きぬがわ》堤防の決壊により大きな被害が発生。その後の調査で、「①ハザードマップの認知割合が非常に低かった」、「②避難勧告等の発令タイミングや避難確保計画を事前に定めていなかった」、「③避難勧告等が確実に伝達されず、適切な避難行動に結び付かなかった」などの課題が明らかになりました。

17年には九州北部豪雨災害、18年には広島・岡山・愛媛での豪雨災害や震度7の北海道胆振《いぶり》東部地震が発生しました。19年には九州北部豪雨災害のほか、台風が関東・東北に甚大な被害をもたらしました。24年には能登半島地震の被害がありました。毎年のように大きな災害が発生しており、ハードとソフトの緊急対策が求められています。

Point

脆弱性評価　12の個別施策分野（行政機能/警察・消防など、住宅・都市、保健医療・福祉、エネルギー、金融、情報通信、産業構造、交通・物流、農林水産、国土保全、環境、土地利用〈国土利用〉）および5つの横断的分野（リスク・コミュニケーション、人材育成、官民連携、老朽化対策、研究開発）で構成されます。

南海トラフ地震・首都直下地震の被害想定

南海トラフ地震

人的被害

・建物倒壊による被害：
死者約 3.8 万～5.9 万人

・津波による被害：
死者約 11.7 万～22.4 万人

・火災による被害：
死者約 0.26 万～2.2 万人 など

最大約 32 万 3000 人の死者

被害額

●資産等の被害 （陸側ケース）

【被災地】（合計）	169.5 兆円
・民間部門	148.4 兆円
・準公共部門（電気・ガス・通信、鉄道）	0.9 兆円
・公共部門	20.2 兆円

●経済活動への影響【全国】

・生産・サービス低下に起因するもの	44.7 兆円
・交通寸断に起因するもの（上記とは別の独立した推計）道路、鉄道の寸断	6.1 兆円 など

最大約 220 兆円の被害

内閣府作成「南海トラフ巨大地震の被害想定（第二次報告）」に基づき作成 （2013年公表）

首都直下地震※

人的被害

・建物倒壊による被害：
死者約 0.4 万～1.1 万人

・火災による被害：
死者約 0.05 万～1.6 万人 など

最大約 2 万 3000 人の死者

被害額

●資産等の被害

【被災地】（合計）	47.4 兆円
・民間部門	42.4 兆円
・準公共部門（電気・ガス・通信、鉄道）	0.2 兆円
・公共部門 （ライフライン、公共土木施設など）	4.7 兆円

●経済活動への影響【全国】

・生産・サービス低下に起因するもの	47.9 兆円
・交通寸断に起因するもの（上記とは別の独立した推計）道路、鉄道、港湾の機能停止	12.2 兆円 など

最大約 95 兆円の被害

内閣府作成「首都直下地震の被害想定と対策について（最終報告）」に基づき作成

※今後30年間に約70%の確率で発生するM7クラスの地震 （2013年公表）

「国土強靱化に向けた取組みについて」（内閣官房国土強靱化推進室）

Point

国土強靱化の基本的考え方 いかなる災害等が発生しようとも、①人命の保護が最大限図られること、②国家及び社会の重要な機能が致命的な障害を受けず維持されること、③国民の財産及び公共施設の被害を最小化すること、④迅速な復旧復興に資すること、などが基本目標として挙げられています。

水害危険地域の人口増

河川の洪水で住宅1階部分が水につかる可能性がある**浸水想定区域**（浸水深0.5m以上）の人口が、1995〜2015年の20年間で113万人増えています。浸水想定区域内で人口が増えている要因は、都市部で河川近くの工場跡地や資材置き場などにタワーマンションや大規模なマンション群ができたこと、郊外の農地の宅地化などです。

● 市街化調整区域の規制緩和

市街化調整区域は、農地などを守り、無秩序な市街化の拡大を抑制するため、宅地開発を規制するエリアです。しかし、地方分権の流れや経済対策に伴って規制緩和が行われ、2000年の都市計画法の改正によって、市街化調整区域でも宅地開発が可能になりました。その結果、浸水リスクのあるかつての水田地域に、多くの住宅が建つようになりました。

国が管理する全国109河川の**水害リスクマップ**が公表されていますが、2025年度には、これらの大きな川に流れ込む支流や下水道の氾濫による危険予測もマップに加える計画です。

土砂災害や浸水のリスクが高いレッドゾーンでは、新築住宅向けの補助金が対象外となっており、住宅や高齢者施設の開発制限も可能です。2024年度からはイエローゾーンでも補助金が減らされています。水災保険の保険料も危険度によって5段階に分けられました。

命を守るためには、自らハザードマップで浸水リスクを確認したり、避難場所をよく確認しておくことが大切です。

浸水想定区域内の人口の推移

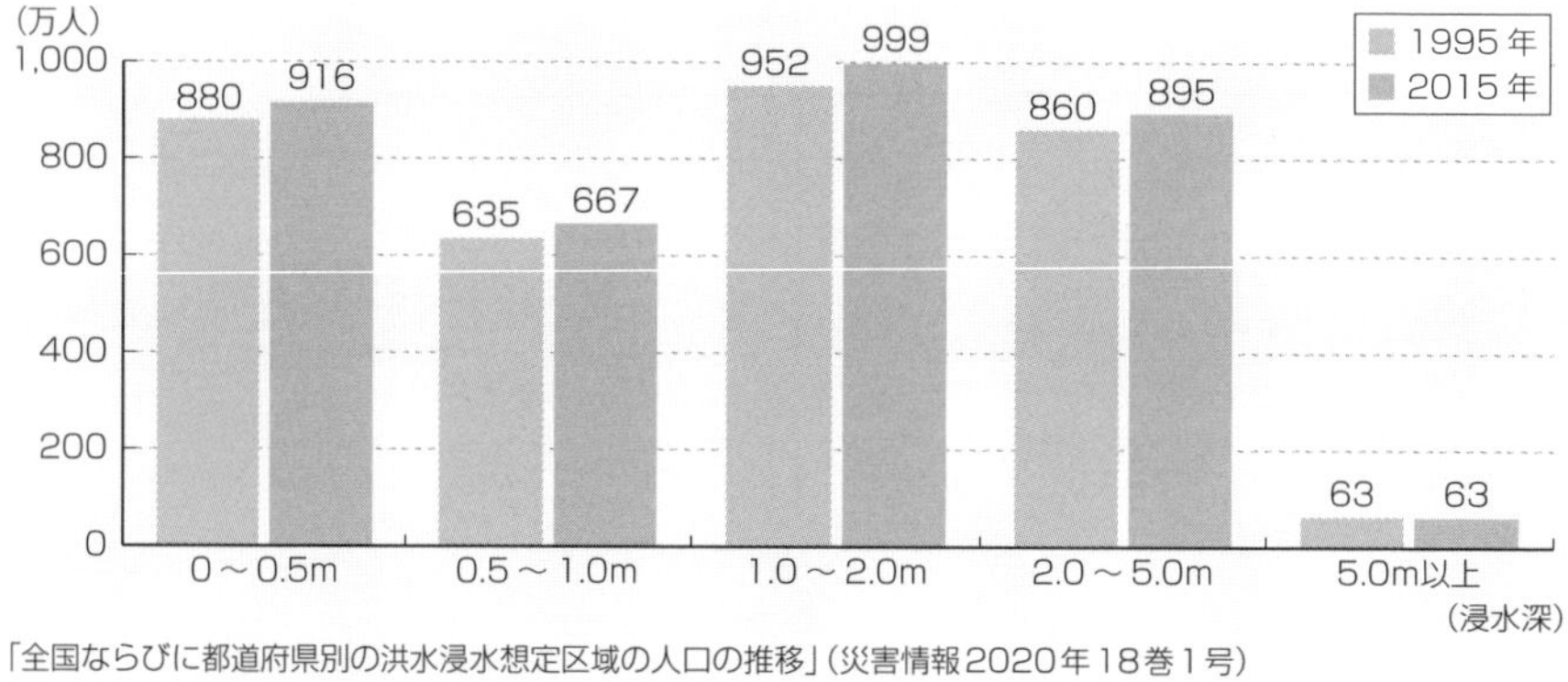

「全国ならびに都道府県別の洪水浸水想定区域の人口の推移」（災害情報2020年18巻1号）

バックウォーター現象　大雨で大きな河川の流れが滞った際に、そこに流れ込む支流にも逆流することです。対策の弱い支流では大きな水害につながります。

第5章

建設業界の問題点

建設業界を取り巻く問題としては、寿命を迎える建設構造物の維持更新が大きな課題です。そして業界内では、深刻化しつつある人材不足と高齢化への対応、労働条件の改善が課題となっています。

Section

5-1 談合は永久になくならない？

談合という反社会的行為に対して、厳しい批判の目が向けられています。2006年4月には、日本土木工業協会が「旧来のしきたりからの決別」を宣言しました。しかし、その後も談合は続いています。2024年4月にも東京都や宮城県の官製談合事件が報道されています。

談合のルール

受注のために建設会社が話し合いを行う談合は、一般的には地域ごと、工事種別ごとに親睦会などの建設会社の集まりが組織され、そこで行われていました。地域の建設業協会がその役割を担うこともありました。集まりに出席する社員は、営業職として特別の権限を持って活動していました。談合といっても単に声の大きな会社が落札者になるのではなく、例えば「工事現場の近くに事務所がある」、「近くで同種の工事を行っている」、「以前から関連工事を受注している」など、参加者の間では納得できるルールによって、バランスよく仕事を配分していました。当事者には違法という認識はありながらも、罪悪感はありませんでした。談合は業界内では公然の秘密で、発注者や政治家などの意向が考慮されることもありました。

脱談合の方向へ

2006年1月に改正独占禁止法が施行され、談合に対する罰則が強化されたのをきっかけに、同年4月、日本土木工業協会が「旧来のしきたりからの決別」を宣言しました。公共工事が大幅に減少して過当競争になったため、参加者が満足するだけの配分が困難になってきたことも、脱談合の動きを加速させました。

発注者が入札談合に関与する、いわゆる**官製談合**は、天下りや首長への選挙協力に対する見返りという意味合いのものもあります。官製談合を防止するため、**官製談合防止法**（2003年1月施行）に罰則が付いた改正法が07年3月に施行されました。

Term

低入札価格調査　入札価格が予定価格を大きく下回った場合、手抜き工事や下請業者へのしわ寄せを防ぐために、発注者が業者に価格の内訳書などを提出させて、適正な施工が可能かどうかを調べる制度のことです。

品質確保に向けた調査基準の改定

各地で〝脱談合〟が進むと落札率の低下が続き、70%や75%といったいわゆる低入札工事が増えました。

低価格入札の工事では、「下請けへのしわ寄せや工事品質への影響が懸念される」、「建設業者が疲弊する」という批判を受け、低入札価格調査*の基準価格の改定が行われています。2022年4月の改定では、直接工事費の97%、共通仮設費の90%、現場管理費の90%、一般管理費の68%の合計額から算出し、予定価格の75~92%の間で設定する方式となりました。

このような改革で低入札価格調査基準を上げていますが、結局は最低制限価格や調査基準価格ぎりぎりに応札が集中する状況が多発しています。研究者の調査では、13~17年に東北地方の市町村が発注した公共工事で再入札となった工事1830件のうち、96・8%で1回目と2回目に同じ業者が1位となっており、談合の可能性があると報告されています。談合は明らかに減っているものの、抜本的な解決策がない、もどかしい状態が続いています。

低入札価格調査基準の改定（工事）

2009.4~2011.3

【範囲】
予定価格の7.0/10~9.0/10

【計算式】
・直接工事費 ×0.95
・共通仮設費 ×0.90
・現場管理費 ×0.70
・一般管理費等 ×0.30
上記の合計額 ×1.05

2011.4~

【範囲】
予定価格の7.0/10~9.0/10

【計算式】
・直接工事費 ×0.95
・共通仮設費 ×0.90
・現場管理費 ×0.80
・一般管理費等 ×0.30
上記の合計額 ×1.05

2013.5.16~

【範囲】
予定価格の7.0/10~9.0/10

【計算式】
・直接工事費 ×0.95
・共通仮設費 ×0.90
・現場管理費 ×0.80
・一般管理費等 ×0.55
上記の合計額 ×1.08

2016.4.1~

【範囲】
予定価格の7.0/10~9.0/10

【計算式】
・直接工事費 ×0.95
・共通仮設費 ×0.90
・現場管理費 ×0.90
・一般管理費等 ×0.55
上記の合計額 ×1.08

2019.4.1~

【範囲】
予定価格の7.5/10~9.2/10

【計算式】
・直接工事費 ×0.97
・共通仮設費 ×0.90
・現場管理費 ×0.90
・一般管理費等 ×0.55
上記の合計額 ×1.08

今回（2022.4.1~）

【範囲】
予定価格の7.5/10~9.2/10

【計算式】
・直接工事費 ×0.97
・共通仮設費 ×0.90
・現場管理費 ×0.90
・一般管理費等 ×0.68
上記の合計額 × 消費税

「低入札価格調査基準の見直し／改定／計算式の改定について」（国土交通省）

Term **課徴金減免制度** 2006年1月の独占禁止法改正で「課徴金減免制度」が導入されました。公正取引委員会が調査を開始する前に談合を告発すれば、最初に告発した企業は100%、2番目の企業は20%、調査開始後に告発した企業は10%、課徴金が減免される制度です。

Section 5-2

くじ引きで決まる公共工事の受注

入札制度の改革により、新たな問題が発生しています。多くの建設会社が最低制限価格と同額で入札し、「くじ引き」で決まる工事が増えています。

多くの建設会社が最低制限価格で入札できる理由は、最低制限価格や低入札価格調査基準の事前公表が行われているからです。**最低制限価格**は、「それ以下の価格で入札した場合に失格となる価格」です。**低入札価格調査基準**は、「その基準を下回る価格で入札した場合は、契約内容に適した工事がきちんとできるかどうか厳しいチェックが行われる」というものです。基準を下回ったときは膨大な資料の提出が必要になります。

手抜き工事の懸念

本来、入札においては、工事の内容に応じて資材や人件費などを正確に積算して入札価格を決めるものですが、最低制限価格が事前公表されている工事を受注したければ、正確な積算を行う必要はありません。最低制限価格と同額で入札すればいいからです。

最低制限価格や低入札価格調査基準の事前公表が行われない場合でも、予定価格が事前公表されていれば、それまでの傾向から、最低制限価格を推定することは難しくありません。その結果として、複数の会社が最低制限価格で入札し、くじ引きになるのです。

都道府県発注の工事では、低入札価格調査基準または最低制限価格を事前公表した場合に4割以上の割合で、予定価格の事前公表では13％の割合でくじ引きになったという調査結果もあります。企業努力ではなく、運が受注を決めている状況です。

十分な積算をせずに最低制限価格で落札した結果のしわ寄せは下請けがかぶることになり、手抜き工事や品質の低下が懸念されます。

Term

リニア談合事件　リニア中央新幹線の品川駅と名古屋駅の工事業者選定において、大林組、鹿島建設、清水建設、大成建設の４社が独占禁止法違反に問われました。大林組と清水建設は罪を認めたのに対し、鹿島建設と大成建設は無罪を主張して裁判で争いました。発注者であるJR東海の問題も指摘されました。

発注者の職員を守るツケ

２００１年の**入札契約適正化法**と２００３年の**官製談合防止法**＊の施行により、入札の過程の透明化と、発注者が予定価格を漏らすことに対する防止措置がなされました。予定価格の事前公表が進み、漏らすような秘密がなくなりました。

しかし、予定価格の事前公表がくじ引きの増加につながったため、その後、国は地方公共団体などの発注者に対して、予定価格の事後公表を要請しました。

ところが、事後公表に戻した途端に、最低制限価格を建設業者に漏らす事件が発生しました。発注者の職員を守るために行っている事前公表がくじ引きを増やし、その結果として工事の品質低下や建設会社の経営悪化を招いているとしたら、本末転倒です。発注者の職員はもっと厳しい倫理観を持つべきです。

改正された入札契約適正化法の運用指針にも「入札前には予定価格を公表しないこと」と明記されていますが、都道府県・指定都市の３割、市区町村の４割で事前公表が行われています。最低制限価格を事前公表している団体もあります。

予定価格・低入札価格調査基準・最低制限価格の公表状況（2023年7月1日時点）

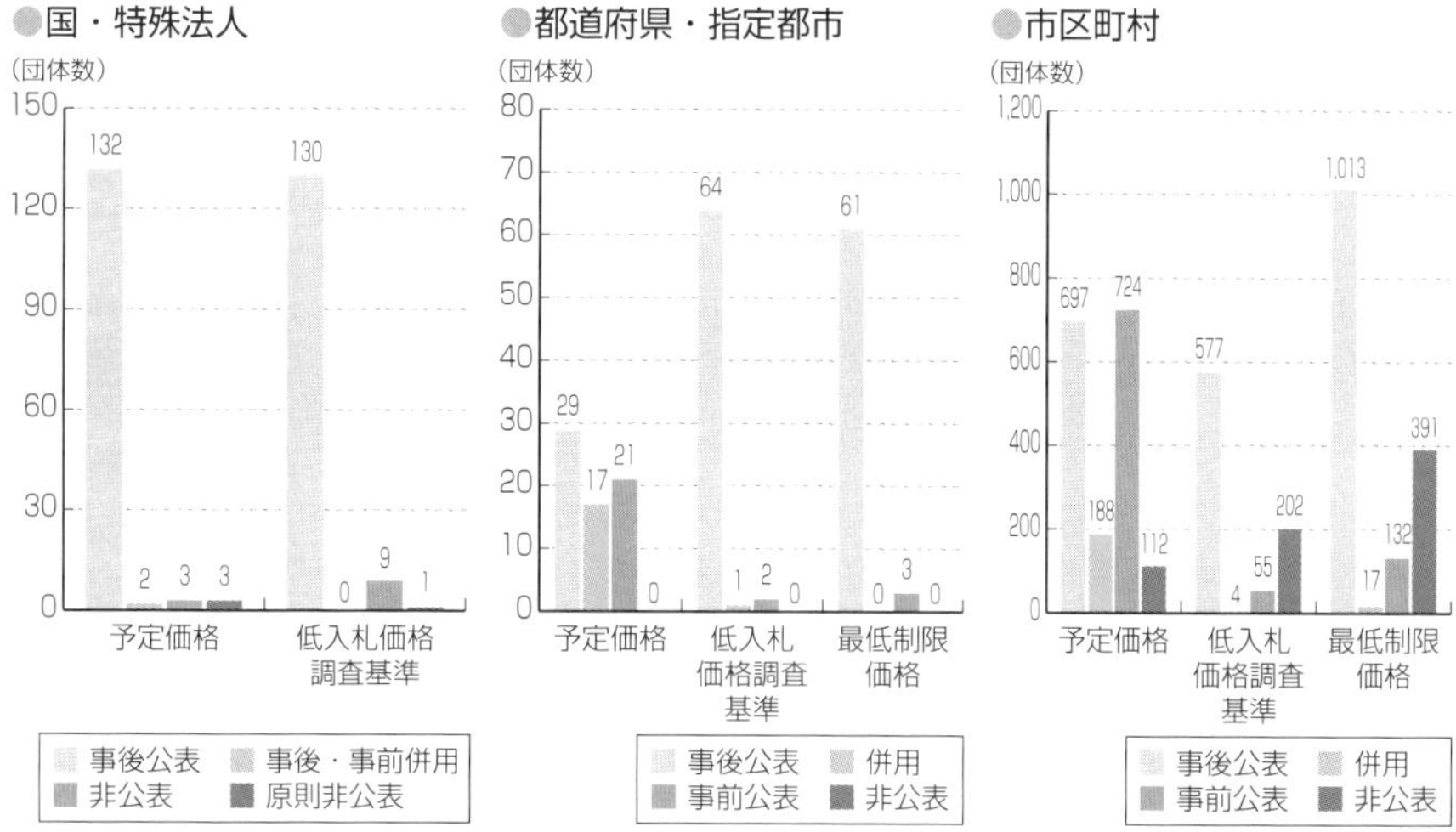

「入札契約適正化法等に基づく入札・契約手続に関する実態調査の結果について」（国土交通省）より作成

Term

官製談合防止法　「入札談合等関与行為の排除及び防止並びに職員による入札等の公正を害すべき行為の処罰に関する法律」で、2003年に施行されました。選挙の支援、予算消化、天下り先確保などを目的として官側が主導する談合を排除する法律です。2006年の改正（2007年施行）で罰則が追加されました。

Section
5-3 経営事項審査は会社の成績表？

公共工事への入札参加を希望する建設業者は、「経営事項審査」の受審が義務付けられています。

■総合点数によるランク付け

公共工事の発注者は、入札に参加しようとする建設業者に対する客観的事項と主観的事項の審査結果を点数化し、総合点数で順位付けをします。建設業者は、そのランクに応じて受注できる工事金額が決まっています。例えば、国土交通省の直轄工事の契約金額7億2000万円以上はAランク、3億円以上7億2000万円未満はBランクとなります。

この審査のうち、客観的事項に関する審査は**経営事項審査**（経審）と呼ばれ、経営規模（X点）、経営状況（Y点）、技術力（Z点）、社会性等（W点）で評価されます。

建設業者の中には、経審で高い点数を取るために、完成工事高を水増ししたり、負債額を実際より少なくするなどの虚偽申請を行う会社もあります。

■審査基準の改正

経営事項審査の審査基準は、そのときの建設業界の課題に応じて改正が行われます。2021年4月の改正では、監理技術者補佐の資格に応じた評点が明確化され、法定労災への上乗せとして任意の補償制度に加入している場合に加点となりました。さらに、技術者・技能者の能力向上の取り組みとしてCPD*取得や認定能力評価基準のレベルアップを評価するようになりました。

23年1月の改正では、ワークライフバランスに関する取り組みとして、女性活躍推進法や若者雇用促進法などに基づく認定が評価されるようになりました。災害時の復旧に使用される建設機械として、ダンプや解体用機械、高所作業車なども加点対象に追加されました。同年8月からは、建設キャリアアップシステムの活用が加点されます。

Point

経営事項審査の虚偽申請　添付書類の改ざん（工事契約書の偽造、建設機械特定自主検査記録表の日付の書き換え等）による、経営事項審査の虚偽申請が増えています。経営事項審査の申請書類に虚偽があった場合は、指示処分や営業停止処分などの監督処分が行われます。

国土交通省　等級別登録の仕組み

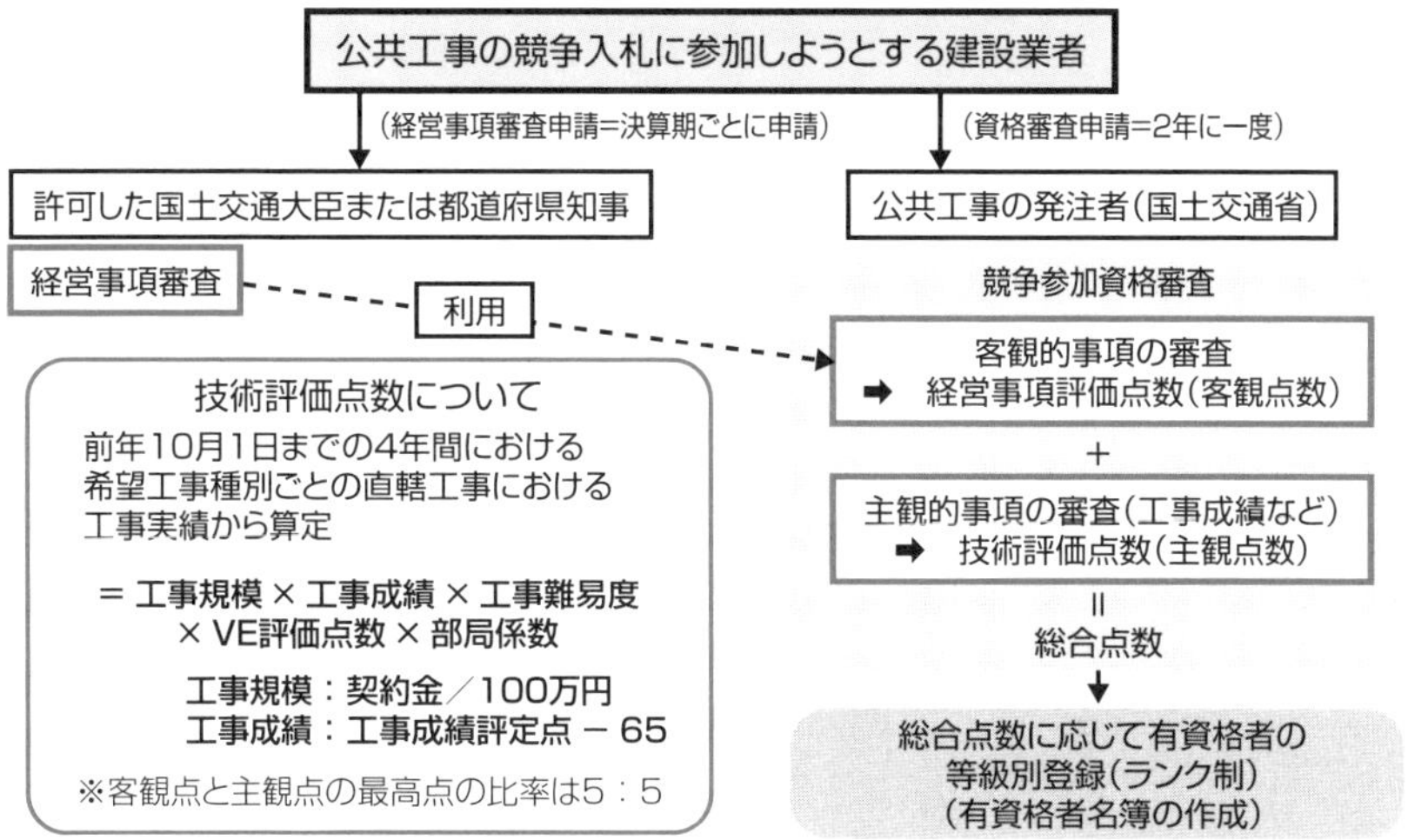

「国土交通省における等級区分（格付）について」（国土交通省）

国土交通省　一般競争（指名競争）参加資格における等級区分別総合点数

一般土木工事

等級区分	総合点数	予定価格
A	3,130点以上	7億2,000万円以上
B	3,130点未満～2,680点以上	3億円以上7億2,000万円未満
C	2,680点未満～1,680点以上	6,000万円以上3億円未満
D	1,680点点未満	6,000万円未満

建築工事

等級区分	総合点数	予定価格
A	2,900点以上	7億2,000万円以上
B	2,900点未満～2,210点以上	3億円以上7億2,000万円未満
C	2,210点未満～1,640点以上	6,000万円以上3億円未満
D	1,640点未満	6,000万円未満

「令和5・6年度関東地方整備局一般競争（指名競争）参加資格における等級区分別総合点数」より

Term

CPD Continuing Professional Developmentの略、継続教育。技術者一人ひとりが自らの意思に基づき、自らの能力の維持向上のために行うもの。多くの学会や業界団体等において開催される講習会や研修会、現場見学、監理技術者講習などのほか、技術論文や図書執筆、特許出願などがCPDとして認定されています。

Section
5-4 繰り返される偽装事件

2023年3月、大手建設会社が札幌市で建築中の高層ビルで、鉄骨の精度不良と発注者への虚偽申告があったことを公表しました。

2005年の構造設計偽装事件以降も、偽装事件が繰り返されています。

ビル工事のやり直し

冒頭の札幌市の事例では、工事中に行われた発注者の検査でボルト穴の異常が発見され、建設会社が報告書を提出しましたが、報告書の虚偽が明らかになりました。工事中、建設会社による自主検査が適切に行われておらず、契約で定めた基準の精度を満たさない箇所が多くありました。

労働環境改善のため工事現場でも週休2日制となり、民間が発注する建築工事の納期はかなり厳しいため、品質管理がおろそかになっている可能性があるといわれています。

このビルは、26階建ての15階まで鉄骨が組まれていましたが、地上部分を解体して立て直すことになりました。工事損失は240億円と発表されました。

トンネルのコンクリート厚さ3㎝

2023年7月、和歌山県は、県道のトンネルで覆工コンクリートの厚さが大幅に不足する施工不良があったことを明らかにしました。照明設置工事の施工者が覆工コンクリートを削孔したところ、厚さ不足を発見。建設会社は厚さ不足に気付いていたにもかかわらず、設計どおりに施工したとする完成図書を提出していました。その後の調査で、設計の30㎝に対して最も薄い箇所では3㎝であることがわかりました。発注者が行うべき検査の回数も極端に少なかったことが明らかになっています。

繰り返される偽装事件

2007年には、軒天や間仕切りなどの防耐火部材の不正な認定取得が発覚し、2009年には防火サッシの不正

Point **防耐火認定** 建物の防耐火性能を求められる部分には、防耐火構造の認定や防火材料の認定を受けた構造・部材を使用しなければなりません。試験体を製作して試験を受け、評価を得て認定を受けることができます。

な認定取得が発覚しました。2015年には、横浜市のマンションで建物の傾きが発生し、杭工事でのデータ偽装が明らかになりました。基礎杭の支持層への未達があるにもかかわらず、二次下請会社がデータを改ざんしていたのです。元請会社は、杭工事を下請けに任せきりにしていました。

免震ゴム*のデータ偽装も発覚しました。

2016年には、羽田空港の地盤改良工事で、大手ゼネコンが薬液注入量を偽装していたことが発覚しました。設計量の5・4%しか薬液が注入されておらず、地盤改良はほとんどできていませんでした。

このような偽装は、内部告発あるいは施工後のトラブル発生といったことがない限りわかりません。発覚した事件の再調査で、偽装の根の深さが明らかになっています。

先述の杭打ちデータ偽装事件では、この会社が他の工事でもデータ偽装を行っていたことや、杭業界の他社でもデータ偽装が行われていたことが発覚しました。免震ゴムのデータ偽装では、このゴムがほかに55棟もの建物で使用されていることが明らかになりました。地盤改良の偽装の件では、ほかにも同社の4件の工事で偽装がありました。防火サッシの不正な認定取得の件では、当該サッシが3万棟以上に使用されていました。

2019年には、大手ハウスメーカーで300人以上が実務経験の要件を満たさず、不正に施工管理技士の資格を取得していたことが明らかになりました。

2020年には、竣工から25年たったマンションの施工不良が明らかになりました。1995年の入居開始直後から外壁のひび割れや建物の傾斜などの不具合を訴え続けてきたマンションの管理組合が専門家に調査を依頼し、杭の未到達があることが明らかになりました。この調査では、建物が傾いているにもかかわらず、サッシなどが水平に調整されており、建築中に異常に気付いていながら販売された可能性も指摘されています。

不正を防ぐために

こういった偽装事件で繰り返し指摘されるのが、受注者や下請け、担当者の弱い立場です。工期やコストだけでなく、「できないとは言えない」というプレッシャーを受けます。そして、「これくらいなら問題にはならないだろう」という黙認が大きな事件につながっています。

一部の不正が業界全体の信頼を低下させています。建設業界の関係者全員が真摯に工事に向き合うことが求められています。

Term **免震ゴム** 免震構造物では、地面の上に免震装置があり、その上に建物がのっています。地震時に免震装置が地震の揺れを吸収することで、建物に地震の揺れが伝わりにくくなります。この免震装置として用いられるのが免震ゴムです。

Section

5-5 建設費の本当の値段は

「日本の建設コストは海外に比べて高い」、「公共工事は民間に比べて高い」、「建設工事の費用はよくわからない」……だから、建設会社は相当儲けているのではないかといわれますが、本当はどうなのでしょうか。

海外諸国との間で**建設コスト**を比較する際は、様々な条件の違いを考慮する必要があります。日頃は意識していませんが、山が海近くまで迫っていて平野の少ない日本の地形は、相当に厳しいものです。そのため、高速道路や鉄道を建設すると、大陸である欧州や米国に比べて日本では橋やトンネルが非常に多くなります。高速道路の総延長に対する橋梁とトンネルの延長比率は、欧米が10％以下であるのに対し、日本では25％にもなります。

また、世界で発生するマグニチュード6以上の地震の約2割がわが国周辺で発生しています。耐震性を高めるため、橋脚1基で比較すると米国の2･3倍のコストを要します。用地の価格も異なるため、これらの違いを考慮すると大きな差はないようです。

公共工事の価格は高いのか

公共工事の一般競争入札の拡大に伴い、**落札率***が極端に低下した工事が出たことから、「予定価格の算定が甘く、それまでは、業者が予定価格に近い価格で落札することで不当な利益を上げていたのではないか」といわれました。しかし、予定価格は発注者が面積や数量を計算し、実態の市場単価と掛け合わせて計算するものですから、現実とかけ離れた金額になることはありません。

また、「民間工事に比べて公共工事の価格は高いのではないか」といわれていますが、建物の用途や構造に大きな差があれば、単純な比較はできません。大半の会社はコストを切り詰めて利益を捻出しています。

Term

落札率　予定価格に対する落札価格の比率を百分率で表したものです。予定価格とは、発注者が入札に先立って定める価格で、落札を認める上限価格ですから、建設業者は「100%以下の、できるだけ高い落札率」で落札しようと努力します。

各国の「橋梁＋トンネル」比率（高速道路）

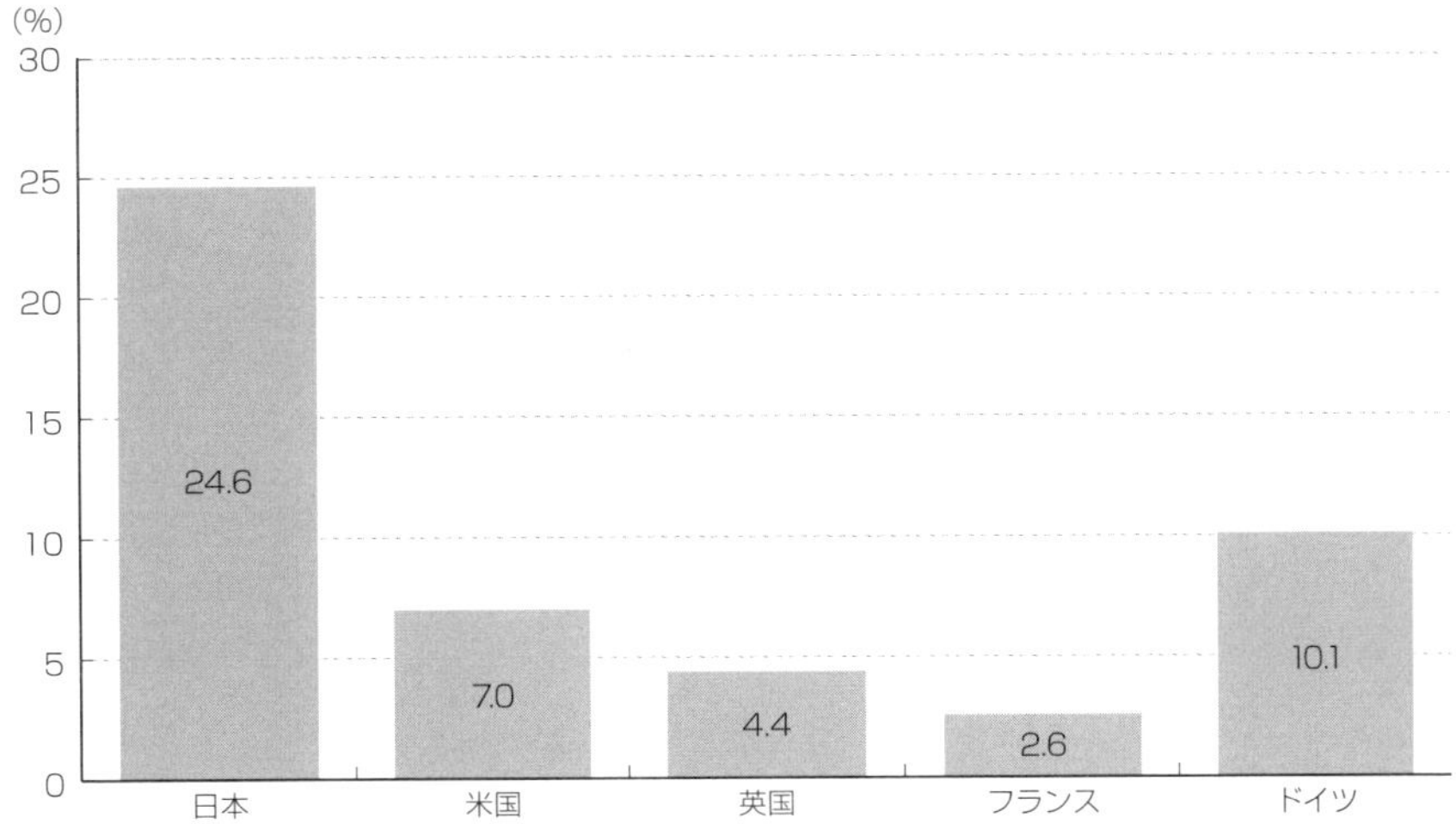

「国土交通白書2016」（国土交通省）より

建設業の財務内容（1社平均財務諸表）

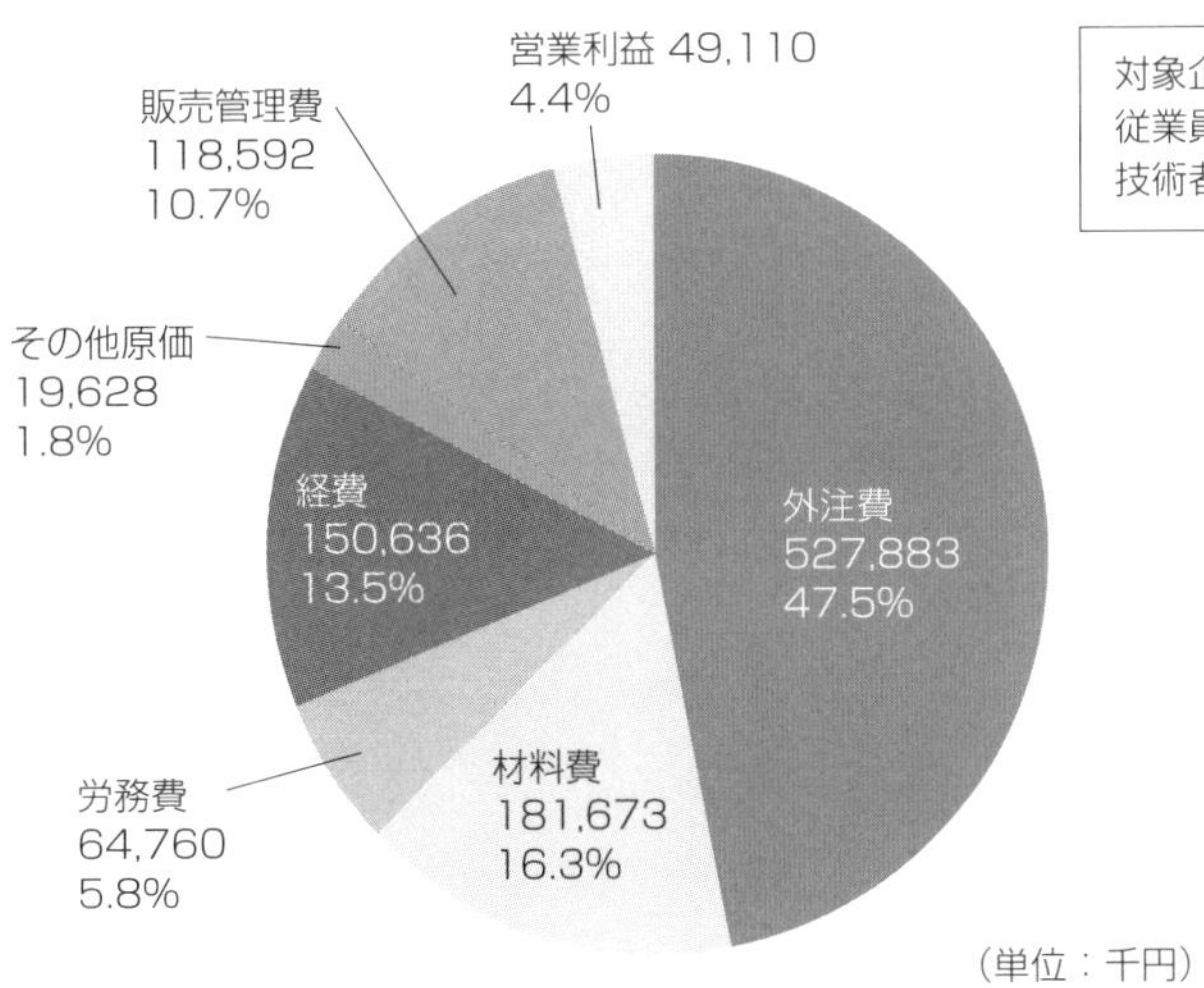

対象企業数（社）	20,784
従業員数（人）	23
技術者数（人）	17

「建設業の財務統計指標 令和4年度決算分析」（東日本建設業保証株式会社）

Point **建設業の財務統計指標（東日本）** 東日本建設業保証（株）が、決算書の提出を受けた企業のうち、①本店所在地が東日本23都県の法人企業、②業種が総合工事業（土木建築、土木、建築）、電気工事業、管工事業、③兼業売上高が総売上高の20%以下――の企業の業種別、売上高別、地区別・都県別の経営指標を示しています。

Section

5-6 公共事業は誰のためか？

大規模な公共事業は、地域の環境や経済に大きな影響を与えます。「誰のための公共事業か」ということを考えると、本来、一番尊重されるべきなのは地域住民の意思のはずです。

公共工事は、地域住民そして国民全体のために行われるべきものです。しかし、一部の当事者だけに有益な工事の問題が指摘されています。

公共工事では、その便益がその費用を上回ることが必要です。入札を行って最低限の費用で調達したとしても、そこから得られる便益が少なければ、事業自体が無駄ということになります。

例えば、100年に一度しか起きない災害のために防災対策工事を計画することもあります。「どの程度の安全を確保するために、どのような工事をするか」というのは、本来、コストと便益を比較して検討する必要がありますが、厳密な比較は難しいものです。近年は事業の必要性や効果を一般社会にわかりやすく説明することが定着してきました。「地域振興のための工事ありきで、費用を上回るように便益を見積もる」といったことも発生しています。

公共工事の事業性評価

公共工事の費用対効果が着工後に悪化する例があります。2010年から23年までの1200事業において、5割で費用対効果が低下し、46事業で費用が効果を上回ったとの調査結果もあります。計画見通しの甘さで費用が増大した例や、計画時の交通量需要を実績が下回る例が挙げられています。

東京湾アクアラインや本州四国連絡橋も、利用者が当初の需要予測を大幅に下回っています。アクアラインは開通20年後の2017年に6万4000台／日の目標でしたが、通行料を値下げしても18年に4万8000台／日にとどまっています。22年にようやく5万1000台／日になりました。

航空需要についても、多くの空港で利用実績が需要予測を下回っていることが明らかになっています。過大な需要

Term

特定行政庁　建築の確認申請、違反建築物に対する是正命令などの建築行政全般をつかさどる行政機関で、建築主事を置く地方公共団体、およびその長を指します。すべての都道府県、および政令で指定した人口25万人以上の市には、建築主事の設置が義務付けられています。2023年4月現在で448となっています。

予測をもとに、地方空港を次々と造ってきたことが認識されています。インバウンド拡大に向けて着陸料を減免する空港や、空港の利用者に旅行費用を助成する自治体もあるようですが、利用客数の見込みが大幅に違っているのですから、根本的な解決にはなりません。東京圏に近い茨城空港や静岡空港では、インバウンド客が増加した2018年度でも、開港前に想定した需要予測を下回っています。多くの国民が、需要予測の信頼性に疑いの目を向けています。八ッ場《やんば》ダム建設事業の再評価では、費用便益比3・4となり、中止していた工事が再開されました。再開には批判もありましたが、2019年の台風19号豪雨では、八ッ場ダムへの貯水により下流の水位を下げる効果があったといわれています。

東日本大震災の被災沿岸部では、約1兆円もの税金を投入して巨大防潮堤の建設を進める行政と、計画の見直しを求める地域住民との間で合意形成が難航しました。「高台に移転したのに巨大防潮堤が必要なのか」、「何をどのように守るのか」といった住民の疑問に、納得できる回答が示されていないことが指摘されました。公共工事の評価は、長い時間を経たのちに明らかになると考える必要があります。

公共工事の施設別構成比の推移

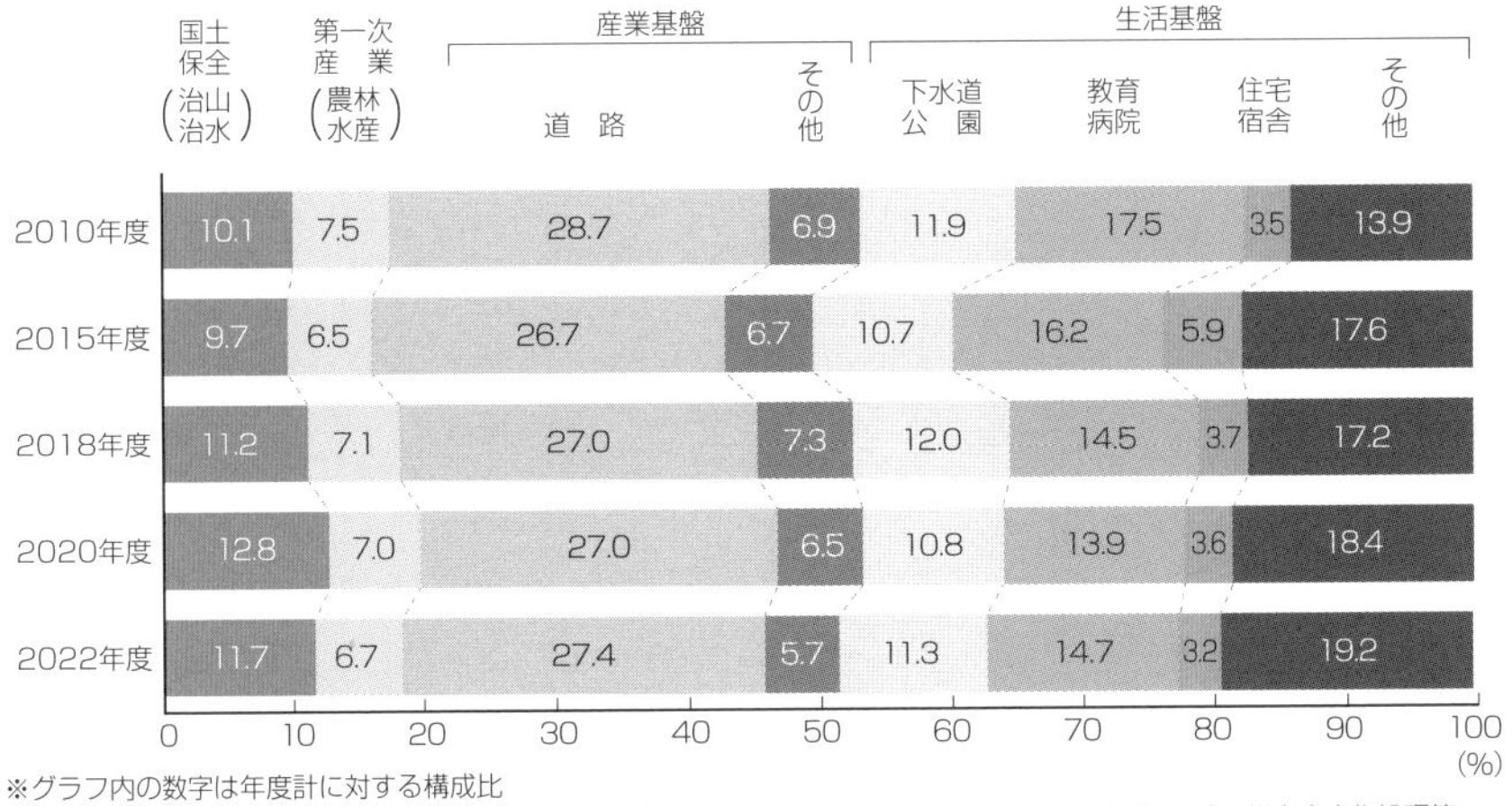

※グラフ内の数字は年度計に対する構成比
※「産業基盤・その他」：港湾空港、鉄道軌道等　「生活基盤・その他」：土地造成、上・工業用水道、庁舎、災害廃棄物処理等
資料出所：北海道建設業信用保証（株）、東日本建設業保証（株）、西日本建設業保証（株）「公共工事前払金保証統計」

「建設業デジタルハンドブック」（一般社団法人日本建設業連合会）

Point

公共工事の地域要件　地元業者の保護のため、入札参加資格を地域の業者に限定することです。地元業者以外との競争がないので、落札価格が高くなりやすく談合の懸念もありますが、一方で、災害時に活動したり、地元に税金を払う業者を優遇すべきだとの意見もあります。

Section

5-7 どこまで延びる新幹線

九州新幹線の武雄温泉－長崎間、北陸新幹線の金沢－敦賀間が開業し、北海道新幹線の新函館北斗－札幌間の整備新幹線工事が進んでいます（リニア中央新幹線については7－2節参照）。

新幹線鉄道は、その大部分の区間を時速200㎞超の高速度で運行するため、在来線とは異なる様々な技術が用いられています。それによって、速度だけでなく乗り心地や安全面でも、世界的に非常に高い水準が確保されています。また、カーブにおける曲率半径を大きくしてできる限り直線を確保し、自動車との衝突事故を防ぐため踏切を設けていません。

動力は編成各車両に分散させる**動力分散方式**を用いています。地盤が悪く山の多い日本で列車を高速運転するには、機関車が客車を引く**動力集中方式**よりも、電車のように編成の各車両に動力を持たせる動力分散方式の方が適しているためです。カーブや勾配の多い条件でも加減速能力に優れ、また線路への負担が小さいため、脆弱《ぜいじゃく》な地盤でも高速を出すことができます。

最高時速は210㎞の時代という長く続きましたが、1985年頃から次第に向上するようになりました。東海道新幹線で時速285㎞、東北新幹線区間で320㎞、山陽新幹線区間で300㎞に達しています。

北陸新幹線により東京から敦賀は3時間8分、北海道新幹線により東京から函館は3時間57分で結ばれています。

維持管理に関しては、1990年代末期から多発したトンネルのコンクリート剥落事故が大きな問題です。1960年代以降の高度成長期に建設された山陽新幹線で手抜き施工が行われていたことが露呈しています。

政治の影響を受ける新幹線の延伸

札幌、敦賀、長崎の3区間は、民主党政権時代に公共事業見直しの一環として凍結されました。しかし自民党政権になり、通常10年の工事期間を延長し、1年当たりの負担額を少なくして着工することになりました。北海道新幹線

Point

整備新幹線の着工条件　①**安定的な財源見通しの確保**、②**収支採算性**、③**投資効果**、④**JRの同意**、⑤**平行在来線経営分離についての沿線自治体の同意**が条件となっています。しかし、新青森駅の開業では、八戸－青森間の在来線での移動が1時間半から2時間20分にのび、沿線住民にとっては不便になっています。

の札幌までは2030年度の開業を目指していましたが、2024年5月に数年単位で遅れることが示されました。札幌までの延伸で東京とは約5時間で結ばれるものの、航空会社との競争は厳しく、利用客が増えるかどうかはわかりません。九州新幹線長崎ルートは在来線と新幹線を乗り継ぐため、博多－長崎間の時間短縮効果は30分です。

工事が進んできた整備新幹線ですが、最近の試算では総工費が当初計画から大幅に増えています。北海道新幹線（新函館北斗－札幌）は1兆6700億円から2兆3000億円に増えています。人件費や資材費の高騰、残土処理対策、設計基準の見直しが原因です。北陸新幹線（金沢－敦賀）は総工費が2600億円増加しました。敦賀－新大阪の延伸工事は2023年の着工が2025年以降にずれ込んでいます。西九州新幹線（新鳥栖《しんとす》－武雄温泉）に対しては、佐賀県が着工に反対しています。多額の費用負担と在来線の利便性低下が理由です。

開業している新青森－新函館北斗の北海道新幹線は、コロナ禍前で年間100億円の赤字だといわれています。新幹線は政治の影響を強く受けますが、建設の効果をきちんと議論することが必要です。全国には新幹線の基本計画路線が多く残されています。

全国の新幹線の状況

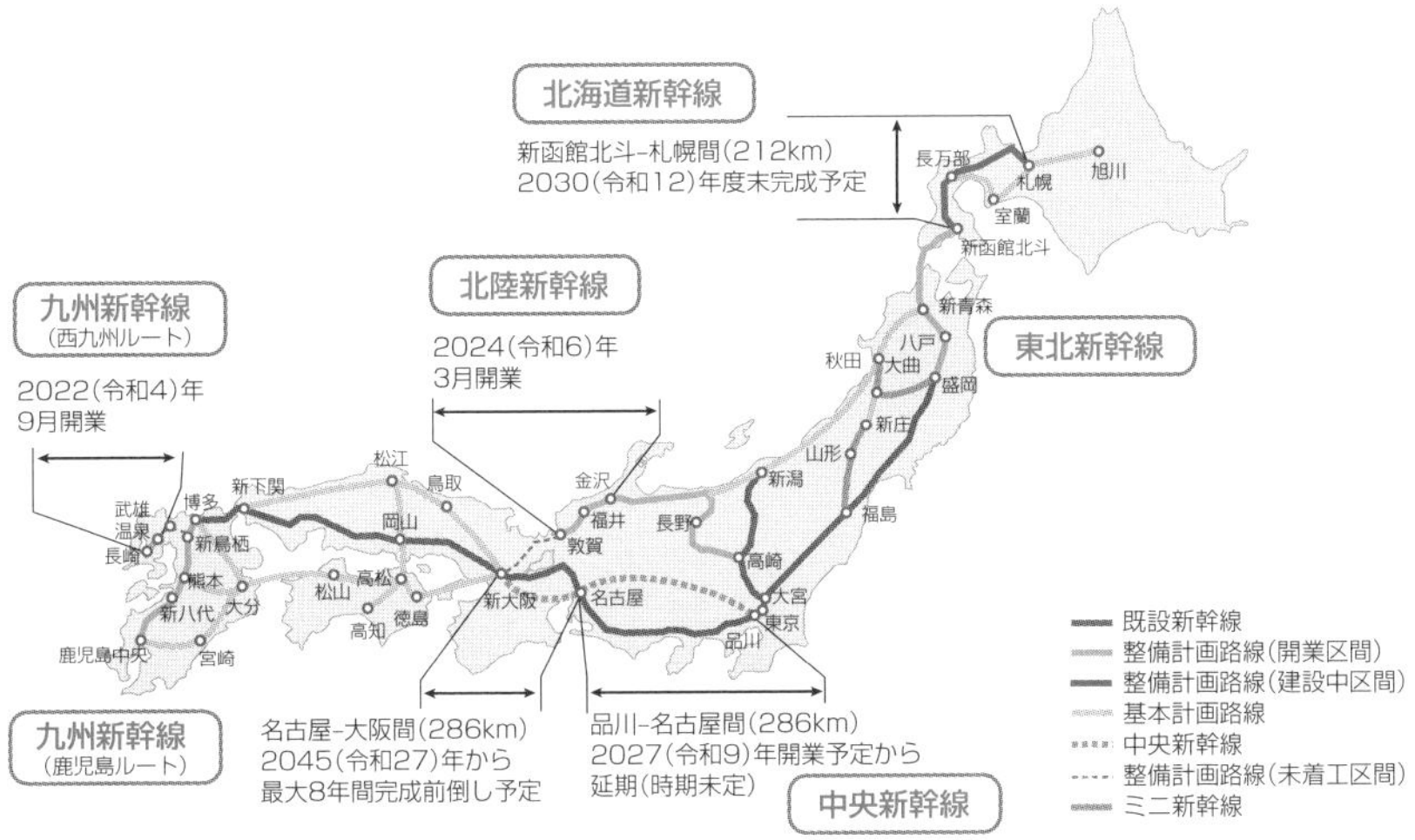

「全国の新幹線鉄道網の現状」（国土交通省）などより作成

Point **山形新幹線・秋田新幹線** 山形新幹線は福島駅から山形県の新庄駅まで、秋田新幹線は盛岡駅から秋田駅までを結ぶミニ新幹線列車の通称です。全国新幹線鉄道整備法では「主たる区間を200km/h以上の高速度で走行できる幹線鉄道」を新幹線と定義しているため、正式には新幹線ではなく、在来線の特急列車です。

Section

5-8 崩れた建設構造物の安全神話

東日本大震災では、東京電力(株)福島第一原子力発電所の原子炉の炉心冷却機能が停止するなど、わが国史上最悪の原子力事故が発生しました。

■福島第一原発事故の衝撃

東日本対震災のうち、福島第一原子力発電所の事故では、多重防護による絶対的な安全性という建前があっけなく崩れ、世界中の心配を集めました。事故後には、「大地震や大津波時の危険性が警告されていたにもかかわらず、対策が不十分であった」ことが指摘されています。

三陸沿岸地域では、過去の大津波の浸水深を基準に海岸堤防の整備が進められてきました。しかし、岩手県のごく一部を除くほとんどすべての海岸において、堤防の高さを大きく上回る大津波が押し寄せ、すさまじい外力によって堤防が損壊しました。

そのほかにも、それまで液状化の心配をしていなかった埼玉県や千葉県などの内陸部でも液状化による被害が発生しました。地盤がゆるみ、住宅が傾くなどの被害が多数発生しました。これまで専門家が安全だといっていたことの根拠は何だったのか——と多くの人が考えました。

阪神・淡路大震災でも同様の問題がありました。それまで、諸外国での地震被害が報道されるたびに、「日本の大型建設構造物は大地震にも耐える構造」だといわれていました。しかし、阪神高速神戸線*に象徴されるように、多くのビルやマンション、病院、鉄道の駅舎などが広範囲にわたり倒壊しました。手抜き工事による倒壊も多く見つかり、日本の建設構造物に対するそれまでの信頼は大きく崩れました。熊本地震では、阪神・淡路大震災の被害をもとに改正された2000年の建築基準法の基準によって建てられた住宅でも3〜4割が倒壊・大破しました。都心で増加している高層マンションやビル、地下空間についても、「絶対の安全はない」という冷静な目が求められています。

Term **阪神高速神戸線**　大阪府大阪市西区の16号大阪港線接続部（西長堀）から、兵庫県神戸市須磨区の第二神明道路（月見山）に至る阪神高速道路の路線です。阪神・淡路大震災によって、神戸市東灘区の区間で橋脚が倒壊するなど、兵庫県内の区間で甚大な被害を出したことで知られています。

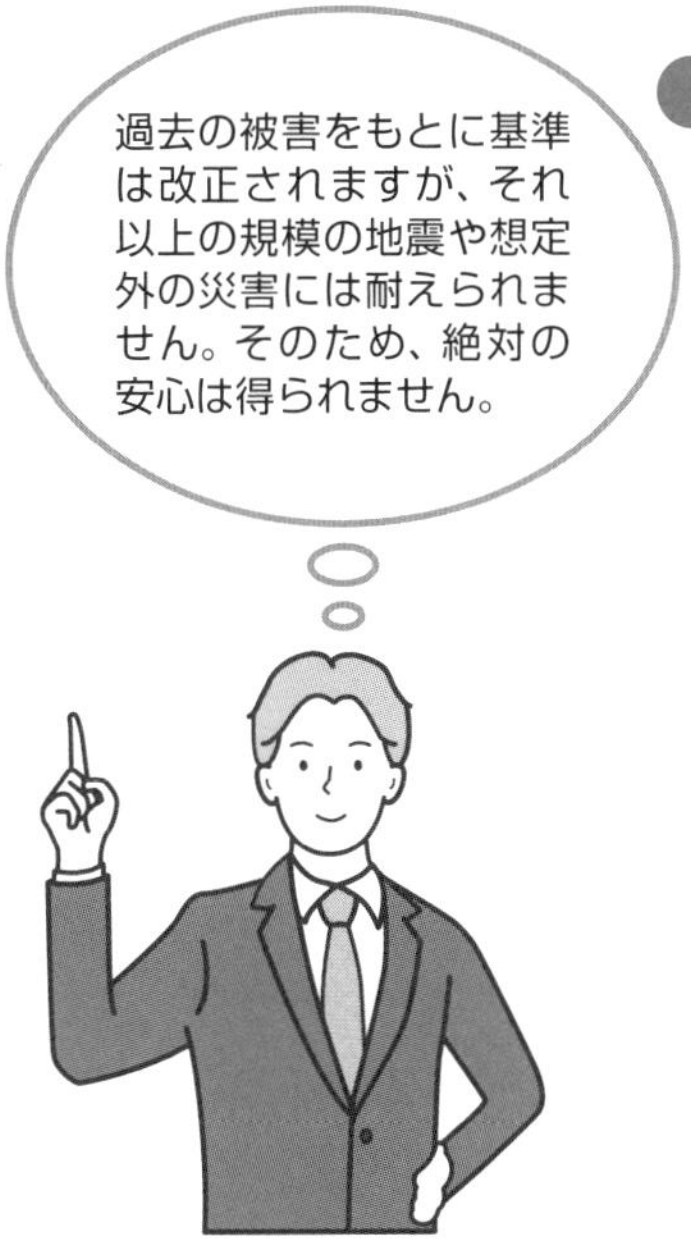
過去の被害をもとに基準は改正されますが、それ以上の規模の地震や想定外の災害には耐えられません。そのため、絶対の安心は得られません。

大震災の被害概要

被害	東日本大震災[※1]（2011年3月11日発生）	阪神・淡路大震災[※2]（1995年1月17日発生）
死亡	19,765人	6,434人
行方不明	2,553人	3人
負傷者	6,242人	43,792人
建物全壊	122,039棟	104,906棟
建物半壊	283,698棟	144,274棟
建物一部破損	750,020棟	390,506棟

※1：2023（令和5）年3月9日　消防庁災害対策本部調べ
※2：2006（平成18）年5月19日　消防庁調べ

大震災における犠牲者の死因割合（%）

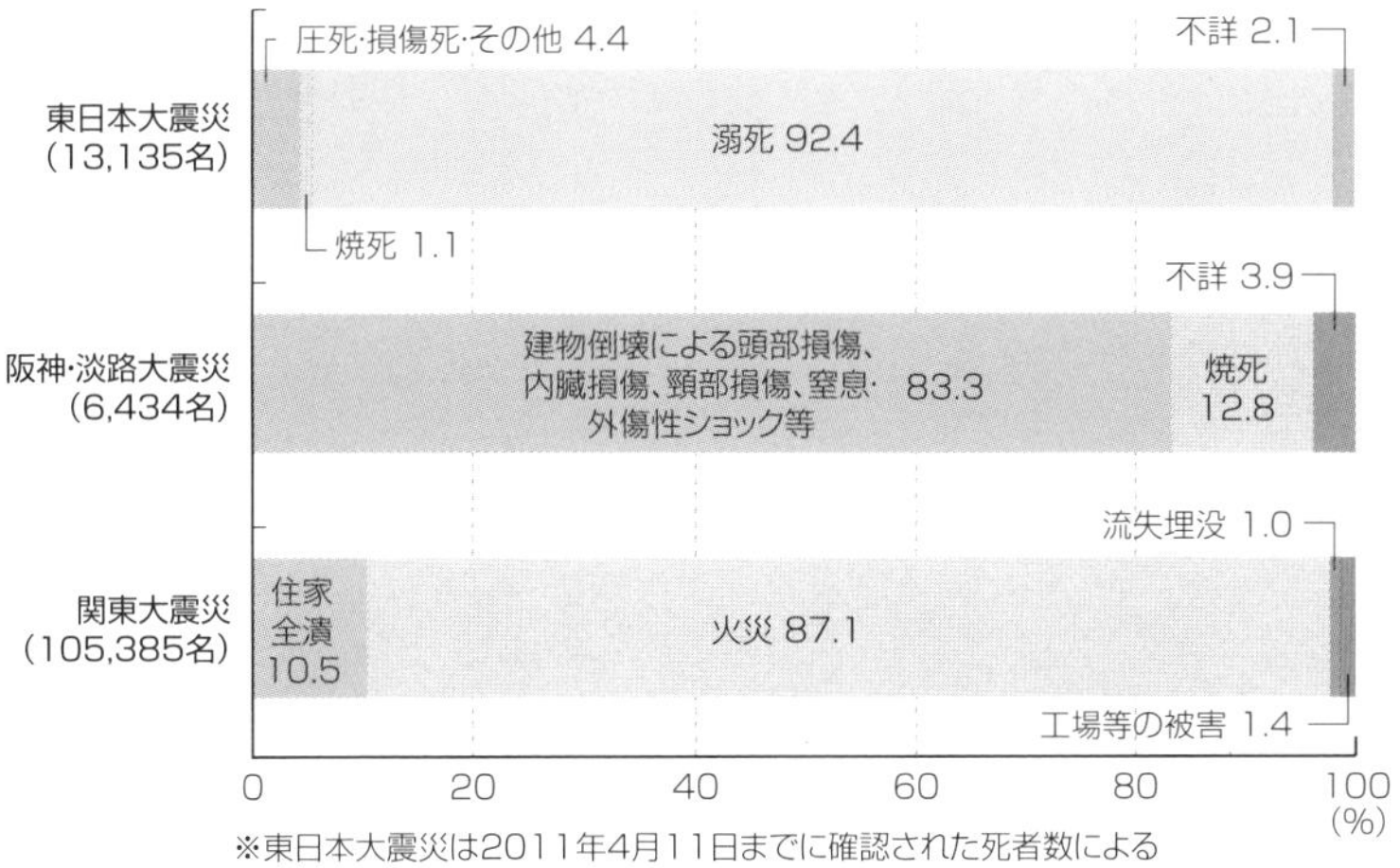

※東日本大震災は2011年4月11日までに確認された死者数による
原資料：内閣府「平成23年版防災白書」、警察庁資料より国土交通省作成

「国土交通白書2011」より

Term
活断層　地層が交差する地点を断層といいます。繰り返し活動している断層は、将来もほぼ同じ間隔で断層運動を起こし、地震を発生させると推定されます。これを「**活断層**」と呼び、国内に2000以上あるといわれています。

Section
5-9 コロナ禍による工事の中断

2020年2月27日、国土交通省は新型コロナウイルス感染症対策として「工事一時中止」を打ち出しました。風通しのいい場所での作業なので心配ない――といわれていた建設現場でも、感染者が出ました。

国土交通省は、政府が**新型コロナウイルス**の感染症対策基本方針を決定したことを受け、全国の地方自治体と民間発注者に対して現場での対策実施を通知しました。受注者が作業員の感染を理由に工期の見直しを申し出た場合、請負代金の変更や工期延長の協議に応じることを求めました。

新型コロナウイルス感染症の影響に伴う工事の遅れは、標準約款における「不可抗力」に当たるとの解釈を提示し、工事の継続が困難な場合は、工事の一時中止を指示することも求めました。

決断に慎重な建設会社

大きな建設現場では千人程度が集まる朝礼が行われたり、エレベーターに並んで待つこともあります。室内の仕上げ作業で多くの人が出入りする現場もあります。そのようなことから、2020年4月には大手ゼネコンが工事の一時中断を発表しました。しかし、多くの中小建設会社は工事中断の決断に慎重でした。

工事を中断して入居や施設の開業が遅れると、発注者から損害賠償を求められることがあるためです。「不可抗力」と認められても、「発生する損失をどうするか」という問題は残ります。発注者と受注者の間では、中断を言い出した方が負担せざるを得ないという思惑もあります。中断しても現場でリースしている機材の費用は発生しますし、工事が止まれば出来高払いの下請会社は収入が止まります。中断が長引けば、技能者を雇い続けることが難しくなります。そのため、感染防止に配慮しつつ工事を進めている会社が多くありました。

Term
雇用調整助成金　経済上の理由により、事業活動の縮小を余儀なくされた事業主が、雇用の維持を図るための休業手当に要した費用を助成する制度です。コロナ特例により8,330円/日の上限額が15,000円/日に、助成率も100%に引き上げられました。2024年4月1日現在の上限は8,490円/日です。

新型コロナウイルス感染拡大防止に向けた直轄工事の取扱いについて（令和2年5月25日版）

工事全般	一時中止措置等について、受注者の申出に応じて対応 工事の継続又は再開に当たっては、感染拡大防止対策の徹底
設計積算	一時中止した場合、工期・費用等適切に設計変更
	新型コロナウイルス感染症の感染防止対策に係る費用の適切な設計変更 ・労働者宿舎における密集を避けるための、近隣宿泊施設の宿泊費・交通費 ・現場事務所や労働者宿舎等の拡張費用・借地料 ・現場従事者のマスク、インカム、シールドヘルメット等の購入・リース費用 ・現場に配備する消毒液、赤外線体温計等の購入・リース費用 ・遠隔臨場やテレビ会議等のための機材・通信費
入札契約	入札契約手続き全般の柔軟な対応 ・競争参加資格確認申請書及び資料等の提出期限の延長 ・ヒアリングの原則省略 ・継続教育（CPD）の評価対象期間を延長する、CPD の評価対象単位数を減らす ・技術提案のテーマ数や提案数は必要最小限 ・総合評価委員会等のテレビ会議等活用した効率化 等
	発注ロットの拡大 ・難易度が比較的低い工事は上位等級工事への参入、比較的高い工事は下位等級工事への参入を可能
	直轄事務所発注工事における指名競争入札の活用
	概算数量発注の活用 ・適切な概算数量の設定や条件明示の徹底により、適切に設計変更
	監理技術者等の規制緩和 ・所属建設業者と監理技術者等が 3 ヶ月未満の雇用関係でも可
	登録基幹技能者の講習修了証有効期限の延長 ・R2.3.6~R2.9.30 が有効期限である講習修了証を一律に R2.9.30 まで有効とする
施工段階	検査、打合せ等の実施に当たって、可能な限り電話、インターネット等を活用
	監理技術者の専任の緩和 ・コロナウイルスに起因する監理技術者の途中交代を許可
	工事書類や中間技術検査の簡素化、遠隔臨場の積極的活用
	中間前金払及び既済部分払等の手続きの簡素化・迅速化を実施 ・工事一部一時中止等を実施する受注者に対し、資金繰りが逼迫することのないよう適切に支払い

「新型コロナウイルス感染拡大防止に向けた直轄工事の取扱いについて（令和2年5月25日版）」（国土交通省）

Term

セーフティネット保証　景気の低迷などにより経営の安定に支障をきたしている中小企業者を支援するための保証制度です。本店所在地の市区町村長の認定を受けることにより、通常の保証枠とは別枠で、最大で無担保8,000万円、有担保2億円の保証の利用申し込みができます。

Section
5-10 老朽化が進むインフラとの闘い

国土交通省や地方自治体が2014～2018年度に行ったインフラ老朽化点検において、全国の6万4000の橋、4400のトンネル、6000の歩道橋などが「5年以内に修繕が必要」と判定されました。

2012年に中央自動車道笹子《ささご》トンネルで天井板の落下事故が発生したのを受け、道路管理者に対して5年に一度の点検が義務付けられました。2014～18年度に1巡目の点検として全国の71万6000の橋、1万のトンネル、4万の歩道橋など道路付属物の点検が行われました。2019年から行われた2巡目の点検では、2022年度までに対象の8割で点検を終えています。橋の1割、トンネルの3割、道路付属物の1割について、5年以内の修繕が必要となっています。

1巡目の点検で「緊急または早期に措置をするべき」と判定された橋梁のうち77%、トンネルでは94%が修繕に着手済みですが、市区町村では修繕着手割合は10～20%低くなっています。着手率50%未満の地方公共団体は全体の16%となっています。また、50年以上経過したトンネルの40%、橋の14%について、早期の措置が必要な状態になっています。

人口減少が続く地域では、費用と便益を検討して道路橋の改修を断念するケースもあります。全国の80%に当たる1432団体で、施設の集約・撤去・機能縮小が検討されています。

その他のインフラでも老朽化が進んでいます。全国の高速道路で耐震化が必要な橋脚4454橋のうち、2022年度末時点で工事を終えたのは1割の449橋にとどまっています。大地震時に不通になる恐れのある区間が多くあります。2019年の台風15号では送電線の鉄塔が倒壊し、10万戸の大規模停電が発生しました。倒壊した鉄塔は1972年に建てられたもので、同時期の鉄塔は全国に多数あります。

Point **老朽ガス導管の危険**　ガス管も老朽化すれば破損や漏えいのリスクが高まり、水道管と違って大事故につながる可能性もあります。事業者が需要家に供給する低圧ガス導管の耐震化は、2019年末で90%。需要家敷地内の導管の保安責任は一般ガス事業者に、ガス栓からガス機器までの保安責任は小売事業者にあります。

水道の漏水と破損

水道施設も老朽化が進んでおり、年間2万件を超える漏水・破損事故が発生しています。また、水道管路の耐震適合率は約4割しかなく、耐震化が進んでいません。総延長74万㎞に及ぶ全国の水道管のうち、40年の法定耐用年数を超えた割合は2020年度で20%です。いまのままでは、2050年にはその割合が50%を超すと予想され、この30年で水道施設の更新に年1・8兆円かかると試算されています。「蛇口をひねるといつでも水が出る」という日常が続かなくなるかもしれません。

水道水をそのまま飲める国は、日本を含めて9カ国しかありません。

水道事業は市町村が料金収入で行う独立採算が原則です。しかし、人口減少によって料金収入が減り、全国の1割が赤字です。規模の小さい自治体ほど経営状態が悪く、十分な設備更新ができません。自治体ごとの水道料金の平均は、最高6966円と最低869円で8倍の差があります。水道の整備も待ったなしの状況であり、民営化も検討されています。

管路経年化の状況

●管路経年化率 ＝ 法定耐用年数(40年)を超えた管路延長 ÷ 管路総延長 ×100 (%)

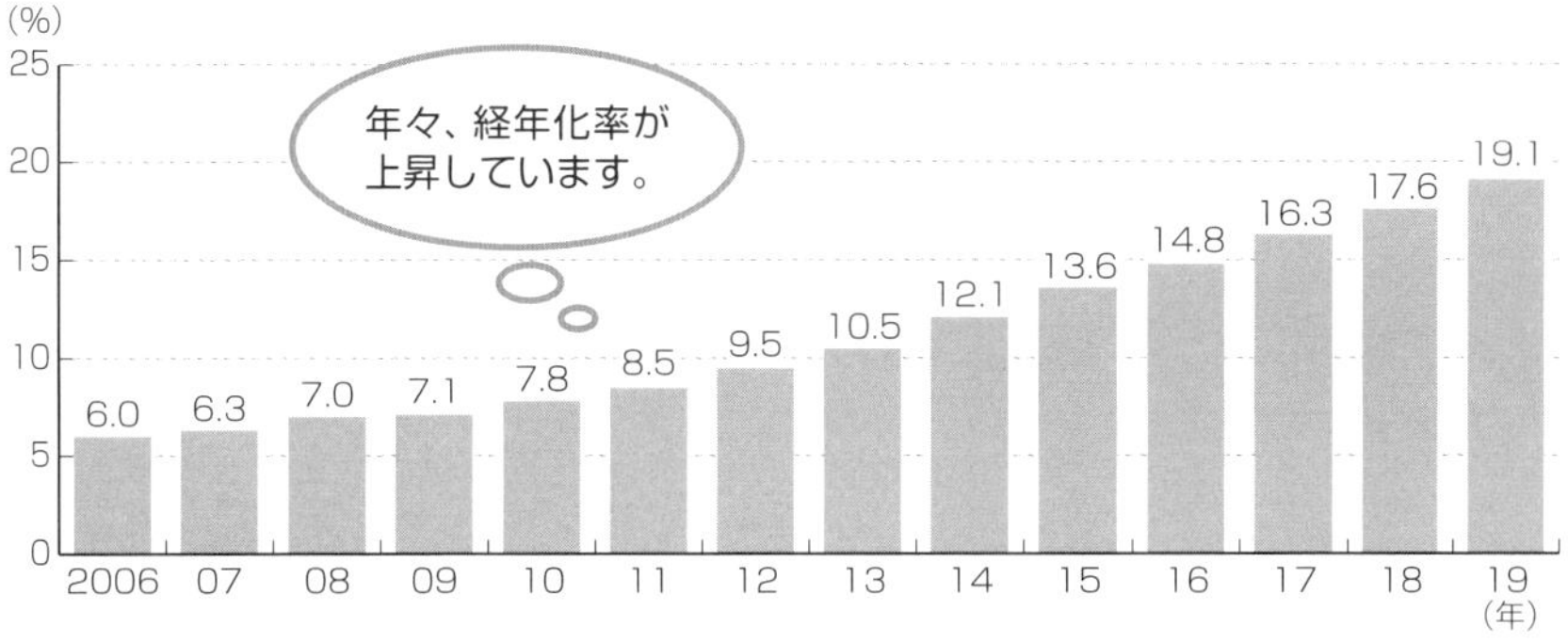

2019（令和元）年度	厚生労働大臣認可	都道府県知事認可	全国平均
管路経年化率	20.8%	16.1%	19.1%
管路更新率	0.73%	0.56%	0.67%

令和３年度全国水道関係担当者会議資料（厚生労働省）

Point **古いブロック塀の危険**　2018年6月の大阪北部地震では、小学校のブロック塀が倒壊して女児が亡くなりました。きちんとした点検がなされていなかったことや施工不良のあったことが確認されたため、多くの自治体が塀の補修や撤去への補助制度を設けました。老朽化しているのは公共インフラだけではありません。

点検されたインフラの危険度比率（2019～22年度調査）

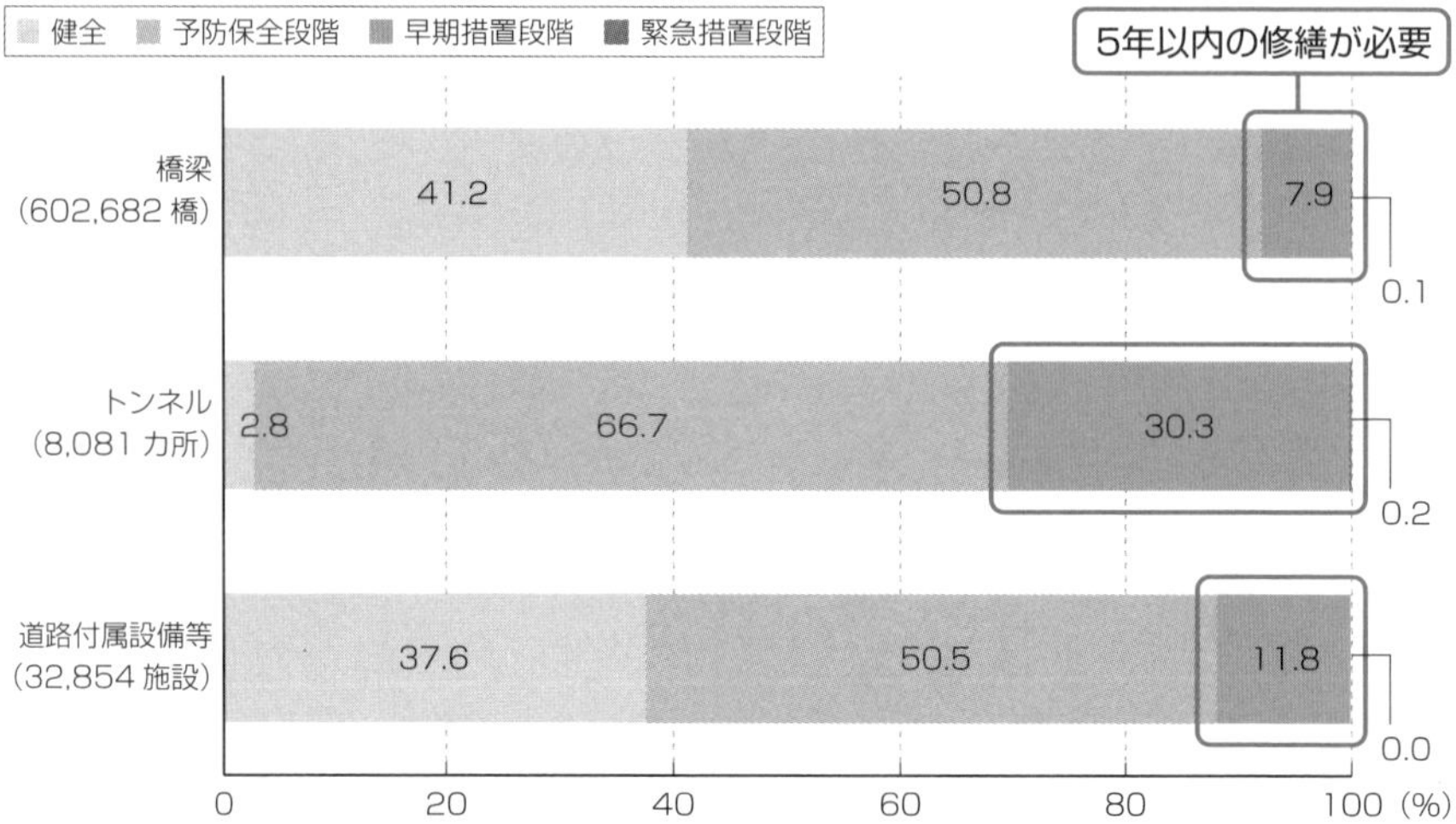

「道路メンテナンス年報（2023年8月）」（国土交通省）より作成

建設後50年以上経過するインフラの割合

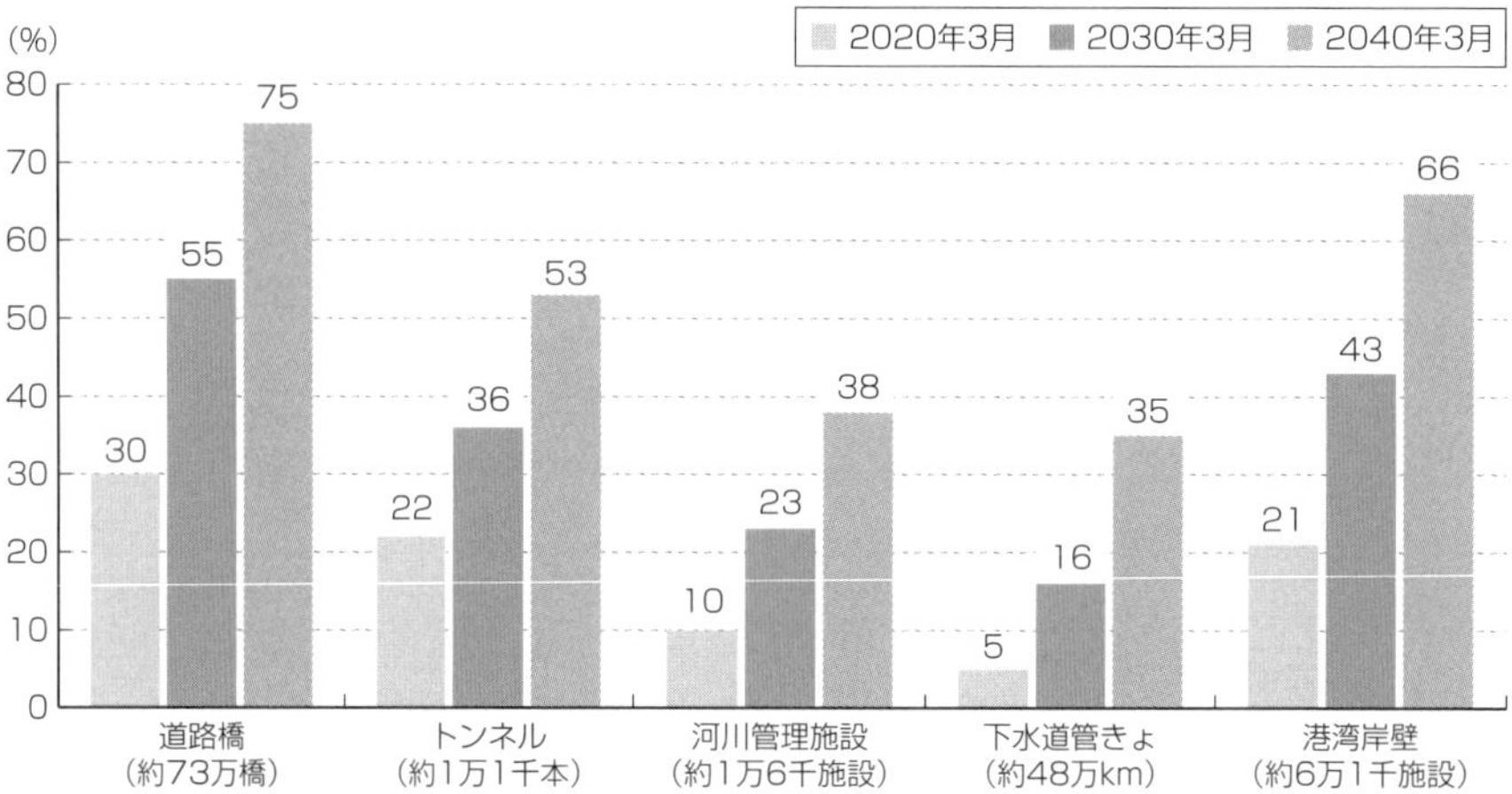

※建設年度不明の施設を除いて算出
※建設後50年以上経過する施設の割合が加速度的に高くなる
「社会資本の老朽化の現状」（国土交通省）より作成

Point **インフラの老朽化**　供用後に特に大規模な補修・修繕や更新を行わなければ、年数が経過するに従ってインフラの損傷が進んでいきます。老朽化の程度には、立地条件や利用条件等によるばらつきもあります。課題は、維持管理の財源不足、管理を行う技術系職員の減少などです。

Column

建設会社の事業承継をスムーズに

中小企業経営者の高齢化が進んでいます。最も多い経営者の年齢は1995年には47歳でしたが、2018年には69歳となり、23年間で22歳高齢化しています。その後も高齢化は進行しており、中小建設会社も同様の状況です。これから建設会社の事業承継が増えると予想されています。

現経営者が引退する際には、親族あるいは役員・社員への承継、経営者の外部からの招聘《しょうへい》、M&A、そして廃業という選択肢があります。

従来、建設会社が事業の譲渡または会社の合併・分割を行った場合、建設業の許可は承継できず、新たに建設業許可を取り直すことが必要でした。そのため、条件が整っていても、新しい許可が下りるまで数カ月間の空白期間が生じていました。相続の場合も同様で、相続人が建設業許可を申請することが必要でした。

そこで、スムーズな継承が行えるように建設業法が改正され、2020年10月からは、事前の認可を受けることで建設業の許可を承継することが可能になりました。相続の場合は事前に認可を申請することができないため、被相続人の死亡後30日以内に相続人が認可を申請します。認可を申請した段階で、被相続人の死亡の日以降、被相続人に対する建設業許可が相続人に対する許可とみなされることになります。

建設会社の事業承継の流れ

（建設業者 A の地位を建設業者 B が承継する場合）

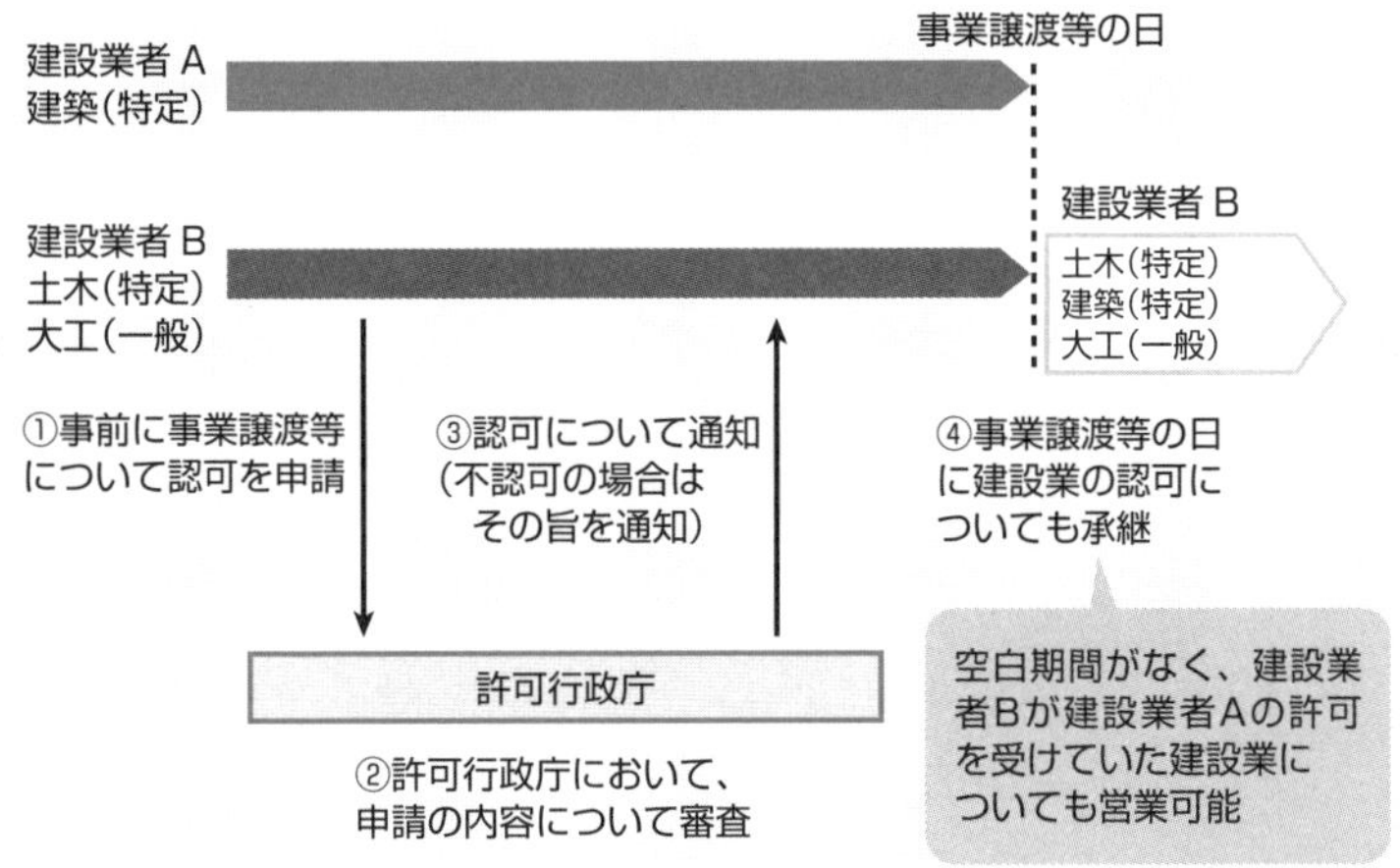

「新・担い手三法について」(国土交通省)

Section

5-11 不足する点検・メンテナンス人材

インフラの老朽化に伴い点検の重要性が高まっていますが、市区の4%、町の23%、村の55%には橋梁保全業務に携わる土木技術者が存在しません。

従来の点検では、約8割の自治体で、双眼鏡を使った遠望目視が主に行われていました。しかし、ある自治体によって遠望目視での点検が行われた約50橋を対象に、第三者機関が近接目視で再点検したところ、約3割で点検結果が異なるという結果が得られました。

そこで、すべての橋やトンネルで「打音検査*」が可能な距離まで近付く近接目視」が義務化されました。必要に応じて、触診や打音検査を含む非破壊検査を実施します。触診も打音検査も、正しく行うには知識と経験が必要です。

■点検技術者の不足

道路橋の点検では、「道路橋に関する相応の資格または相当の実務経験」、「道路橋の設計、施工、管理に関する相当の専門知識」などを持つ者が定期点検を実施すると定められています。しかし、人数も経験も不足しているのが実情です。2022年度に地方公共団体が実施した橋梁点検では、職員自らが行う点検（直営点検）の52%が、研修未受講かつ資格未保有の職員によって行われています。また、直営点検を実施した割合は13%となっており、87%が委託点検でした。

国土交通省は、各地方整備局の技術事務所で自治体職員向けの維持管理研修を実施していますが、育成は簡単ではありません。橋やトンネルなどは安全に通行できて当たり前――というのが一般ドライバーの感覚ですが、それを支える体制は非常に脆弱です。

個々の自治体での技術者不足対策として、国土交通省は計画作成の助言をしたり、複数の自治体が共同で修繕や点検に取り組むことを促しています。また、同じ自治体の中の道路や上下水道、河川などの管理担当者が縦割りにこだわらず連携を図るような指導をしています。

Point

荒廃するアメリカ　1920年代から幹線道路網を整備した米国では、1980年代に入ると各地で橋や道路が壊れ、「荒廃するアメリカ」といわれました。その後急ピッチで予算を増やし、改善が進められました。日本の状況は1980年代の米国と同様です。「荒廃する日本」となる前に、本格的なメンテナンス体制が必要です。

橋梁保全業務に携わる市区町村の土木技術者数（2023年5月時点）

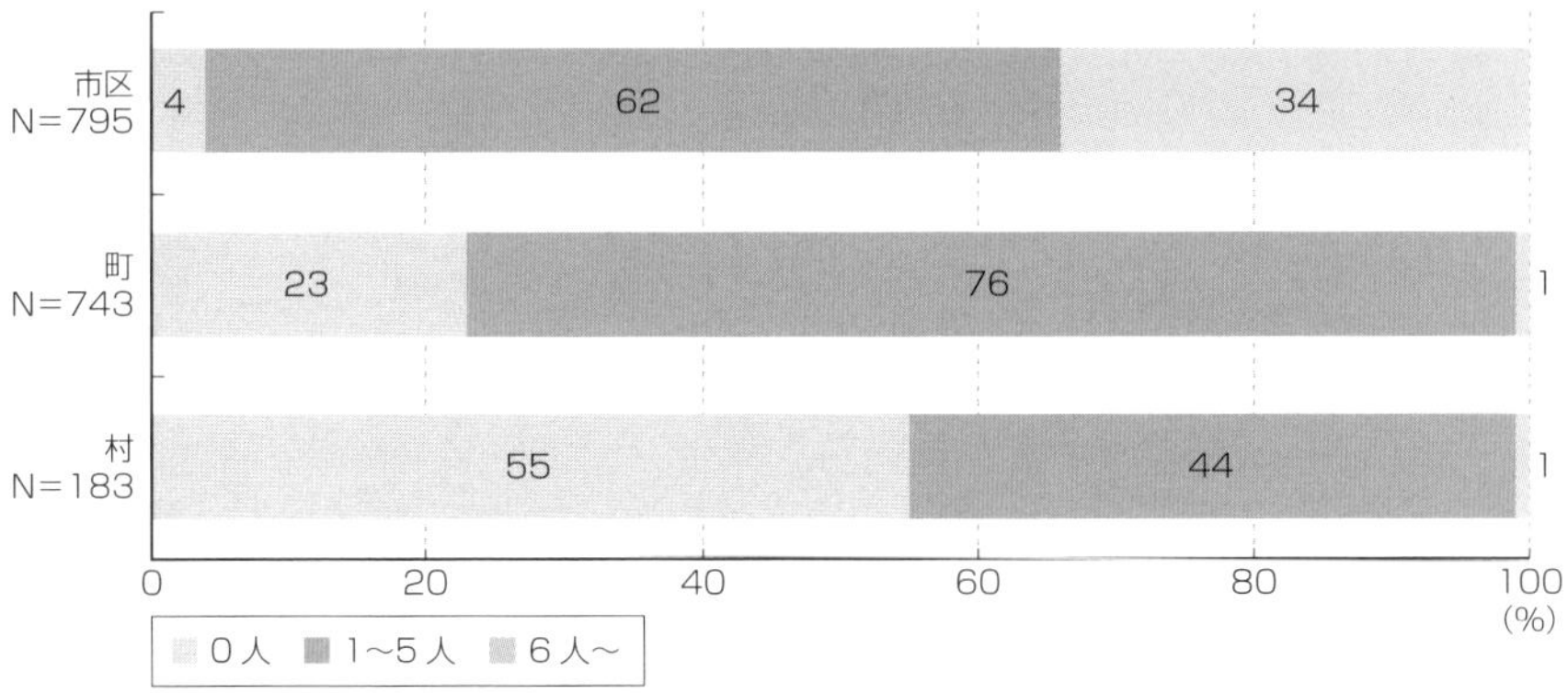

「道路メンテナンス年報（2023年8月）」（国土交通省）

地方自治体の橋梁点検（2022年度）実施者の保有資格と研修受講歴

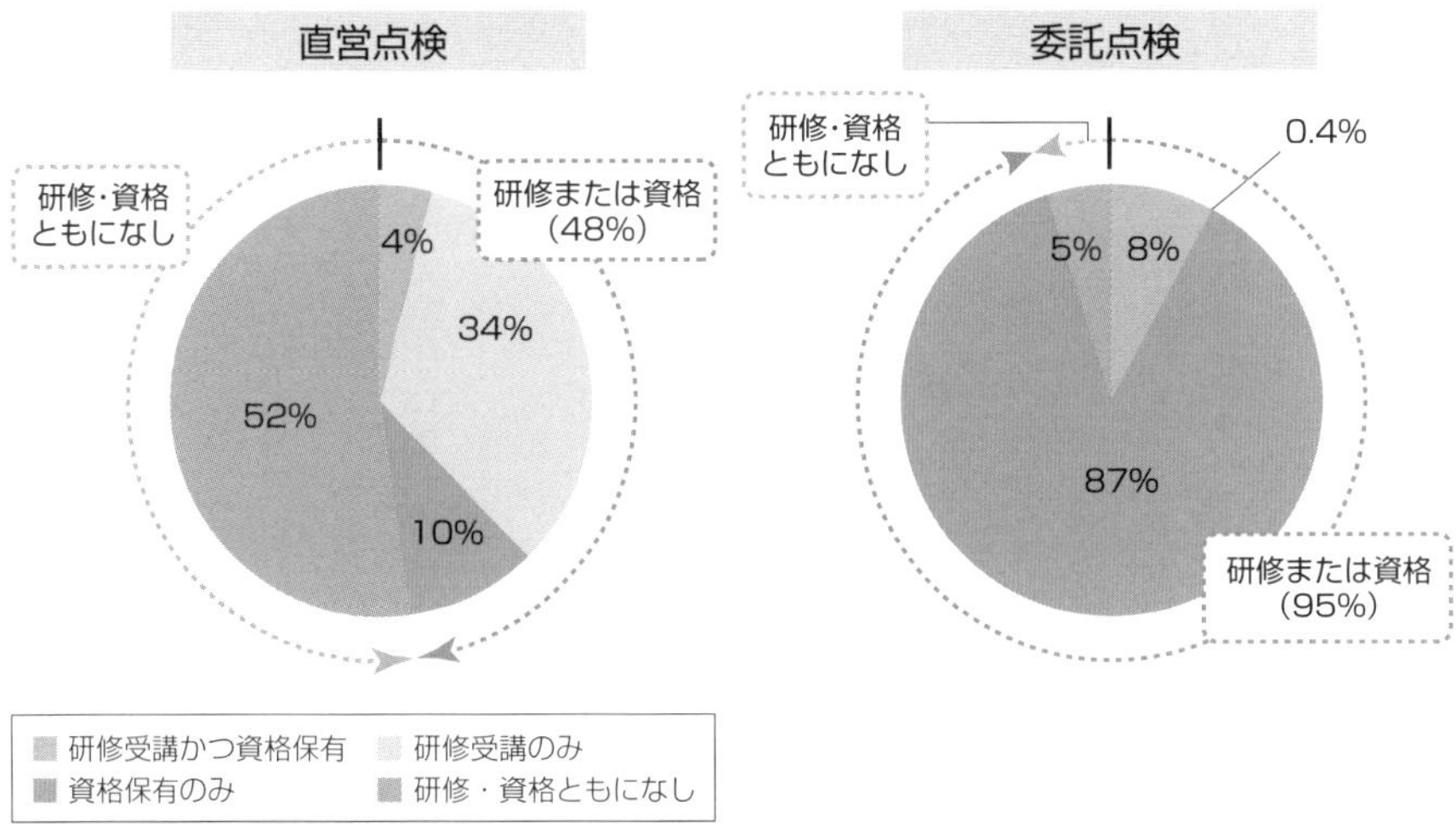

※研修：国土交通省が実施する道路管理実務者研修または道路橋メンテナンス技術講習
※資格：技術士または国土交通省登録技術資格（公共工事に関する調査及び設計等の品質確保に資する技術者資格登録規定に基づく国土交通省登録資格）

「道路メンテナンス年報（2023年8月）」（国土交通省）

Term

打音検査　コンクリートなどの表面をハンマーでたたき、反響する音の高さやそのときの感覚で、腐食など内部の異常を点検する手法です。天井板落下事故のあった笹子トンネルでは、事故前の10年以上にわたってこの検査が行われておらず、目視による点検のみで済まされていました。

Section
5-12 建設業界の負の遺産～石綿

石綿*（いしわた、せきめん）は、安価で耐久性が高く、耐火性にも優れるため、1970～90年を中心に多くの建材に含有されて使われてきました。2021年4月に改正大気汚染防止法が施行され、解体等工事に伴う石綿飛散防止対策の一層の強化が図られました。

静かな時限爆弾

石綿（アスベスト）は耐火性や断熱性、耐摩耗性を持ち、安価なことから〝奇跡の鉱物〟として自動車や電機製品などに幅広く使われました。

建設業界では、鉄骨造建築物などの**軽量耐火被覆材**としてだけでなく、断熱・防音の目的でも広範な建築物に大量に使用されました。建設時・解体時に多く飛散したため、建設労働者にとって身体の安全に関わる重大な問題となっています。

諸外国では1970年代から80年代にかけて使用禁止などの処置が取られてきましたが、日本では2004年まで使用が認められていました。吸い込んでから40年前後で発症する例が多いため、〝静かな時限爆弾〟とも呼ばれます。

健康被害の防止

解体等の工事における石綿のばく露防止対策の一層の徹底を図ることなどの目的から、2005年に**石綿障害予防規則**が施行されました。石綿使用の有無の事前調査などが定められましたが、現場では石綿の存在を十分に把握しないまま解体・改修工事を行う事例が頻発したため、2020年7月に石綿障害予防規則の改正が行われました。

❶従来は規制対象となっていなかったレベル3の石綿含有建材*も、2021年4月から対象になりました。

❷2024年4月から、「建築物の解体または改修を行うときは、石綿使用有無の事前調査を行い、その結果を労働基準監督署と自治体に報告する」ことが義務化されました。事前調査はすべての工事が対象で、報告は延べ床面

Term
石綿　非常に細い繊維のため、飛散すると空気中に浮遊しやすく、吸入されてヒトの肺胞に沈着しやすい特徴があります。吸い込んだ石綿の一部は異物として痰（たん）に混ざり体外へ排出されますが、石綿繊維は丈夫で変化しにくい性質のため、肺の組織内に長くとどまり、肺がん、中皮腫などの病気の要因となります。

積80㎡以上の解体工事、100万円以上の改修工事で必要です。

❸2023年10月から、事前調査は次の有資格者が行う必要があります。

・一般建築物石綿含有建材調査者
・特定建築物石綿含有建材調査者
・一戸建て等石綿含有建材調査者

解体工事や改修工事は、作業時に石綿が飛散しないよう、厚生労働省と環境省が共同で作成した「建築物等の解体等に係る石綿ばく露防止及び石綿飛散漏えい防止対策徹底マニュアル」（2021年3月）に基づいて行います。厚生労働省は施工業者に対して、建設現場の見やすい箇所に石綿含有の有無や飛散防止措置などを掲示するよう指導しています。

1970年から1990年にかけて建てられた建築物の解体ピークが、2020年から2040年頃に来ると予想されており、石綿ばく露防止対策の徹底が大きな課題となっています。

石綿輸入量と中皮腫死亡者数

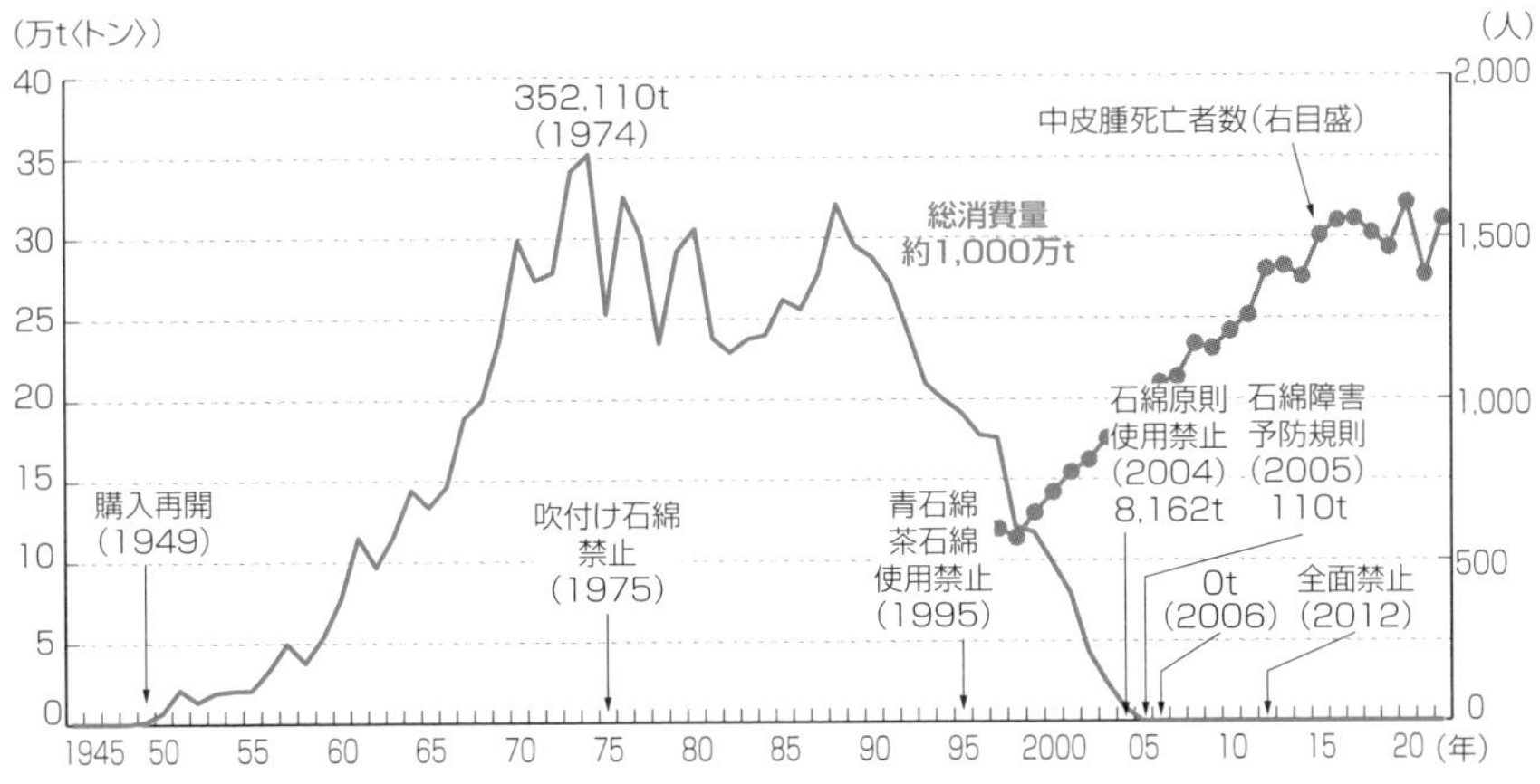

「アスベストとは」（独立行政法人環境再生保全機構）、「都道府県別にみた中皮腫による死亡数の年次推移（平成７年～令和４年）」（厚生労働省）より作成
https://www.erca.go.jp/asbestos/what/whats/ryou.html
https://www.mhlw.go.jp/toukei/saikin/hw/jinkou/tokusyu/chuuhisyu22/dl/chuuhisyu.pdf

レベル3の石綿含有建材 レベル3は、石綿を含有している屋根材や外壁材で、飛散のリスクは低いといえます。レベル2は、保温材や断熱材として利用されており、崩れると大量に飛散する恐れがあります。レベル1は、石綿を吹き付けて施工されたもので、石綿の濃度が非常に高く、撤去時に大量の石綿が飛散します。

解体・改修時に特に注意すべき有害物質を含む建材等

コンクリート造建築物

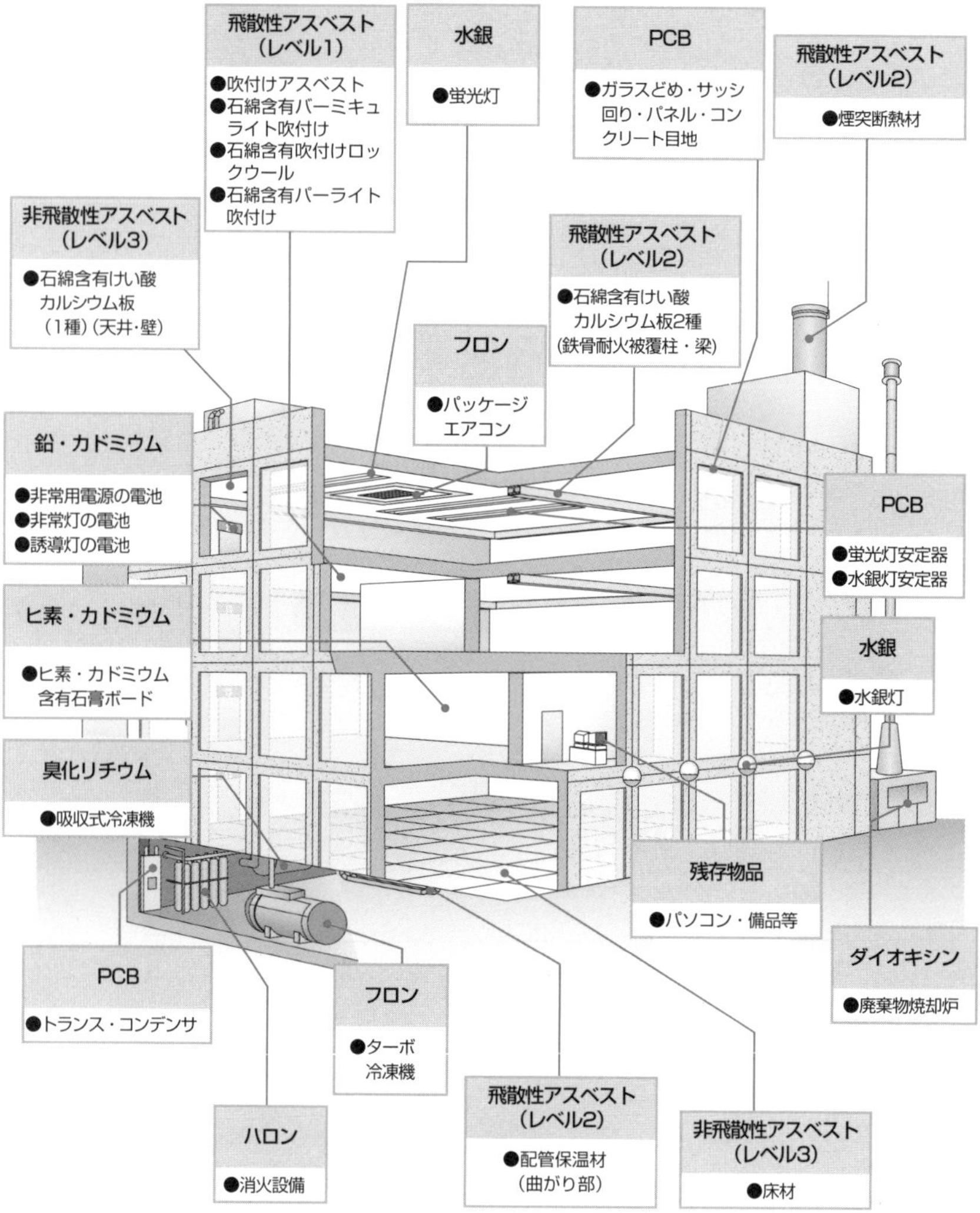

目で見るアスベスト建材　国土交通省では、石綿（アスベスト）の飛散やばく露を防ぐため、アスベスト建材の識別に役立つ資料として「目で見るアスベスト建材」を公開しています。
http://www.mlit.go.jp/kisha/kisha08/01/010425_3/01.pdf

木造建築物

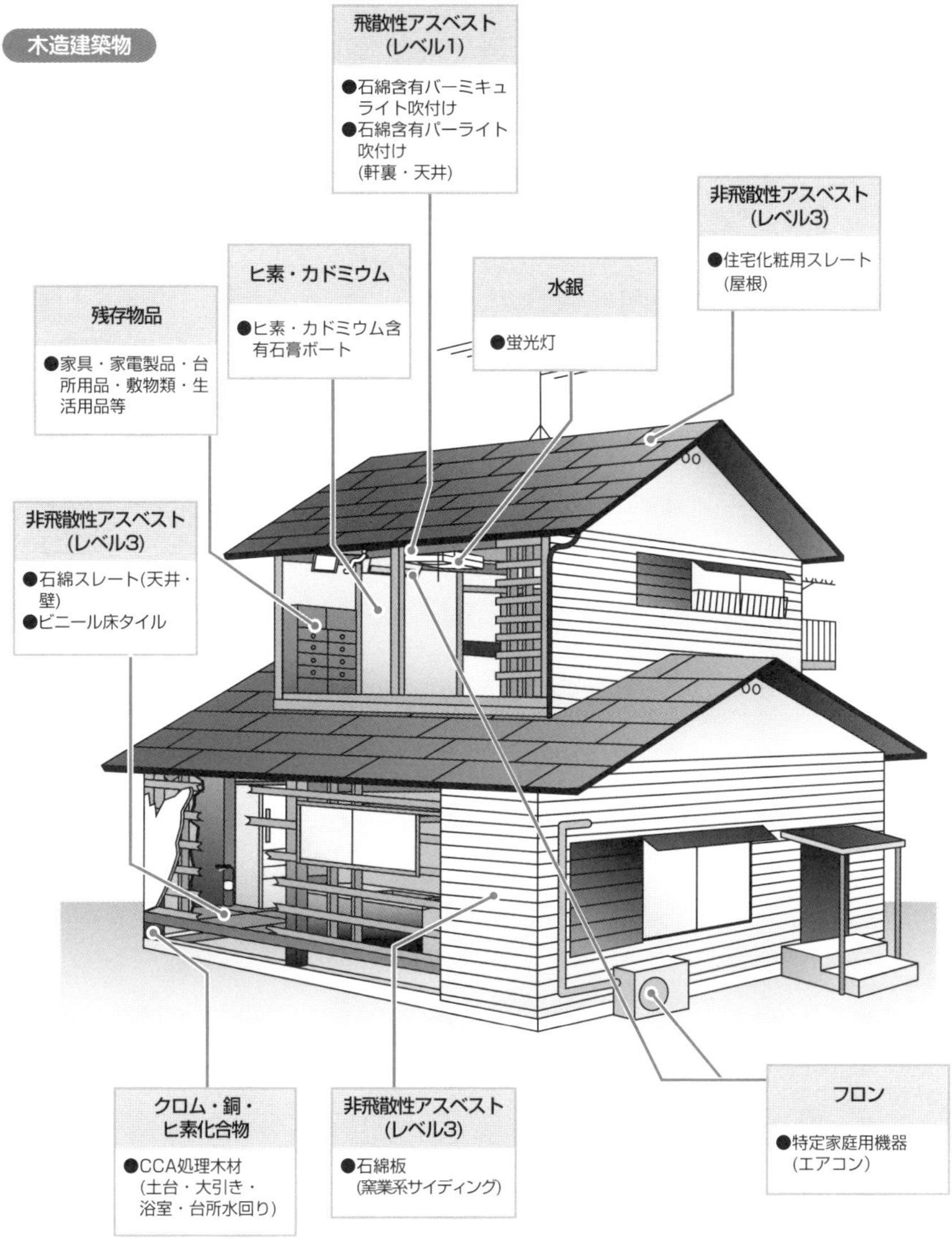

「建築物の解体に伴う有害物質等の適切な取扱い」(建設副産物リサイクル広報推進会議)より
www.suishinkaigi.jp/publish/pdf/pumphlet2.pdf

Point
建築物等の解体等に係る石綿ばく露防止及び石綿飛散漏えい防止対策徹底マニュアル 環境省のホームページからダウンロードできます。https://www.env.go.jp/air/asbestos/post_71.html

Section

5-13 高齢化する建設労働者

2022年には、建設業就業者のうち60歳以上が25・7%を占める一方、29歳以下の若年者は11・7%となっています。

建設業就業者数は1997年には685万人でしたが、2022年には479万人に減少しました。

現場の作業を担う建設技能者は305万人にまで減少し、60歳以上が77・6万人で4分の1を占めています。10年後には技能者の3分の1が引退すると見込まれ、技術の承継が大きな課題です。多くの建設業者が作業者不足を訴えています。

2023年12月の有効求人倍率*は、建築・土木・測量技術者で6・22倍、建設躯体工事従事者は9・71倍にもなっています。自治体の土木・建築職員も高齢化と人員減が進み、同様の問題を抱えています。

人手不足の原因は、熟練労働者が高齢になって引退を迎える時期に差しかかっていること、賃金の低さや長時間の肉体労働が若者に敬遠されていることなどです。

回復してきた入職者数

大学の建設系学科への入学者数は以前の2万人以上から2019年には1・3万人にまで減少しています。新卒者の入職も1995年の7・8万人から2009年には2・9万人にまで減少しました。かつては、3K仕事といわれながらも賃金の高さが魅力的で多くの入職者がありましたが、その後は不人気業種となりました。2014年からは4万人程度で推移しています。

高卒3年目までの離職率を見ると、製造業の28%に対して建設業は42%と高くなっています。このような状況を変えるべく、建設業界は一丸となって、適切な賃金水準や計画的な休日取得などの処遇改善、建設業の誇りの回復、教育訓練の充実などに取り組んでいます。

Term
有効求人倍率 有効求職者に対する有効求人の割合です。求人数が多いと倍率が高くなります。

年齢階級別の建設技能者数

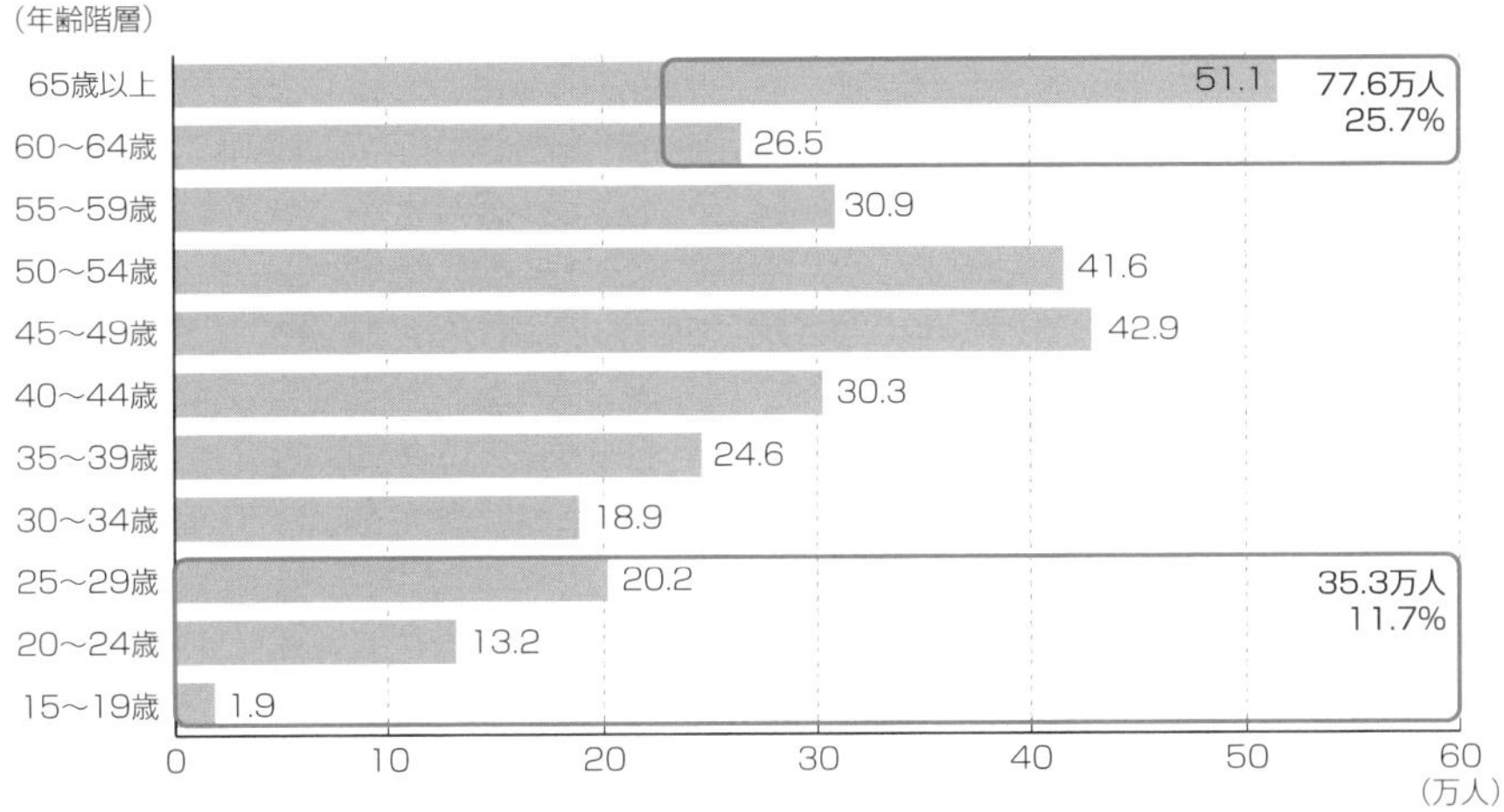

原出所：総務省「労働力調査」(2022年平均) をもとに国土交通省で集計
「建設業を巡る現状と課題」(国土交通省)

新規学卒者の建設業への入職状況

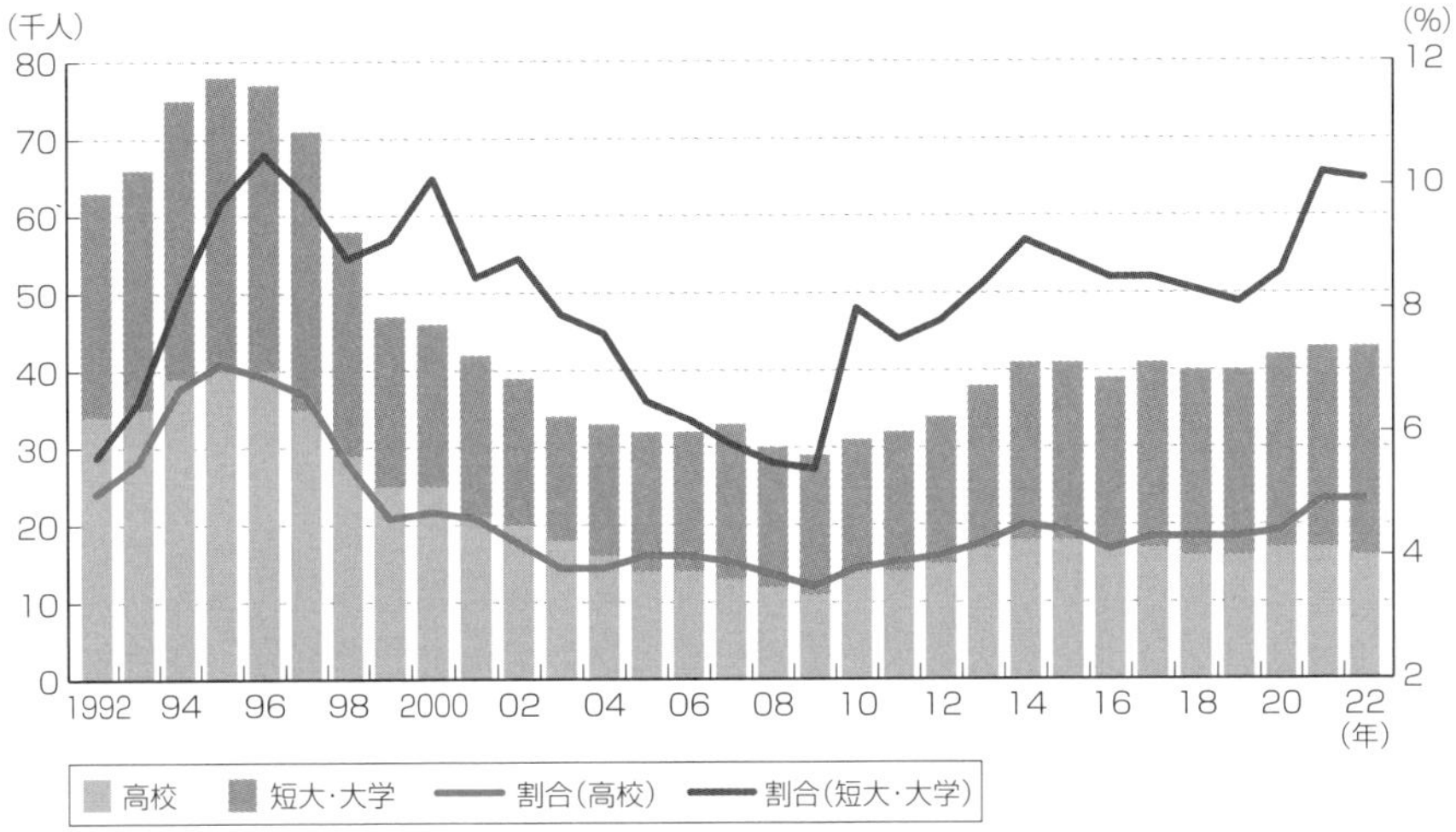

「建設労働関係統計資料」(厚生労働省)、「学校基本調査」(文部科学省)、「労働力調査」(総務省) より作成

Term

富士教育訓練センター　建設現場でものづくりに直接携わる建設技術者・技能者の教育訓練施設です。専門工事業団体を母体に設立された全国建設産業訓練協会が運営しており、現場作業を体験できる大規模な訓練施設を有しています。若手技術者・技能者の育成に大きな役割を担うとして期待されています。

Section

5-14 高騰する工事単価

2021年後半から、原材料費やエネルギーコストの上昇により、各種建設資材の価格が高騰しています。労務単価も上昇してきました。

建築物の平均工事単価は2012年以降上昇を続けています。11年以降、東日本大震災の復興需要に加え、東京五輪の開催に向けた開発プロジェクトが次々に立ち上がりました。人手不足もあり、建設工事単価が高騰しました。23年には建築着工単価が25万円／㎡を超えて、04年の1・7倍となりました。単価高騰の原因は、資材価格と労務費の上昇です。主要建設資材の価格は21年1月から23年3月までの27カ月で5～20％の上昇となり、現在もその傾向が続いています。その要因は、需要拡大だけでなく、コロナ禍で調達環境が変わったことや、ウクライナ戦争等によるエネルギーコストの上昇、為替変動の影響などもあります。

公共工事設計労務単価*も上昇を続け、2・2万円を越えました。単に技能労働者が不足しているだけでなく、労務単価を引き上げ、社会保険加入率も高め、建設業界への入職者を増やそうとしていることが背景となっています。

■建設技能労働者へも還元

建設業界は、重層下請構造のため、元請会社の経営状態が良くなっても、工事単価上昇の恩恵がなかなか末端まで回ってこないのが実情でした。これまで厳しい状況が長く続いたことや、いまの状態がいつまで続くかわからないため、下請けの労務単価を上げることに慎重だったからです。

しかし、これから魅力ある建設業界をつくっていくためには、現場で働く技能者の賃金を上げることが必要です。そのような認識が高まってきたことも、労務単価上昇の要因だと考えられます。生産労働者比較では製造業との賃金差がまだあるものの、監督職を含めた男性労働者での比較では製造業との差がなくなりつつあります。建設業界と運送業界の働き方改革が本格化する2024年問題、全業界での賃金上昇などもあり、工事単価の上昇は今後も続くと予想されます。

Term

公共工事設計労務単価　公共工事の発注者は、公共工事に従事する作業員の賃金を調査して、公共工事設計労務単価を算出します。毎年10月の所定労働時間内の賃金および過去1年間に支払われた賞与が対象となります。この単価が、公共工事の予定価格に用いられます。材料費などは、取引の実例価格をもとに算出されます。

建築着工単価と床面積の推移（全建築物）

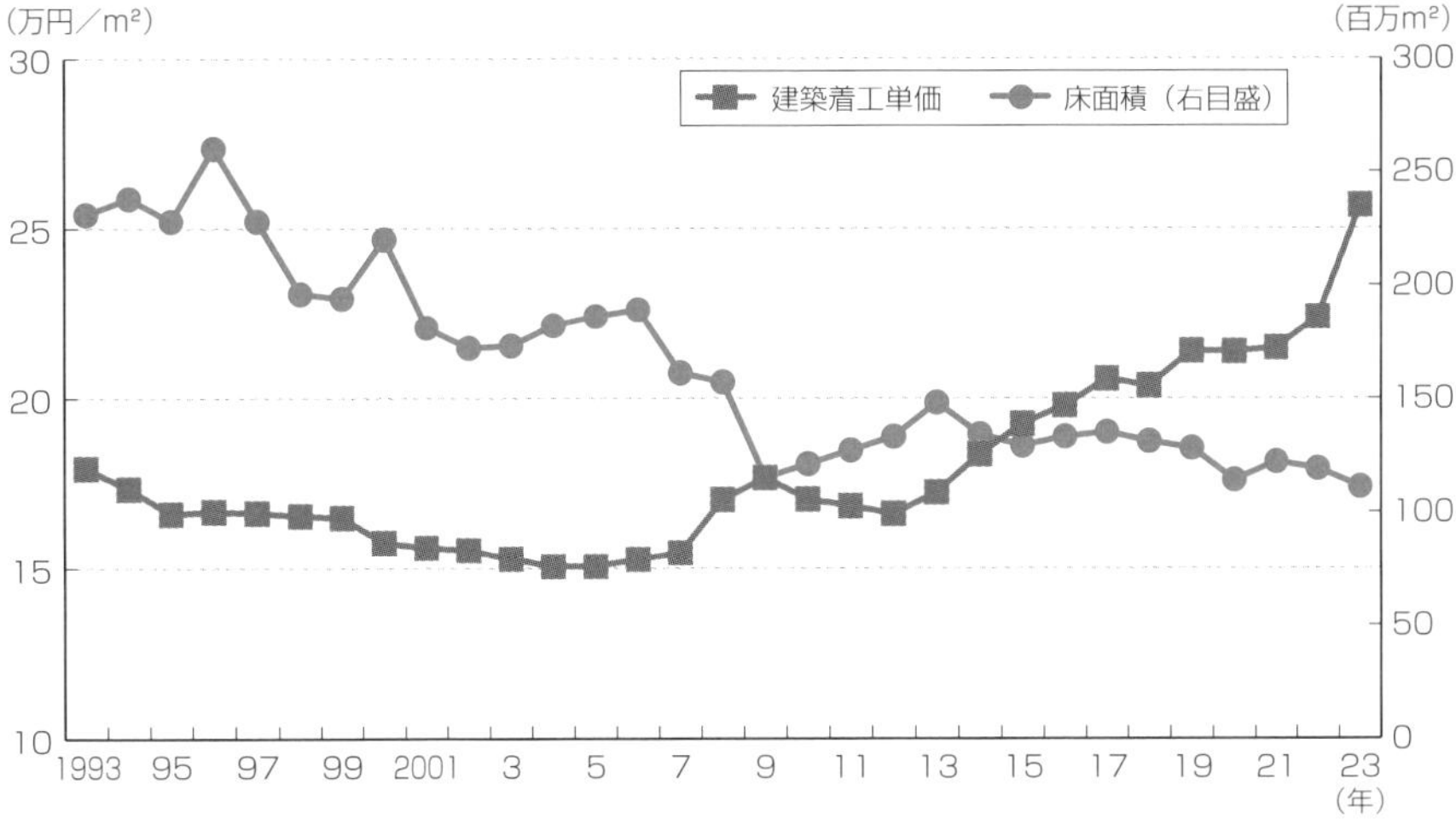

「建築着工統計調査」（国土交通省）より作成

公共工事設計労務単価の推移

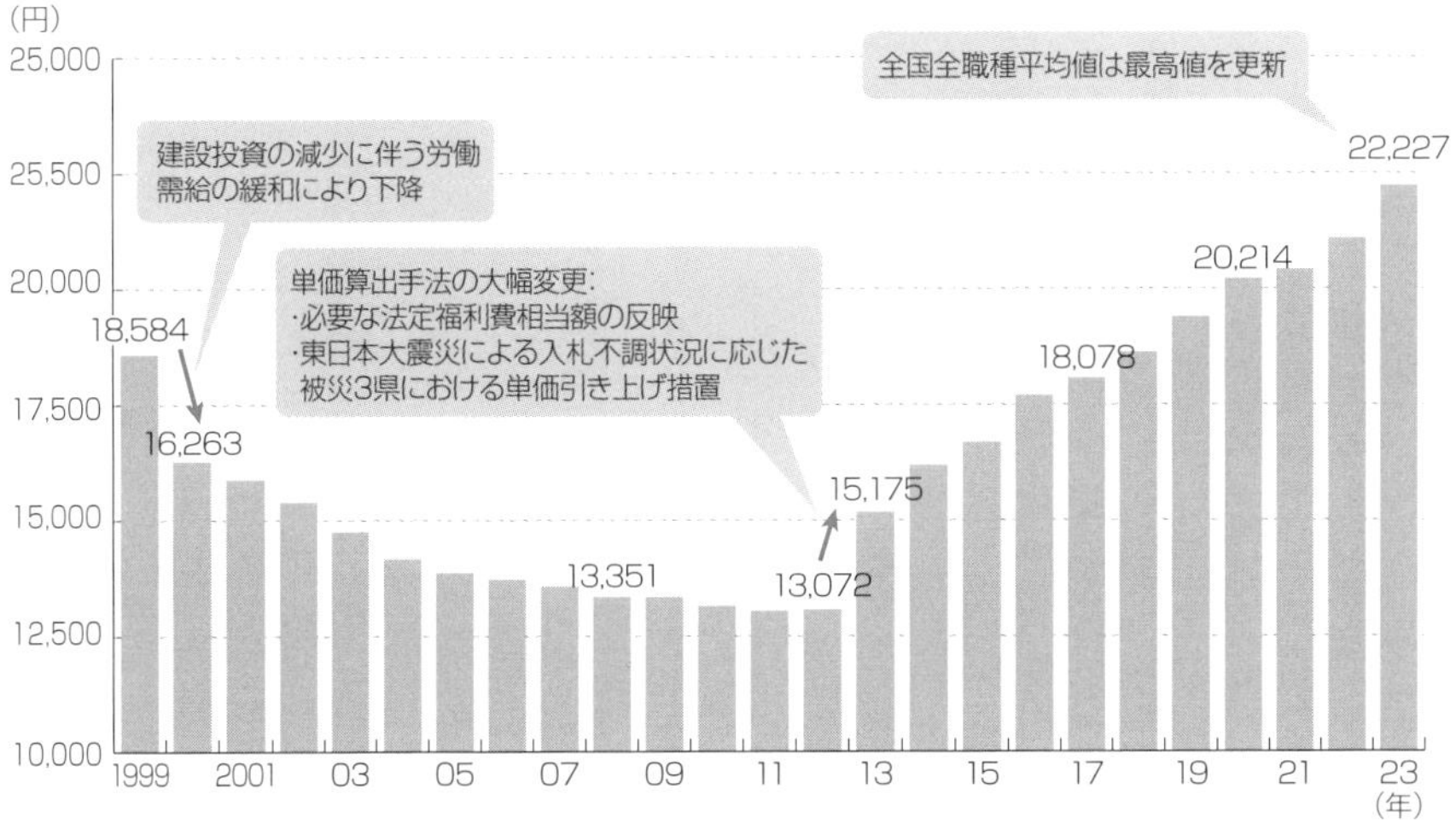

「建設業を巡る現状と課題」（国土交通省）より作成

スライド条項　「公共工事標準請負契約約款」には、工期内に「賃金水準又は物価水準の変動により請負代金額が不適当となったと認めたときは、相手方に対して請負代金額の変更を請求することができる」と定められています。契約後の価格変動が大きい場合に、受注者だけがリスクを負担するのは不合理なためです。

Section

5-15 建設業界のデジタル格差

建設業界でも、生産性向上のためＤＸ（デジタルトランスフォーメーション＊）に取り組む企業が増えています。しかし、中小企業の多くはまだ取り組みの段階に至っていません。その大きな原因は企業規模によるデジタル格差です。

デジタル格差の要因

デジタル格差とは「インターネットやパソコンなどのデジタルツールを使える人と使えない人の間に生じる格差」のことです。建設業界では、一般的に階層構造の下位になるほど企業規模が小さくなり、それらの企業が現場での具体的な作業を担っていて、紙ベースや電話での情報伝達が中心です。スマホやＬＩＮＥは使っていても、その他のデジタル機器を使う機会はあまりありません。また、仕事は事務所でのデスクワークよりも現場の業務が多く、デジタル化しにくい仕事です。そのため、テレワークの実施率も低い状況です。さらに、アナログ的な文化・価値観や長年の取引慣行、他業界に比べて高齢化が進んでいることも要因として挙げられます。

デジタル格差の解決に向けて

建設業界でも、大手のゼネコンやハウスメーカーのもとで仕事をする場合は、新しい技術や情報に触れる機会があり、デジタルデバイスによる情報共有を求められることもあります。指示をする元請けの側では業務が効率化されますが、下請けの作業者は大きなメリットを感じられず、異なる元請けから別々のアプリの使用を求められたりして戸惑うこともあります。下請けの中小建設会社にとって、似たような複数のアプリの使い分けは負担でしかありません。

このようなデジタル格差を抱える建設業界ですが、一方でデジタル化は着実に進んでいます。２０１９年から21年にかけて、デジタル化による業務効率化や競争力強化に取り組んでいる企業の割合が大幅に増えています。

Term **デジタルトランスフォーメーション**　略称：DX。デジタイゼーションとデジタライゼーションが技術の活用による効率化であるのに対し、DXは新しい価値を生み出すことでビジネスモデルを変革します。大きな変化であり、社員、顧客、仕入先、協力会社などの関係者にも影響を及ぼします。

建設業のテレワーク実施率

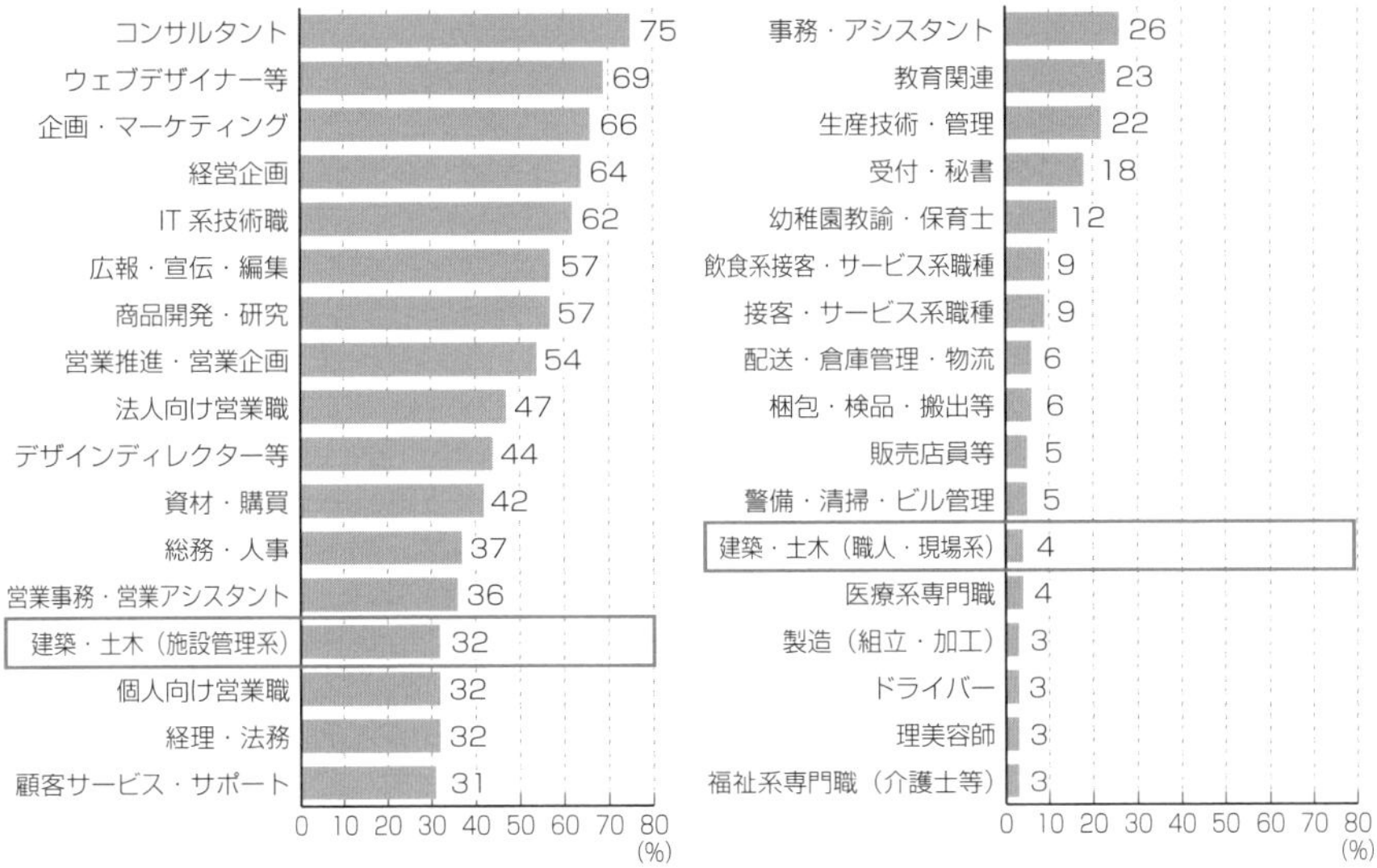

※全国の20-59歳の就業者2万人を対象に実施したアンケート調査
原出所：パーソル総合研究所「第三回・新型コロナウイルス対策によるテレワークへの影響に関する緊急調査」（2020年6月11日公表）をもとに作成
原出所：未来投資会議（第42回）配布資料 資料2 基礎資料 に加筆
「国土交通省におけるDX（デジタルトランスフォーメーション）の推進について」（国土交通省）

デジタル化推進に向けた課題

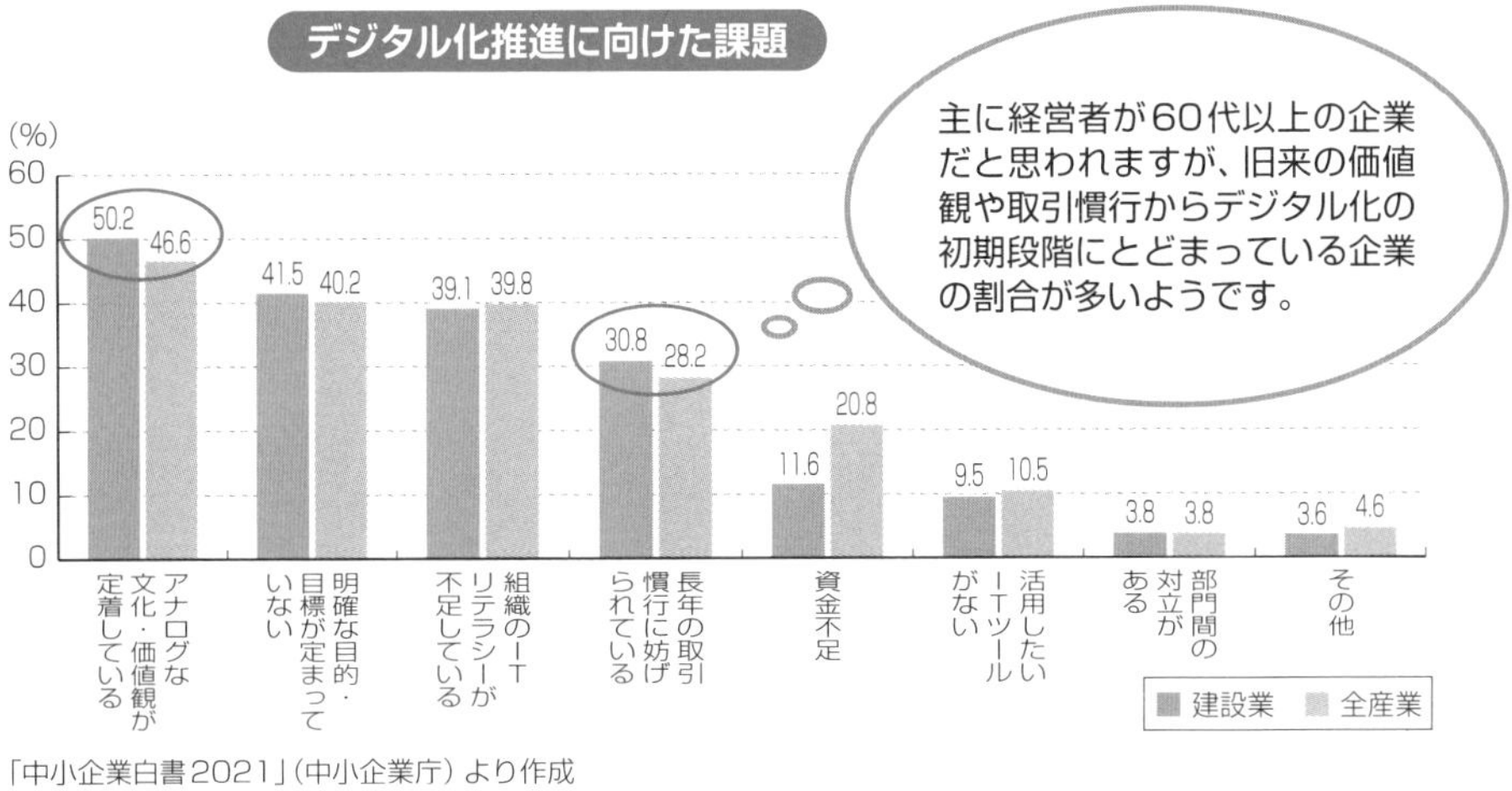

「中小企業白書2021」（中小企業庁）より作成

DXのステップ　DX（デジタルトランスフォーメーション）は、デジタイゼーション、デジタライゼーション、デジタルトランスフォーメーションという3つの段階を踏んで進めていきます。その現在位置は企業によってまちまちです。

デジタル化の必要性を感じたきっかけ

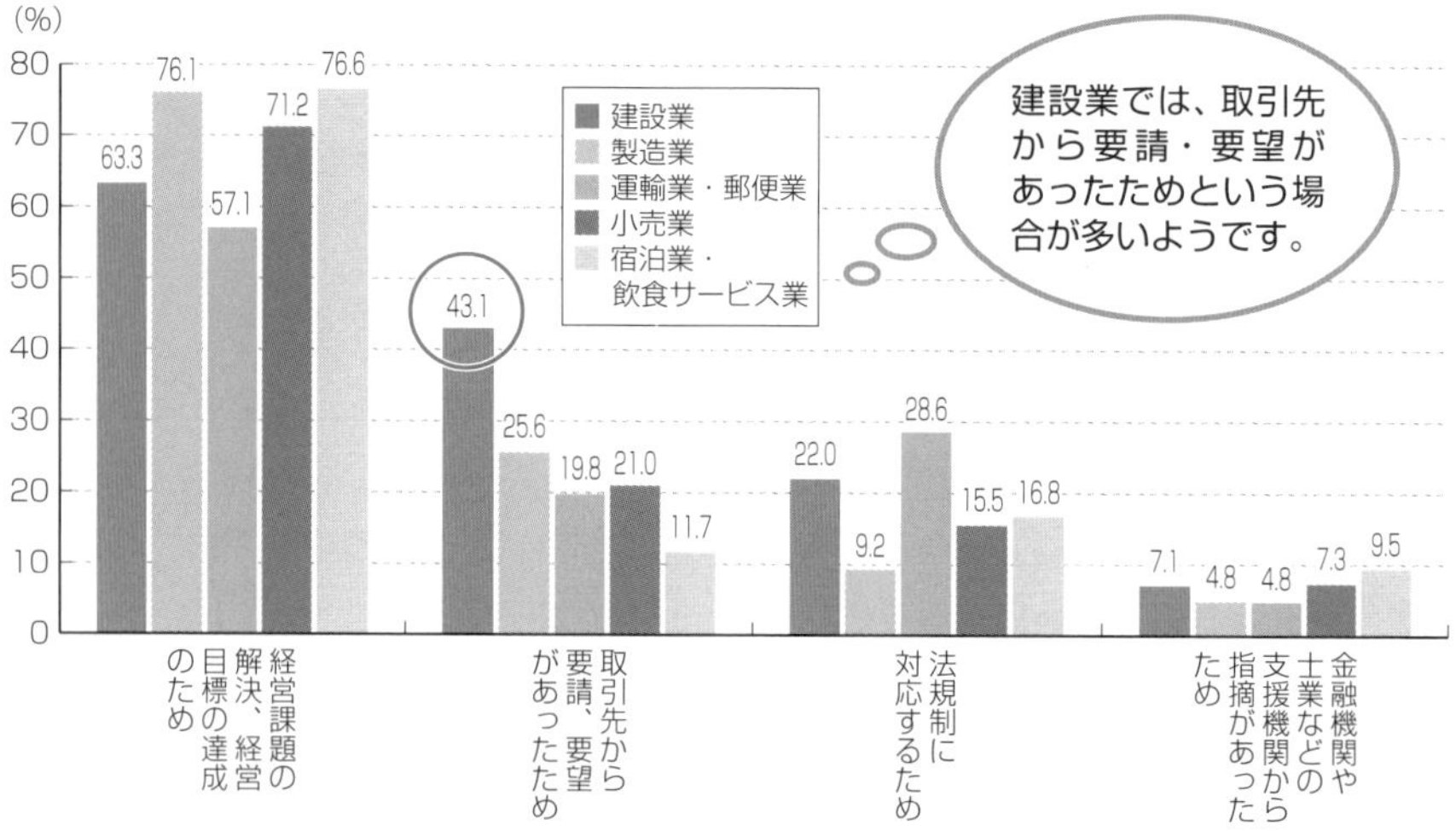

「建築着工統計調査」(国土交通省) より作成

建設業のデジタル化の取り組み状況

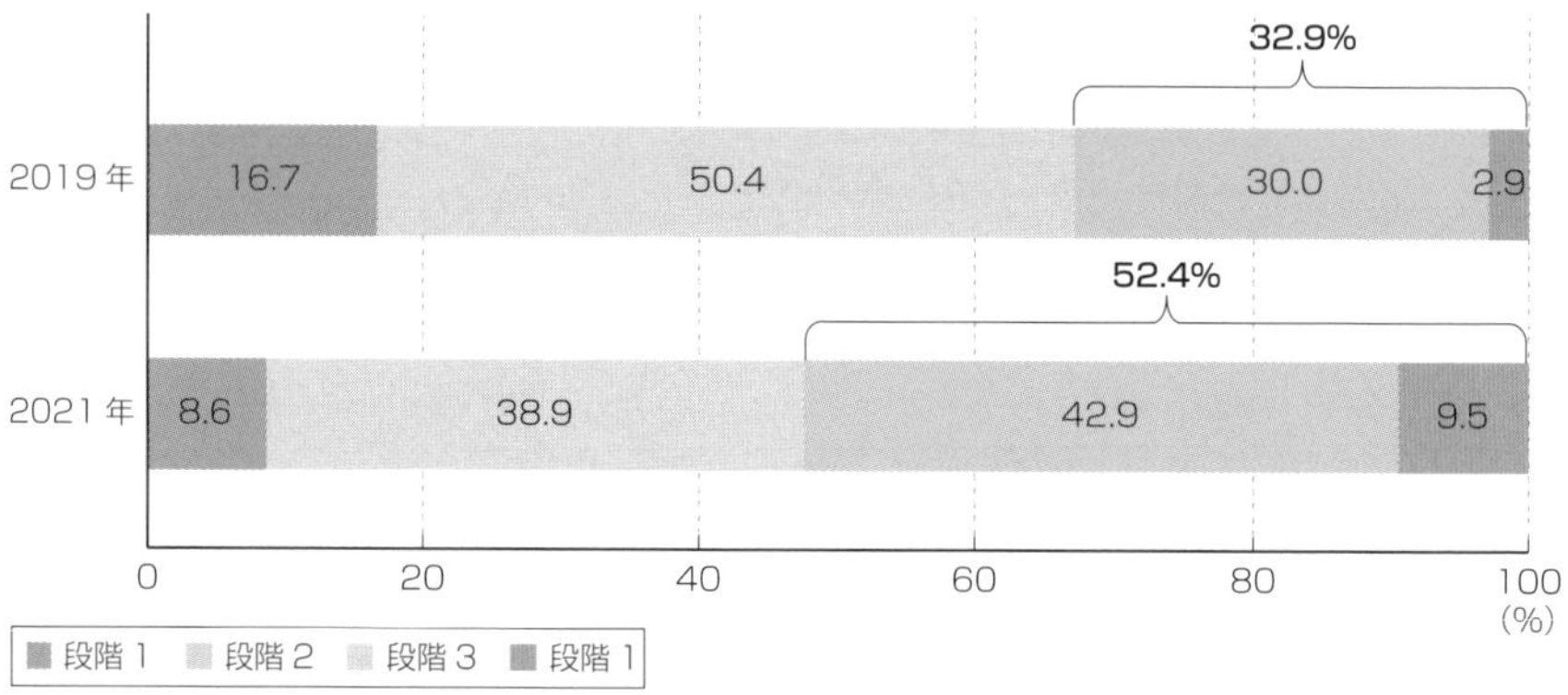

段階 1：紙や口頭による業務が中心で、デジタル化が図られていない状態

段階 2（デジタイゼーション）：アナログな状況からデジタルツールを利用した業務環境に移行している状態

段階 3（デジタライゼーション）：デジタル化による業務効率化やデータ分析に取り組んでいる状態

段階 4（DX）：デジタル化によるビジネスモデルの変革や競争力強化に取り組んでいる状態

「建設業を巡る現状と課題」(国土交通省) より作成

Point

デジタイゼーションとデジタライゼーション　アナログデータを多く使っている場合は、まずペーパーレス化によって省力化し、コストダウンを実現します (デジタイゼーション)。次の段階では、デジタルデータを利用して手作業を自動化したり、クラウドを活用して業務を効率化します (デジタライゼーション)。

Column 国土面積の1割を超える所有者不明の土地

誰が所有しているのかわからない、所有者不明の土地が全国で増えています。一般財団法人国土計画協会では、2016年時点での**所有者不明土地**を410万ha（ヘクタール）と推定しています。これは国土全体の1割以上であり、九州よりも広い面積です。

同協会の推計によると、このまま有効な対策を打たなければ、2040年には所有者不明土地が720万haにまで拡大するとのことです。

また、2022年度に行われた地方公共団体の地籍調査事業でも、「不動産登記簿のみでは所有者の所在が判明しなかった土地の割合」は24%にも及んでいます。

● 相続人登記の問題

所有者不明の土地がなぜ増えているかといえば、「所有者死亡時に、相続人が登記をしないことが多い」のが主な原因です。法務局に申請して登記簿の名義を書き換える手続きの手間や登記費用の負担を避けるためです。固定資産税もかかるため、資産価値の低い土地では、登記をするメリットがありません。そうすると、元の所有者の名前が残り続けます。

そうなると、土地の相続に関係する者が増えていき、所有者を特定したり土地を処分したりすることが、極めて困難になってしまいます。

放置された土地には雑草が生え、ゴミが不法投棄されたりすることもあります。街並みの荒廃にもつながります。所有者不明の土地は、利用したい人が現れても交渉相手が見つからないため、開発の障害になるケースが増えています。公共事業でも、所有者を特定するために多くの費用がかかります。東日本大震災の復興事業でも、所有者不明土地が事業の障害になりました。

● 所有者不明土地の解消

このような問題を解決するため、2018年に「所有者不明土地の利用の円滑化等に関する特別措置法」が成立しました。公共事業での収用や、公益性の高い事業において知事の判断で所有者不明土地の利用が可能になりました。2019年には、裁判所の選任した管理者が所有者不明土地を管理できる制度も創設されています。

2021年に不動産登記の制度が見直され、相続登記の申請が2024年4月から義務化されました。所有者の住所等の変更登記も2026年4月から義務化されます。不要な土地を国に引き渡すことができる「**相続土地国庫帰属制度**」も設けられています。

Point **建築士の受験資格**　2020（令和2）年から、建築士試験の受験資格の要件となっている実務経験が、建築士免許の登録要件に改められました。免許登録までに実務経験があればよいこととなりました。

Column

マンションの建て替え要件の緩和

マンションは1950年代に分譲が始まり、2022年末のストック数は694万戸に達しています。築40年以上のマンションは126万戸ですが、20年後には445万戸になります。老朽マンションの建て替えが大きな社会問題になることが予想されています。

● マンション改修・建て替えの円滑化

2013年の**耐震改修促進法改正**により、耐震改修の必要があると認定されたマンションの改修はそれまでの「3/4以上の賛成」から「過半数の賛成」でできるようになりました。さらに、2014年の**改正マンション建替円滑化法**により、特定行政庁から「耐震性不足のため除却が必要」と認定を受けたマンションは区分所有者の4/5が同意すれば建物の解体と跡地の売却が認められることになりました。しかし、現実には所有者の意見集約は難しく、実際には建て替えは進んでいません。マンション建て替えの実績は2023年3月時点で2.3万戸（282件）にとどまっています。マンション敷地売却の実績は累計で約600戸（10件）です。

● 建て替え要件の緩和

マンション所有者の高齢化により、相続時に所有者が不明になったり空き家になる例が相次いでいます。所在不明者は決議で反対票として扱うため、賛成票を集めにくいという問題につながっていました。

今後は、集会の出席者により決議を行い、所在不明者は母数から除外できるようになる方向です。また、耐震性、防火性、外壁、給排水設備、バリアフリーのいずれかに問題がある場合は、所在不明者を除いた3/4の賛成で建て替えも可能となります。建物・敷地の売却も3/4の賛成で可能となります。今後はタワーマンションなど投機目的で購入した所有者の多いマンションの老朽化も問題になってきます。法律の改正がマンション老朽化問題の解決につながることが期待されています。

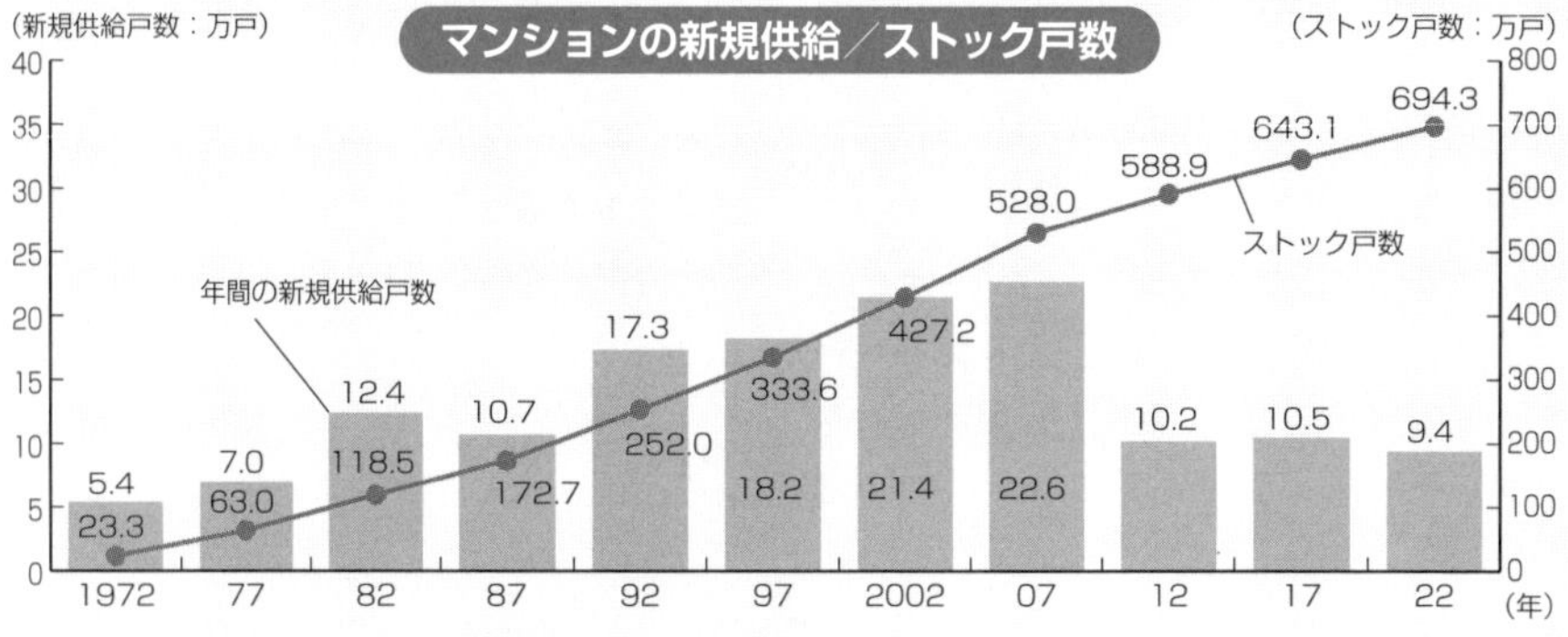

令和5年度 住宅経済関連データ（国土交通省）

第6章

建設業界の技術革新

これまで建設業界は、「新しい技術が画期的な商品を産み出し、急速に会社の業績に貢献する」といったことが起こりにくい業界でした。しかしいま、IT の発達によって建設現場が大きく変わろうとしています。

Section

6-1 ビッグプロジェクトで培った建設技術

青函トンネルや明石海峡大橋、東京湾アクアライン、東京スカイツリーなどの巨大な建設構造物は、長年にわたる技術の積み重ねが実った集大成といえます。

日本の長大橋の歴史は、1962年、北九州工業地帯の真ん中にある洞海湾に架けた若戸大橋から始まりました。この橋は、すべて日本独自の技術で建設し、当時は東洋一の吊り橋でした。日本の吊り橋の先駆的な役割を果たし、その技術は関門橋、瀬戸大橋、そして明石海峡大橋へと発展していきました。

海峡トンネルの技術は、1942年に世界最初の鉄道海底トンネルとして開業した関門鉄道トンネルから始まりました。当時、最先端のシールド工法を駆使し、多量の湧き水に対抗する難工事でした。その技術が関門国道トンネルに生かされ、そして青函トンネルの建設につながりました。

1954年、台風接近下に函館港外で遭難した洞爺丸《とうやまる》ほか4隻の事故など、航路の安定が脅かされる事態が相次いで発生したのを受けて、太平洋戦争前からの構想が一気に具体化し、本州と北海道を地続きに結ぶ代替輸送手段として青函トンネルが建設されました。完成当時、関東から北海道への旅客輸送は、すでに航空機が9割を占めていたため、トンネルの活用法が大きな問題となりました。中には「トンネルを放棄してセメントで封鎖すべきだ」という主張もありましたが、結局は「多額な投資をしたものを放棄するのは問題」だとして、在来線で使用することになりました。2016年には北海道新幹線の新青森－新函館北斗間が開通しました。

東京湾アクアラインの建設工事も、過去に経験したことのない、前人未到の領域でした。この建設にも、過去のビッグプロジェクトの技術と経験が大きく生かされました。

「こんなにお金をかけて」とか「通行料金が高い」といった批判は多いのですが、新技術・新工法の開発という面では、あれだけのものを造ったということを正しく評価する必要があります。

BCP Business Continuity Planの略、事業継続計画。企業が、災害などの緊急事態に遭遇した場合に、損害を最小限にとどめながら事業の継続あるいは早期復旧が可能となるよう、日頃から備えておく活動および緊急時の事業継続方法を取り決めた計画です。コロナ禍により、BCPの重要性が広く認識されました。

Term

日本の建設技術はどこへ行く？

国内での次の大きなプロジェクトとしてはリニア中央新幹線があります。

しかし、ゆるやかで持続的な成長を目指す時期を迎えた日本では、大きなプロジェクトを連発するよりも、限られた投資で効率よくインフラ整備を進めることが必要です。高い技術を特殊な建設構造物だけに使うのではなく、幅広く活用できる汎用的な技術にしていくことが求められます。省エネルギーや防災、長期の維持管理などの切り口で、社会資本の整備を行っていくことが大切です。

また、世界に目を向ければ、日本の建設技術を必要としているところは多くあります。大手建設会社は、海外の建設市場を定評ある高い技術力で勝ち取っていこうと考えています。

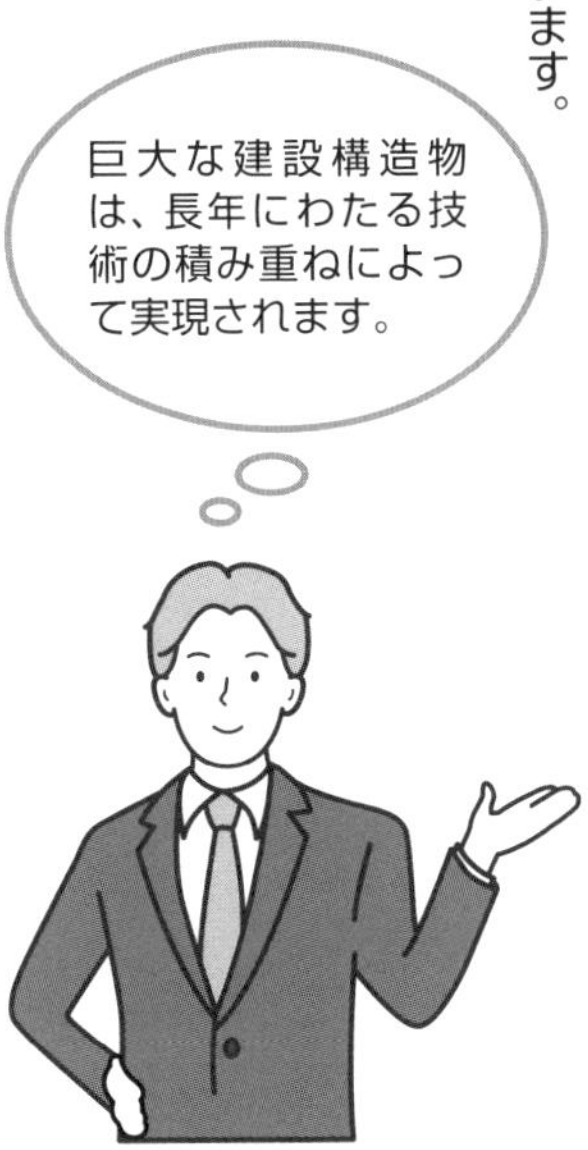
巨大な建設構造物は、長年にわたる技術の積み重ねによって実現されます。

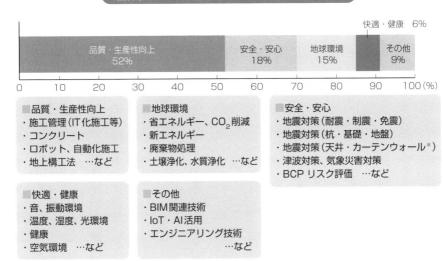

建設業における研究開発テーマ数の分野別比率

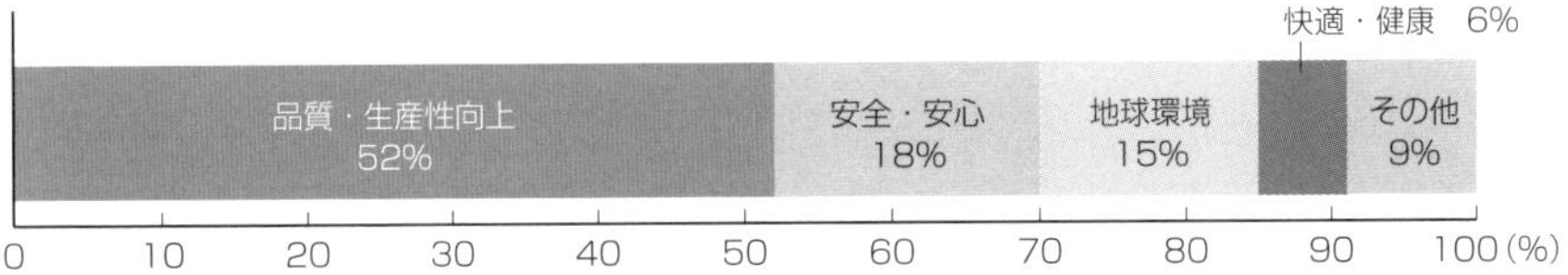

■品質・生産性向上
- 施工管理（IT化施工等）
- コンクリート
- ロボット、自動化施工
- 地上構工法　…など

■地球環境
- 省エネルギー、CO_2削減
- 新エネルギー
- 廃棄物処理
- 土壌浄化、水質浄化　…など

■安全・安心
- 地震対策（耐震・制震・免震）
- 地震対策（杭・基礎・地盤）
- 地震対策（天井・カーテンウォール*）
- 津波対策、気象災害対策
- BCP リスク評価　…など

■快適・健康
- 音、振動環境
- 温度、湿度、光環境
- 健康
- 空気環境　…など

■その他
- BIM関連技術
- IoT・AI活用
- エンジニアリング技術
…など

「2022年度 建設業における研究開発に関するアンケート調査結果報告書」（一般社団法人日本建設業連合会）より作成

Term

カーテンウォール　建築構造上、取り外しが可能で、建物の荷重を直接負担しない壁のことです。建物の高層化が進み、外壁自体の重量が設計上の問題として浮上しました。そこで、建築物の荷重は柱や梁、床で支え、外壁はそれらの構造体にカーテンのように貼り付ける工法が開発されました。

Section
6-2
地震大国日本の耐震建築技術

地球上の陸地の0・3％しかない日本の周辺で、マグニチュード6以上の地震の約2割が発生しています。阪神・淡路大震災を契機に、「免震構造」「制震構造」の技術が急速に進みました。

日本は、列島の下でいくつかの**プレート**が複雑に絡み合っていて地震が起きやすく、世界有数の地震国となっています。そのため、過去の数多くの地震を教訓として、高度な**耐震技術**を作り上げてきました。実際には「地震発生のたびに予想を超える被害を受け、建築基準法を改正して耐震性能を少しずつ強化する」ことの繰り返しでした。また、建物を強くして地震に耐える**耐震構造**が一般的であったため、強化の方法にもコスト的な限界がありました。

これに対して、阪神・淡路大震災後に急速に広まったのが**免震構造**と**制震構造**です。これらの構造は「地震に耐える」のではなく、ダンパーなどの装置によって建物に作用する「地震の力を抑制する」ものです。建物の被害を減らすだけでなく、建物内部の機能維持にも効果を発揮します。

■免震構造と制震構造

免震構造は、地盤と建物の間に「**積層ゴム**」などの揺れを吸収する装置を挟み込み、地震エネルギーを建物に伝えにくくする構造です。建物に大きな変形が生じないため、高層マンションやオフィスビルでの採用も多くなっています。

この免震構造には、風が吹くと微妙に揺れるという欠点があり、放送局や半導体工場、液晶工場などで採用すると、揺れのために機材や製品の品質に問題が発生する可能性がありました。そこで、「わずかな震動では建物を固定し、大きな横揺れは抑制する」という新しい免震構造も開発されています。

Term **長周期地震動（1）** 地震が起きると様々な周期を持つ揺れが発生します。周期とは、揺れが1往復するのにかかる時間のことです。建物にはそれぞれ揺れやすい固有周期があるため、地震の周期と建物の固有周期が一致すると共振して、建物が大きく揺れます。

一方、制震構造は、建物の特定の部分に設置した**制震ダンパー**によって、地震エネルギーを吸収し、揺れを低減させる構造です。制震構造には**パッシブ型**と**アクティブ型**があり、パッシブ型は構造物内部にダンパーを設置してエネルギーを吸収する方法です。超高層ビルでは、地震時に建物が大きくゆっくり揺れるため、建物の各所にダンパーが設置されます。アクティブ型は、建物の震動に合わせて外部から地震と反対の力を加えることで制震効果を得ようとする方法です。これを制振ともいいます。

既存の超高層ビルの長周期地震動*対策技術として、制震ダンパーが採用される例が増えています。本書執筆時点で日本一の高さの麻布台ヒルズ森ＪＰタワーでは、制振装置1810基を設置しています。大きな揺れにはオイルダンパー304基で対応し、中小規模の揺れには302基の粘性制振壁が効果を発揮します。さらに、強度の高い座屈拘束ブレース1200基で建物全体の揺れを低減します。

東京スカイツリーは、日本の伝統的な五重塔の技術を生かしています。中央部に設けた鉄筋コンクリート造の心柱と外周部の鉄骨造の塔体を構造的に分離し、中央部の心柱上部を「重り」として機能させた新しい制振システムを用いています。

東日本大震災でも、都心の高層ビルが激震に耐え、日本の耐震技術の高さを証明しました。

耐震構造と免震構造（イメージ）

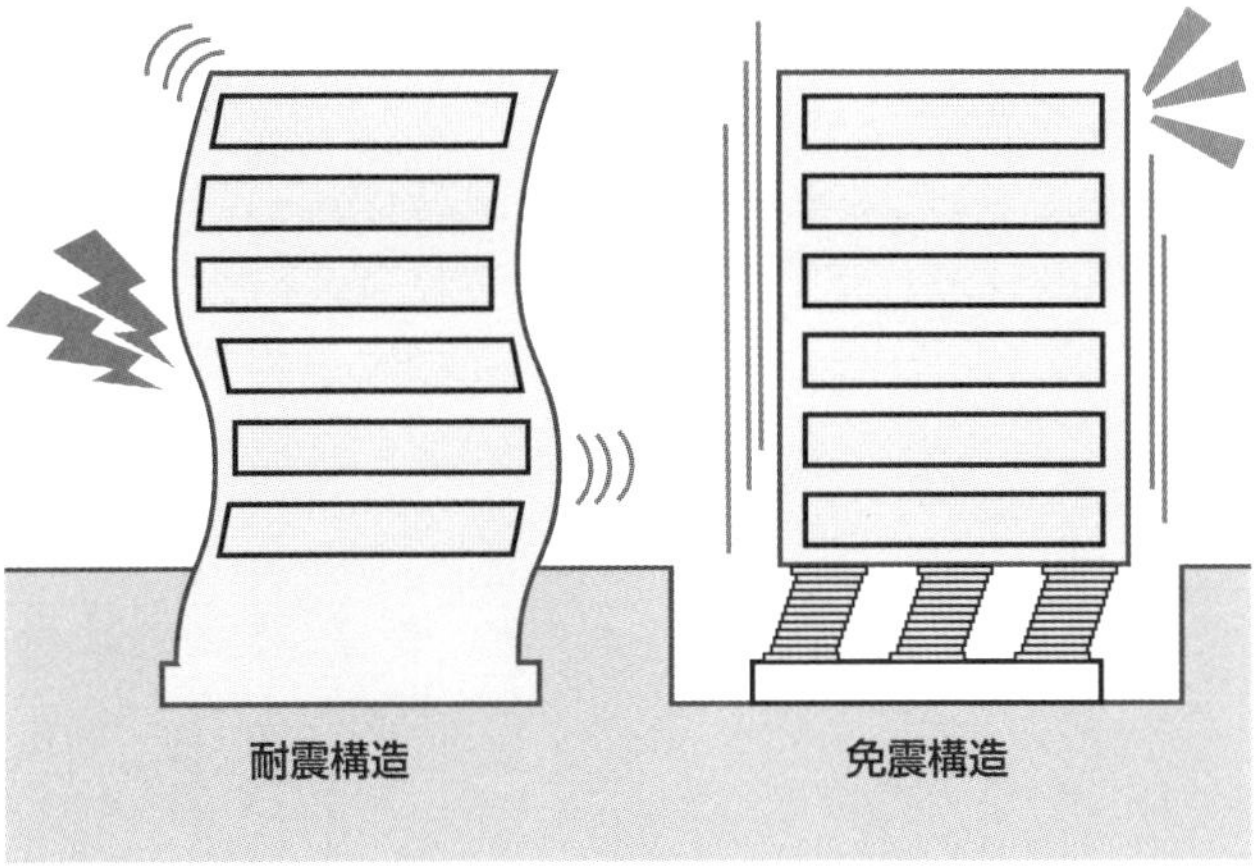

長周期地震動（2） 高層ビルの固有周期は高さの低い建物の周期に比べると長いため、地震で周期の長い揺れ（長周期地震動）があると共振して、震度が小さくても高層階で大きな揺れになることがあります。東日本大震災では、震源から遠い大阪市住之江区の大阪府咲洲（さきしま）庁舎も最大2.7m揺れました。

大規模建築物の耐震化の遅れ

40年以上前の旧耐震基準は震度5強程度の想定でしたが、1981年の建築基準法改正で、震度6～7でも倒壊・崩壊しないように規定が強化されました。2013年に改正された耐震改修促進法では、旧基準で建てられた不特定多数が利用する大規模建築物に対して耐震診断を求めています。これらの建物1万1071棟のうち、2023年3月時点で897棟が、震度6以上で倒壊の危険性が「ある」もしくは「高い」と診断されています。これらの建物の耐震化が進まない原因はお金の問題です。工事費用だけでなく、商業ビルなどでは工事中にビルを閉鎖すると減収になります。テナントとの補償についての交渉も必要になります。大規模建築物の耐震改修の補助制度はあるものの、事業者側も大きな負担をしなければなりません。国は2025年の耐震不足解消を目指しています。

タワーマンション*のリスク

東日本大震災時には、首都圏はもとより震源から770㎞離れた大阪湾岸においても、超高層建築物で大きな揺れが観測されました。これは長周期地震動が原因の1つです。そこで国は、関東地域・静岡地域・中京地域および大阪地域の超高層建築物の設計基準を2017年から強化していますが、基準強化前のタワーマンションも多数あります。南海トラフ地震の発生時に揺れが設計時の計算を上回る可能性が高いタワーマンションは、大阪市と神戸市で150棟あります。建物に深刻な被害が生じなくても、タワーマンションではエレベーターの使用停止が長期化したりトイレが使えなくなる可能性が指摘されています。

能登半島地震

2024年1月1日に発生した能登半島地震は、マグニチュード（M）7.6で、阪神・淡路大震災（M7.3）の2.8倍のエネルギーでした。震源が深さ16㎞と浅かったため、揺れが地表に伝わりやすく、大きな被害を引き起こしました。石川県輪島市では、最大4mの地表の隆起と水平方向には1.2mの動きがありました。

世界でも有数の地震大国である日本は、各地に断層が存在します。M8～9クラスの南海トラフ地震の30年以内の発生確率は70～80%、M7程度の首都直下地震の30年以内の発生確率は70%程度と予測されています。

Term

タワーマンション　法的な定義は決められていませんが、一般には20階以上、高さが60mを超える超高層マンションを指します。60mを超える高さの建物を超高層建築物と呼ぶため、マンションの場合もこの高さを適用することが一般的になっています。

Column

鉄の貴婦人エッフェル塔と東京タワー

今日では、エッフェル塔も東京タワーも多くの観光客が来場する観光施設です。

エッフェル塔はパリ万博の目玉として1889年に完成しました。フランスでは「鉄の貴婦人（La Dame de fer）」として親しまれています。

設計・建設したエッフェルは、橋の建設を得意とするエンジニアでした。橋の建設によって高さや風圧に対する設計のノウハウを身に付け、自由の女神の内部構造の鉄塔も手がけていました。工場で鉄部品を作って現場で組み立てるプレハブ工法が用いられています。フランス政府からは総工費の4分の1が支払われ、建設から20年間の入場料がエッフェルの収入となりました。

その後、軍事用の無線電波送受信の役割も担うようになり、国防上重要な建築物として位置付けられました。1930年までは世界一高い建物でした。

● 日本電波塔

東京タワーは1958年に建てられました。正式名称は日本電波塔です。当時、放送事業者は各社で電波塔を建てて放送を行っていましたが、半径70km程度しか届かず、銚子や水戸では電波を安定して受信することができませんでした。また、チャンネルを変えるたびに、アンテナの向きを各社の電波塔の方向に変える必要がありました。電波塔の乱立も問題になっていたため、共同利用の新たな電波塔を建てることになりました。風の影響を抑え、関東全域に電波を送るための設計で、高さ333mが導き出されました。建築設計は内藤多仲《たちゅう》と日建設計が共同で行いました。内藤多仲は、戦艦大和の鉄塔や通天閣の設計も行うなど、日本の塔設計の第一人者でした。エッフェル塔の312mより高く、当時の自立式鉄塔では世界一の高さでした。

着工から1年半の突貫工事で、命綱や手すり、ネットなどの安全対策もほとんどなされておらず、風速15mでも工事を継続しました。そのため、現代の技術でも同じ工期では建設できないといわれています。

美観を保つために5年周期で塗装が行われていましたが、塗料性能の向上により2019年の塗装のあとは7年周期となります。電波への影響防止ならびに防音対策として、塗装時の足場には丸太が使われています。

東京スカイツリーの建設によりテレビ放送の電波塔としての役割を終えましたが、ラジオ放送は継続されています。

▼エッフェル塔（左）と東京タワー（右）

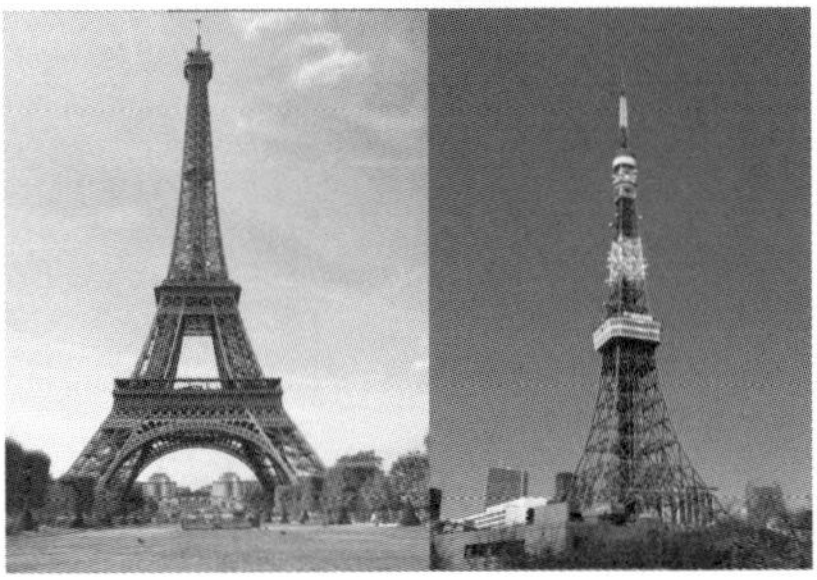

Section
6-3 建設業界を変えるDX

DX（デジタルトランスフォーメーション）とは、ITを活用してビジネスモデルを変革させることです。これまで解決不可能と思われていた現場の課題が、DXにより解決可能になってきました。

■建設DXとは

建設業界でも、DXによって従来の仕事のやり方の変革が始まっています。活用されつつある**建設DX**には、BIM／CIMや現場でのIT機器の活用、ドローンでの測量や点検、ICT建機の活用や自動運転、ロボット、遠隔での打ち合わせなどがあります。BIM／CIMは調査・設計段階から3次元モデルを活用することにより、その後の施工・維持管理段階でも情報共有をして業務の効率化を図るものです。BIMが建築分野、CIMが土木分野のシステムです。いずれも生産性向上に大きく貢献できます。AIにより「ベテランと新人の差を埋める」といった効果も期待されています。さらに期待されているのは、画像・映像技術の導入です。現場の写真撮影・整理を省力化する電子黒板や、画像解析による異常検出技術も、活用が広がっています。

■移動をなくす遠隔臨場

遠隔臨場も、デジタル化の進展により実現した建設DXです。動画撮影用のウェアラブルカメラによって取得した映像や音声を利用して、遠隔地からWeb会議システムによって公共工事の段階確認*や材料確認、立会*を行います。ウェアラブルカメラとは、ヘルメットや頭部・身体などに装着して使用する小型カメラです。通常は発注者が建設現場に出向いて行う検査を遠隔で実施することで、移動時間や待機時間を削減できます。柔軟な日程調整やコスト削減にもつながります。国土交通省関東地方整備局のアンケートでは、約9割の受注者が「作業時間の削減効果があった」と回答し、ほぼすべての受注者が、今後も遠隔臨場の実施を希望しています。

中小建設業でもDXで成果を出している企業があります。いま、建設業界がDXで大きく変わろうとしています。

Term
段階確認／立会　**段階確認**とは、設計図書に示された施工段階または監督職員の指示した施工途中の段階において、監督職員が臨場等により、出来形（できがた）、品質、規格、数値などを確認することです。**立会**は、契約図書に示された項目について、監督員が臨場して内容を確認することです。

タワークレーンの遠隔操作システム（例）

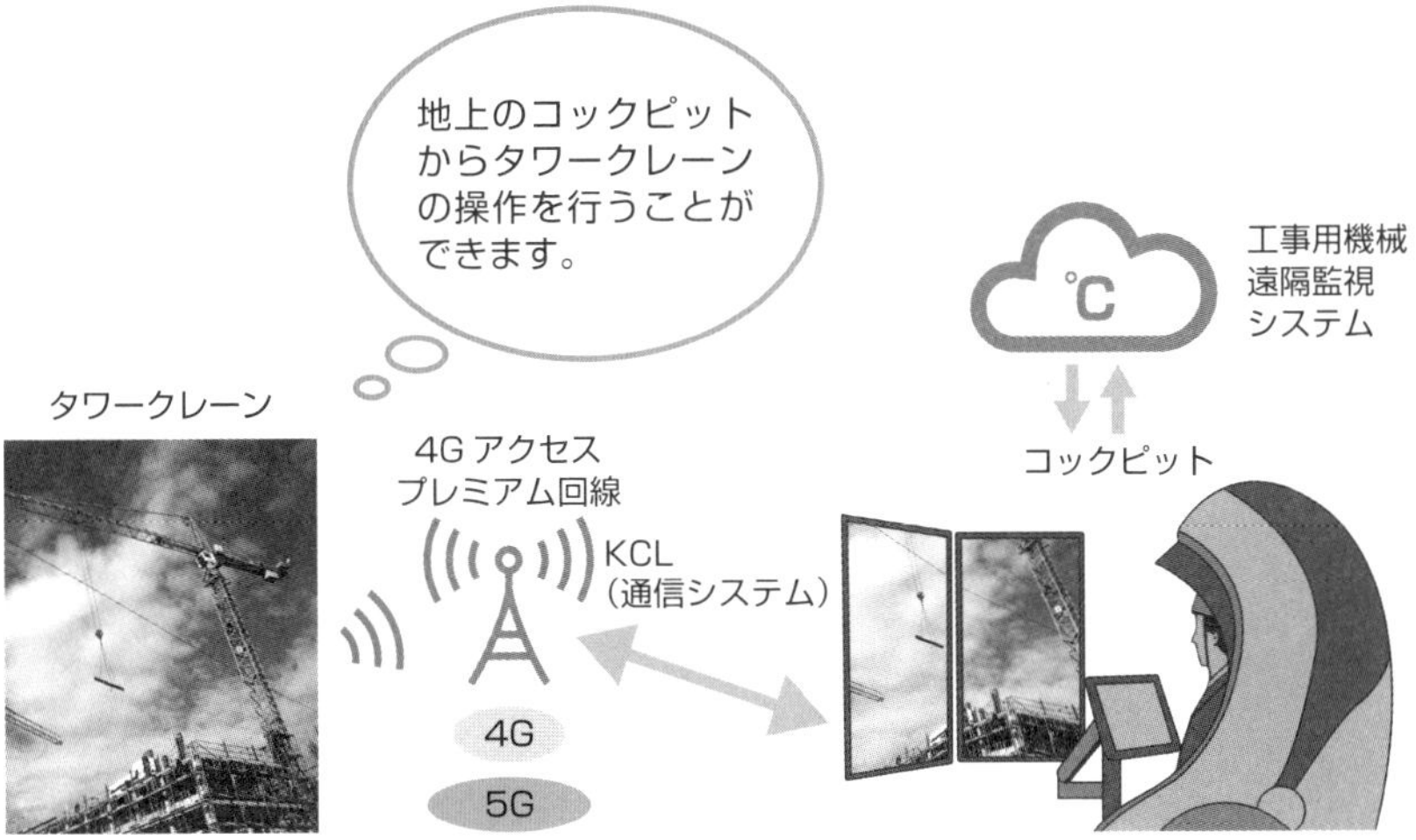

プレスリリース「タワークレーン遠隔操作システム『TawaRemo』を開発」（2020年、竹中工務店・鹿島建設）を参考に作成

遠隔臨場の機器構成（例）

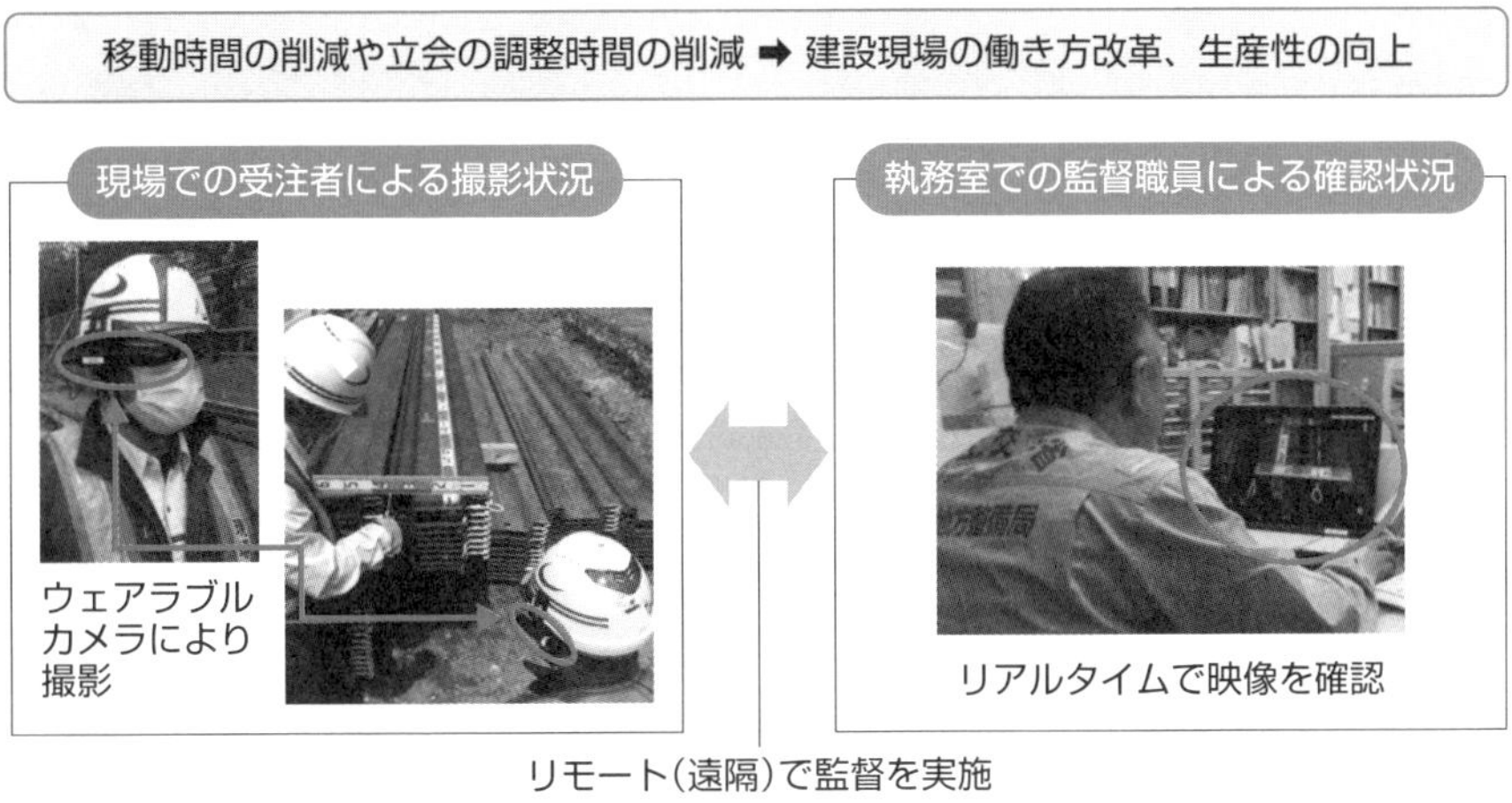

「令和３年度関東地方整備局における建設現場の遠隔臨場の試行方針」（国土交通省関東地方整備局）

Term **地下ナビゲーション**　宇宙由来の素粒子ミューオンを使って物体の位置を高い精度で測定する技術が、東京大学で開発されました。この素粒子は物質を透過する性質があるため、GPSを使えない地下空間や建物内でも使えます。屋内、地下、海中等における自律移動ロボットへの活用が期待されています。

Section
6-4 BIMの活用で変わる設計業務

BIM（Building Information Modeling）は、コンピューター上に作成した3次元の建物モデルで、意匠表現や構造設計、設備設計のほか、コストや仕上げなどの情報も加えて1つのデータで管理します。建築設計事務所や建設会社でBIMの普及が進んでいます。

BIMを活用すると、実際の建築物を施工する前に、意匠・構造・設備などの様々な仕様やコストを管理したり、環境性能を確認したり、効率のよい施工計画を立てたりすることが可能です。

これまで、2次元の図面では「実際にどんな建物が建つのか」の理解度が人によって異なり、「実際に建ってみないとわからない」というケースも少なくありませんでした。BIMを活用すれば、イメージを正確に共有できるだけでなく、性能・構造などの解析も簡単に行えます。作業の手戻りも少なくなり、顧客に与える印象の向上にもつながります。

「設計図書間で整合性が取りやすい」、「図面など設計図書のミスが減少する」、「設計変更に伴う手間やコストが減少する」といった業務上の効率化だけでなく、「空間利用計画の検討」、「部材の干渉チェック」、「環境解析」などへの活用も進んでおり、設計レベルの向上につながっています。

工程管理への活用

BIMの設計情報に時間、人、資材コストなどの情報を付加してシミュレーションすることで、施工手順やスケジュールを事前に検討する「**4Dシミュレーション**」が可能になります。BIMモデルと工程データをリンクさせることで、建物ができあがる様子を確認することができます。

一方、「現在のCAD等の業務に加えてBIM活用による二重作業になる」、「協力会社にBIMが導入されていないと連携ができない」、「習熟にはそれなりの時間を要し、作業の手間もかかる」などがデメリットです。国土交通省では**建築BIM加速化事業**において、設計BIMモデルや施工BIMモデルの作成等に要する費用を補助しています。

Point
部材の干渉チェック　意匠、構造、設備の担当者がそれぞれ設計した結果、施工段階になってから構造部材や配管、内装材などの干渉（ぶつかること）が判明し、設計変更や作業のやり直しなどの無駄が発生することがありました。BIMでは、事前に干渉のチェックを行うことができます。

BIMとは

コンピューター上に作成した主に3次元の形状情報に加え、室等の名称・面積、材料・部材の仕様・性能、仕上げ等、建物の属性情報を併せ持つ建物情報モデルを構築するシステム。

現在の主流（CAD） 平面図・立面図・断面図／構造図／設備図

・図面は別々に作成
・壁や設備等の属性情報は図面とアナログに連携
・建設後の設計情報利用が少ない

BIMを活用した建築生産・維持管理プロセス

・3次元形状で建物をわかりやすく「見える化」して、理解度を向上
・各モデルに属性情報を付加可能
・建物のライフサイクルを通して設計から資産管理まで活用

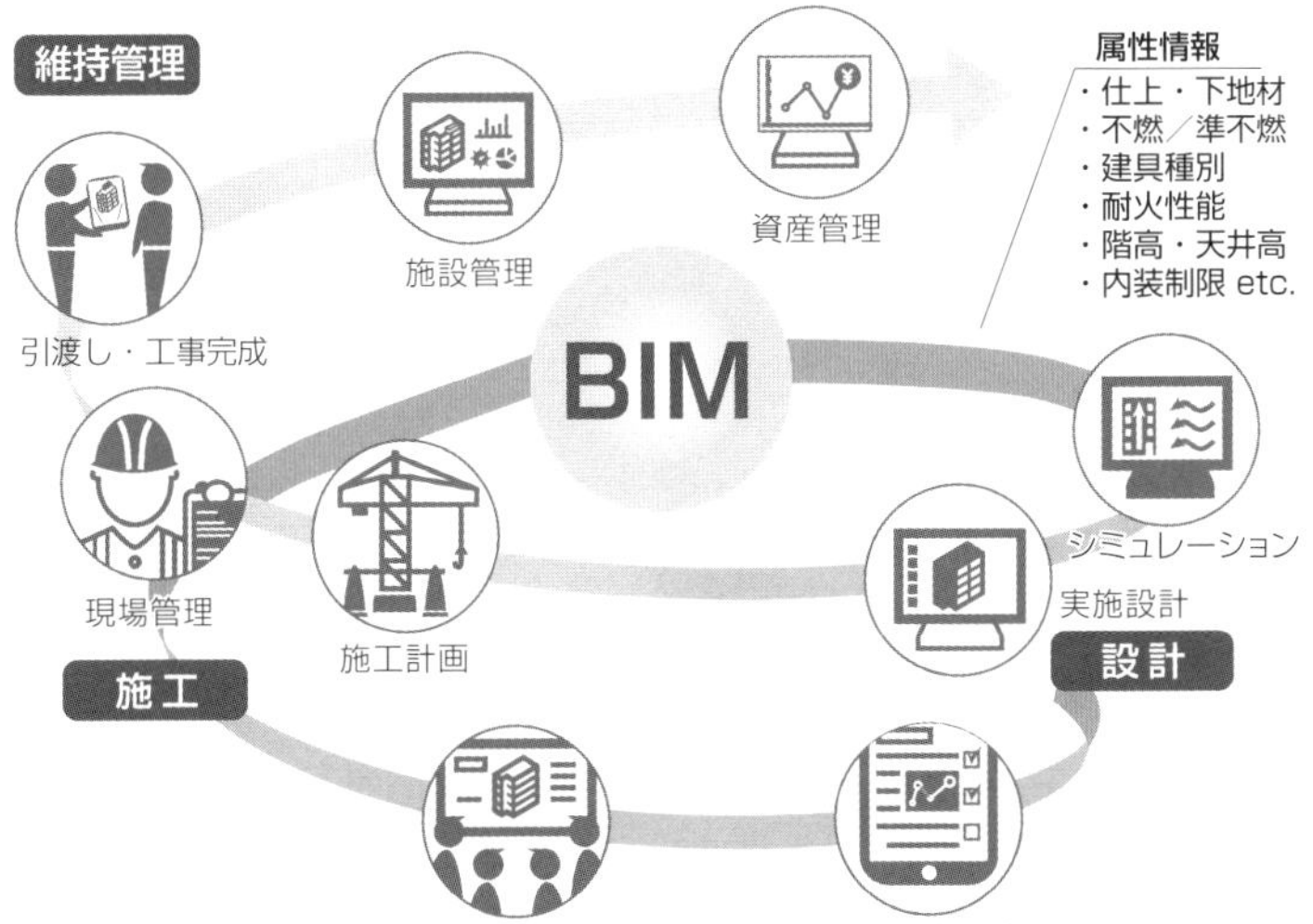

●将来、BIMが担うと考えられる役割・機能

Process	Database	Platform
・コミュニケーションツールとしての活用、設計施工プロセス改革等を通じた生産性の向上	・建築物の生産プロセス・維持管理における情報データベース ・ライフサイクルで一貫した利活用	・IoTやAIとの連携に向けたプラットフォーム

「建築分野におけるBIMの標準ワークフローとその活用方策に関するガイドライン」（建築BIM推進会議）より加工

Term

3Dプリンタ 3次元のオブジェクトを造形する立体プリンタのことです（6-11節参照）。BIMの設計データを3Dプリンタに伝えることで、建築模型を簡単に作製できるようになりました。製造業を中心に建築、医療、教育など幅広い分野で普及しています。

Section
6-5 生産性を高めるフロントローディング

現在の建設業界における最大のテーマは「生産性向上」と「働き方改革」です。生産性向上の具体策として、初期段階に負荷をかけて作業を前倒しで進めるフロントローディングが注目されています。

建設業の**フロントローディング**では、プロジェクトの早い段階で建築主のニーズを取り込み、設計段階から建築主・設計者・施工者が三位一体で合意形成を進め、後工程の手待ち・手戻りや手直しを減らします。

従来は、設計段階で施工者の意見が反映されることは少なく、実施設計の後半から関わるのが一般的でした。また、設計の遅れにより施工準備段階でも設計が続いていることがありました。そういったことが施工途中での変更や手直しにつながり、コストアップを招く結果にもなっていました。そこで、従来は施工段階で行っていた検討を設計段階に前倒しし、設計と施工の協業により生産性を高めようとしています。早い段階から協業することで、問題点を早く見つけて解決し、全体の業務量を削減することができます。

現場へのしわ寄せを解消

特に、技術的難易度の高い建物においては、設計段階で工法や施工技術の要素を設計図書に取り込むことが大切になります。元請けの施工技術者だけでなく、主要専門工事業者にも参画してもらうことが重要です。そのため、早めに専門工事業者を決めることが大切になります。

これまでは、設計作業が遅れても、途中で変更が生じても、工期も工事予算もほぼ予定どおりに納まる――という現場が多くありました。それは、「最後は現場が何とかする」という現場頼みの業務の流れが普通だったからです。フロントローディングの普及により、生産性が向上するだけでなく、現場へのしわ寄せが解消されることも期待されています。

Term
マクレミー（MacLeamy）曲線　初期段階での変更は容易でコストもあまりかからないが、遅い段階での変更は容易ではなくコストも多くかかる――という考え方を表したものです。建設業で、実施設計に最も多くの作業時間をかけていたものを前倒しにしようとする、フロントローディングの取り組みにつながっています。

設計・生産プロセスの前倒しと全体業務量の削減

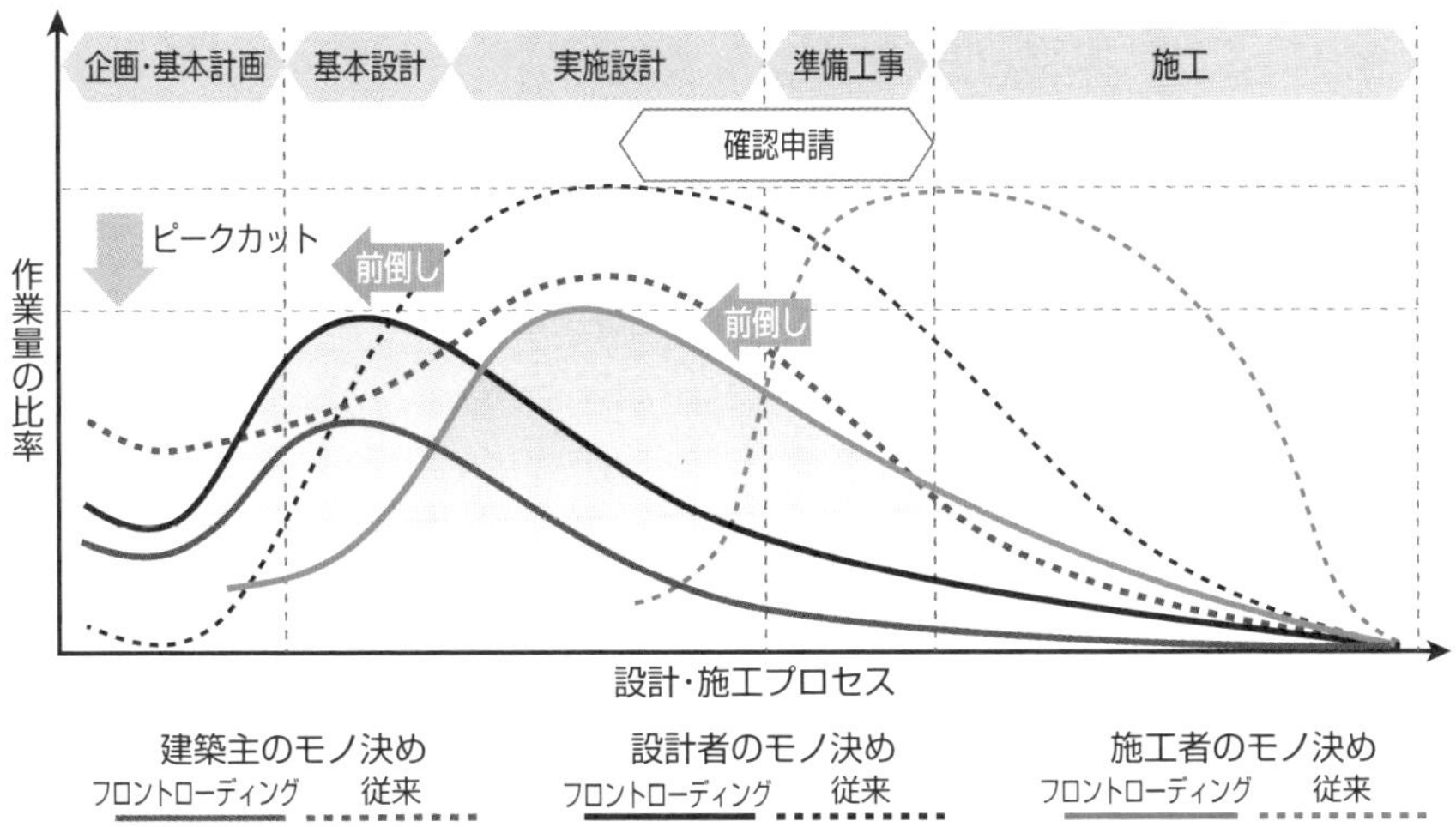

「フロントローディングの手引き2019」(日本建設業連合会)に加工

フロントローディングの業務の流れ

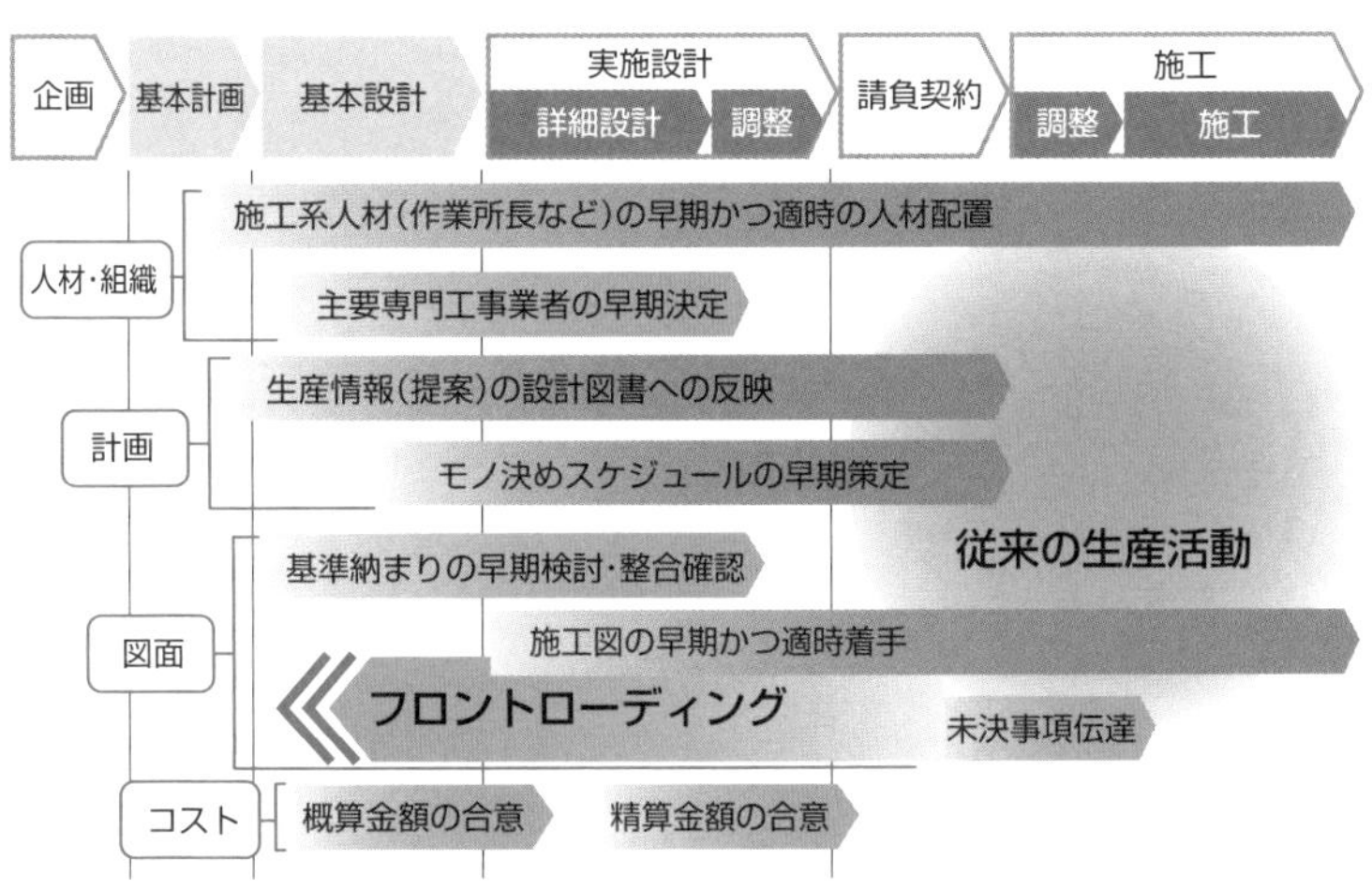

「フロントローディングの手引き2019」(日本建設業連合会)に加工

Point **3Dカタログ.com** 約210社・約5200シリーズの建材や住設機器などの3Dデータを収録している、国内最大級のカタログサイトです。製品を忠実に再現した高品質な3Dモデルを表示し、色やオプションなどを変えながら仕様検討ができる、立体カタログとなっています。

Section

6-6 省エネ効果を上げるEMS

EMS（Energy Management System：エネルギー管理システム）は、電気やガスなどのエネルギー使用状況を適切に把握・管理し、削減につなげるシステムです。

省エネを支援するEMS

EMSでは、エネルギー消費量、CO_2発生量、コストなどの全体像を見える化し、問題箇所を特定します。さらに、問題箇所のエネルギー効率改善を繰り返すことで、継続的な省エネを実現します。家庭やビル、工場などのエネルギー使用を管理し、自動的に使用量を調整します。

EMSを導入したマンションでは、夏の電力使用量増加時には自動で共用部分の照明を調整したり、エアコンを省エネ運転します。屋上には太陽光発電を採用し、各戸には電力使用量のわかる端末が設置されています。エネルギー価格の高騰により、関心が高まっています。

製造業などでも、環境経営の目標として温暖化ガス削減を掲げており、その実現に向けて省エネルギー推進が緊急の課題となっています。

わが国は2020年10月に、「2050年までに温室効果ガスの排出を全体としてゼロにする、すなわち2050年カーボンニュートラル、脱炭素社会の実現を目指す」ことを宣言しました。そのためのロードマップとして、「2030年までに新築建築物の平均でネット・ゼロ・エネルギー・ビル（**ZEB**）が実現していること」、「公共施設等は率先してZEBを実現していること」が目標として設定されています。既存建築物のZEB改修も大切です。

ZEBとは、年間の一次エネルギー消費量の収支ゼロを目指した建築物です。「エネルギー負荷の抑制やパッシブ技術の採用による自然エネルギーの積極的な活用」、「高効率な設備システムの導入」などにより、室内環境の質を維持しつつ大幅な省エネルギー化を行った上で、再生可能エネルギーを導入し、エネルギー自立度を高めます。このZEBの実現を支援するのがEMSです。

Term

BEMS／HEMS／MEMS／FEMS　EMSは対象の建物によって分けられます。オフィスビルや商業ビルを対象とするBEMS（B：ビルディング）、家庭で使われるHEMS（H：ホーム）、マンションを対象とするMEMS（M：マンション）、工場を対象とするFEMS（F：ファクトリー）です。いずれも基本的な仕組みは同じです。

ZEBのイメージ

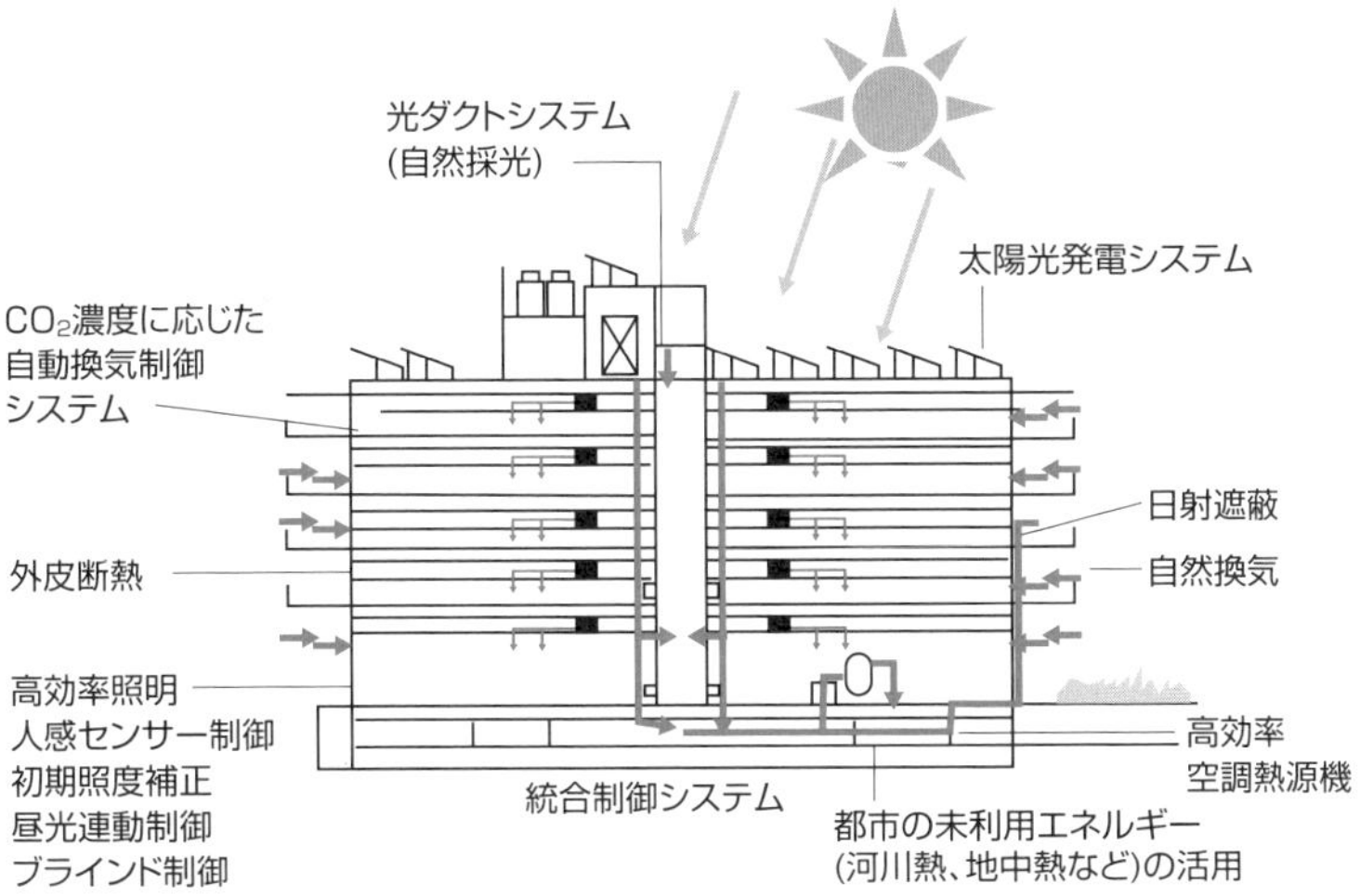

「ZEBの実現と展開について」(経済産業省) をもとに作成

ZEBを実現するための統合制御

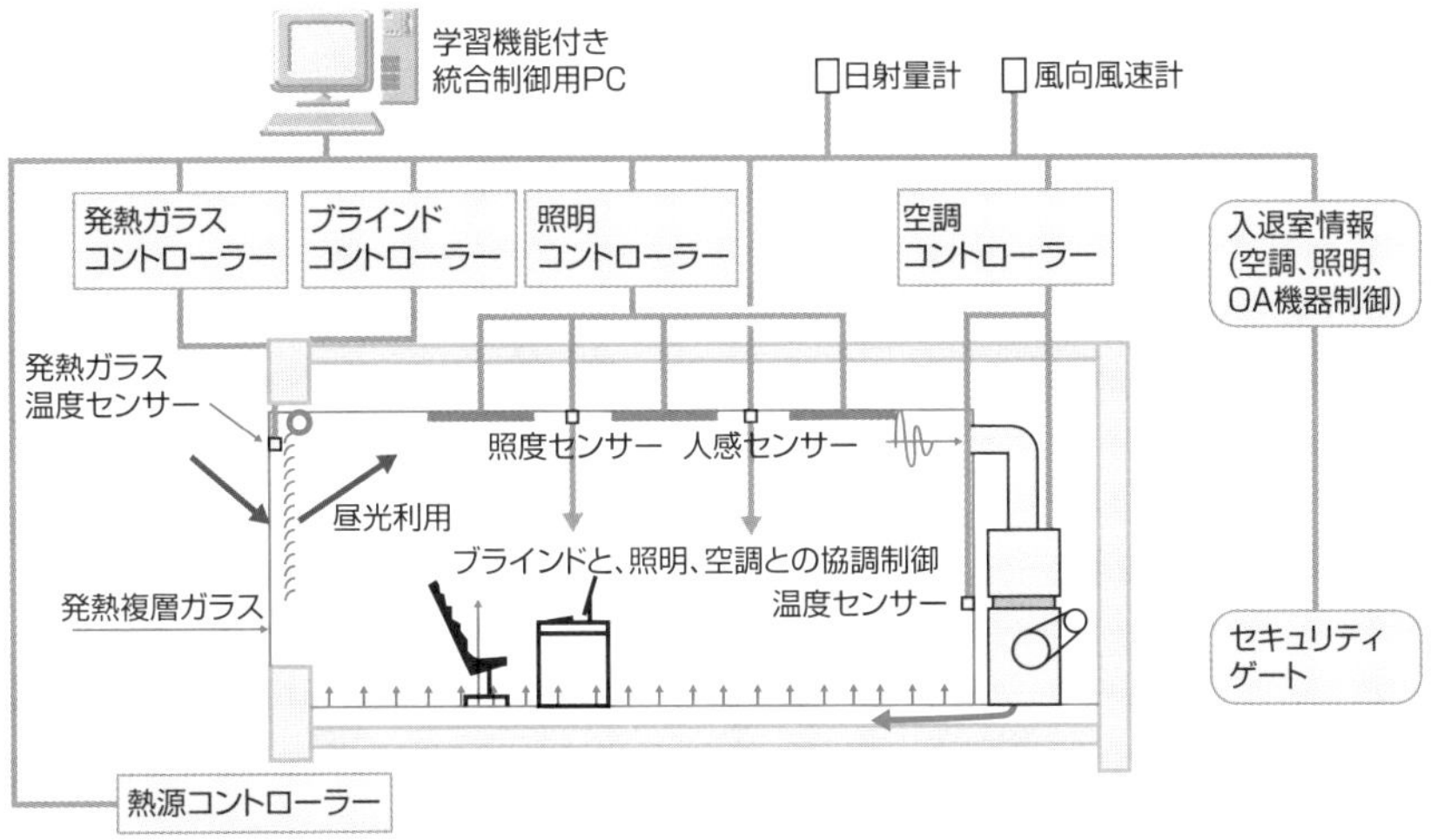

「ZEBの実現と展開について」(経済産業省) より

Point

ZEBの技術　ZEBを実現するためには、エネルギーの需要を減らす断熱や日射遮蔽などの「パッシブ技術」、エネルギーを無駄なく使用する高効率空調や高効率照明などの「アクティブ技術」、太陽光発電やバイオマス発電などの「創エネ技術」の3ステップで検討します。

Section

6-7 土壌汚染の浄化技術

近年、工場を閉鎖した跡地にビルやマンションを建設する際、土壌汚染が判明するケースが増えています。東京都の豊洲新市場でも移転前に土壌汚染が問題になり、対策工事が行われました。

土壌汚染問題が顕在化した背景には、**有害物質**が人体や生態系に及ぼす影響が明らかになり、人々の環境への関心が高まったことがあります。2003年に土壌汚染対策法が成立して土壌汚染に対する関心が高まり、いろいろな課題が明らかになってきました。土壌汚染の調査件数は年々増えており、土壌汚染が見つかる件数も増えています。

豊洲新市場の土地では、1956年から88年まで都市ガスの製造が行われていました。ここでの土壌汚染は、かつて、石炭から都市ガスを製造する過程において生成された副産物などによるもので、ベンゼン、シアン化合物、ヒ素、鉛、水銀、六価クロム、カドミウムによる、土壌と地下水(六価クロムを除く)の汚染が確認されました。

浄化と封じ込め

土壌汚染の環境リスクの大きさは、土壌が有害な物質で汚染されている程度と、汚染された土壌に接した量によって決まります。ですから、土壌汚染の対策は、汚染除去を行って有害物質を基準以下にする**浄化**と、有害物質に触れることがないよう、汚染された土をコンクリート壁で囲い込んだり固化したりして、地下水への汚染物質の溶出を防ぐ**封じ込め**になります。いずれの方法も、「汚染土壌をいったん掘削してから処理する方法」と「土壌を移動せずにその場で処理する方法」に分類できます。**揮発性有機化合物**で汚染された土壌の浄化には、「土壌中の空隙に存在するガスを強制的に地上に吸引して汚染物質を除去する方法」や「汚染地下水を汲み上げて浄化装置で汚染物質を除去し、地中に戻す方法」などがあります。

土壌浄化分野は、年間1000億円の市場規模があるといわれ、ゼネコン、エンジニアリング会社、地質調査会社などが様々な浄化技術を開発して参入しています。

Point

重金属による土壌汚染　かつては、工場敷地内の一角に廃棄物が埋められたり、重金属類を含む溶液が地下に浸透したりすることは珍しいことではありませんでした。重金属による土壌汚染では、汚染物質が比較的移動しにくいため、表層付近に汚染物質が濃集している場合が多く見られます。

土壌汚染調査事例件数の推移

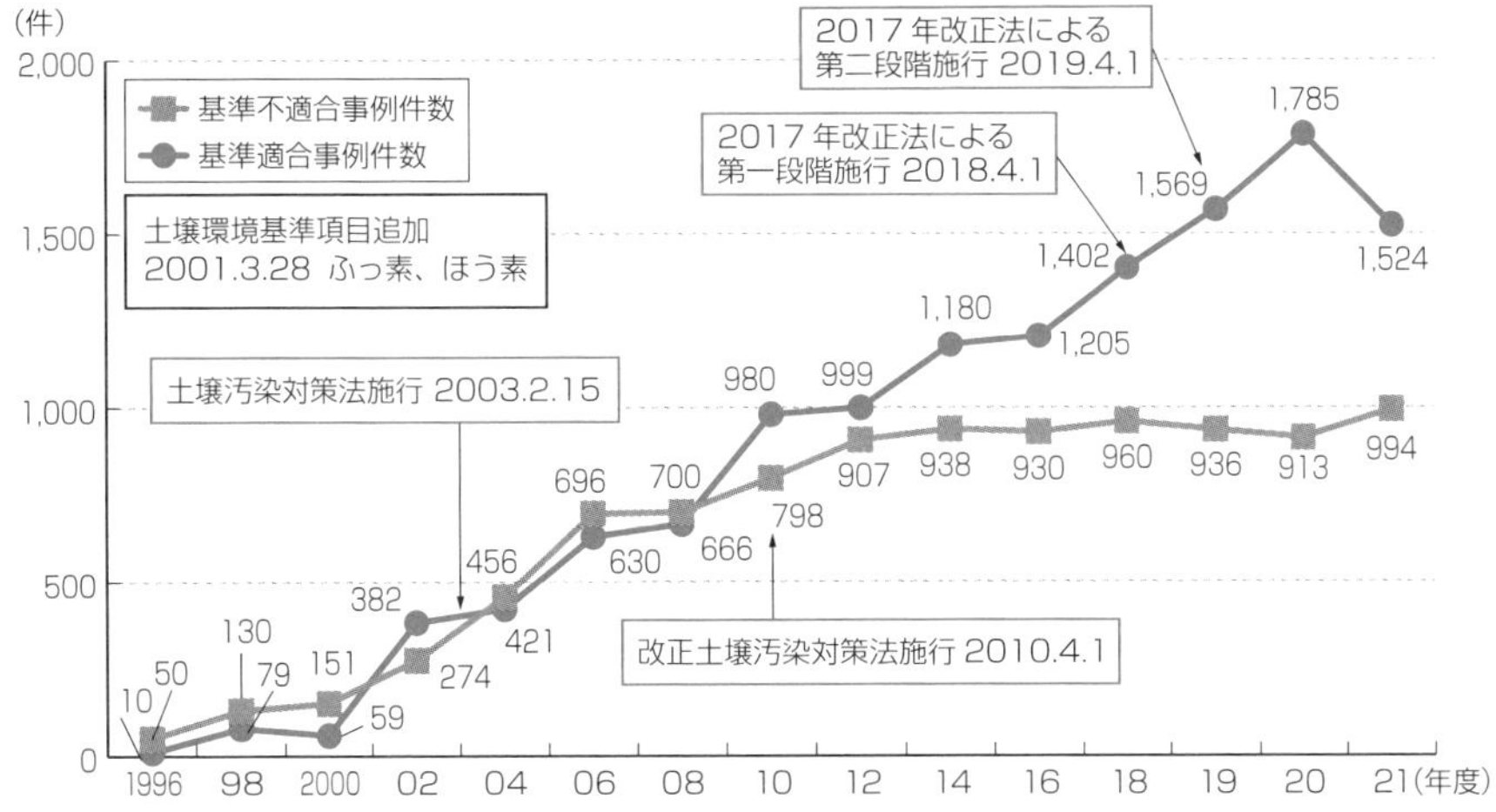

「令和3年度 土壌汚染対策法の施行状況及び土壌汚染調査・対策事例等に関する調査結果」(環境省)

汚染土壌処理方法の例

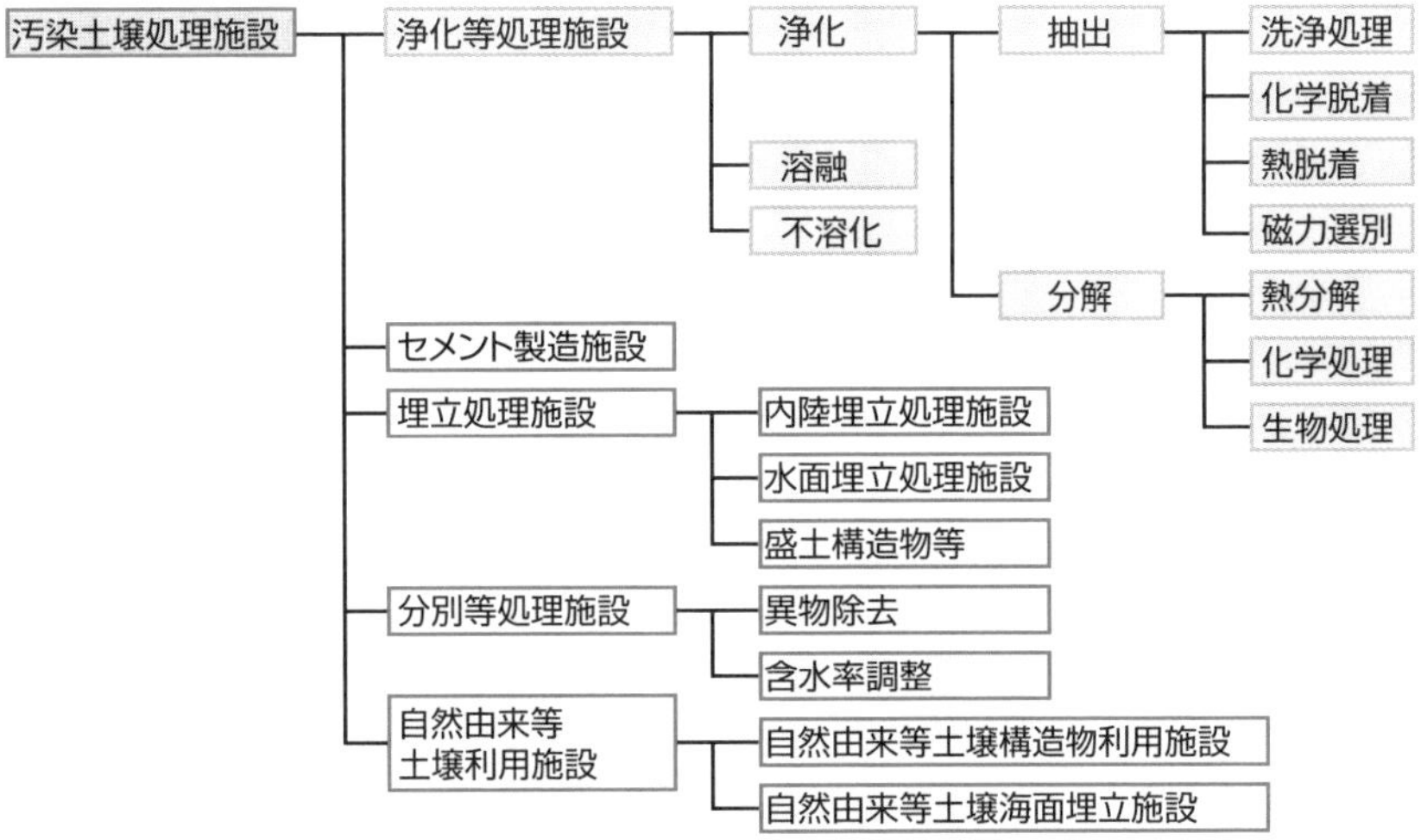

「汚染土壌の処理業に関するガイドライン(改訂第4.1版)」(環境省)

Term

土壌汚染調査技術管理者　土壌汚染対策法に基づく土壌汚染の調査は、環境大臣もしくは地方環境事務所長または都道府県知事の指定を受けた指定調査機関が行います。指定調査機関の技術管理者は、土壌汚染調査技術管理者試験に合格していなければなりません。

Section

6-8 建設副産物のリサイクル技術

全国の建設工事現場からの建設廃棄物の排出量は、2018年度で年間約7440万トン（国土交通省調べ）となっています。

■基本は建設資材としての再利用

2018年度の建設廃棄物全体でのリサイクル率は97・2%に達し、再資源化、再利用の成果が上がっています。ただし、建設混合廃棄物は63・2%、建設汚泥は94・6%と再資源化率が低くとどまっています。また、同年度の不法投棄件数の8割を建設系廃棄物が占めています。社会資本の老朽化に伴う更新工事による建設廃棄物の発生増が課題となっています。

(1) コンクリート塊

コンクリート塊は、破砕、選別、混合物除去、粒度調整などを行って、路盤材やコンクリートの骨材などへの再資源化を行います。ほぼ全量がリサイクルされています。

(2) アスファルト・コンクリート塊

コンクリートと同様に破砕、選別、混合物除去、粒度調整などを行って、再生加熱アスファルト混合物、アスファルトの骨材などへの再資源化を行います。

(3) 建設発生木材

木材は、破砕施設でチップ化したのち、木材ボードやたい肥などの原材料として再資源化します。原料利用できないものは燃料として利用するか最終処分されます。

(4) 建設汚泥

乾燥や焼成などの処理を行って、骨材やブロック、盛土材などに再資源化します。ただし、泥土は一定の性質のものを回収することが難しいため、リサイクルを促進する上での課題となっています。

Point

再資源化の義務　建設リサイクル法では、コンクリート塊、アスファルト・コンクリート塊、建設発生木材の3品目について、一定規模以上の工事における再資源化を建設業者に義務付けています。

①焼成処理

建設汚泥を1000℃程度の高温で焼成します。泥が粒状となり、骨材やブロック、園芸用土として利用されます。

②溶融処理

焼成処理よりも高温で処理することにより、固形分を溶融します。粒状や塊状となり、砕石代替品、砂代替品、石材代替品として利用されます。

③脱水処理・乾燥処理

水を含んだ土から水を絞り出し、盛土材や埋戻し材に利用します。機械式処理と自然式処理があります。

④安定処理

土にセメントや石灰等の固化材を混ぜて改良土を作り、盛土材や埋戻し材に利用します。

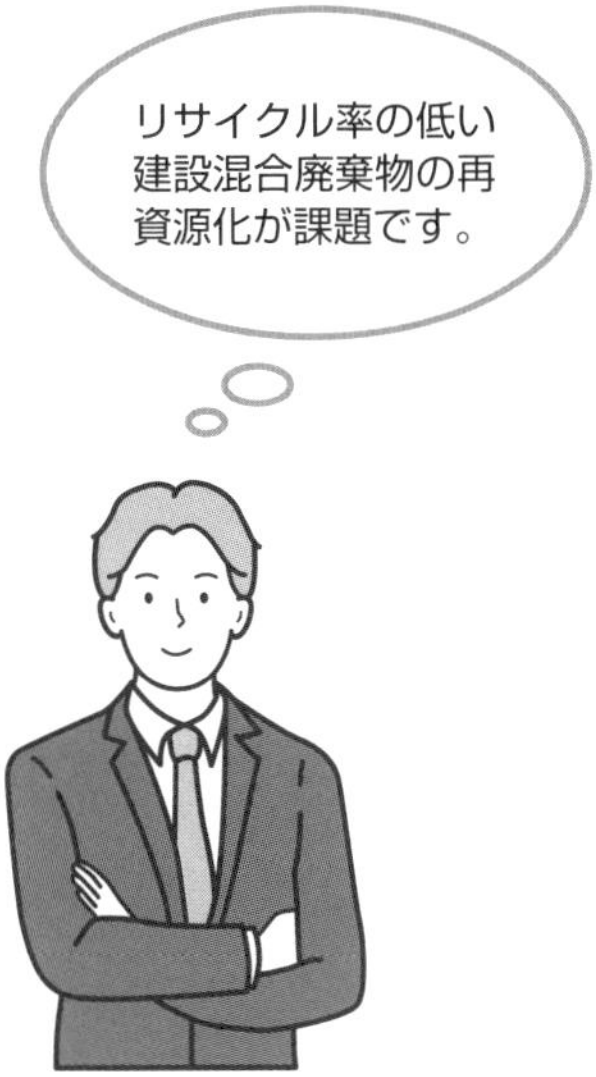
リサイクル率の低い建設混合廃棄物の再資源化が課題です。

建設副産物のリサイクル事例

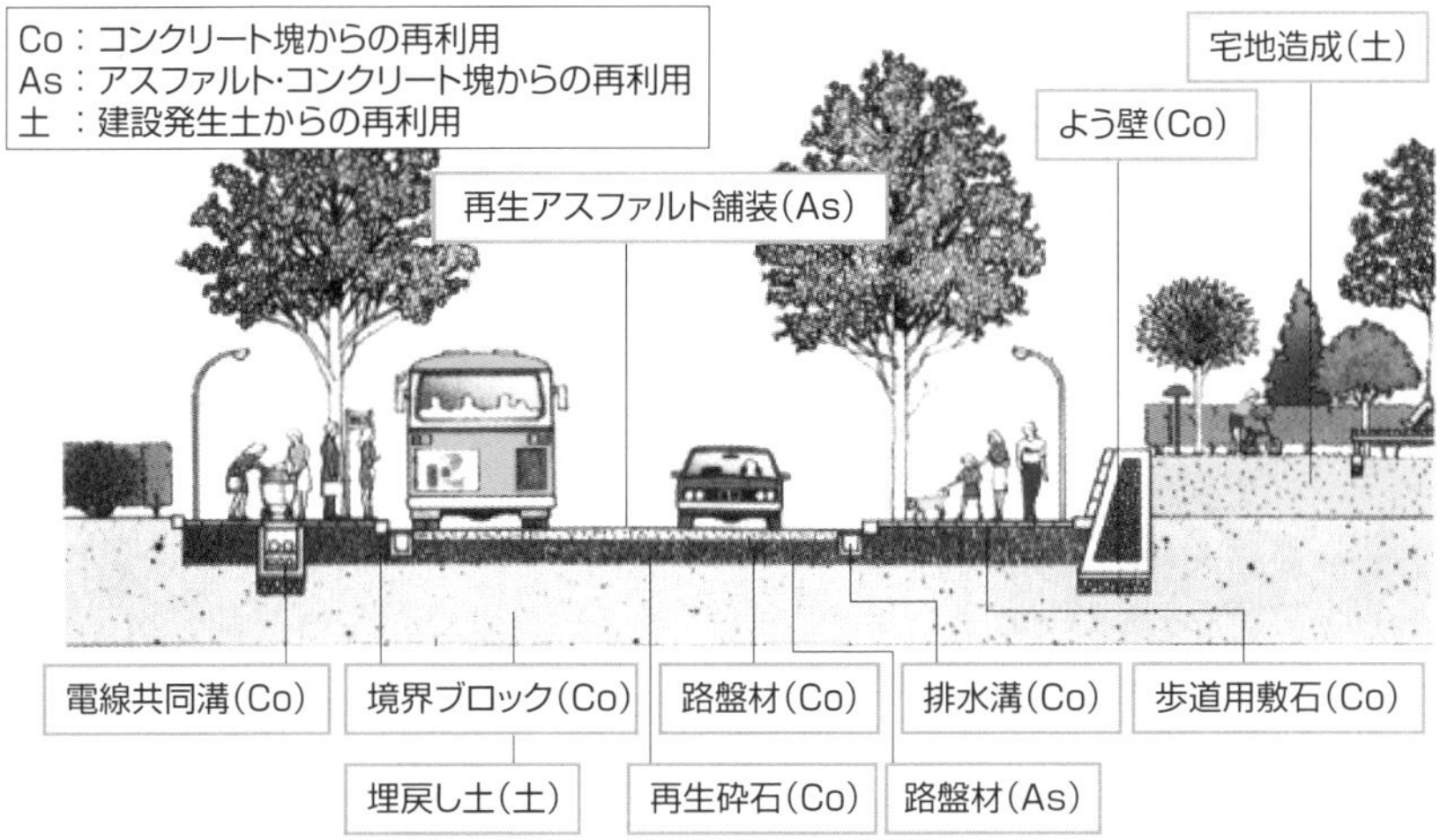

「建設リサイクル技術」(国立環境研究所)

Term **透水性ブロック**　雨水を地中に浸透させる性質を有した舗装用建材です。原材料として、建設廃棄物や溶融スラグなどが利用されています。

Section
6-9 再生エネルギーの活用

大手建設会社は、顧客に太陽光発電、風力発電、太陽熱発電、地熱発電などの最適な利用法を提案しています。蓄積した技術によって様々なシミュレーションを行い、立地選定や発電規模などを適切にアドバイスできることが強みです。地域の建設会社も再生エネルギーを活用した新しいビジネスに取り組んでいます。ここでは主に風力発電について見ていきます。

政府は2020年に「2050年のカーボンニュートラル」を掲げ、脱炭素社会に向けた取り組みを進めています。

■風力発電の原理

風力発電は、「風」の力で風車を回し、その回転運動を発電機に伝えて電気を起こすものです。ただし、無風状態では電気を起こせないためエネルギー源としては不安定であり、立地の制約を受けます。

風は、太陽によって温められた空気と冷たい空気の循環により発生します。風のエネルギーは、風を受ける面積に比例し、風速*の3乗に比例して増大する性質があります。つまり、風速が2倍になると風力エネルギーは8倍になるため、「風力発電の設備を少しでも風の強い場所に設置する」、「大きいブレード（羽根）で効率よく風を受ける」の2つが重要なポイントとなります。風力発電は風のエネルギーの30～40％程度を電気エネルギーに変換でき、効率の高いことが特徴です。風のエネルギーを風車に変換する効率は、風車の形式によって異なります。

四方を海に囲まれた日本で導入の期待が高いのが**洋上風力発電**です。わが国は排他的経済水域と領海を合わせて447万㎢という広大な海域を活用することができます。洋上は陸地よりも安定して強い風が吹くため、各地の沖合で洋上風力発電の設備が計画されています。太陽光発電と違って夜も発電することができます。2022年12月には秋田県能代《のしろ》港で、日本初となる大規模洋上風力発電が始動しました。

風速　地上約10mの高さにおける10分間の平均風速を「風速」として表します。0.25秒ごとに更新される3秒平均値を「瞬間風速」といいます。また、平均風速の最大値を「最大風速」、瞬間風速の最大値を「最大瞬間風速」といいます。風力発電には風速6m/秒が必要だといわれています。

洋上風力発電には、**着床式**と**浮体式**があります。着床式では、風車の支柱が海底まで到達しており、下部構造および基礎により風車を固定します。水深が深くなると設置コストが高くなるため、50ｍより浅い場合に適しています。一方、浮体式では風車自体が海洋に浮いており、係留により位置を保持します。こちらは水深が深い場合に適しています。

洋上風力発電の本格的な導入を見越して、大手建設会社は**SEP船**を建造しています。SEP（Self Elevation Platform：自己昇降式作業台船）は、レグと呼ばれる4本の脚を海底に着床させ、船体をジャッキアップすることによって海面から上昇させて自立します。海が荒れて波が高いときでも影響を受けず、安定した姿勢で風車建設などの工事を行うことができます。

わが国では、洋上風力発電で２０３０年までに１０００万kW、２０４０年までに３０００万～４５００万kWの導入を目指しています。ポテンシャルの大きい北海道、東北、九州は需要地から離れているため、送電網の増強も大切です。洋上風力発電では、長期の運用を前提に地元漁業者の理解を得ることも重要です。

洋上風力発電の導入目標

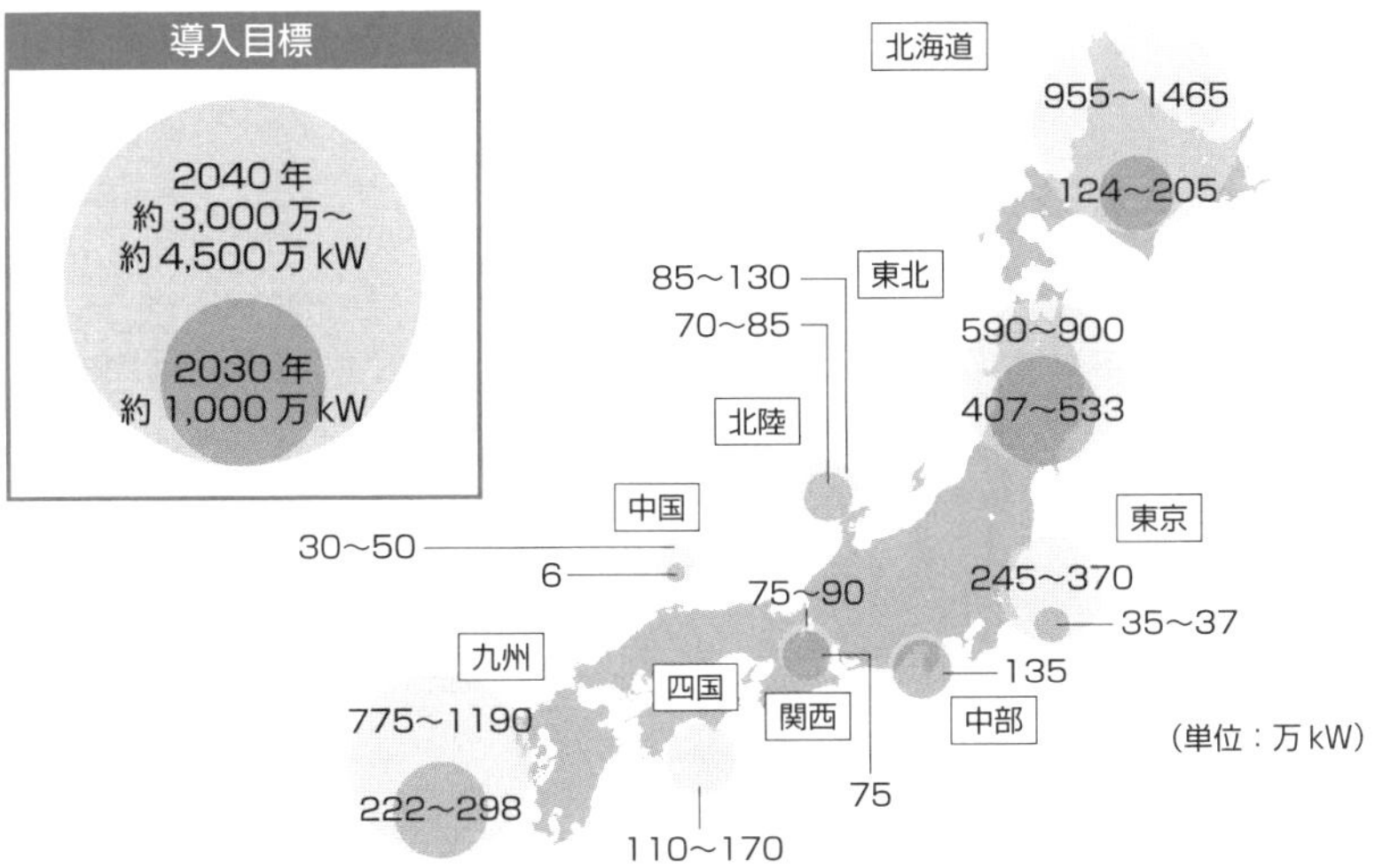

「洋上風力産業ビジョン」(2020年12月、洋上風力の産業競争力強化に向けた官民協議会)

Term

バイオマス　バイオマスとは、生物資源(バイオ：bio)の量(マス：mass)の意味で、動植物から生まれた有機性の資源エネルギーのことです。「生きた燃料」ともいわれています。

Section

6-10 東京スカイツリーの建設技術

東京スカイツリーは、世界一の高さの自立式電波塔です。高さ634mは、旧国名の「武蔵」にちなんでいます。

東京スカイツリーはその名のとおり、「空に向かって伸びる大きな木」をイメージしてデザインされています。足元の部分は3本の足で支えられ、底辺は三角形になっています。1辺の長さが四角形より長くなり、安定性が高くなります。

建設地の地盤は、軟らかい沖積層が地表を30m近くも覆っているため、約50mの杭を打ち込むことで、固い支持地盤にしっかりと固定しています。そして杭は、暴風や地震によって引き抜かれたり押し込められたりしないように、“節《ふし》”を付けてあります。今後の発生が予想されている南関東地震、東海地震、東南海地震、南海地震などマグニチュード8クラスの地震に耐えるよう設計されています。

タワーの断面形状は、地上から上部に向かうにつれて、徐々に正三角形から円形へと変化しています。

五重塔の制振システム「心柱制振」

タワーの中央には、直径8m、最大厚さ60㎝、高さ375mの鉄筋コンクリートの心柱が貫いています。地上125mまでは、外側のトラス構造の鉄骨部分と連結して固定されていますが、そこから上はトラス構造の鉄骨部分とオイルダンパーで接続されています。オイルダンパーで地震エネルギーを吸収し、タワー全体の揺れを低減すると同時に、心柱がいくら揺れても鉄骨部分に衝突しないようにするためです。心柱とトラス構造の鉄骨部分の揺れの周期が違うことを利用した制振システムです。お互いの揺れを相殺し、タワー全体の揺れを低減します。

この心柱は、日本の伝統的木造建築「五重塔」にも使われている構造です。五重塔は地震による倒壊の心配がほとんどありません。東京スカイツリーでは五重塔の**心柱制振**

Point

スカイツリーの高さ　工事現場には「高さ：470.970m（最高高さ634.00m）」と表示されていました。建築基準法で「建築物」は「土地に定着する工作物のうち、屋根及び柱若しくは壁を有するもの」と定義されています。そのため、第2展望台上部の約470mが建築物の高さとなり、634mは「工作物」の高さとなります。

を最新技術で再現しています。

地震だけでなく、2000年に一度の暴風時でも倒壊や崩壊をすることのない耐風レベルになっています。

施工が早いスリップフォーム工法

スリップフォーム工法は、シャーペンの芯を出していくように連続してコンクリートを施工する方法です。

コンクリートを打設したあと、型枠を解体せずにコンクリート表面を上方に滑らせて、コンクリートを連続して打設していきます。型枠や鉄筋組み立てなどの作業床、荷揚げ設備、安全設備などが一体となった設備全体を、ジャッキで連続的に上昇させながら効率よく施工します。品質や安全面でも高い効果を発揮します。

建物ばかりが関心を集めている東京スカイツリーですが、本来の役割は電波塔です。送信アンテナの位置が高いため、年々増加している超高層ビルの影響を低減できます。高層部には、雷観測装置、雲内観測装置、そして周囲を広範囲に見渡せる防災用カメラも設置されています。災害時には防災機能の役割も期待されています。

スカイツリーの構造

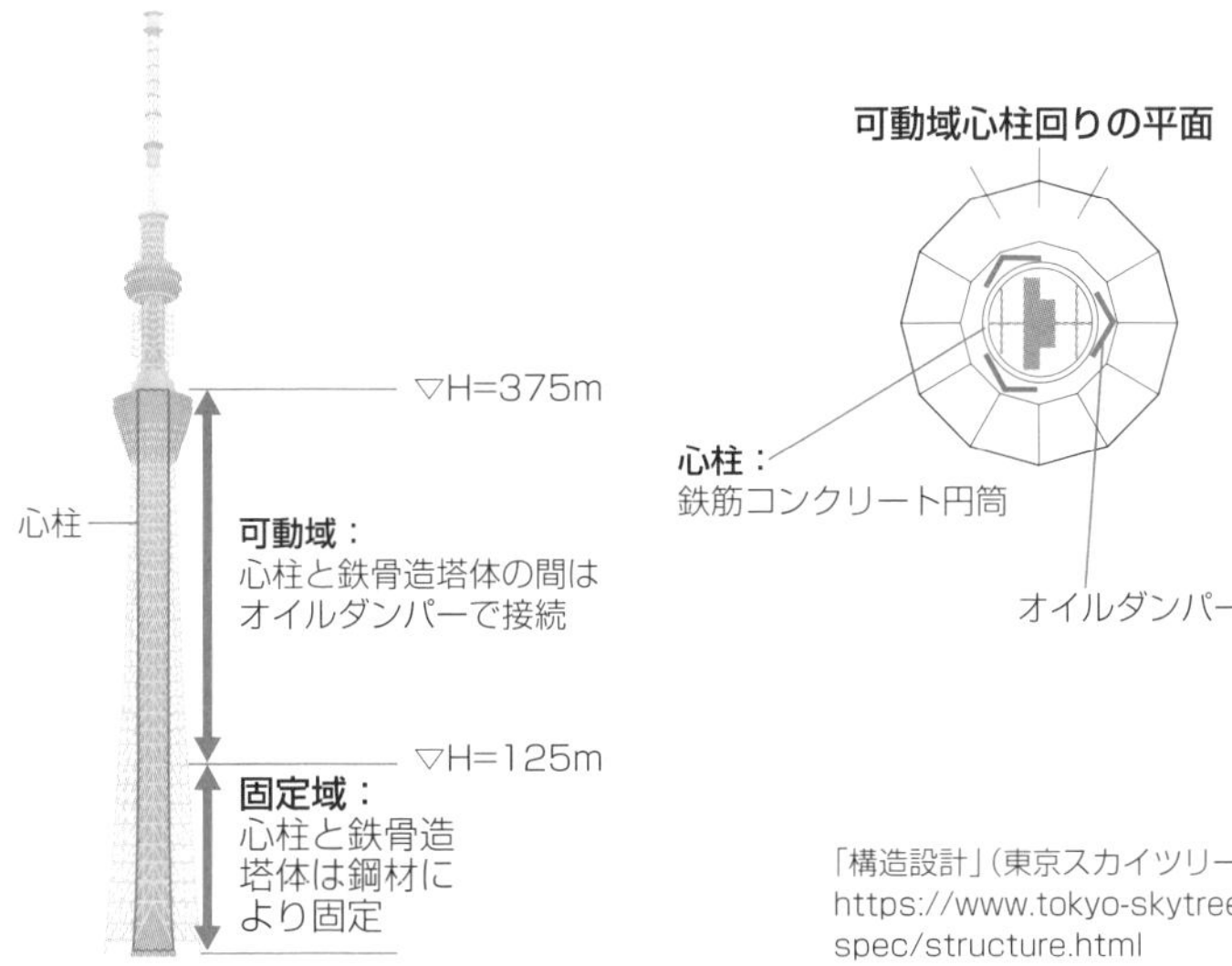

「構造設計」(東京スカイツリー)
https://www.tokyo-skytree.jp/about/spec/structure.html

Point

世界一高い建物 2024年4月現在、世界で一番高い建築物はドバイの「ブルジュ・ハリファ」で、高さ828mです。サウジアラビアでは高さ1008m超のジッダ・タワーが建設中で、計画中のものでは高さ2400mの「ドバイ・シティ・タワー」があります。23年時点の高さ上位50物件では、中国が最多の25棟でした。

Section

6-11

建設業界でも活躍する3Dプリンタ

巨大な3Dプリンタを用いた構造物の建築が始まっています。通常のプリンタが紙に平面的に印刷するのに対して、3Dプリンタは3Dデータをもとに立体を造形します。

3Dプリンタの可能性

建設用**3Dプリンタ**を用いれば、職人が鉄筋と型枠を組み立て、そこにコンクリートを流し込んで造る従来の鉄筋コンクリート造建築物に比べて、工期短縮や省人化、省資源化などを実現することができます。3Dプリンタで部材を作ったり建物をまるごと建てたりすると、これまで工場や建設現場で行われていた「切る」「削る」といった作業もなくなります。つまり、廃棄する材料が発生せず、工場から施工現場に運び込む材料の種類も大幅に減らすことができます。

3Dプリンタを使うことにより、装置や使用材料の費用削減や、作業者の減員ができて、生産性の向上につながります。また、従来はコンピューター上で理想の構造形状を検討しても、既存の建築材料や工法では実現不可能な場合がありました。3Dプリンタでは、どんな形状であっても、データさえあれば製作することができます。

低コストで短納期、安全で環境への負荷も少なく、そして運搬と施工管理の問題も解決できます。災害時の仮設住宅建設や開発途上国の居住問題の解決方法としても有望です。

建設用3Dプリンタの実用化

海外では、3Dプリンタで住宅などの実物の構造物を造る取り組みが行われています。日本でも大手建設会社を中心に研究開発が進んでいます。

建設用3Dプリンタは、ノズルを水平移動させながら特殊な**モルタル**を連続して吐出し、数センチメートルの薄い層を積み重ねて構造物を造形するものです。3Dプリンタに使用するモルタルは、通常のモルタルよりも圧送しやすく固化しやすい特殊なモルタルです。

Term **生コン**　正式には**レディーミクストコンクリート**と呼ばれます。生コンはJIS指定商品で、ユーザーからの注文によって製造・出荷され、ミキサー車で現場まで運ばれます。生コンの種類は、呼び強度、スランプ、粗骨材の最大寸法、セメントの種類によって決定されます。

建設用3Dプリンタ実用化の課題

開発が進んでいる建設用3Dプリンタですが、国内では建築事例がまだ多くありません。それは、建築基準法が、壁や柱といった「構造耐力上主要な部分」にモルタルを使うことを想定していないためです。

同法では、「構造耐力上主要な部分に使用するコンクリートや鋼材、鉄筋など23品目の指定建築材料をJIS（日本産業規格）などに適合させなければならない」とされています。ところが、モルタルは指定建築材料に含まれないので、構造耐力上主要な部分に使うことができません。そのため、材料の強度などに加えて建築物全体の構造安全性について評価を受けて、「個々の建物ごとに」大臣認定を取得しなければなりません。

これに対して、基準の見直しが始まっています。土木分野での活用についても、品質や耐久性などを確認する試験方法のルール化の検討が行われています。

気に入った建物のデータを取り込んで手軽に印刷して建築する――という時代が近付いています。

建設用3Dプリンタにおいて用いられるモルタルの取扱い

- 建設用3Dプリンタで用いられるモルタルについては、建築基準法第37条の規定に基づき国土交通大臣が定める指定建築材料には該当せず、また、建築基準法上の強度等が定められていない。
- このため、構造耐力上主要な部分等にモルタルを用いる場合は、同法第20条の規定に基づく大臣認定の取得が必要。

<モルタルを用いる部位・用途別の取扱い（例）>

3Dプリンタによりモルタルを用いて壁等を造形、非構造部材として使用	3Dプリンタによりモルタルを用いて型枠を造形、非構造部材として使用（構造耐力に期待しない）		3Dプリンタによりモルタルを用いて型枠を造形、構造部材として使用（構造耐力に期待）
↓	＋ 型枠内部に鉄筋を配してコンクリートを充填	＋ 型枠内部にモルタルを充填し、構造部材として使用	＋ 型枠内部は任意（鉄筋を配してコンクリートを充填、特殊なモルタルを充填 等）
外装材等として取扱い可能	鉄筋コンクリート造の建築物として取扱い可能（「鉄筋コンクリート造」として仕様規定が適用）	建築基準法第20条の規定に基づく大臣認定が必要（構造耐力上主要な部分等に特殊な建築材料を使用）	

「建設用3Dプリンタにおいて用いられるモルタルの取扱い」（国土交通省）

Term

スランプ　生コンの軟らかさの程度を示すのが**スランプ試験**です。生コンをコーンと呼ばれる高さ30cmの型に入れ、その型を逆さまにして引き抜いたときに、最初の高さからどれくらい下がったか（スランプ）を測定します。スランプが大きいほど軟らかい生コンということになります。

Section
6-12 「いまどこで何が」がわかるGIS

カーナビのルート検索や店舗検索など、「位置情報」を活用するサービスは私たちの生活を便利にしています。街や電車の中でも、多くの人がスマホで様々な情報を集めています。

GIS（Geographical Information Systems：地理情報システム）とは、地理情報とその位置に存在するいろいろな情報を関連付けて管理する仕組みです。地図上に情報が表示されるため、分析対象の分布・密度・配置などを視覚的に把握することができます。GoogleマップもGISの1つです。

建設業界での活用

GISは、公共施設の管理のような国・地方公共団体の業務から、店舗展開の市場調査、トラックの運行管理、カーナビやインターネットでの施設・飲食店検索まで、幅広く利用されています。

企業が新規出店する場所や品揃えを決定する際に、GISを使って周辺住民の年齢分布や世帯数、駅からの距離、周辺の交通量、競合する店舗との位置関係などを分析して計画を立てることができます。身近なところでは、例えば小売業や飲食サービス業が出店計画に利用しています。

GISは、マーケティング支援などに使われるだけでなく、都市計画、砂防調査、環境・防災アセスメント、道路計画、橋梁設計、上下水道・河川計画、浸水解析、土地区画整理事業、地質調査など、建設業の対象となる多くの分野で使われています。ライフラインの管理では、設備の情報をデータベース化し、配管管理や配線の計画のほか、故障時の処理方法の決定などにも利用されています。例えば、火災などで電線が切断されて停電が起こった場合、電力を供給する別のルートをGISで迅速に計算することもできます。

1995年の阪神・淡路大震災時に、消火栓の位置情報など関係機関の情報を効率的に利用できなかったことへの反省から、政府はGISの活用に取り組み始めました。

Term
G空間社会　地図、空からの映像、測位衛星などから得られる情報を組み合わせることで、いつでも、どこからでも、「どこで何が起きているのか」、「どこに何があるのか」といった情報を自由に使える社会のことです。より便利で楽しいサービス、安全・安心なサービスを誰でも受けることができる社会を目指しています。

行政DXに直結

家やビルを建てるなどの〝街づくり〟の際には、建築、土木、都市計画などの幅広い分野に関する法律問題や土地の利用制限などを、チェックしたり申請したりしなくてはなりません。しかし、地方自治体では、道路・公園・学校・公民館といった施設や山林などを管理したり、固定資産税などの税務処理を行うため、多くの地図を「台帳図」というかたちでバラバラに保管していました。GISデータでは、各部署が保管する専門情報が統合され、他の部署からも参照できるようになっています。最近は、衛星測位システムや各地のセンサー、カメラ画像情報を組み合わせて、「いまこの瞬間に、何がどこにあるのか、どう動いているのか」を正確に知ることも可能になりました。情報のリアルタイム化が進んでいます。2021年には全市区町村の6割に当たる1099自治体がGISを導入しています。住民票情報を統合して空き家調査業務に活用したり、高齢者が増えるエリアのシミュレーションにも活用しています。災害危険度の予測図を統合し、避難計画や住宅整備などの立案にも役立てています。建設業の仕事は地図とは切り離せないものです。GISの高度化、検索の仕組みの整備・拡大とともに、ますます業務の効率化が進んでいきます。

GISの利用例（災害対策における地理情報の重ね合わせ例）

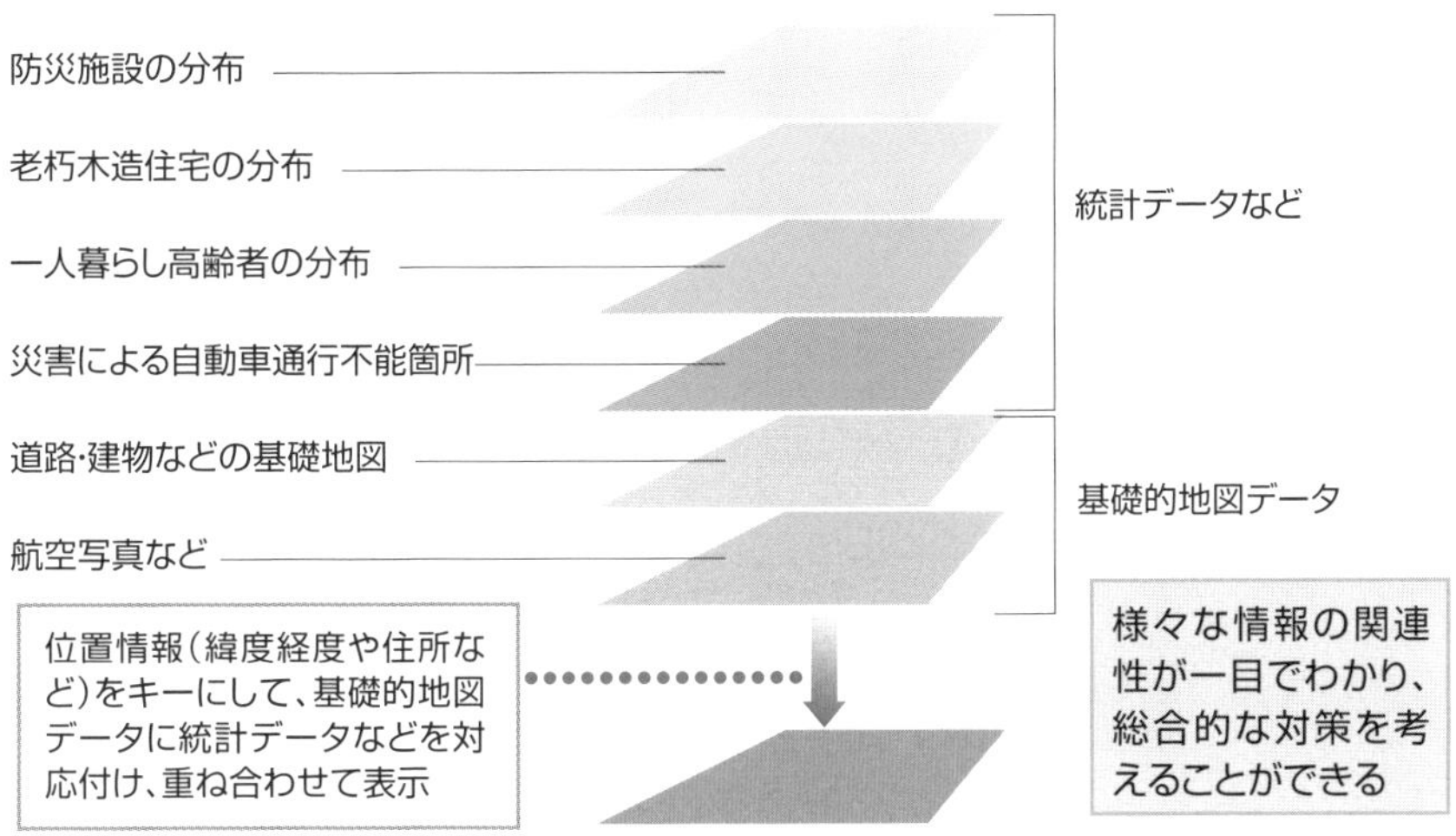

「GISとは」（国土交通省）

Term **G空間情報センター**　様々な主体が生成・整備する地理空間情報を有効活用し、その流通を促進するプラットフォーム。利用者が必要とするG空間情報や関連情報を、ワンストップで検索・入手できるサービスを提供しています。都市モデルや地形データ、交通量、災害警戒データなど1万件以上のデータが提供されています。

Section
6-13 5G時代のICT施工

ITやGPS技術の進化により、従来の情報化施工が、工程全体の生産性向上を図るICT施工として進化し、急速に広まっています。

ドローンやGPSなど、測量技術や計測技術の進歩によって機器の制御レベルが向上し、大規模現場を中心に**ICT施工**の導入が広がっています。

ICT施工の目的は、工期短縮と品質向上にあります。3次元設計データや位置情報システムによって、設計どおりの出来形になるようにブルドーザーの排土板をコントロールできるため、オペレーターは、ブルドーザーを前進・後進させるだけで工事を行うことが可能です。しかも、通常は敷均《しきなら》しと検測を何度も繰り返しながら作業を行いますが、自動測定で制御されるため、大幅な合理化が実現します。熟練オペレーターの不足を補う技術としても有効です。夜間作業も可能になり、丁張り*も不要です。GPSで転圧（締固め）機械の位置や軌跡を計測することで、転圧回数を管理して締固め作業をコントロールし、過不足のない高精度の施工が可能になります。

工事途中での手直しが減り、計測された施工データが品質の証明にもなります。施工データをもとに品質が管理されることで、発注者の検査も合理化されます。高い精度での施工が実現することで、建設コストの低減につながります。遠隔での管制による重機の自動運転も始まっています。

国土交通省の工事のうち、ICT活用工事*での実施率は年々増加し、2022年度は2072件のうち1790件（87%）となっています。都道府県・政令市の工事でもICT土工の公告件数・実施件数が増えています。ICT施工を行った場合、土工、舗装工、浚渫工（河川）では約3割の時間縮減効果が確認されています。国土交通省では、ICT施工の普及を図るため、未経験企業へのアドバイスを行うアドバイザー制度を展開しています。

どんな作業条件でも自ら判断して稼働する、知能を持った建設ロボットの開発にも期待が高まっています。

Term

丁張り　工事に着手する前に、構造物の正確な位置を出す作業のことです。位置を決めたあとに、杭とぬき（木製の板）を使って位置と高さ、勾配を示す目印を立てます。丁張りの精度が、実際に完成する構造物の精度に大きく影響するため、丁寧な測量によって丁張りが行われます。

ICT施工の流れ（土木の場合）

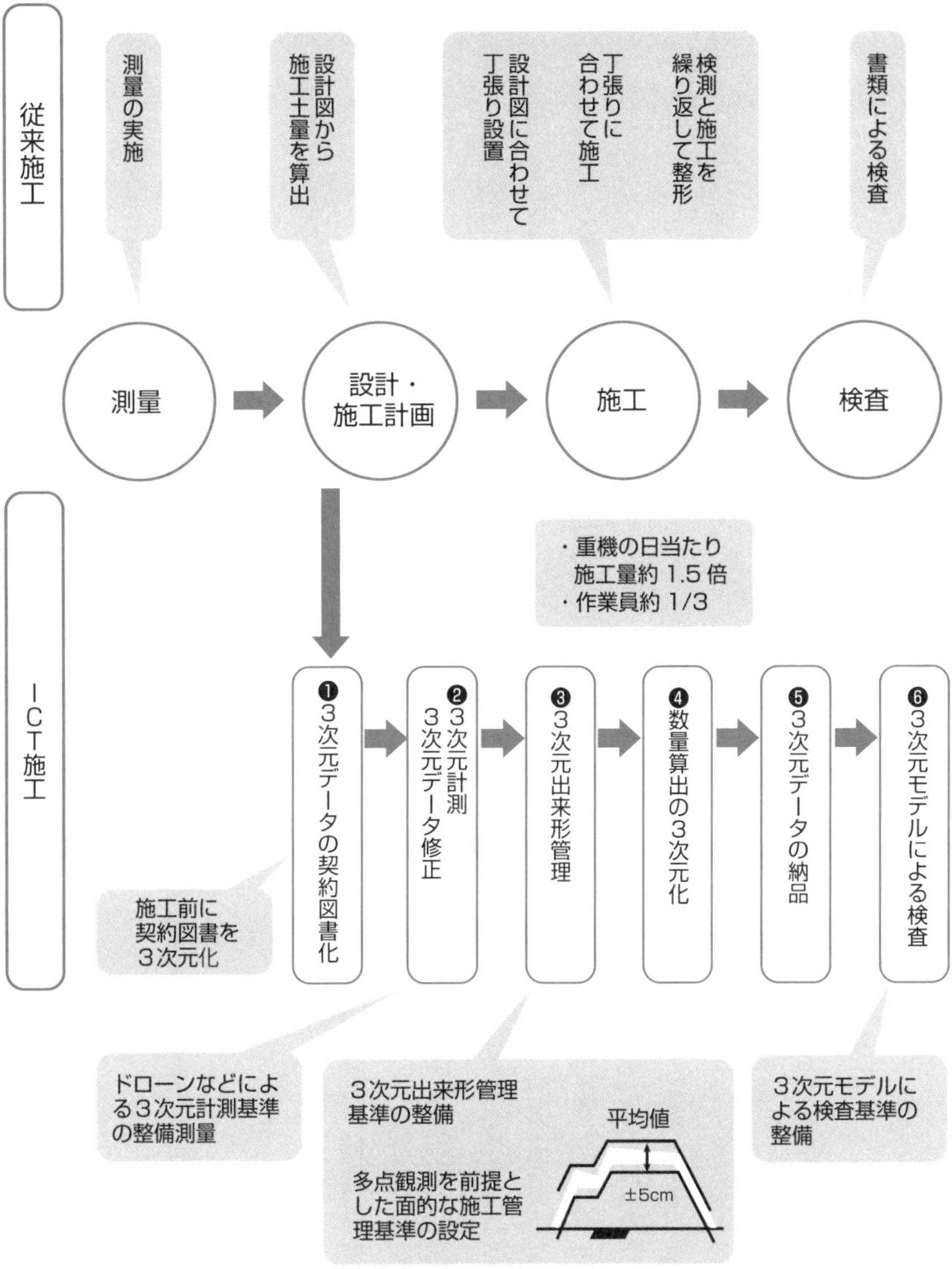

「ICTの全面的な活用（ICT土工）について」（国土交通省）より作成

Term

ICT活用工事　「3次元起工測量」「3次元測量設計データ作成」「ICT建機による施工」「3次元出来形管理等の施工管理」「3次元データの納品」の各段階でICT施工技術を全面的に活用する工事です。国土交通省発注のICT活用工事では、対象工種、対象工事、発注方式、活用可能なICT技術などが示されています。

Section

6-14 熟練技術者に代わるAIの判断

トンネルや橋などのコンクリート構造物で、作業員に頼らずに点検できる技術の開発が進んでいます。

トンネルや橋は、車の走行による振動や、温度・湿度の変化によってひび割れが生じます。したがって、メンテナンスのためには点検が欠かせません。

しかし、目視検査や打音検査には多大な労力がかかる上に、高所での作業や交通車両との近接による危険もあります。作業環境が悪い場合は見落としの可能性も高くなります。そこで、カメラやセンサーを用いた点検システムの開発が進んでいます。

見えないひび割れも発見

トンネルの点検では、専用カメラを載せた車を時速20～30㎞で走らせながら天井などを撮影します。**AI（人工知能）**を用いて画像処理を行い、ひび割れの特徴を調べます。20m離れた場所から0.2㎜の傷を検知する能力があります。

最近では、「スマホを車のダッシュボード上に設置し、走行中にカメラで道路を撮影して調査する」技術も開発されています。コストを大幅に削減し、細い道路も点検することができます。また、人工衛星から照射した**マイクロ波**で地表の温度や水分量を検出し、水道管の漏水を分析する技術も実用化されています。マイクロ波は電磁波の1つで、レーダーや電子レンジにも使われています。

「橋の下面に細かい間隔でセンサーを取り付け振動を解析することで、内部の亀裂を見つける」技術も研究が進んでいます。センサーや通信機能付きのスマートネジを使った金属疲労の観測システムも運用が始まっています。関門橋では、地震時の加速度や気温の変化による膨張・収縮を計測しています。計測値からAIが損傷度合いを推定します。光ファイバーケーブルをコンクリートに埋め込んで、ケーブル内の光の変化でひび割れを見つける技術もあります。

Term

ドローン　飛行機、回転翼航空機、滑空機、飛行船などの機器で、人が乗らずに遠隔操作または自動操縦によって飛行するものがドローンです。かつては、官邸に落ちたりお祭りで落下したりといったよくない話題もありましたが、建設工事の合理化に大いに役立つ機器として期待が寄せられています。

ドローン＊を活用することで、業務の安全性を高め、作業を合理化するとともに、これまで確認できなかった問題を発見できるようになりました。煙突の老朽化状況の確認を安全かつ簡単に行うこともできます。「広範囲・高所・難所」がドローン活用のポイントです。

AIによる意思決定サポート

点検・診断においては、熟練技術者の技術を学習したAIの開発が進んでいます。技術者が過去に行った診断事例データをもとに、AIが判断を行うシステムです。ドローンや作業者が撮影した画像をAIが読み取って損傷の兆候を見つけ出し、今後の状態の変化を予測して、補修の必要性や緊急性、対処方法を判断します。

AIの活用は多方面に及びます。「気象予報から降水量を予測してダムの事前放水を行うことで、豪雨時の洪水調整量を2倍に増やす」仕組みも運用が進められています。

竹中工務店は構造設計にAIを活用しています。ベテランの経験をAIで補って、過去の設計データベースから進行中の案件と似た事例を簡単に引き出します。さらに、構造計算なしで意匠設計に必要な柱・梁の仮定断面を推定します。AIが構造設計者の意思決定をサポートしています。

AI技術による水道管の劣化予測（福岡市）

水道管の更新において、劣化予測の精度向上を目指すには、相当の時間・労力を費やし、掘削工事により調査データを蓄積していく必要があるなどの課題があった。そこで、「AI技術を活用した管路劣化予測」の研究に取り組み、この技術によって、民間企業が有する多くの基礎データに基づき道路を掘削することなく劣化予測ができることが確認された。

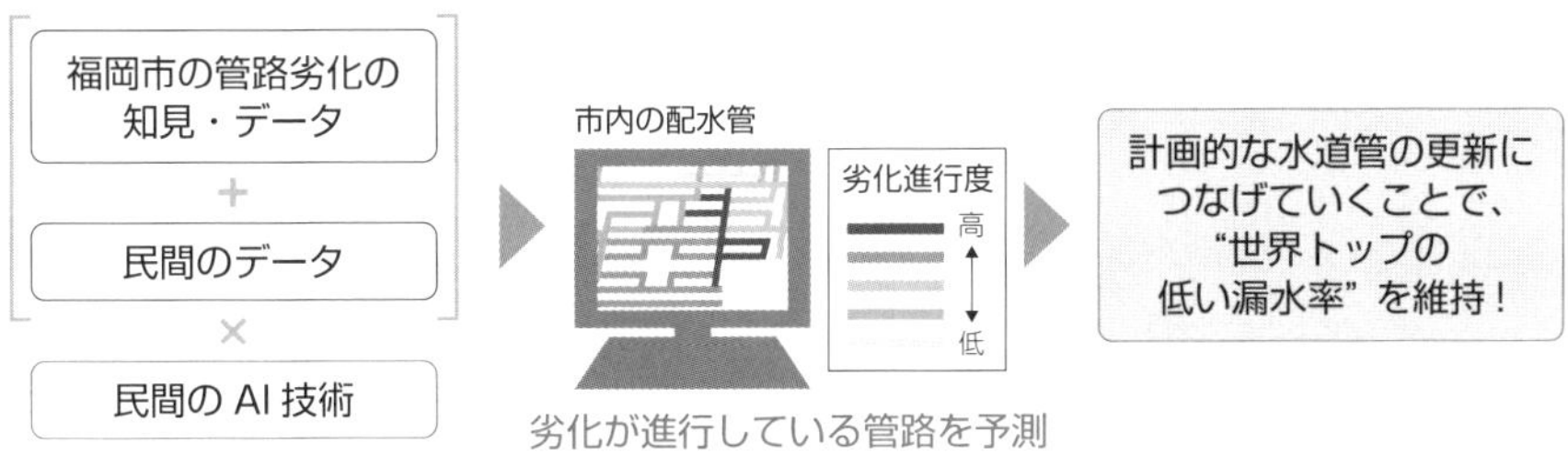

「世界トップの低い漏水率”にAI技術が貢献!!」（福岡市水道局）

許可・承認を不要にできるケース　夜間の飛行、目視外での飛行、人または物件との距離を確保できない飛行において、無人航空機の最大離陸重量が25kg未満であれば、立入管理措置を講じた上で、無人航空機操縦士の技能証明を受けた者が機体認証を受けた無人航空機を飛行させる場合の許可・承認は不要となります。

Section
6-15 最先端をいく建設現場のＶＲ／ＡＲ活用

ＶＲ／ＡＲは、現実世界を拡張する技術です。日常ではあり得ない世界を体験したり、実際に行動する前のシミュレーションを可能にします。建設業界でもＶＲ／ＡＲが活用されています。

ＶＲ*は、ヘッドマウントディスプレイの着用により仮想空間を体験できる技術です。設計や安全衛生教育、シミュレーションなどに活用されています。

大成建設は、ＶＲを活用して山岳トンネル工事の切羽《きりは》（トンネル最先端の掘削面）の岩盤状況を安全に把握できる切羽観察システムを開発しました。切羽から十分離れた位置から、３Ｄレーザースキャナーを用いて切羽の岩盤の形状や色などを計測し、得られたデータをもとにＶＲで実際の切羽の様子を忠実に再現します。従来は近付いて目視で観察していた岩盤状況を、安全かつ高精度に把握できます。トンネルでの災害リスクの低減につながります。

大林組は、ＶＲ技術を用いて鉄筋配筋の間違いを探せる施工管理者向け体験型教育システムを販売しています。ＶＲであれば、受講者が実習施設のある場所に移動する必要がなく、様々な教育ツールを容易に作成することが可能です。大和ハウスは、住宅展示場内を３６０度見渡せる３６０度バーチャル展示場を制作しています。バーチャル展示場はオンライン上で開催されるため、場所や時間、天候の制約を受けません。そのため、ユーザーはいつでもどこでもバーチャル展示場に参加できます。

清水建設は仮想空間上での建物検査を始めました。工事現場で建物を３Ｄレーザースキャナーで実測して３Ｄモデルを作成します。ＶＲゴーグルを着けて、設計データから作成した３Ｄモデルと見比べることで、設計と異なる箇所を見つけます。これまで複数の担当者が現場で行っていた検査を省力化することができます。

公共工事の住民説明にＶＲを活用している現場もあります。図面だけでは工事の内容をイメージをすることが難しいためです。わかりやすいとの評価を得ています。

ＡＲ*は、スマートグラスを装着し、現実の空間に情報

Term
VR／AR／MR　VR（Virtual Reality：仮想現実）は仮想空間を現実のように体感させる技術。AR（Augmented Reality：拡張現実）は実際の映像とCGの映像を合成して現実感のある仮想空間を作り出す技術。MR（Mixed Reality：複合現実）は、現実空間と仮想空間がリアルタイムで影響する新たな空間を構築します。

を重ねて表示する技術です。必要な情報をスマートグラスに表示しながら作業をしたり、遠隔地の熟練者からサポートを受けたりすることができます。

■立体映像を使った打ち合わせ

小柳建設は、Holostruction＊というシステムを開発し、自社で使うだけでなく販売も行っています。Holostructionは、MR＊技術を使うことで、現実の空間に3次元の構造物のモデルや工程表・図面などを映すことができます。遠隔地にいる人とも、空中に浮かぶ**3次元モデル**を指さしながら打ち合わせをすることができます。移動を減らすことで、働き方を大きく変えています。

3次元モデルは工程と連携していて、「工程表の中の工程を進めると、その時点の工事途中のモデルが表示される」仕組みです。3次元モデルの周りを歩いて好きな角度からモデルを見ることも、構造物の中に入ってコンクリートの中の鉄筋の配筋状態を見ることもできます。

3次元で見ることで理解が早まるだけでなく、事前の問題点把握や対策の建設的な議論にもつながっています。空間で指先を動かして3次元モデルや様々な資料を操作する、最先端でカッコイイ建設業界の実現が近付いています。

Holostructionの機能

●タイムスライダー機能
各建設生産プロセス（調査・測量から設計、施工、検査、維持管理・更新）のすべてのデータを、3Dホログラフィックとして可視化できる。

●コミュニケーション機能
複数の人々や遠隔地の人々と視界・音声を共有しながら、計画や打ち合わせなどの共同作業を行うことができる。

●ドキュメント機能
3次元モデルや工程表に基づいたデータを広い空間に展開させることにより、確認や協議を行うことができる。

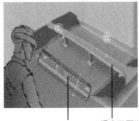

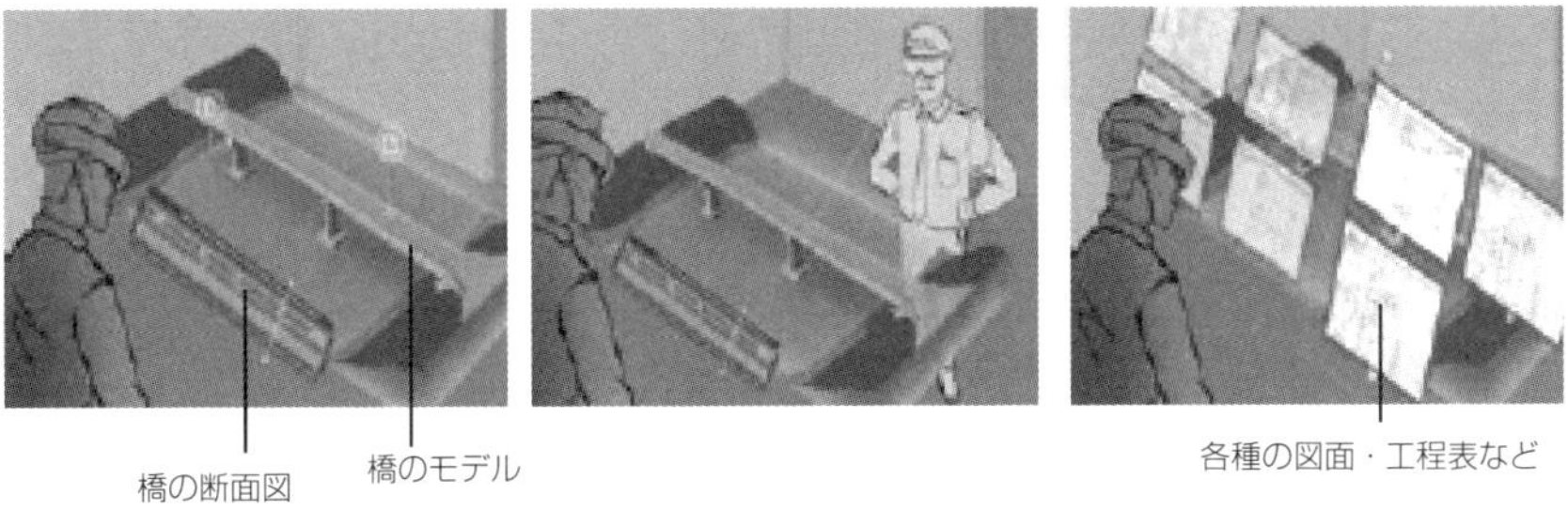

「Holostruction」（国土交通省）より

Holostruction　ホロストラクション。新潟県の小柳建設が日本マイクロソフトと連携して開発した、VR／MRを使ったシステム。MRデバイスであるMicrosoft HoloLens（マイクロソフト ホロレンズ）を使用して、建設業における計画・工事・検査の効率化、そしてアフターメンテナンスの可視化を行えます。

Section

6-16 地盤のリスクと対策

東日本大震災では、震源から400㎞も離れた東京湾岸でも、地盤の液状化が発生しました。千葉県浦安市では、道路から1mも浮き上がるマンホールに多くの人が驚きました。

液状化現象は、水分を多く含んだ砂質地盤の中で、地震の揺れによって砂同士の結び付きが崩れ、砂が水に漂った状態になることです。その結果、建物が傾いたり、浮力によって地中埋設物が浮き上がります。内陸部の住宅地でも、水田やため池の埋め立てに砂を使った場所があり、同様の液状化現象が発生しました。

高層のビルについては、深くまで杭が打たれているため、液状化の被害は一戸建ての住宅に多く発生しています。

浦安市では、液状化被害を受けた住民が、分譲住宅地の開発販売会社に対して損害賠償を求めました。同じ会社が開発した隣接地域では地盤改良工事が行われていたため被害が軽く、危険を認識していたはずだということで、開発販売会社の責任が問われました。

液状化の対策としては、地盤改良工事を行うのがよいのですが、既存の建物がある状態では工事が困難です。被害を受けて傾いた建物の基礎下にウレタン樹脂を圧入する**硬質ウレタン注入工法**、地盤に杭を打ち込んで建物の基礎からジャッキアップする**アンダーピニング工法**などがあります。

長周期地震動の危険

東日本大震災では、震源から遠く離れた東京・大阪の高層ビルが大きく揺れ、エレベーターが止まるなどの被害が生じました。これは、長周期地震動*が発生したためです。新宿の超高層ビルでは、13分間にわたって最大で1mを超える揺れが続いたことが確認されています。

地震が起きると様々な周期を持つ揺れが発生します。1秒以下の短い周期を持つ揺れはエネルギーが大きいのですが、揺れは持続せずに、比較的早く減衰していきます。長周期地震動は、減衰せずに遠方まで伝わる特性を持ってい

Term
長周期地震動　超高層ビルは、建物の固有周期が長いため、長周期地震動に対しては、ゆっくりとした揺れがだんだん大きくなり長く続きます。揺れが大きい場合には、室内の家具や機器が移動し、人も立っていられない状況となる可能性があります。

ます。また、都市の広がる平野部は堆積層が厚く、長周期地震動の影響を受けやすい地盤です。

この長い周期での震動は、超高層建築物の固有振動数と一致しやすいため、超高層ビルに対して大きなダメージをもたらすことが懸念されています。たとえ建物に被害がなくても、大きな揺れによる天井や内装の破損、家具の移動などが心配されています。

発生が予想される東海地震、東南海地震、南海地震では、さらに大きな揺れが予測されています。従来はこのような震動に対して、設計段階での対策が取られていなかったため、国土交通省では2016年6月に対策を通知しました。制振ダンパーの設置が対策として有効です。

区分所有マンションでは、対策工事の合意を円滑に形成するため、国の支援制度が準備されています。

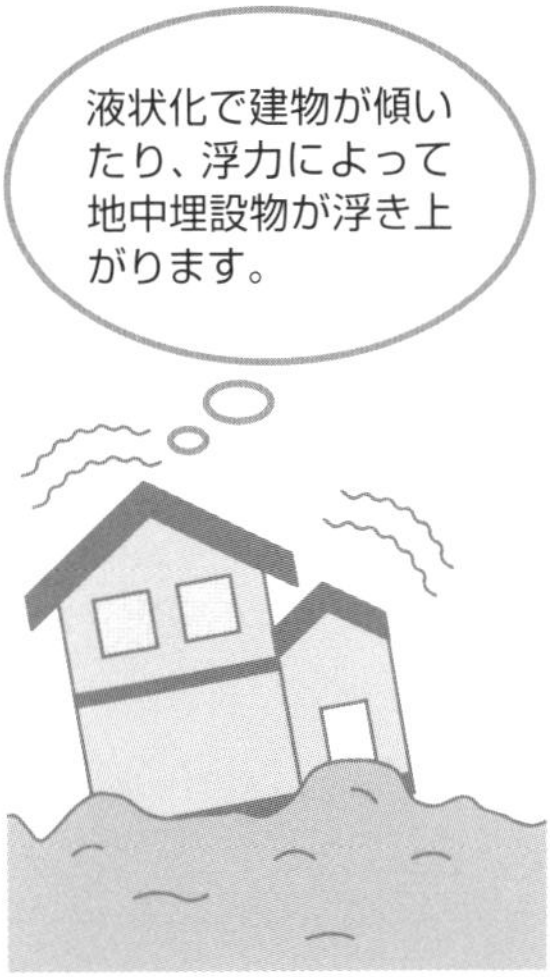
液状化で建物が傾いたり、浮力によって地中埋設物が浮き上がります。

液状化被害の修復工法

耐圧版工法　　注入工法

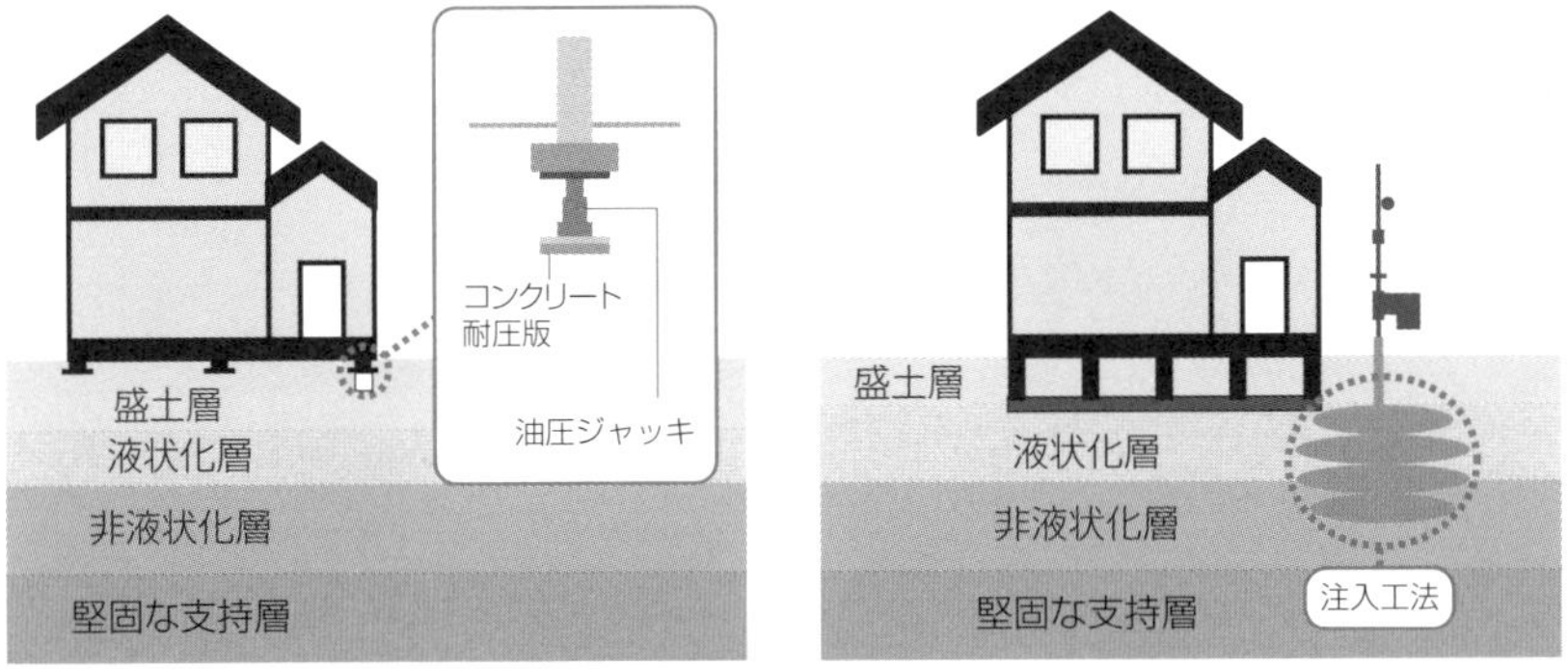

良質な地盤面の上に鉄版とコンクリートからなる耐圧版を施工し、油圧ジャッキでジャキアップして建物の沈下を修正する工法

基礎下へグラウトや薬液（セメントミルク、モルタル、水ガラス系）等をボーリングマシンなどで注入する工法

「建物を液状化被害から守ろう」（東京都都市整備局）より

固有周期　建物が揺れる周期（片側に振れて再び戻ってくるまでの時間のこと）を「固有周期」といいます。固有周期はそれぞれの建物によって異なり、重くなるほど長くなり、固くなるほど短くなります。超高層ビルは、高さがあるので質量が大きく、柔構造でもあるため、固有周期が長くなります。

建設業の技術開発を促進する NETIS（新技術情報提供システム）

NETIS（New Technology Information System：新技術情報提供システム）とは、民間企業などにより開発された新技術情報を共有・提供するため、国土交通省によって運営されているデータベースです。

施工者がNETISに登録されている新技術の活用を提案し、実際に工事で活用した場合は、活用の効果に応じて総合評価落札方式や工事成績評定で加点されます。

新技術が公共工事などで積極的に活用されることで、品質の確保、良質な社会資本の整備につながることを目的としています。それと同時に、民間企業などによる技術開発の促進、優れた技術の創出につながることも期待されています。

2022年9月時点で登録されている新技術は約3,000件です。登録した翌年度の4月1日から5年間掲載され、事後評価で評価された技術は翌年度から5年間掲載が延長されます。テーマ設定型（技術公募）を拡大し、現場での導入を図っています。

2023年度からは、国土交通省の直轄工事においてNETIS登録技術の活用が原則義務化されました。

公共工事等における新技術活用システム

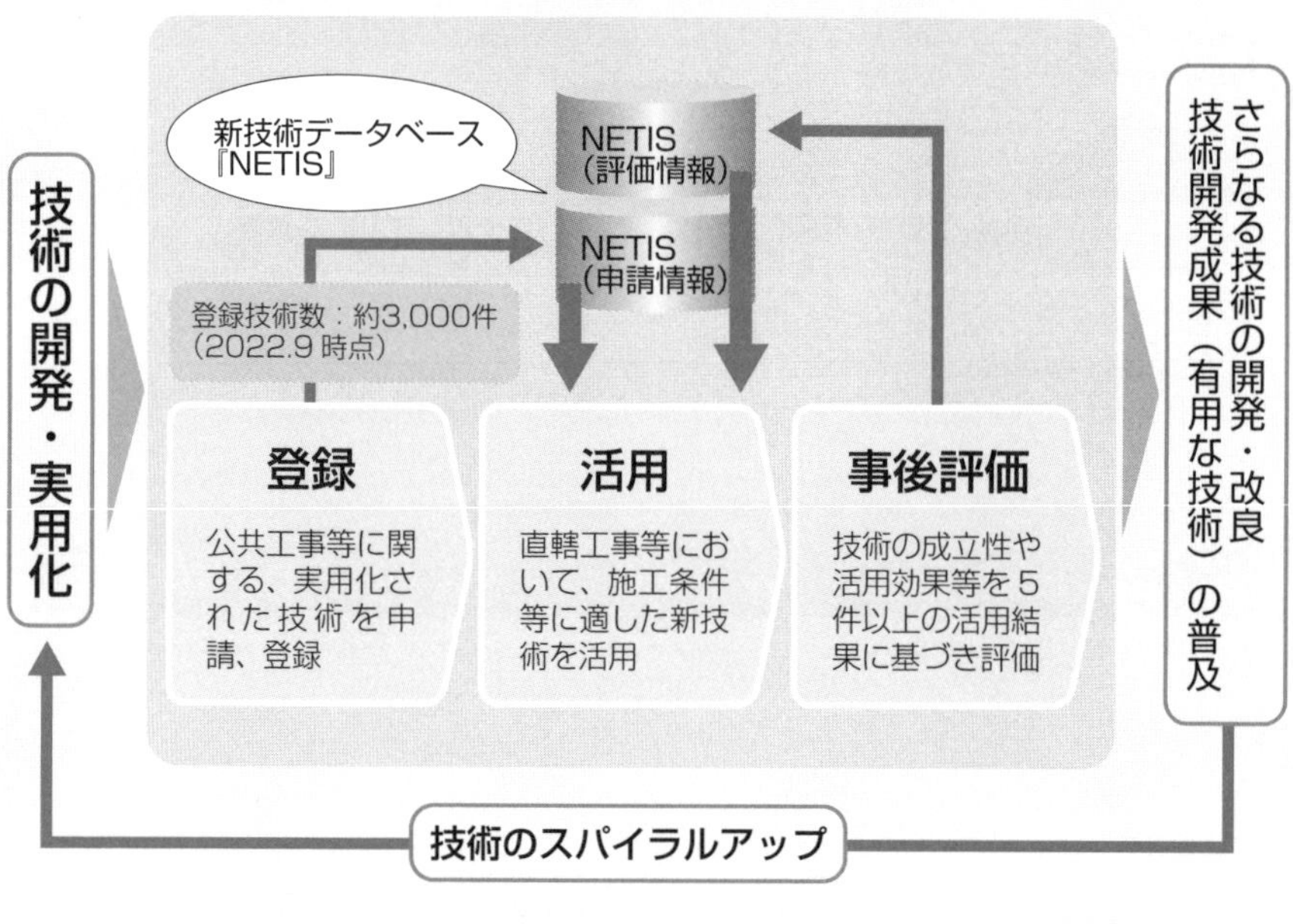

「公共工事等における新技術活用システム（NETIS）」（国土交通省）

第7章

建設業界の将来展望

インフラ整備、メンテナンスや長寿命化など、建設業界の役割はこれからますます重要になります。そうした中で建設会社は、維持管理、安全・環境などの面で、地域社会に貢献していくことが求められています。海外からも日本の技術と経験に期待が寄せられています。

Section
7-1 外国人が支える日本の建設業界

国内の深刻な人手不足への対応として外国人材の受け入れを拡大するため、2019年に「特定技能」という新たな在留資格制度が施行されました。建設現場でも日本人と外国人がOne Teamとなって協力する、そんな時代が始まっています。

わが国で就労する外国人は2013年からの10年で2・8倍となり、23年には205万人となりました。就労分野は製造業27%、サービス業16%、卸・小売業13%、宿泊・飲食業11%、建設業7%です。全産業の国籍別では、ベトナム(25%)、中国(19%)、フィリピン(11%)が上位3カ国ですが、建設分野ではベトナム(43%)、インドネシア(16%)、フィリピン(11%)が上位となっています。

新しく創設された「特定技能」資格

特定技能1号は「相当程度の知識または経験を必要とする技能を有する人」の資格。通算で5年間の在留が可能となります。建設業では技能検定3級レベルです。熟練した技能を有する**特定技能2号**は、在留期間の上限がなく家族の帯同も可能になります。技能検定1級レベルが該当し、2023年10月現在26人が認定されています。

建設分野の特定技能は当初、型枠施工、建築大工、左官など19の業務区分に細分化されていましたが、土木、建築、ライフライン・設備の3区分に統合され、建設業に関するすべての作業がいずれかに分類されるようになりました。

建設業では他産業に比べて技能実習生の失踪が多く、失踪した実習生が別の建設現場で働いているケースも見られました。そのため、建設分野での特定技能外国人受け入れ企業は、「受け入れ計画を作成して国土交通省の認定を受ける」、「認定計画の実施状況についても確認を受ける」ことが義務付けられています。外国人の受け入れには、安心して働ける労働環境の確保が大切です。従来の技能実習制度は廃止され、新たに育成就労制度を設けることになりました。育成中に別の企業に移る転職も可能になります。

Point

建設現場の安全標識　建設産業労働災害防止協会からは、外国人にもわかりやすい建設現場安全標識に関する指針が示されています。

産業別外国人労働者数の推移

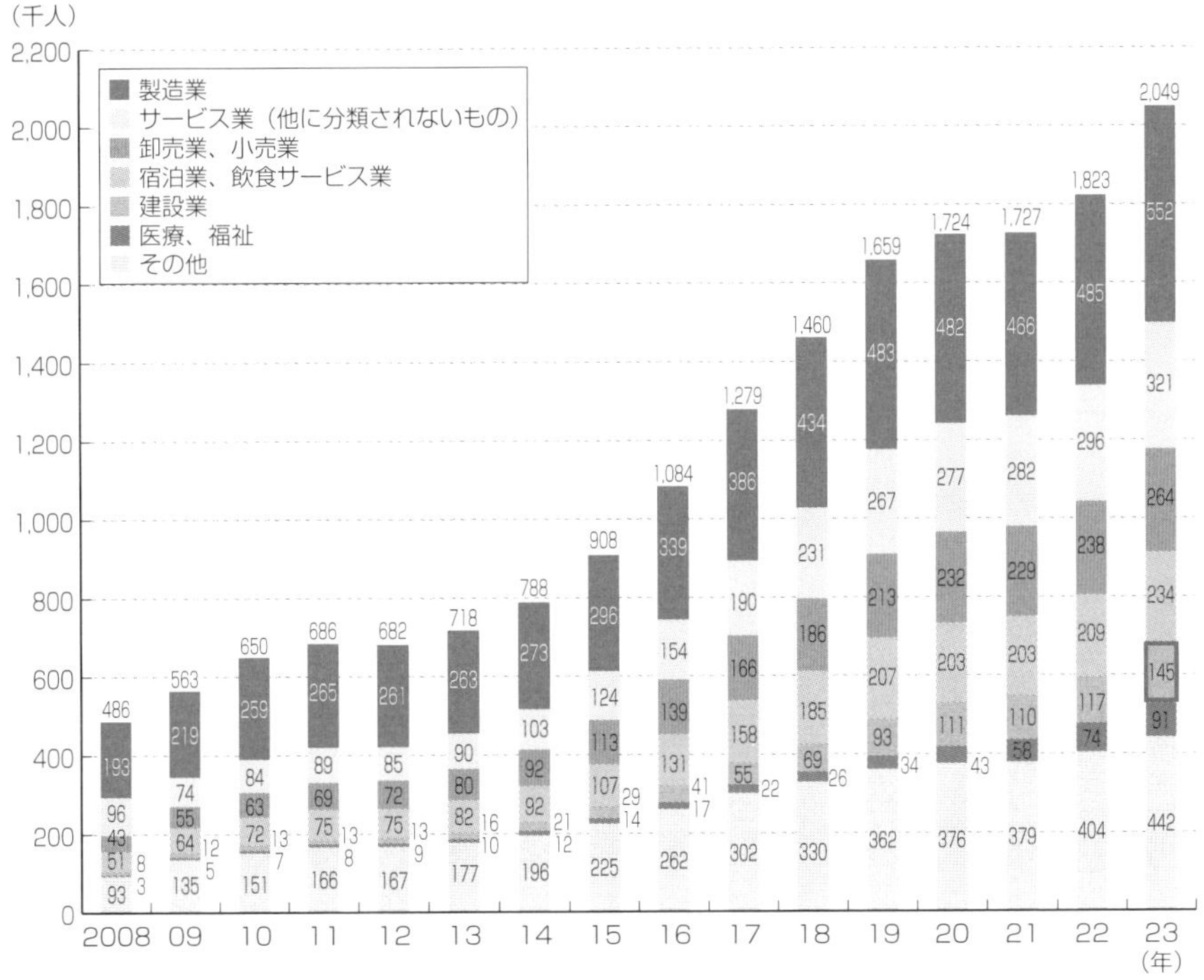

「『外国人雇用状況』の届出状況まとめ」（厚生労働省）

建設分野における「特定技能1号」の在留資格の取得方法

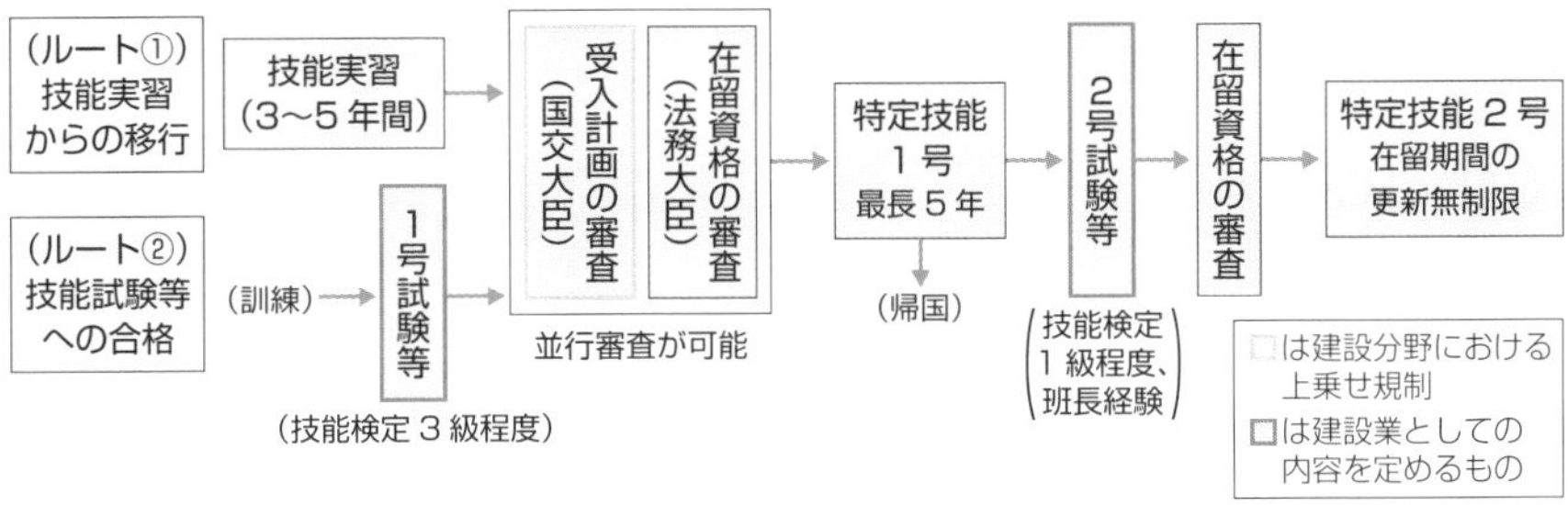

「建設分野における外国人材の受入れ」（国土交通省）

Point **処遇に関する基準**　技能実習や特定技能の外国人に対しては「日本人と同等以上の報酬を安定的に支払う（月給制）」、そして特定技能では「技能習熟に応じて昇給を行う」ことが基準として定められています。実習生の平均賃金は10年前の1.4倍になっています。職業手当や技能検定取得による手当などが推奨されています。

Section

7-2 リニア新幹線で生まれる巨大な都市圏

リニア中央新幹線は、リニアモーターカーで東京と大阪を1時間で結ぶ画期的なプロジェクトです。東京・名古屋・大阪が一体化した人口7000万人の巨大な都市圏が生まれます。

２０１５年12月、リニア中央新幹線の起工式が行われました。開通すると、時速５００kmで品川－名古屋間を40分、品川－大阪間を67分で結びます。

１９６４年開業の東海道新幹線は、いまや耐震化などの追加工事が欠かせません。リニア中央新幹線は、速いというだけでなく、大規模修繕期を迎えた東海道新幹線のバイパスとしての位置付けも重要視されています。

■今世紀最大のプロジェクト

名古屋までの約２８６kmのうち約86％に当たる２４６kmはトンネルです。最長の南アルプストンネルは全長約25kmで、トンネルの最大土被《どかぶ》り（トンネル掘削面上部から地上までの高さ）は１０００m以上。地下水も多いことから、過去に類を見ない難工事になると予想されています。

名古屋までの総工費は7兆４８２億円の予定で、全額をJR東海が負担します。大阪までは、総額約9兆円にのぼると試算されています。２０１７年に財政投融資を活用した3兆円の借入れを行っています。

品川－名古屋間は27年の開業を目指していましたが、静岡工区の着工遅れのため34年以降になりそうです。水資源や環境への影響を懸念する静岡県が工事への反対姿勢を崩さなかったためです。品川－名古屋間ではすでに9割の区間で工事契約が結ばれ、各地で工事が進んでいるため、早期の開業が国全体の利益につながります。名古屋－大阪間は37年の開業を目指していますが、こちらも遅れが懸念されます。

東海道新幹線ができて東京－大阪間の移動時間は半分となり、人々の行動は激変しました。新しい大動脈の完成は、従来の東京－名古屋－大阪間の移動の概念を変え、企業活動や個人の消費を大きく刺激すると考えられます。

Term

超電導　物質の温度を一定温度以下としたとき、電気抵抗がゼロになる現象のこと。超電導状態となったコイルに一度電流を流すと、電気抵抗がないため電流はコイルの中を半永久的に流れ続け、強力な磁界を発生します。リニア中央新幹線は、この超電導磁石の磁気によって、地上のコイルから浮上して走行します。

東京－大阪間の移動時間と最高速度の変遷

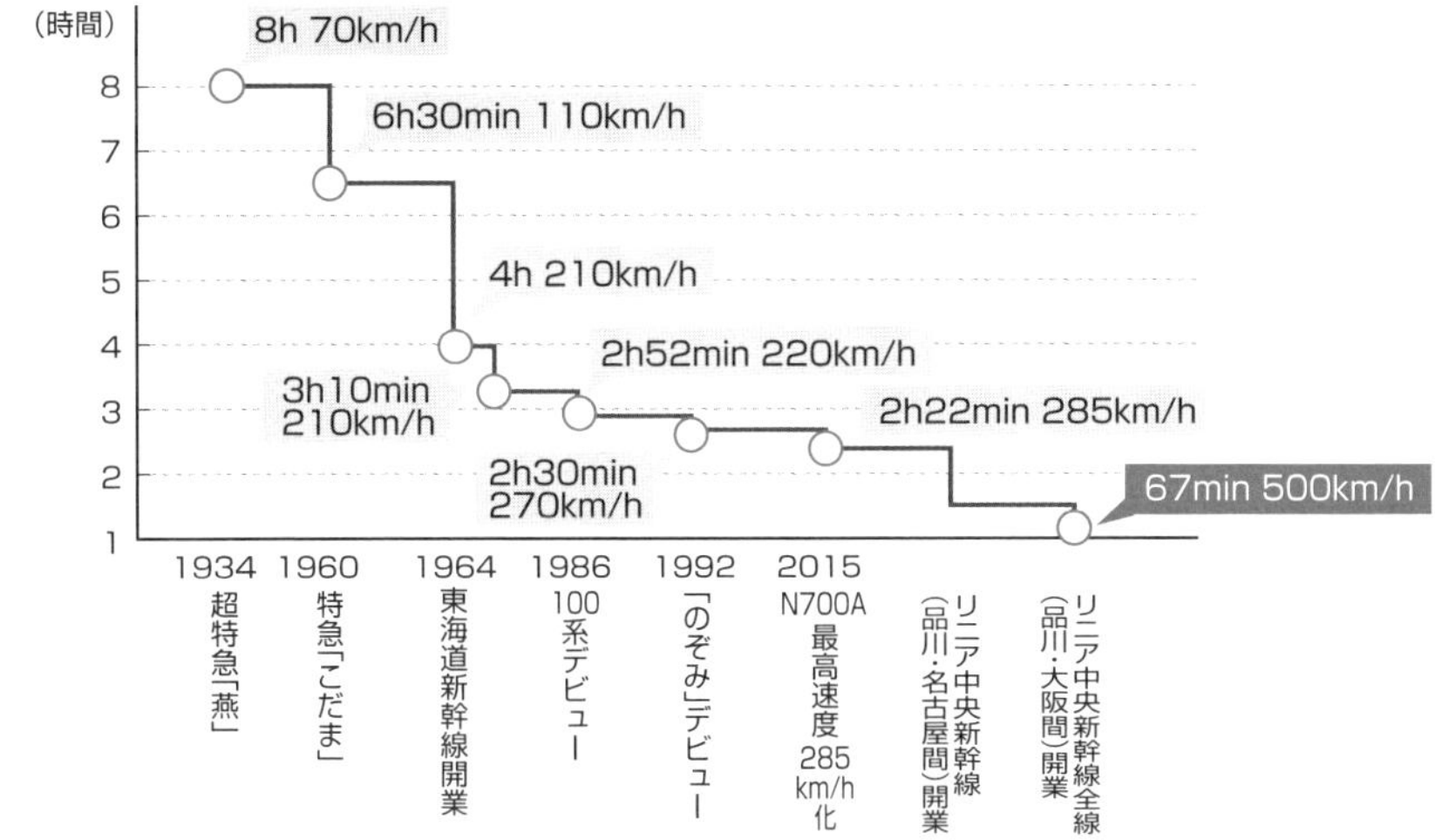

「リニア中央新幹線と日本の未来」(JR東海) に加筆　https://linear-chuo-shinkansen.jr-central.co.jp/future/

リニア中央新幹線のルート

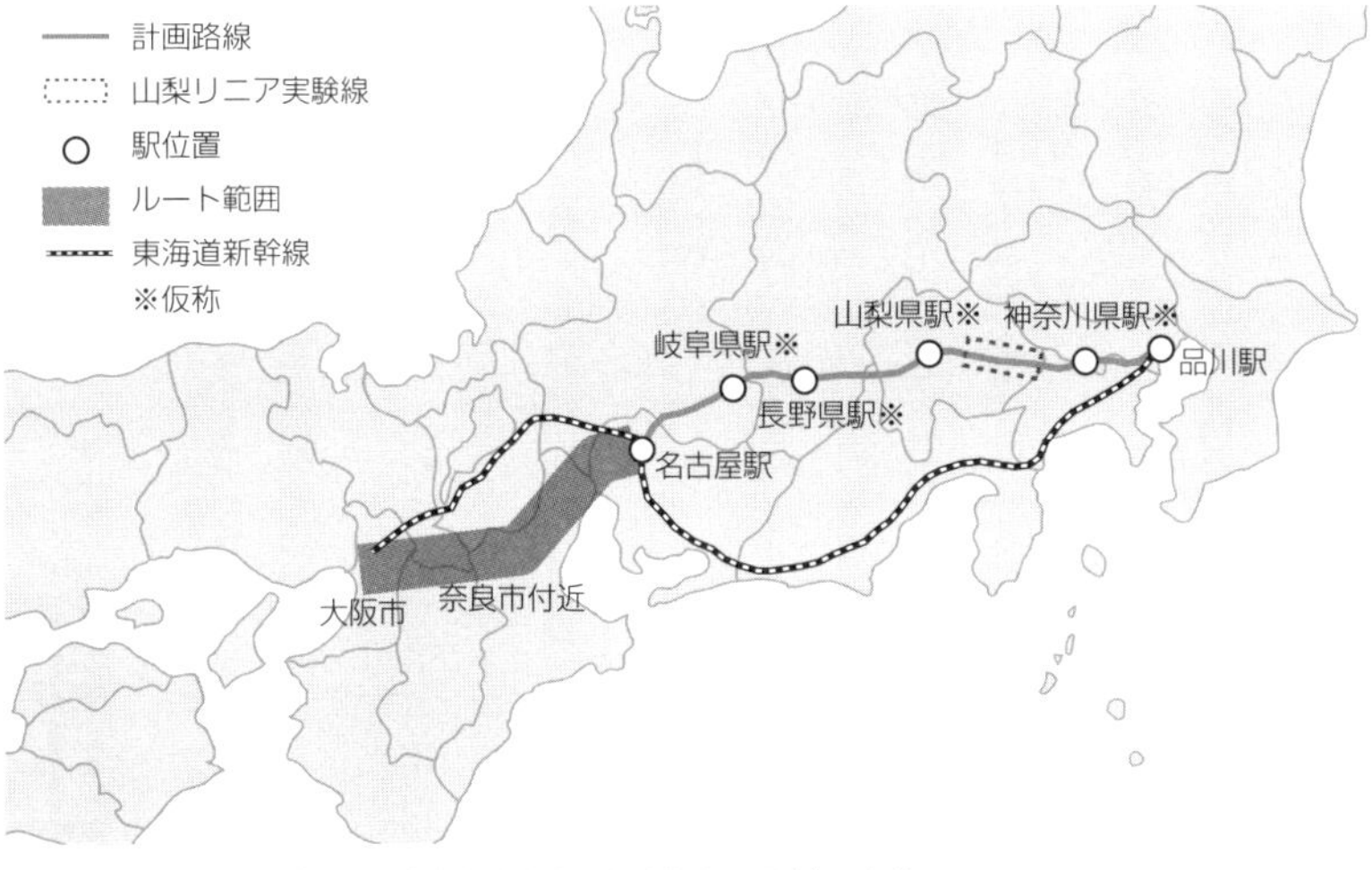

「リニア中央新幹線の概要」(リニア中央新幹線建設促進期成同盟会) に加筆
http://www.linear-chuo-shinkansen-cpf.gr.jp/gaiyo1.html

Term **大深度地下**　「①地下40m以深、②構造物の基礎の支持地盤上面から10m以深のうち深い方」と定義されています。公共の利益のための事業として認可されれば、事業者は土地の買収を要せず、地下空間に使用権を設定できます。リニア中央新幹線では、東京・名古屋の都心部が大深度地下トンネルとなります。

Section
7-3 建設業界が取り組むインフラ輸出

新興国では、急速な経済成長を背景に、インフラ整備の需要が急拡大しています。日本のインフラ技術をパッケージ化して海外に売り込む超大型プロジェクトが進められています。

わが国の建設会社の技術力は世界でもトップレベルにありますが、インフラシステム*の国際競争は激しさを増しており、価格面の要求に加えて事業運営への参画を求められるなど、ニーズが多様化しています。公共事業として実施されるため、現地政府への対応の必要性もあります。また、投資回収に長期間を要し事業リスクも高いため、わが国も官民一体となった取り組みをしなければ競争を勝ち抜くことができません。

インドでは、2015年にわが国新幹線システムの採用が決まりましたが、実施段階で、民間コンサルのみでは高速鉄道の建設に必要なノウハウが不足していることが明らかになりました。案件形成段階から、ノウハウを有する公的機関（鉄道・運輸機構）が主体的に参画することが不可欠であることが判明しました。

世界のインフラ整備需要は2000～30年の累計8520兆円、アジアで16～30年累計2900兆円に達する見込みです。特に、鉄道・道路の交通システム、港湾・空港、発電所、上下水道などの需要*が見込まれています。

インフラ輸出*のリスク

海外のインフラプロジェクトはリスクも伴います。政治リスク、商業リスク、自然災害リスクです。日本の建設会社は、個々の建設技術や安全管理、品質管理、工程管理などに優れていますが、契約やトラブル発生時の交渉力などの力不足が指摘されており、大手建設会社でも、海外の工事で多額の赤字を抱えてしまう例があります。

従来のインフラ輸出では、設計・調達・建設を請け負うプロジェクトが中心でした。しかし、インフラビジネスにおいては、それ以外のオペレーションやメンテナンスにも同規模の市場があるといわれています。今後は、それらを

Term

インフラシステム　生産や生活の基盤を形成するもので、発電所や電力網、鉄道・道路・港湾、情報通信、水道など幅広い分野があります。インフラシステムの輸出は、技術や建設工事、オペレーション、使用中のメンテナンスなどの総合的なノウハウを提供するものであり、製品の輸出とは大きく異なります。

拡大するインフラ需要

●旺盛なインフラ整備需要

全世界

2000〜2030 年累計
約 71 兆ドル（約 8520 兆円）
出典：OECD

途上国

年間約 2 兆ドル（約 240 兆円）
出典：世銀

アジア

2016〜2030 年累計
約 26 兆ドル（約 2900 兆円）
出典：ADB

●世界の交通インフラ市場の伸び

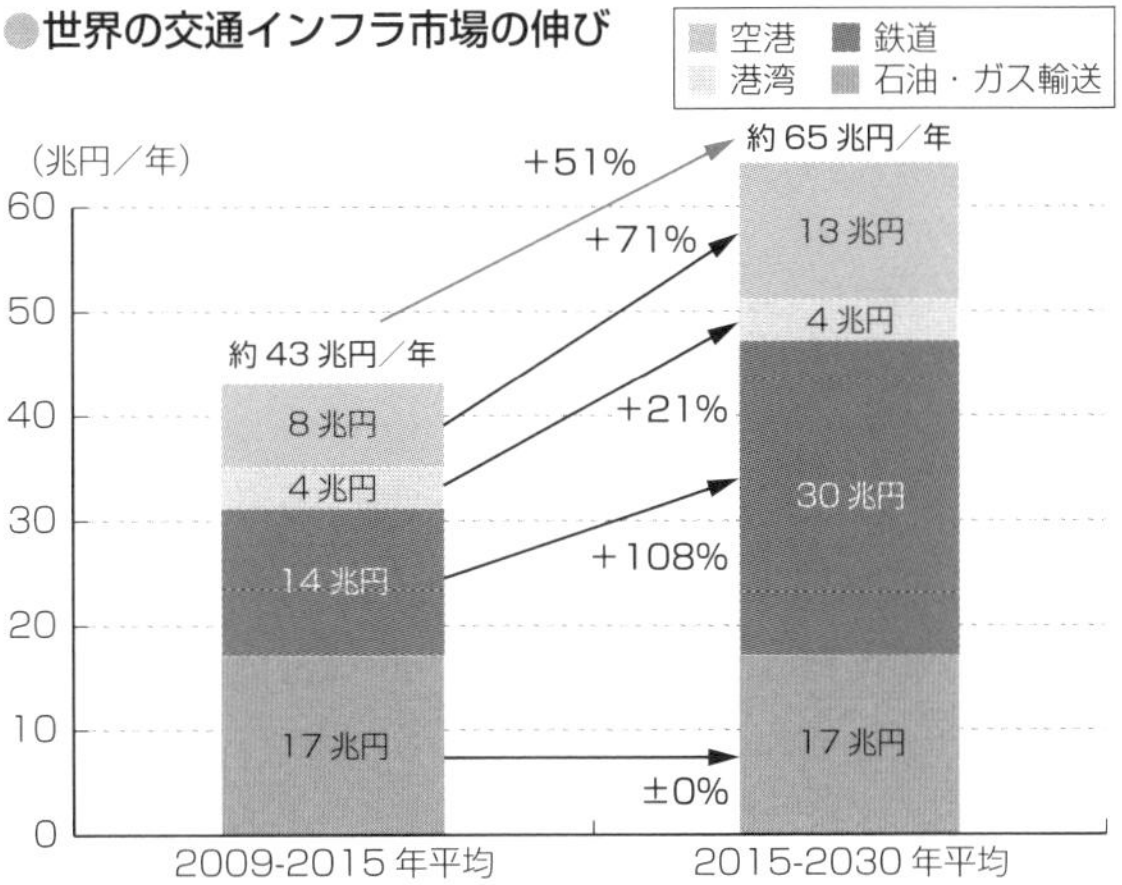

原出典：OECD「Strategic Transport Infrastructure Needs to 2030」(2011)
※為替レートは 2017 年 11 月時点

「インフラシステム海外展開の推進」(国土交通省)

インフラシステム海外展開における国の関与

	案件形成	調査・設計	整備・施工管理	運営・維持管理
プレイヤー	独立行政法人（全段階）			
	商社・プラント会社（全段階）			
	コンサル（案件形成〜整備・施工管理）			
		デベロッパー・ハウスメーカー（調査・設計〜運営・維持管理）		
			車両メーカー	鉄道・空港・港湾・道路等のオペレーター
		設計会社	システムメーカー	
		ゼネコン・専門工事業者（調査・設計〜整備・施工管理）		
国による支援	・トップセールス等による政府間対話 ・案件発掘調査、案件形成調査の実施 ・相手国政府高官の招聘	・ソフトインフラ（法律、計画・制度、技術基準等）の策定支援 ・独立行政法人等を活用した調査、計画策定・制度構築支援等	・相手国における技術者制度の創設支援や活用、わが国技術者制度との連携 ・カントリーリスクの確認および政府間交渉を通じた問題の解決	・官民ファンドであるJOIN※の出資等を活用したリスク軽減 ・独立行政法人等を活用した運営・維持管理支援等

※ JOIN（海外交通・都市開発事業支援機構）は、海外のインフラ事業を行う日本企業の海外市場への参入促進を目的に、官民により設立されたインフラファンド
「インフラシステム海外展開の推進」(国土交通省)より作成

Term

…などの需要 世界の水需要は、人口増加や都市化・工業化の進展とともに増加しています。水ビジネスの規模は、2025年には2000年比で約2割増加して年84兆円、2030年には110兆円を超えると予想され、大きな関心が集まっています。

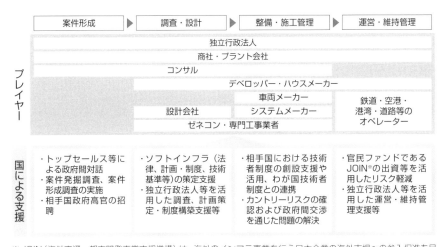

含めたパッケージ型のインフラシステムの輸出が拡大する見込みです。

建設会社の海外進出

日本の大手ゼネコンのうち、大林組や鹿島建設は海外売上高比率が20%強となっていますが、日本建設業連合会会員である大手ゼネコンの平均は約4%です。設計事務所や建設コンサルタントも、海外の企業と比べると大きな存在感を示すには至っていません。

日本ではインフラ事業の発注者である官庁が主体的に関わって計画や設計が行われますが、海外では設計者が発注者の代理人となってプロジェクトの立案から設計・監理まで事業を進める方式です。海外で仕事を受注して進めていくためには、現地での仕事のやり方、法体系、契約制度、商習慣などにも精通していなければなりません。異なった環境にチャレンジする優秀な人材が求められています。国は、20年に「インフラシステム海外展開戦略2025」を策定し、25年に34兆円の受注目標を掲げています。新興国が日本に期待しているのは、技術や成果物だけではなく、運営や維持管理まで含めたノウハウ、人材育成です。リスク管理体制の整備や人材育成が急務となっています。

海外インフラプロジェクトの主なリスク

政治リスク	政治暴力リスク	・暴動、内乱、革命、テロ、ストライキなど
	収用リスク	・資産が正当な補償なく国有化される
	相手国政府の義務違反リスク	・契約相手であるホスト国政府・政府機関が契約に違反する
	制度（変更）リスク	・法制度が未整備または十分に機能しない ・事業の途中で法制度が変更される
商業リスク	資金調達リスク	・予定した金額・条件で必要なときに資金の調達ができない
	完工リスク	・施設が予定した期間、予算、性能で完成しない
	操業リスク	・事業会社の経営能力・技術が不十分
	需要リスク	・予定した価格で十分な需要が確保できない
自然災害リスク	地震、台風、火災等	・自然災害の影響を受ける

「国土交通白書2016」(国土交通省)

Term **インフラ輸出**　インフラ輸出においては、わが国と相手国の成長という「win-win」の関係構築に加えて、都市問題、環境、防災などの視点から、地球規模の課題解決に貢献することが大切です。

わが国建設企業の海外受注実績

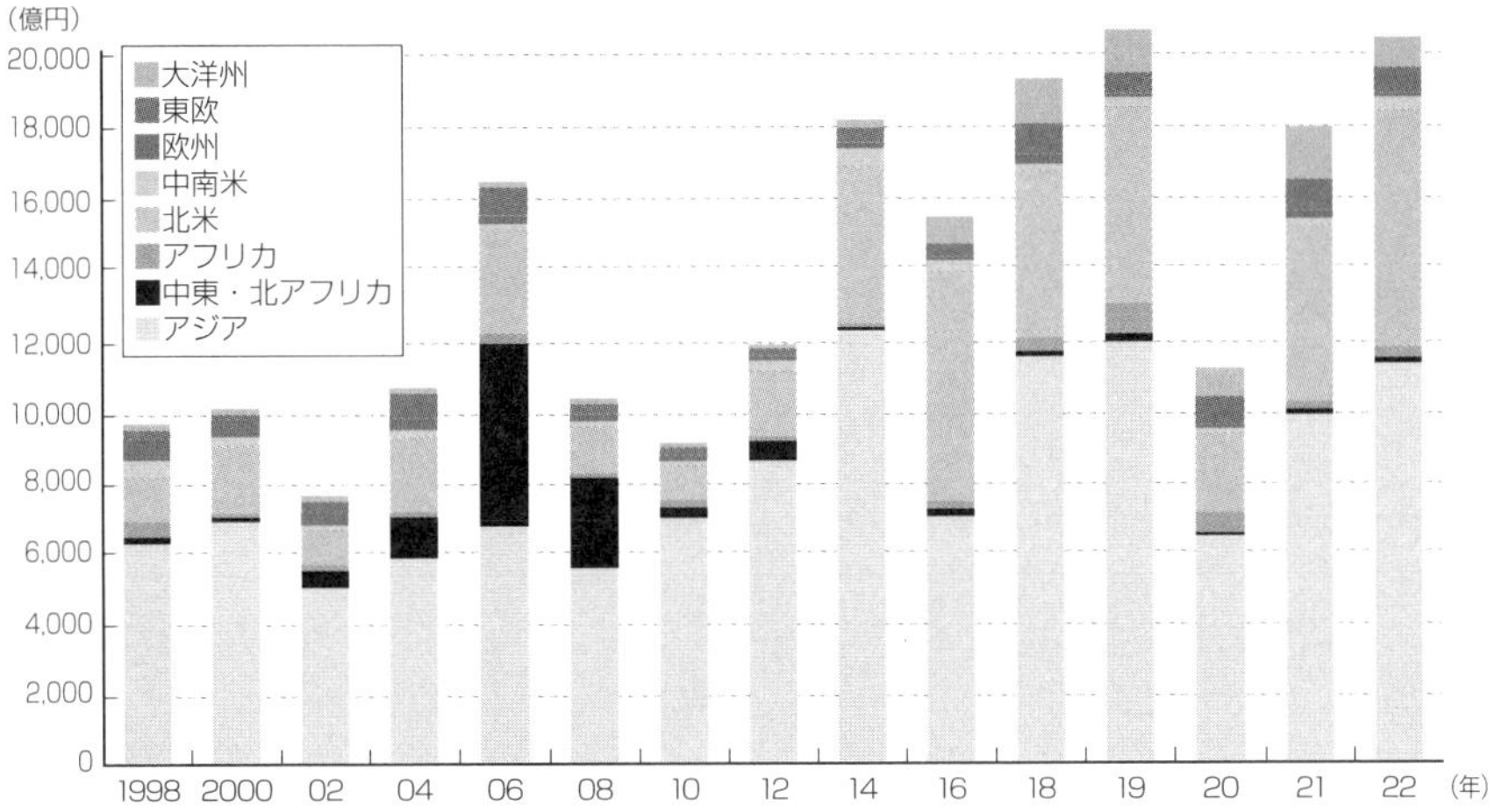

「海外受注実績の動向」(一般社団法人海外建設協会)
https://www.ocaji.or.jp/feature/overseascontract.html

世界の大手建設企業売上高ランキング

(金額単位:100万ドル)

2021年	2014年	企業名(国名)	2021年総売上高	うち海外売上高	海外売上高比率
1	17	CHINA STATE CONST. ENG'G CORP. LTD(中)	241,813	12,315	5.10%
2	11	CHINA RAILWAY GROUP LTD(中)	166,360	7,421	4.50%
3	15	CHINA RAILWAY CONST. CORP. LTD(中)	159,837	9,012	5.60%
4	–	CHINA COMMUNICATIONS CONST. GRP. LTD(中)	123,706	21,904	17.70%
5	–	POWER CONSTRUCTION CORP. OF CHINA(中)	79,884	13,703	17.20%
6	27	CHINA METALLURGICAL GROUP CORP(中)	75,003	1,988	2.70%
7	40	SHANGHAI CONSTRUCTION GROUP CO. LTD(中)	59,501	674	1.10%
8	1	VINCI(仏)	59,135	27,410	46.40%
24		大林組(日)	14,728	3,187	21.60%
26		鹿島建設(日)	14,676	3,963	27.00%

資料出所:ENR(2022年8月22/29日号)
※中国企業がトップから7位までを独占、さらに上位30社のうち19社までを占める
※欧州企業の場合は、欧州域内(欧州企業にとってリスクが小さい)での活動が多く、海外比率の大小を論じる際には注意を要する
「建設業デジタルハンドブック」(一般社団法人日本建設業連合会)

Term

緊急地震速報 地震の発生直後、震源に近い地震計で計測したデータから震源や地震の規模を直ちに推定し、これに基づいて各地での主要動の到達時刻や震度を予測して素早く知らせる、地震動の予報・警報です。列車やエレベーターをすばやく制御させたり、工場、オフィス、家庭などで避難行動を取ることが期待されています。

Section

7-4 脱炭素に貢献する建設業界

建設業界では、CO_2（二酸化炭素）を建設資材に閉じ込める技術の開発が進んでいます。

アスファルトや**コンクリート**はインフラ整備に欠かせない建設資材です。しかし、製造時に大量のCO_2を排出することが課題でした。

出光興産が開発したアスファルトは、アスファルト混合物としてこれまで使用されていた粉砕石灰石（天然炭酸カルシウム）の代わりに**合成炭酸カルシウム**を使用します。ボイラーなどから出る排ガス中のCO_2を合成炭酸カルシウムに取り込んで固定化することで、CO_2の排出量を削減します。

国内のアスファルトの生産量は4000万トン／年で、排出されるCO_2は100万トンを超えると推定されています。

日本全国のアスファルト舗装の混合物すべてを合成炭酸カルシウムに置き換えることができれば、年間約50万トンのCO_2を固定することができます。道路は長く使うものですから、試験施工での耐久性評価が始まっています。

鹿島建設は、CO_2との化学反応によってコンクリートを硬化させる性質を持つ**CO_2吸収コンクリート**を開発しています。コンクリート製造時に排出するCO_2よりも吸収する量が多いため、実質マイナスの効果をもたらします。ブロック製品での実用化が始まっています。アスファルトもコンクリートも、価格が高くなることが課題です。

供給網でのCO_2排出量の把握

脱炭素の目標に向けて、デベロッパーなどが建設会社に対して、建設資材や建設機械などのCO_2排出量を正確に把握するように要請しています。そのため大手建設会社は、供給網（サプライチェーン）全体でのCO_2排出量の把握を進めています。鹿島建設の例では、CO_2が施工や事務所で直接排出されるスコープ1は年12・4万トン、電力などの

Term

スコープ　スコープ1は、自社での燃料の使用や工業プロセスによる直接的な排出です。スコープ2は、自社が購入した電気・熱などのエネルギーの使用に伴う間接的な排出のことを指します。スコープ3は、自社の事業活動に関連した原料調達・物流・販売などのサプライチェーンで発生する他社の排出を指します。

調達によるスコープ2は年4・7万トンであるのに対し、材料調達で発生するスコープ3では230・1万トンにもなります。特にセメント、生コンクリート、アスファルトなどの調達で127・2万トンと多くを占めています。ここで**スコープ***とは、温室効果ガスの排出量を測定する範囲のことを指します。

今後は、「環境負荷がいかに少ないか」が建設会社選定の要素となっていく可能性があります。

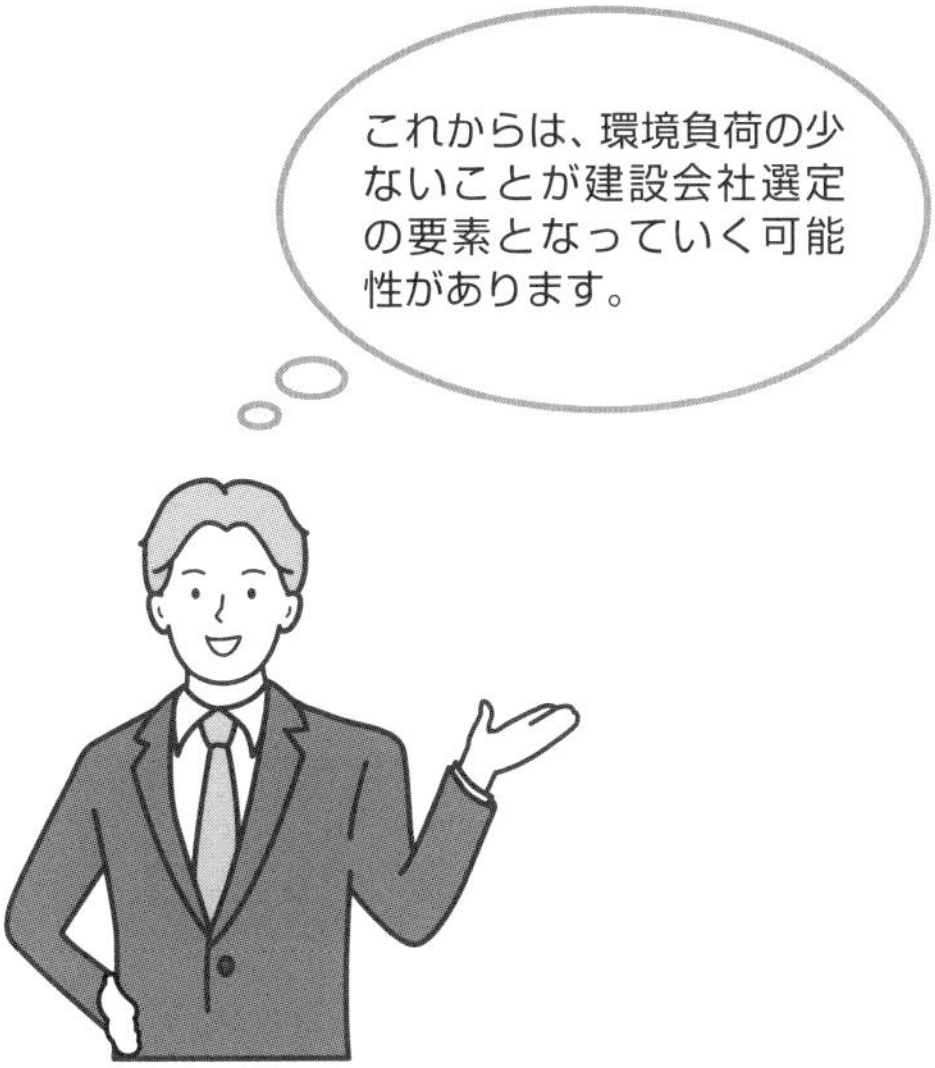
これからは、環境負荷の少ないことが建設会社選定の要素となっていく可能性があります。

アスファルト舗装への合成炭酸カルシウムの適用

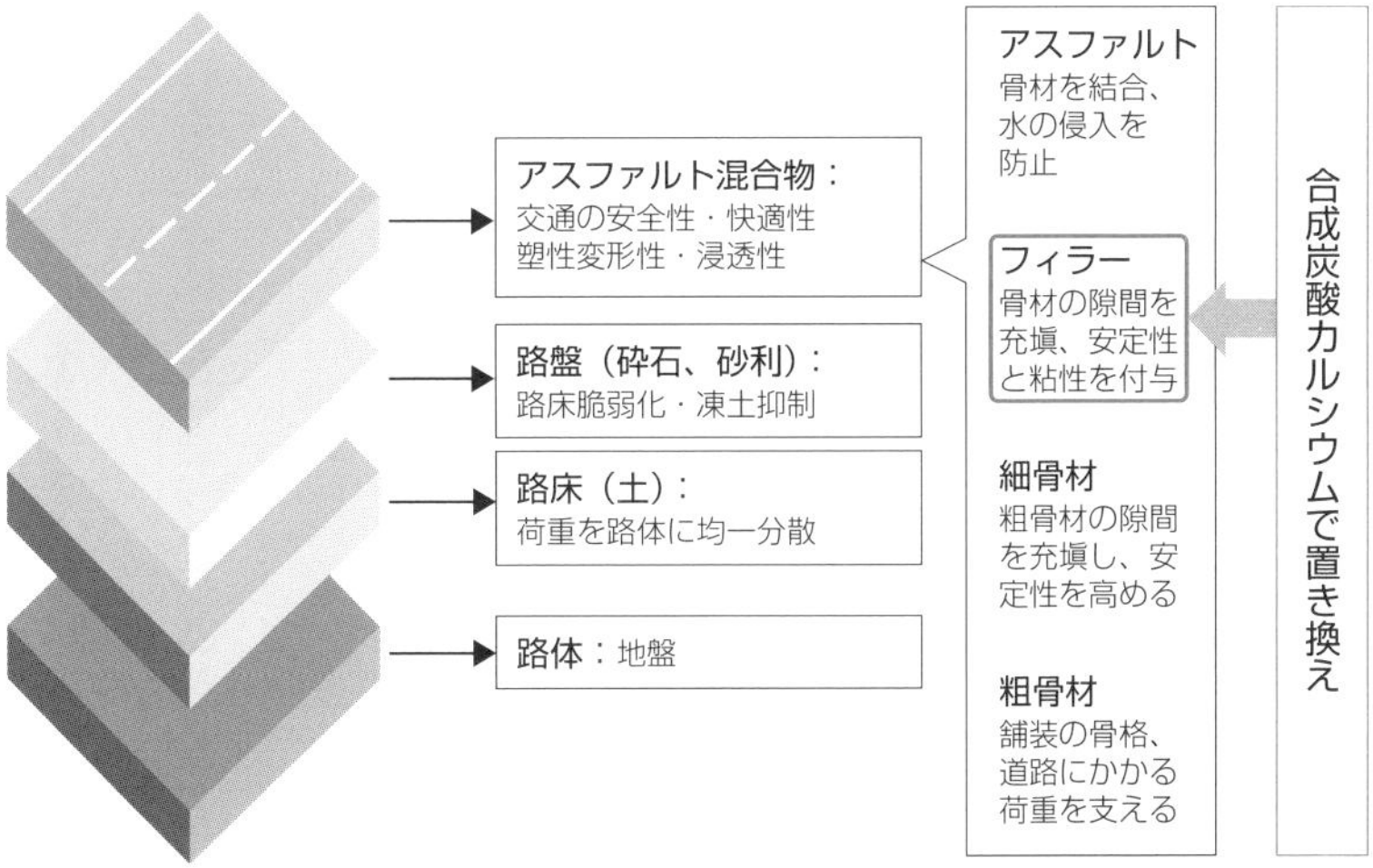

出光興産のHPより

GHGプロトコル　温室効果ガス算定・報告の国際基準です。排出量削減の適切な対策のため、サプライチェーン全体の温室効果ガス排出量をスコープ1（直接排出）、スコープ2（間接排出）、スコープ3（その他の排出）の3つに分類しています。

Section

7-5 都市に森林をつくる木造ビル

2010年に「公共建築物は原則として木造で建てる」ことを定めた法律が施行されました。しかし、公共建築物の木造化率は20%程度にとどまっています。

CO_2を吸収する木造ビル

2021年に「公共建築物等における木材の利用の促進に関する法律」が「脱炭素社会の実現に資する等のための建築物等における木材の利用の促進に関する法律」として改正されました。脱炭素社会の実現が目的であることが明示され、対象も公共建築物から建築物一般へ拡大されました。

建物の木質化が進められている理由は、建物自体でのCO_2排出削減以外に、造林➡伐採➡木材利用➡再造林という森林循環サイクルでのCO_2吸収も意図しています。法律でも、木材の適切な供給、林業の発展を図り、森林の整備、木材自給率の向上に寄与することが目的だとされています。

日本の森林面積の約4割に当たる1000万haが人工林で、このうち樹齢50年を超える木が半分以上を占めています。成長途中の木に比べて成熟した木はCO_2吸収が少ないため、成熟した木を伐採して新たな木を植えることでCO_2の吸収を増すことができます。資源を循環させることが日本の林業の活性化にもつながります。

高層ビルが木造で可能に

高層ビルを木造で建てることが可能になったのは、木材を使う技術が進歩し、地震や火事に強い建物を造ることができるようになったためです。欧州で発展した**CLT**＊（**直交集成板**）が導入されて日本での規格や使用時のルールが決まり、活用が広がっています。CLTは、ひき板（ラミナ）を並べたあと、繊維方向が直交するように積層接着した木質系材料です。厚み30〜330㎜の大きな板で、海外ではCLTを使った建物が急速に増えています。

Term
CLT　Cross Laminated Timberの略、直交集成板。日本では2013年にJAS（日本農林規格）で製造規格が定められ、2016年にCLT関連の建築基準法告示が公布・施行されました。木質系材料で、鉄筋コンクリートに比べて重量が5分の1以下と軽いため、建物の基礎コストを下げることができます。

木はゆっくりと燃えるため、その性質を生かした耐火構造も開発されました。木の柱を不燃材で囲い、その外側を木材で覆います。

２０２２年に着工した中高層木造建築物の床面積は約2万５０００㎡で、前年より約４６００㎡増加しました。過去10年間で見ると、おおむね増加傾向で推移しています。

大林組は２０２２年に11階建ての高層純木造耐火建築ビルを完成させました。自社の研修施設として使用しています。世界一高い木造ビルはノルウェーの「ミョーストーネット」です。18階建てで高さは85・４ｍです。

木造率の推移

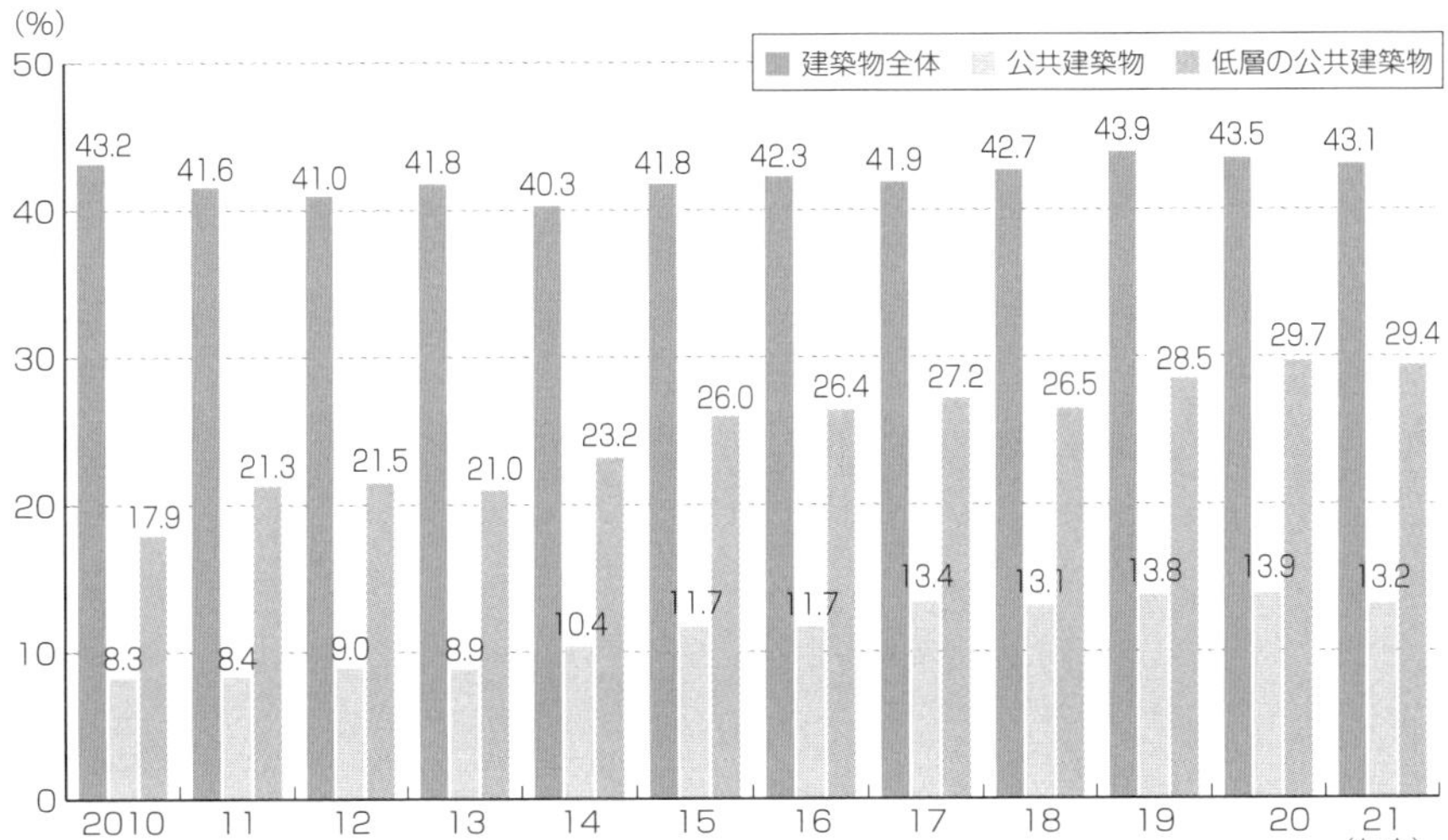

※国土交通省「建築着工統計」をもとに林野庁が試算
※木造とは、建築基準法第２条第５号の主要構造部（壁、柱、床、梁、屋根または階段）に木材を利用したものをいう。建築物の全部またはその部分が２種以上の構造からなるときは、床面積の合計のうち、最も大きい部分を占める構造によって分類している
※本試算では、「公共建築物」を国、地方公共団体、地方公共団体の関係機関および独立行政法人等が整備するすべての建築物ならびに民間事業者が建築する教育施設、医療、福祉施設等の建築物とした。また、新築、増築および改築を含む（低層の公共建築物については新築のみ）

「令和３年度の公共建築物の木造率について」（林野庁）

Term

木質耐火構造　大林組が建てた木造ビルは柱が３層になっています。一番外側の燃えしろ層は木でできており、ゆっくり燃焼して炭化層を形成することで熱の侵入する時間をかせぎます。真ん中の燃え止まり層は石こうボードで、燃焼を食い止めます。一番内側に木造の構造部材があり、建物を支えています。

Section

7-6 建設業界を変えるデジタルツイン

デジタルツイン（Digital Twin）とは、現実世界と対になる双子（ツイン）の片割れ（複製）を仮想（サイバー）空間上に構築するものです。

デジタルツインの仕組み

デジタルツインは、ドイツの製造業における Industrie 4.0から生まれたコンセプトです。設備に取り付けたIoT機器を通して生産ラインをモニタリングし、そのデータを仮想空間上の設備にリアルタイムに反映させます。現実空間の情報をサイバー空間内に再現することで、現実世界のリアルタイムなモニタリングやシミュレーションが可能になります。建設分野でデジタルツインを活用することで、安全性や生産性の向上のみならず、建物活用段階における利便性の向上にもつながります。

建設業界のデジタルツイン

建設業界のデジタルツインでは、BIMによる3次元モデル、建材・設備の情報、構造物の状況、作業者の状況を伝えるセンサーの情報によって、現実の構造物を仮想空間に再現します。そして、現実空間の変化が仮想空間にも同時に起こるという連動性を持たせます。これにより、設計内容がこれからどのように現実化し、今後の工程によって現実の構造物がどうなるかを予測することができます。

構造を変えたらどのような変化が起きるかというシミュレーションをしたり、作業者の行動履歴から作業実績を把握することもできます。

デジタルツインの活用

BIMとセンサーのデータを使ったデジタルツインを活用することで、建物完成後の利用者にも様々な情報を提供することができます。

清水建設は、豊洲スマートシティで設計に用いるBIMデータを施工後も活用します。空調や照明、カメラ、顔認

Point

製造業のデジタルツイン　生産工程のデータを仮想空間に一元化して目視できるようにすることで、生産ラインに問題が発生した際の原因究明を容易にします。生産ラインの一部を変更する場合でも、事前にデジタルツイン上でテストすることで、開発期間やコストの削減につながります。

証システム、エレベーター、自動ドアなどをセンサーとして活用し、設備更新や性能向上、そしてオーナーや建物管理者、利用者の利便性向上などにつなげています。

国土交通省では、まちづくりのDXとして**3D都市モデル「PLATEAU《プラトー》」***の整備を進めています。国土全体がデジタルツイン化される時代が近付いています。

デジタルツインの概念

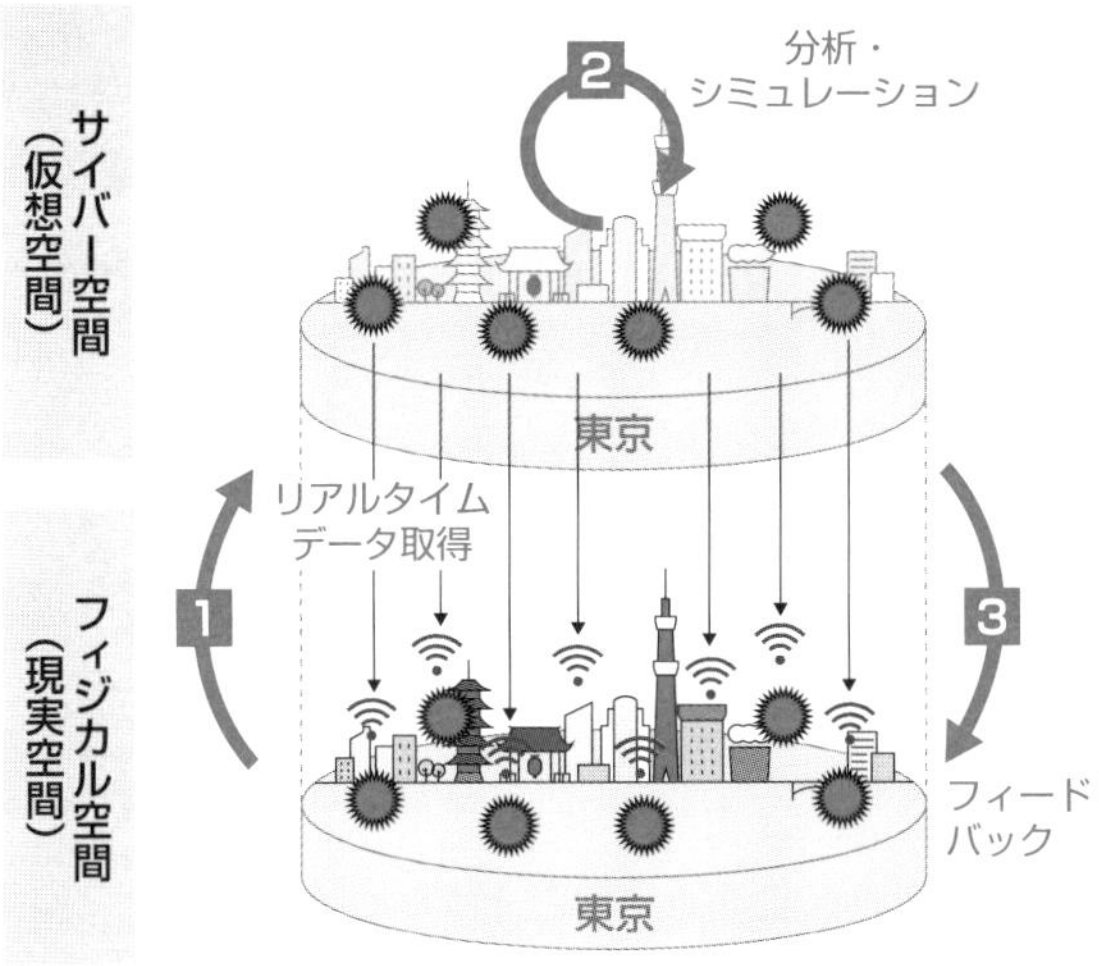

「東京都3Dビジュアライゼーション実証プロジェクト」

豊洲スマートシティのデジタルツイン

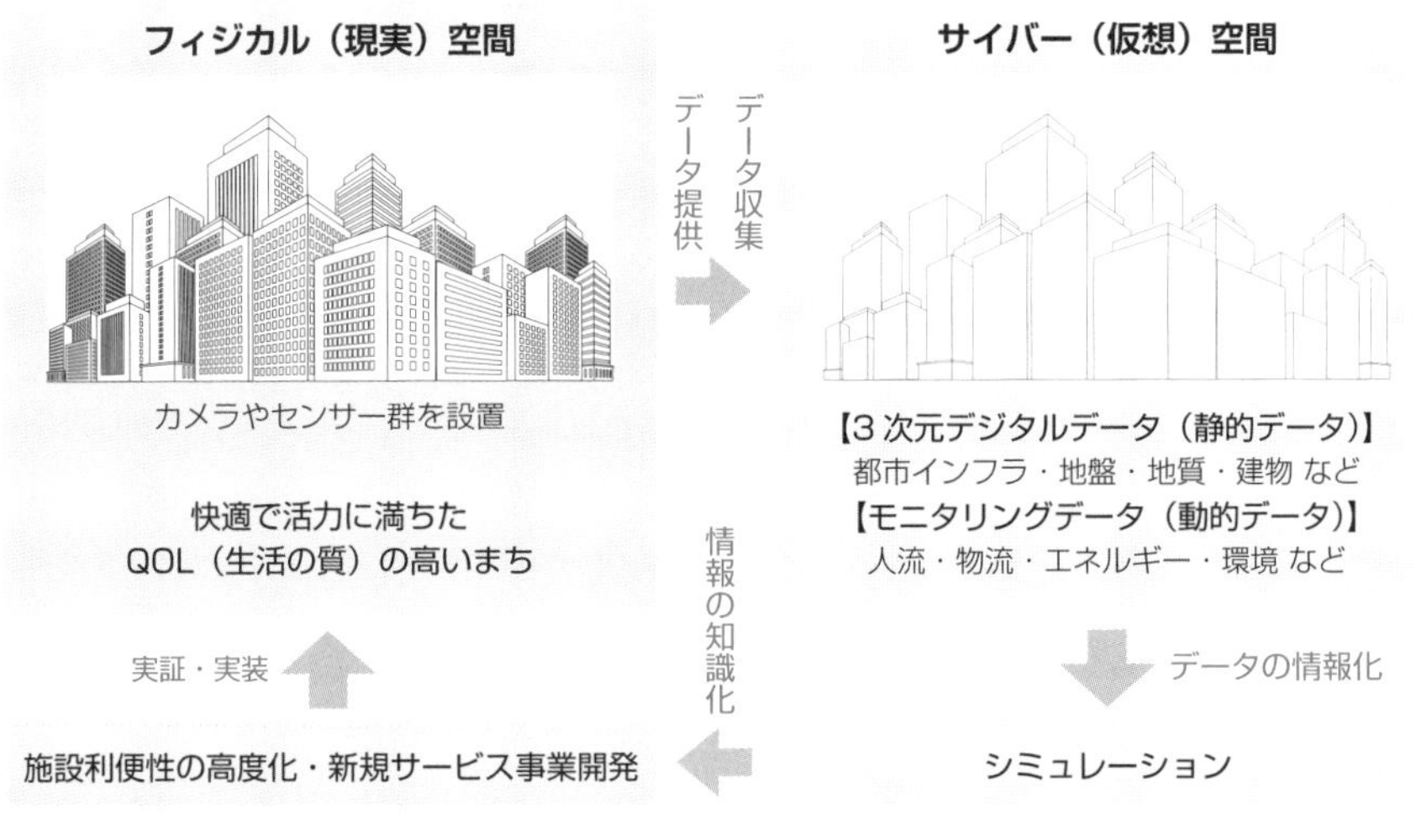

「豊洲スマートシティを先導するデータプラットフォーム『デジタルツイン』」（清水建設）

Term
PLATEAU　国土交通省による3D都市モデルの整備プロジェクト。建物や道路などの形状データに、建物・壁・屋根などの空間的な意味や用途・構造・築年などのデータが付加されており、都市規模での避難シミュレーションやインフラの状態・劣化状況の把握ができます。2027年度までに500都市を整備する計画です。

Section 7-7

PFIが自治体を救う

PFI*は、公共施設などの建設・維持管理・運営などを、民間の技術・資金・経営能力を活用して行う事業手法です。道の駅やスタジアムなど幅広い分野でPFIが活用されています。

従来の公共事業は、公共団体が設計・建設・運営の方法を決めてバラバラに発注する仕組みでした。**PFI**では、「どのような設計・建設・運営を行えば最も効率的か」について民間事業者からの提案を受け、最も優れた提案を選定して、設計から運営、そして資金調達までを当該事業者に委ねる制度です。民間の創意工夫を発揮してもらうことにより、公共施設等の建て替え・改修・修繕や運営におけるコスト削減と公共サービスの質の向上を図ることができます。

施設運営権を企業に

2013年のPFI法改正で、**コンセッション事業**が新設されました。これは、民間企業が施設の運営権を取得し、サービス内容や料金の設定・徴収を可能とする独立採算型です。公共が有する施設の所有権から切り出した運営権を、選定した事業者に設定します。運営権には抵当権の設定も可能であるため、事業者の経営の自由度が高まりました。資金調達の幅も広がり、大規模な案件にも取り組みやすいのが特徴です。2022～31年度の10年間でPPP*／PFIの事業規模を30兆円へと大幅に拡大する方針が示され、建設会社にとっても大きなビジネスチャンスとなっています。この10年間では、上水道や下水道、道路、公営住宅などの案件が大きく増える計画です。新分野として、水力発電や自治体が所有する空き家の活用にも対象を広げていきます。

大幅な効率化が見込めるPFI事業ですが、活用の拡大においては、法律の整備だけでなく、雇用問題や地元の権利調整などの問題解決も必要です。PFI発祥の地である英国では、「民間事業者が過剰な利益を得ている」との批判により、新規のPFI事業をやめました。民間で行うので利益も必要ですが、公共性とのバランスが大切です。

Term **PFI**　Private Finance Initiativeの略。1999年にPFI法が制定されました。「①国民に対して、安くて質のよい公共サービスが提供されること」、「②公共サービスの提供における行政の関わり方が改善されること」、「③民間の事業機会を新たにつくり、経済の活性化に貢献すること」が目的です。

従来型公共事業と PFI 事業

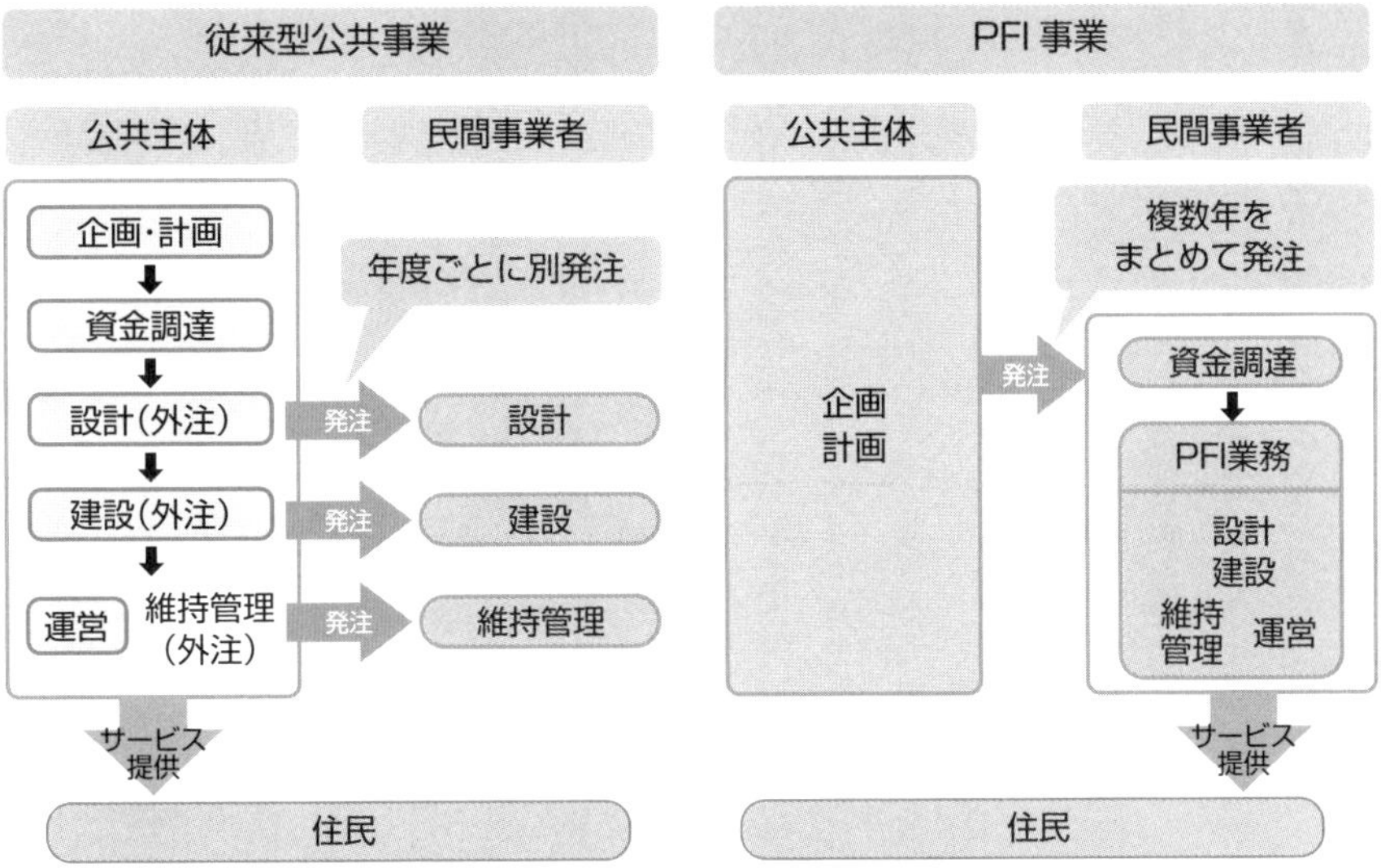

コンセッション事業のスキームイメージ

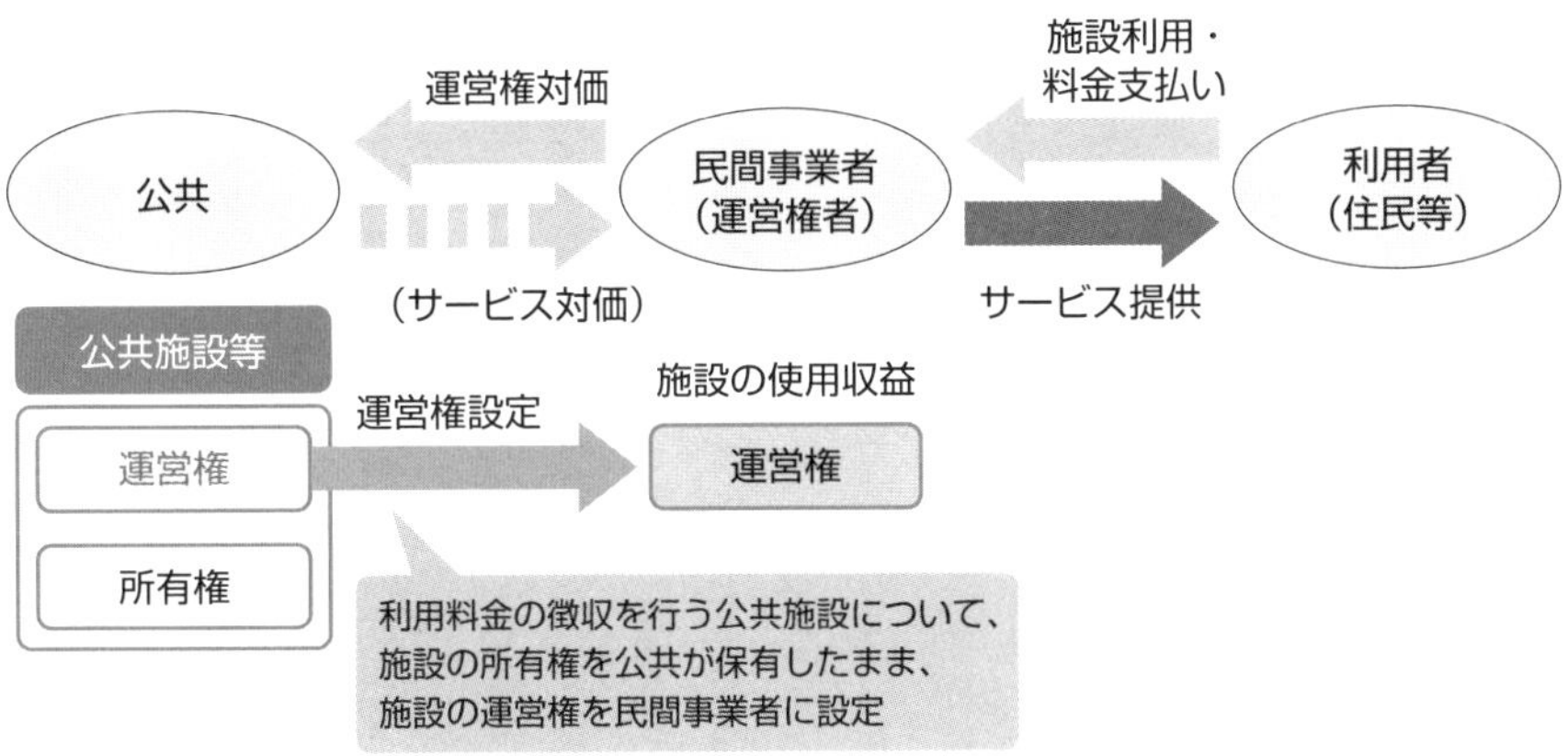

「PFI事業の概要」(内閣府民間資金等活用事業推進室)

Term

PPP Public Private Partnershipの略で、官民連携事業の総称です。PFI以外にも、「指定管理者制度の導入」、「包括的民間委託」、「民間事業者への公有地の貸し出し」などの手段があります。

Section

7-8 再編が進む建設業界

企業連携やM&A＊による建設業界の再編が進んでいます。M&Aによって会社を買うことは、ノウハウや人材そして成長のための時間を買うことにつながります。

増加する建設業界のM&A

バブル崩壊後、建設市場が急速に縮小する中で、生き残りのために建設会社のリストラや合併が行われました。三井住友建設や安藤ハザマ、青木あすなろ建設などが挙げられます。その他の大手建設会社でも、業務提携や資本提携が進みました。その後も、大手ハウスメーカーが住宅から大型建築や都市開発に進出するために建設会社と資本提携する例が多くありました。大和ハウスよるフジタの子会社化、積水ハウスと鴻池組《こうのいけぐみ》、パナソニックと松村組の資本提携などです。住友林業と熊谷組の資本提携は大規模木造建築の市場拡大を見込んでのことです。

いま再び、建設業界の**M&A**が増えています。これは合理化ではなく、相手の強みを取り込む前向きな動きです。

大成建設は2023年にピーエス三菱を買収して連結子会社化しました。ピーエス三菱は橋梁工事の**プレストレストコンクリート**＊が強みの会社です。老朽化したインフラの補修工事の需要が高まっているため、技術者と技術の取り込みによる受注拡大を目指しています。大成建設は2021年に担当部署を新設し、M&Aを積極的に進める方針を打ち出しています。海外企業やAIのベンチャー企業に出資する大手ゼネコン、建設会社を取り込む建設コンサルタント、連携でグループ化する設備工事会社などもあります。今後の成長分野に向けて受注拡大を目指しています。

中小建設会社のM&A

M&Aは大手だけのことではありません。譲渡企業の半分は売上高5億円までの一般的な中小企業です。後継者のいない建設会社が事業継続のために譲渡する例も多くあります。建設業法の改正で、事業承継時の建設業許可の移行

Term

M&A　Mergers（合併）and Acquisitions（買収）の略。企業の合併・買収のことで、2つ以上の会社が1つになったり（合併）、ある会社が他の会社を買ったり（買収）することです。かつては「企業を乗っ取る」というイメージでしたが、近年は成長戦略の1つとして広く活用されるようになりました。

も行いやすくなっています。日本M&Aセンターによると、建設業界のM&Aは2012年の14件から22年の132件へと、10年間で約10倍になっています。

事業拡大のM&A

M&Aによる事業拡大を行っている企業の代表が、前田建設工業の持株会社であるインフロニア・ホールディングス（2021年10月設立）です。持株会社設立前の20年には前田建設工業が前田道路を同意なき買収で子会社化し、24年1月にはインフロニアHDが日本風力開発を買収しています。海洋土木大手の東洋建設にも20%の出資をしています。

前田建設工業／インフロニアHDは、建設工事だけでなくインフラ運営を収益の柱としており、愛知県の有料道路や仙台空港の運営も行っています。前田道路の買収は、道路運営や保守事業の拡大を意図してのことでした。日本風力開発の買収により、風力発電の開発・施工・管理までのすべてを手がけることが可能になりました。

欧米の建設会社は、建設工事自体から、利益率のより高いインフラの企画・開発や運営に軸足を移しているといわれています。インフロニアHDはその姿を目標としています。

インフロニアHDが目指すビジネスモデル「総合インフラサービス企業」

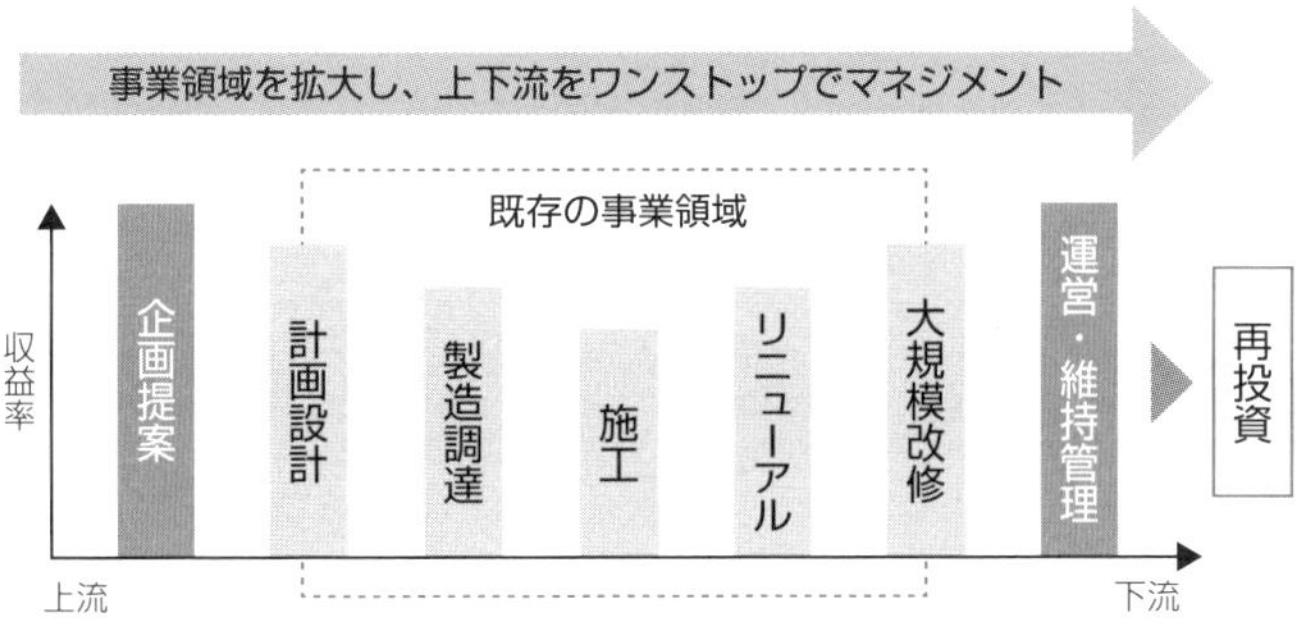

競争優位性を発揮するための4つのカギ（インフロニアHDの強み）

これまで培った**エンジニアリング力**	×	**インフラ運営の実績・ノウハウ**	×	LCC※の最小化と適切なリスク評価に基づく**ファイナンス力**	×	各社の地域ネットワーク

※LCC：ライフサイクルコスト
「INFRONEER Vision 2030 中長期経営計画」（インフロニア・ホールディングス株式会社）

Term
PC（プレストレストコンクリート）　コンクリートには「圧縮力に強く、引張力に弱い」という特徴があります。そこで、PC鋼材を使って、コンクリート部材に圧縮力がかかった状態（プレストレス）とし、荷重を受けても引張力が発生しないようにします。このようにして、引張力によるひび割れを防ぎます。

Section
7-9 災害時に力を発揮する建設業界

2024年1月の能登半島地震では、石川・新潟・富山の3県で440件の土砂災害が確認されました。土砂災害によって半島の道路が寸断され、救助活動や物資運搬が難航しました。

わが国では近年、集中豪雨や地震などに伴う崖崩れ／山崩れ／地すべり／土石流*などの土砂災害が増えており、2012～22年の平均では年間1390件以上発生して、多くの被害を与えています。宅地開発により山麓まで住宅地が広がり、土石流や崖崩れの被害を受けやすくなっていること、そして地球温暖化の影響による集中豪雨や局地的な大雨の影響が指摘されています。1時間当たりの降水量が50㎜以上の短時間強雨の発生回数も増加傾向にあります。

2019年の台風19号では関東・東北7県の71河川140カ所で堤防が決壊し、浸水面積は2.5万haに及びました。2014年3月末には全国で35万カ所の土砂災害警戒区域、23万カ所の土砂災害特別警戒区域が指定されていましたが、2023年3月末にはそれぞれ68万カ所、58万カ所に増加しています。

ゲリラ豪雨では、身近な都市河川が氾濫したり低地やくぼ地が水没したりするだけでなく、地下街や地下鉄など地下空間の利用の広がりに伴って浸水危険度の高い地域が拡大しています。

こういった突発的な災害は、住居や社会インフラに甚大な被害を与えるだけでなく、企業活動にも深刻な影響を及ぼします。

建設業界の役割

災害時にいち早く現場に駆け付けて二次災害を防止すること、迅速にインフラを復旧させて住民生活を取り戻すことは、建設業界に課せられた重要な使命です。建設会社は、平時から災害時に備えて**防災協定***を締結しています。発注機関の多くが建設会社に対して、震度6強程度の地震と広域水害に際して復旧対応ができるような**事業継続計画（BCP）**の策定を期待しています。

Term **崖崩れ／山崩れ／地すべり／土石流**　「崖崩れ」は台地上の斜面の崩壊、「山崩れ」は山の斜面の崩壊。「地すべり」は、山崩れが表層のみ崩れるのに対し、深部から幅広く崩壊するもの。「土石流」は、渓流や沢に厚く堆積した多量の石や礫（れき）が一気に流出するもの。これらは豪雨や地震、地震後の降雨によって発生します。

BCPは、「災害発生時に重要業務が中断せず、また万一事業活動が中断した場合でも目標復旧時間内に重要な機能を再開させる」ための計画です。

災害への対策

災害発生時に住民が適切な避難行動を取れるよう、地方自治体では各種の**ハザードマップ**の整備を進めています。ハザードマップは、特定の災害による被害予測を地域別に示した地図です。防災意識を高め、被害を軽減するために自治体が作成しています。

ただし、ハザードマップは過去の災害の被害状況に基づいて作成されるため、東日本大震災のような過去最大級の災害では、被害が予想を上回ることもあります。

地域の建築物や自然・風土を熟知し、資材や建設機械を備えた建設会社は、災害の初動対応や復旧には欠かせない存在です。災害発生時には、建設会社は様々な障害のもとで不眠不休の活動を続け、地域の安全を守るという役割を果たしています。迅速な道路啓開（救援ルートの確保）は、自衛隊の救助活動への大きな助けとなります。能登半島地震では地元の建設会社が道路啓開の状況を発信し、地域に元気を与えるとともに建設会社の貢献を伝えています。

土砂災害発生件数と被害者数の推移（2012～22年）

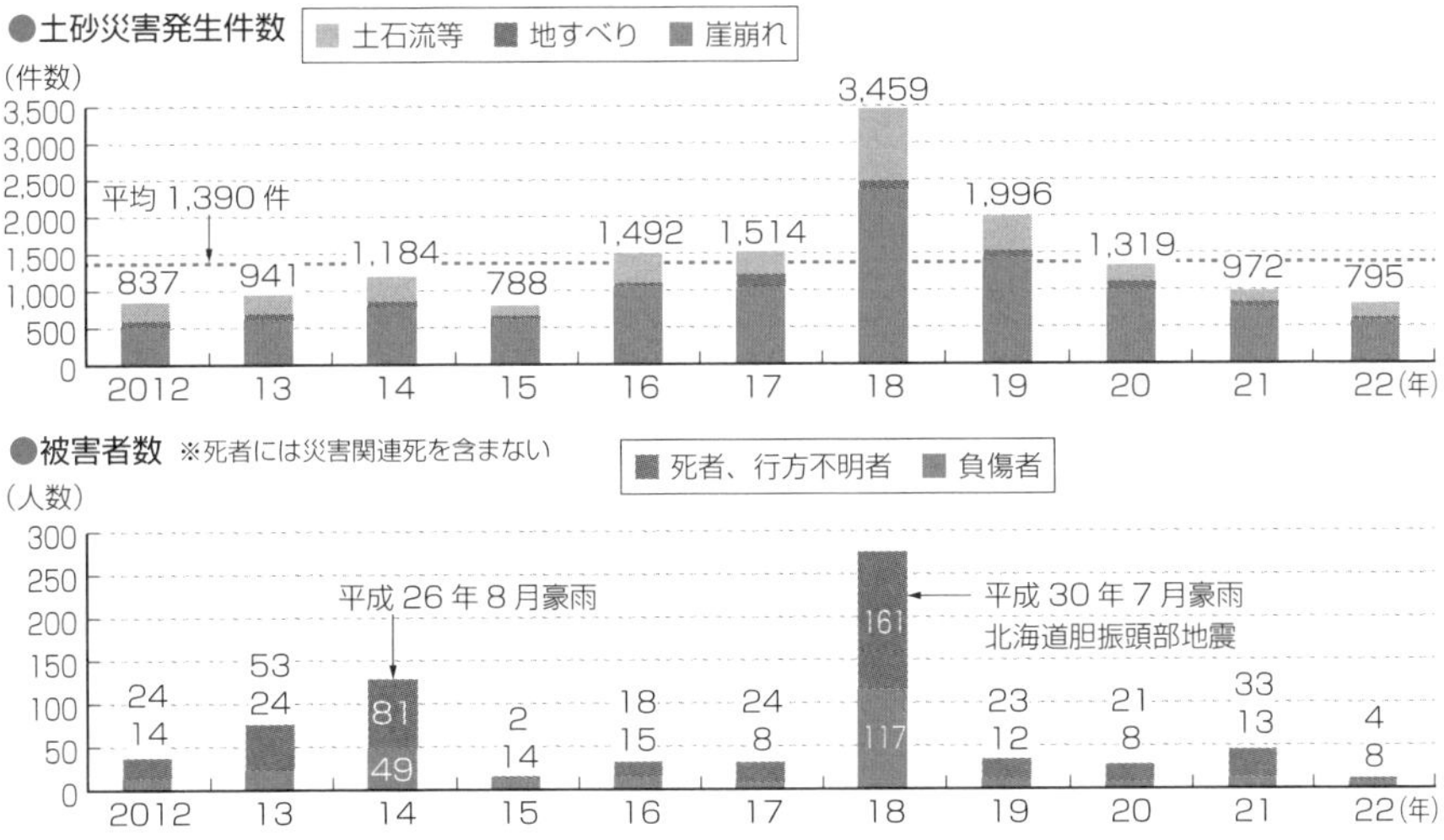

「令和４年の土砂災害」（国土交通省）

防災協定　大地震・大洪水などのとき、物資や人の援助を受けられるよう、自治体が他の自治体や民間企業と結ぶ救援協定です。多くの建設業者が、自治体との間で防災協定を締結しています。国や特殊法人、自治体と防災協定を締結している建設業者は、経営事項審査で加点評価されます。

Section

7-10 建設構造物の再生と長寿命化

老朽化した建設構造物の建て替えには多額の費用がかかります。建設構造物の再生と長寿命化が重要な課題となっています。

国土交通省では、2019～48年度の建設構造物の維持管理・更新費用が年間5兆～6兆円で推移し、30年間で176兆～194兆円にのぼると見込んでいます。高度経済成長期に整備された道路や橋がいっせいに更新時期を迎えるためです。長寿命化を図らなければ、新規事業ができなくなることが心配されます。そこで、点検・修繕の頻度を上げて、更新までの期間を長期化させる方針です。長寿命化は、再建設にかかるエネルギーや費用を削減できるだけでなく、取り壊しによる廃棄物の発生も抑制します。

長寿命化を実現する予防保全

建設構造物を定期的に点検・診断し、異常や致命的欠陥が発現する前に速やかに対策を講じるのが**予防保全**です。予防保全を行うことで、ライフサイクルコスト＊を低減することができます。単に修理をするのではなく、戦略的な維持管理と更新を行うことが重要です。30年間の予測でも、何かあったときに対応する「事後保全」を基本とした場合は、254兆～284兆円と1.4倍に増えます。道路や橋などを長寿命化するためには、耐久性だけでなく将来の交通需要の変化などにも対応していく必要があります。

2014年7月から、2m以上の道路橋やトンネルなどを5年に1回の頻度で点検することが義務付けられました。道路橋は全国に72万橋、トンネルは1万本あります。

2018年までに1巡目の検査が完了し、緊急措置段階と診断されたものは道路橋0.1%、トンネル1%と多くなかったものの、早期措置段階と診断されたものは道路橋の10%、トンネルでは41%にのぼりました。構造物の機能に支障が生じる可能性があり、修繕措置が行われています。2019年からは2巡目の検査が行われています。

Term **ライフサイクルコスト** Life Cycle Cost（LCC）。構造物の企画・設計から建設、運用、修繕、解体までの全期間に要する費用を意味します。イニシャルコストと、運営費、保全・更新費などのランニングコストから構成されます。建設構造物の費用対効果は、トータルのライフサイクルコストを用いて検討する必要があります。

インフラ長寿命化計画

2021年に国土交通省で策定された**インフラ長寿命化計画**では、今後の方向性として、①計画的・集中的な修繕による予防保全への本格転換、②新技術や官民連携手法の導入によるインフラメンテナンスの生産性向上、③集約・再編によるインフラストックの適正化――が示されました。

多くの市町村では、点検を行う人材と技術力が不足しています。そのため、点検・診断の発注を都道府県等が行う地域一括発注を実施しています。一括発注により、①点検の発注規模を大きくでき、②点検実施主体となる都道府県等の技術支援を受けられ、③点検データを一元的に管理でき、④市町村の業務を省力化できます。点検を行った自治体からは、老朽化構造物の増加に対して、今後はインフラの集約・再編が必要になるとの意見も出ています。

（一社）リファイニング建築・都市再生協会では、老朽建築物を壊さずに長寿命化する認定制度を創設する計画です。工事計画書、物件調査資料、耐用年数の評価書などを、学術専門家で構成する委員会が認定します。設備や意匠の更新だけでなく耐震性も高める工事を認定することで、融資も受けやすくなります。建て替えに比べて工事費を6～7割に抑え、CO_2排出も削減します。

長寿命化によるライフサイクルコストの低減

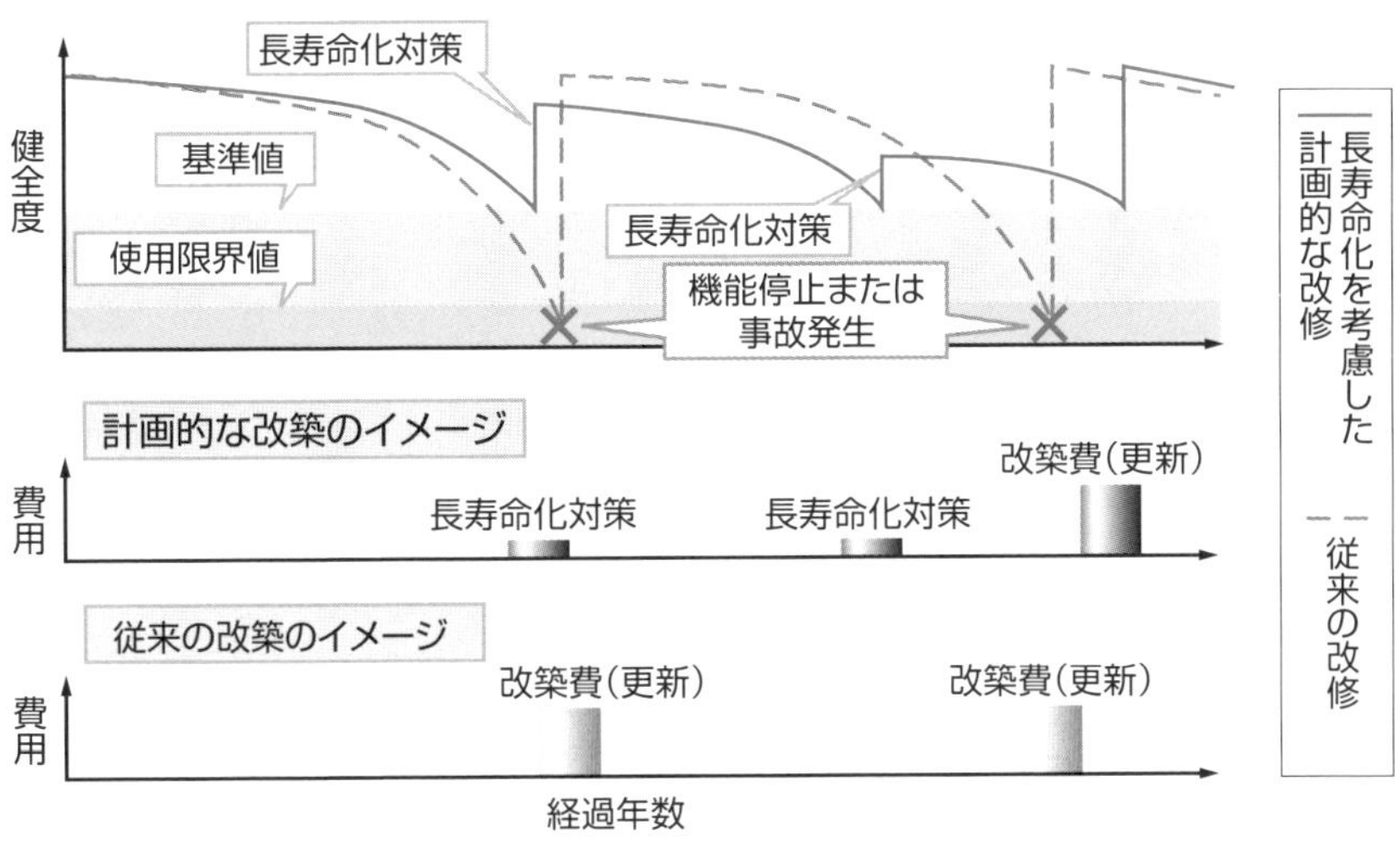

「計画的な改築・維持管理」（国土交通省）

Term **コンバージョン**　既存のビルや商業施設、倉庫などを集合住宅などに用途転換することです。古いオフィスビルを安く買い取って都心型住居として供給するビジネスも登場しています。建築基準法における、採光や接道条件、避難階段などの規制は、オフィスとマンションでは異なることに注意が必要です。

Section

7-11 魅力ある建設業界のために

2017年7月、国土交通省から「建設産業政策2017+10」が公表されました。労働人口の減少やAI、IoT技術の発達などの環境変化のもとで、「生産性」を高めながら「現場力」を維持するための方向性が示されています。2024年時点でも有効な政策です。

「**建設産業政策2017+10**」のキャッチコピーは、「～若い人たちに明日の建設産業を語ろう～」です。ここで示された課題を解決することが、魅力ある建設業の実現につながります。建設業界の現状として、次のような課題が整理されました。

(1)人口減少や少子化・高齢化に伴い、担い手の確保が喫緊の課題となっている。

(2)長時間労働の是正や週休2日に向けた環境整備を進めることが必要である。そして、週休2日の確保が技能労働者の収入減少につながらないようにする必要がある。

(3)今後は、十分な人材を確保できない可能性を踏まえ、AIやIoTなどの技術を活用して生産性向上を図ることが必要である。

(4)住宅、オフィスビル等の建築物の整備、インフラの維持更新やマンション等の大規模修繕工事にも対応していくことが必要である。

(5)地方では、10年前と比べて建設業許可業者や建設業就業者が大きく減少している。また、大企業と中小企業での営業利益率や就業者の賃金の格差が拡大している。

(6)建設産業に対しては、揺るぎない信頼は得られていない。2014年には基礎杭工事問題、2015年に落橋防止装置の溶接不良問題などが発生している。

(7)一方で、東日本大震災や熊本地震からの復旧・復興等を通じて、建設産業が国民の安全・安心に果たす役割が改めて認識されている。

(8)アジアをはじめとしてインフラ需要が増大する見込みである。中国・韓国や欧米の競合企業との国際競争が激化している。

Point

近隣対策 市街地で建設工事を行う場合は、近隣対策に十分配慮しなければなりません。近隣対策で出てくる問題としては、工事による騒音、振動などの障害だけでなく、建設物による日照問題、眺望問題、電波障害、プライバシーの侵害、交通障害などもあります。

これからの建設産業政策

このような現状に対して、①働き方改革、②生産性向上、③良質な建設サービス、④地域力の強化――の各分野での政策が提言されています。

建設業界に関わる人たちは、「建設産業政策２０１７＋10」を国の政策として受け身で捉えるのではなく、自らが主体的に取り組み、建設産業を魅力ある産業にしていくことが求められています。

「建設産業政策 2017+10」の具体的な政策

①働き方改革

- 処遇の改善
- 現場の安全性
- 適切な工期
- 休日の拡大
- 若者のキャリアパス
- 指導者の確保

②生産性向上

- 手戻り・手待ち削減
- 配置・活用の最適化
- 繁閑の波をなくす
- ICT 化の推進
- 書類の簡素化
- フィールドの拡大

③良質な建設サービス

- 設計品質の向上
- 発注者体制の補完
- 顧客（発注者）保護
- 働く人の「見える化」

④地域力の強化

- 地域建設業の役割
- 経営力を高める
- 地域貢献の後押し
- 地域での連携強化

「建設産業政策2017+10」（2017年7月4日、国土交通省）より作成

「建設産業政策 2017+10」の全体イメージ

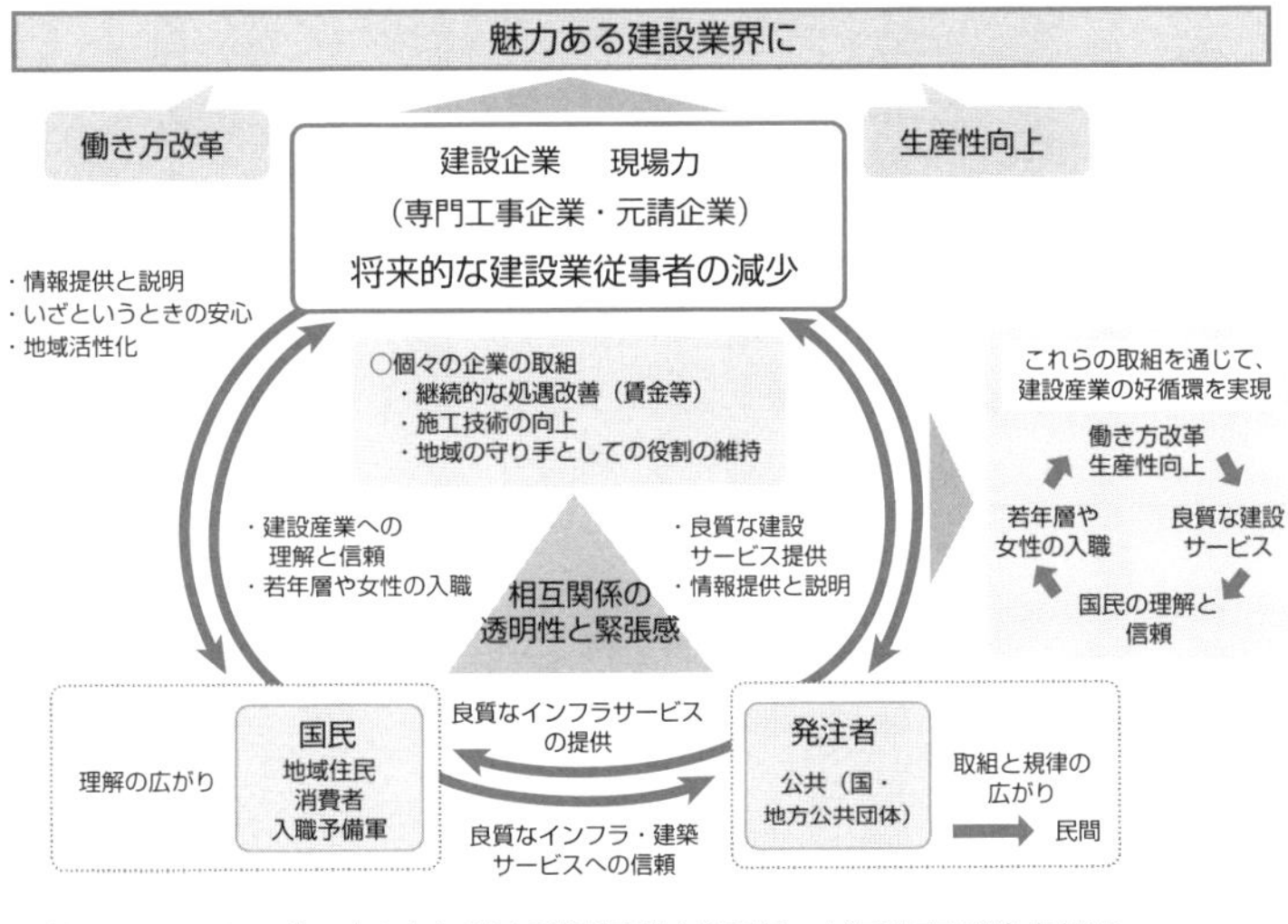

「建設産業政策2017+10 ～若い人たちに明日の建設産業を語ろう～」（国土交通省）を加工

Term

会計検査　会計検査院が、税金がきちんとムダなく使われているかどうかチェックすることです。会計検査院は、内閣から独立した憲法上の機関として、各省庁、公団、独立行政法人などを厳しく公正に検査します。公共事業は、重点を置いて検査を行う分野の1つとして挙げられています。

Section
7-12 大きく変わりつつある建設業界

10年後には、いまとは異なる新しい建設業界の姿を見ることができるはずです。

わが国の建設投資額は1992年度の84兆円をピークに2010年度には半分の42兆円にまで落ち込みました。その後は東日本大震災の復興需要、オリンピックやインバウンド需要に向けての建設投資の拡大によって建設投資額は伸び続け、2024年度は72兆円にまで回復する見込みです。主要建設会社40社の売上高は2010年の11・4兆円から2022年には17・1兆円となり、営業利益は2300億円から6700億円へと3倍に伸びています。

しかし、民間投資は都市部に偏っており、多くの地方での建設投資は低迷したままです。地域格差の拡大が進行しており、地方では建設会社の存続が危ぶまれる地域も出てきています。例えば、除雪業務を行う企業に対して(一社)全国建設業協会が行った調査によれば、5年後の見通しとして、「人員を維持できない」という回答が5割、「機材を維持できない」という回答が3割を占めました。

これからの建設業界

これまで建設業界は、そのときどきの環境変化に大きく影響を受けてきました。バブルのあとのバブル崩壊、建設冬の時代、公共工事削減と続き、そして東日本大震災やオリンピック準備での需要拡大となりました。しかし、冷静に建設業界を見ると、老朽化が進む多くのインフラを前にして、その仕事を担う人材の不足が大きな課題になっています。

IoTやAIなどのDX技術の発達に伴い、建設業界の仕事がいままさに変わろうとしています。

ICTやドローンなどのロボット技術による現場の生産性向上、そして賃金の底上げ、週休二日制の導入による労働環境の改善などです。女性・高齢者・外国人も担い手として期待されています。資金力不足、技術者不足、小規模工事中心の企業にはDXの活用が難しい、といったの課題

Point
特殊な作業　大規模災害が発生するたびに、建設業の重要性が再認識されます。災害時には、建設会社は一般の人の想像以上に幅広い作業に携わります。その中には、鳥インフルエンザ発生時の埋却処理のような特殊な作業も含まれます。

もありますが、確実に業界は変わっていきます。

建設業は、良質なインフラの整備と維持管理を行うことで、生活環境の向上や活性化を図ります。災害の発生時には危険を顧みず、昼夜を問わず応急対応を行って、地域の安全と安心を確保します。このような事業を行うことで地域に貢献しており、その役割は今後もずっと変わることはありません。そして目の前には更新を待つ多くの構造物があります。

建設業界が一丸となって課題を解決し、新しい建設業界を描いていくことが求められています。

更新を待つ多くの構造物（建設年度別橋梁数）

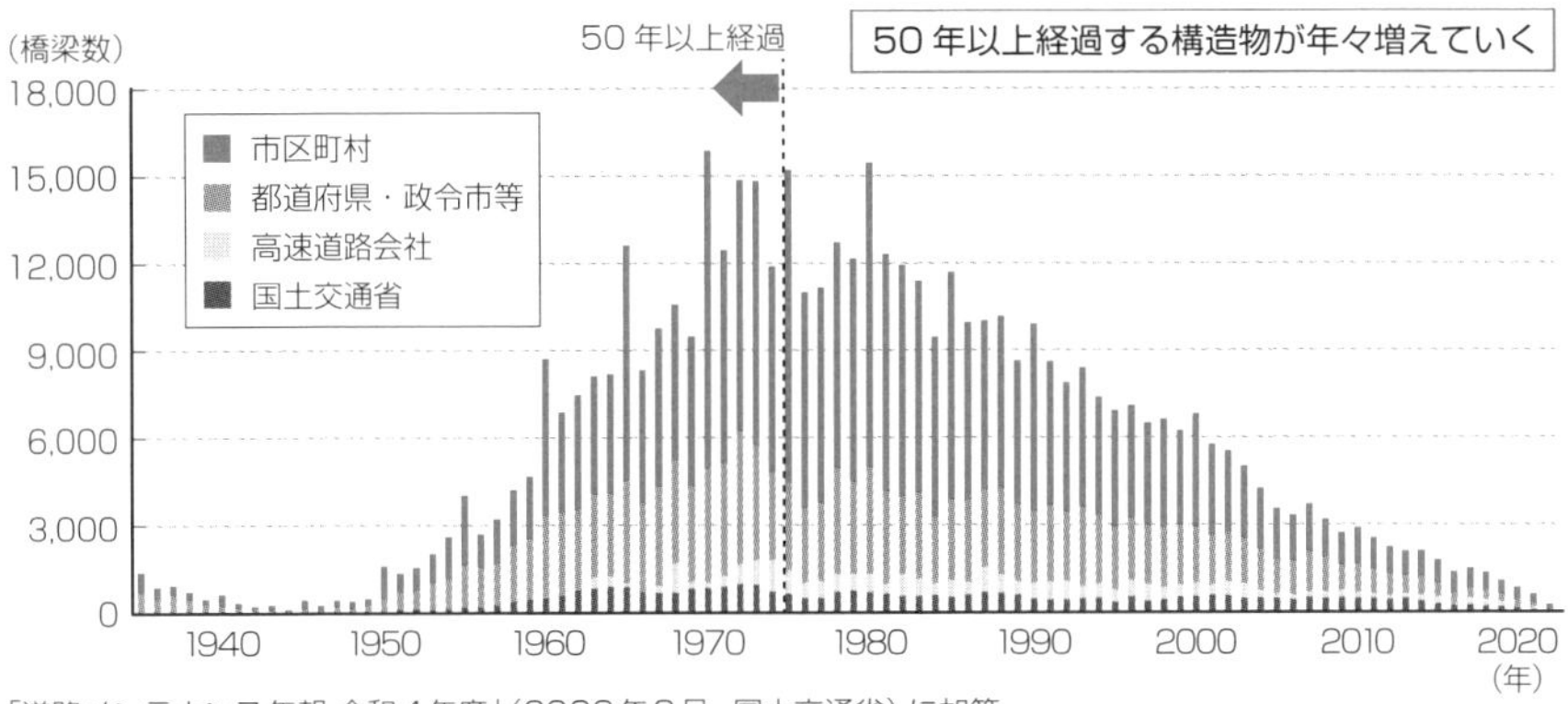

「道路メンテナンス年報 令和4年度」(2023年8月、国土交通省)に加筆

建設投資の地域格差

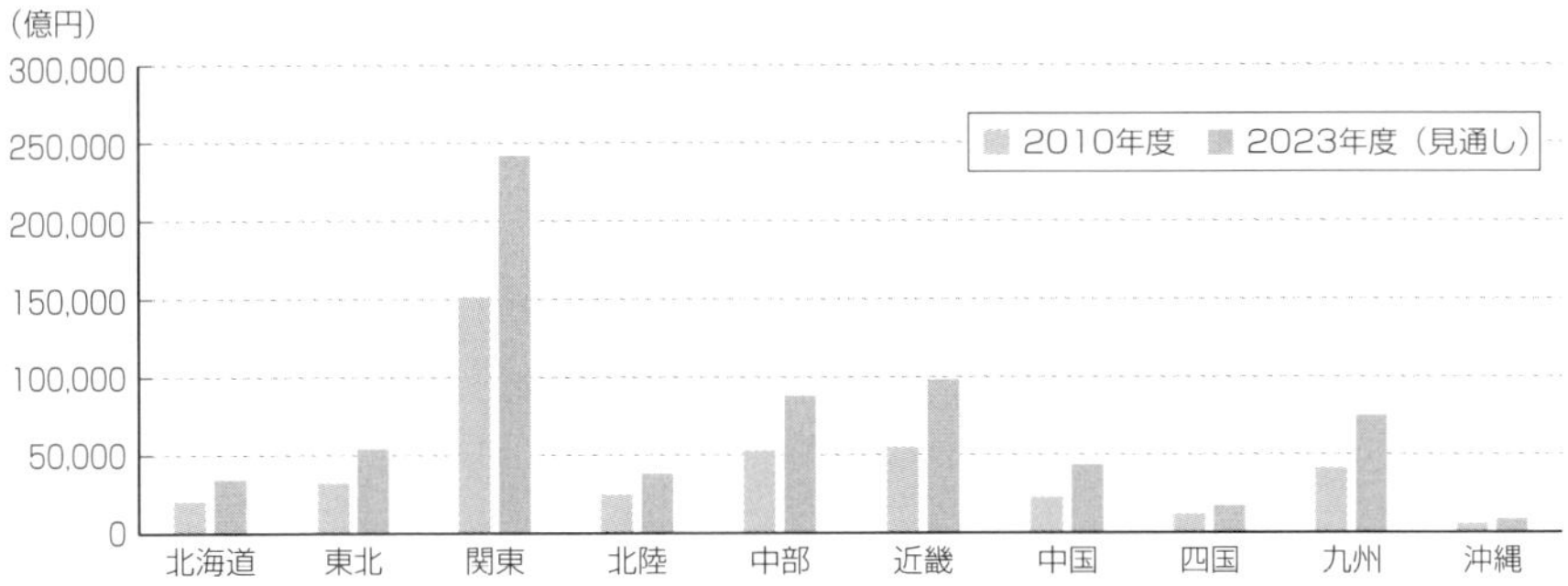

建設投資見通し（政府統計）

Point

大地震の発生確率　政府の地震本部が発表した「全国地震動予測地図2018年版」では、今後30年の地震発生確率が示されています。根室沖のプレート間巨大地震80%程度、南海トラフ沿いM8～M9クラスの地震70～80%、相模トラフ沿いM7程度の地震70%程度となっています。

Column

建設業界の魅力

大規模な建設構造物や新しい建設構造物には、多くの人々が関心を持ち、見学に訪れます。建設構造物には人を引き付ける魅力があります。

筆者はゼネコンに入って大きな構造物を造ることを夢みて、学校では土木を学んでいました。大学3年生の夏には、当時の本州四国連絡橋公団で実習をし、大鳴門橋《おおなるときょう》の建設現場で、ケーブル架設中のキャットウォークを歩いてタワー間を移動しました。塔頂から真下に見た鳴門の渦潮は一生の思い出です。

日本建設産業職員労働組合協議会（日建協）の組合員約1.8万人への調査によると、建設業に魅力を感じている人は6割となっています。魅力を感じている理由は、①後世に残る、②創造する喜び、③共同して仕事をする喜び——が上位に来ています。建設業は、“ものづくり”が大きな魅力です。

逆に魅力を感じない理由としては、①労働時間が長い、②前近代的体質、③請負体質、④社会的評価が低い、⑤業務上労働災害が多い——などが挙がっています。

2009年には2.9万人にまで減少していた「建設業に入職する新規学卒者」は、22年には4.3万人にまで回復し、魅力を感じる割合も増加しています。建設業界をより魅力的な業界にするための課題も明確です。建設業界が今後ますます魅力的になり、そして、建設の仕事の素晴らしさを多くの若者に感じてほしいと願っています。

建設業に魅力を感じる割合の推移

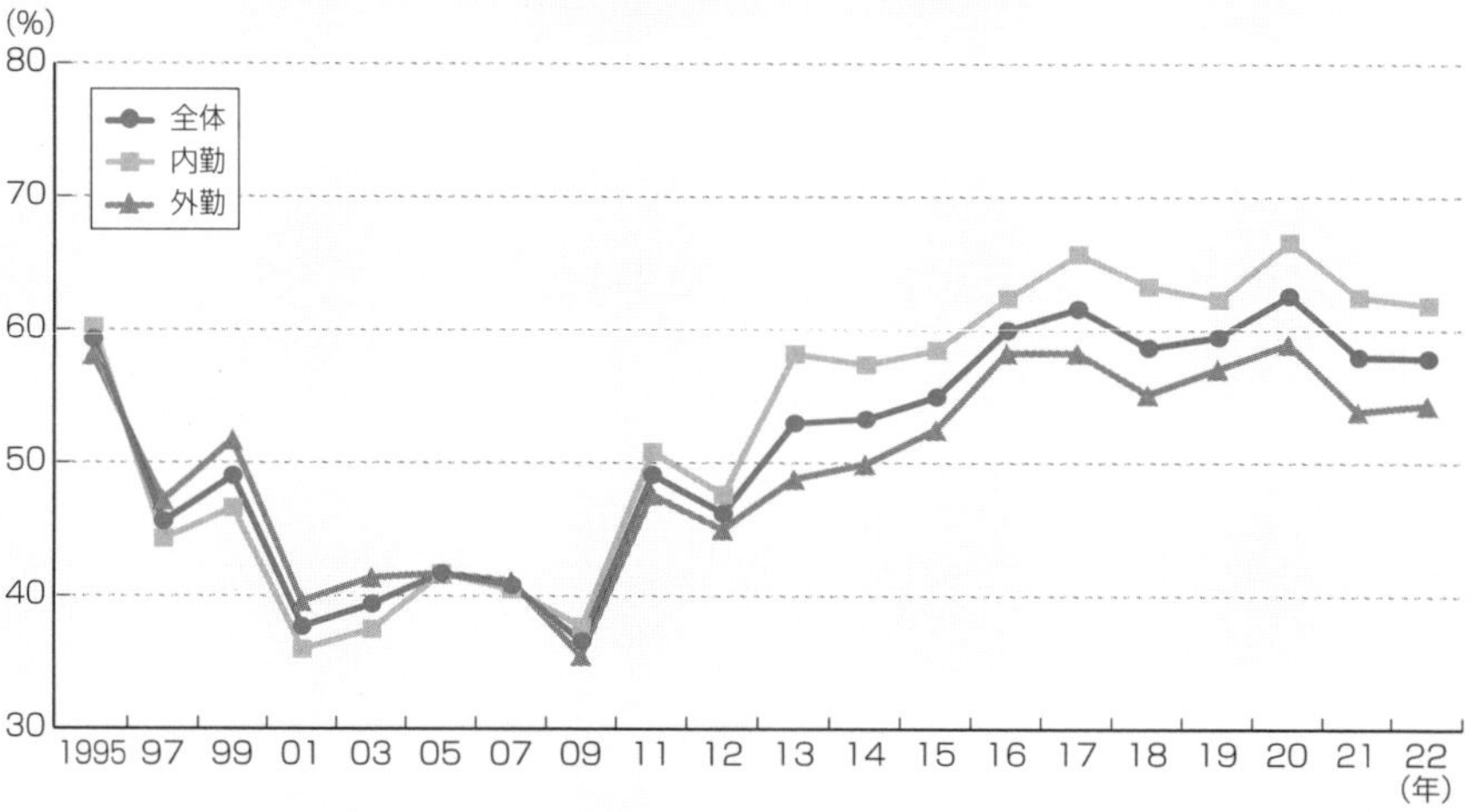

「2022時短アンケートの概要」（日本建設産業職員労働組合協議会）

資　料

建設業界勢力図

※売上高は2022年度（◆売上高は2023年度）

道路工事	プラント・設備工事	ハウスメーカー
		大和ハウス工業 4兆9,082億円 積水ハウス 2兆9,288億円 住友林業 1兆7,331億円 大東建託◆ 1兆7,314億円 飯田グループ 1兆4,397億円 オープンハウス 1兆1,485億円
	エクシオグループ 6,276億円 きんでん 6,091億円 日揮 6,069億円 関電工 5,984億円	旭化成ホームズ 8,592億円 一条工務店 5,315億円
NIPPO 4,763億円 前田道路 ※2021年インフロニアHDの子会社化 日本道路 1,553億円 鹿島道路 1,324億円 東亜道路工業 1,187億円 大成ロテック 1,123億円	千代田化工建設 4,301億円 九電工 3,958億円 高砂熱学工業 3,388億円 東芝プラントシステム 2,330億円 東洋エンジニアリング 1,929億円	●ミサワホーム 4,214億円 タマホーム 2,560億円◆ ●パナソニックホームズ 2,417億円 三井ホーム ※2018年に三井不動産の完全子会社化 ●トヨタホーム ●……2020年に ミサワホーム、パナソニックホームズ、トヨタホーム、村松組がプライムライフテクノロジーズへ
大林道路 ※2017年に大林組の子会社化 世紀東急工業 924億円		

連結売上高	ゼネコン	海洋土木
1兆円超	鹿島建設 2兆3,915億円 大林組 1兆9,838億円 清水建設 1兆9,338億円 大成建設 1兆6,427億円 竹中工務店 1兆4,458億円 長谷工コーポレーション 1兆273億円	
5,000億円超	インフロニア・ホールディングス 7,096億円 ※2021年前田建設工業と前田道路を子会社化（20%出資→東洋建設） 戸田建設 5,471億円 フジタ 5,214億円 ※2013年に大和ハウス工業の子会社化	五洋建設 5,022億円
1,000億円超	前田建設工業 4,878億円 ※2021年インフロニアHDの子会社化 三井住友建設 4,586億円 熊谷組 4,035億円 安藤ハザマ 3,721億円 日鉄エンジニアリング 3,522億円 西松建設 3,397億円 日鉄テックスエンジ（旧 太平工業） 2,974億円 東急建設 2,888億円 鴻池組 2,746億円◆ 奥村組 2,494億円 福田組 1,622億円◆ 鉄建建設 1,607億円 佐藤工業 1,574億円 大豊建設 1,560億円 日本国土開発 1,542億円 淺沼組 1,444億円 飛島建設 1,259億円 東鉄工業 1,246億円 ライト工業 1,150億円 ピーエス三菱 1,092億円 ※2023年大成建設の子会社化 錢高組 1,076億円	東亜建設工業 2,135億円 東洋建設 1,525億円（←インフロニア・ホールディングス 20%出資）
1,000億円以下	大鉄工業 968億円 JFEシビル 965億円 大本組 945億円 岩田地崎建設 914億円◆	若築建設 840億円

主な建設業界関連団体

（公財）建設業適正取引推進機構
〒102-0076　東京都千代田区五番町12-3
五番町YSビル3F
TEL：03-3239-5061
URL：https://tekitori.or.jp/

（公財）建設業福祉共済団
〒105-0001　東京都港区虎ノ門1-2-8
虎ノ門琴平タワー11F
TEL：03-3591-8451
URL：https://www.kyousaidan.or.jp/

建設業労働災害防止協会
〒108-0014　東京都港区芝5-35-2
安全衛生総合会館7F
TEL：03-3453-8201（代）
URL：https://www.kensaibou.or.jp/

（一財）建設経済研究所
〒105-0003　東京都港区西新橋3-25-33
フロンティア御成門8F
TEL：03-3433-5011
URL：https://www.rice.or.jp/

（一社）建設コンサルタンツ協会
〒102-0075　東京都千代田区三番町1番地
KY三番町ビル8F
TEL：103-3239-7992
URL：https://www.jcca.or.jp/

建設コンサルタンツ協同組合
〒110-0001　東京都台東区谷中3-1-5
谷中ミハマビル303
TEL：03-5834-7760
URL：http://www.kencon-coop.or.jp/

（一財）建設産業経理研究機構
〒105-0001　東京都港区虎ノ門4-2-12
虎ノ門4丁目MTビル2号館3F
TEL：03-5425-1261
URL：https://www.farci.or.jp

（一社）建設産業専門団体連合会
〒105-0001　東京都港区虎ノ門4-2-12
虎ノ門4丁目MTビル2号館3F
TEL：03-5425-6805
URL：https://www.kensenren.or.jp/

（一社）海外建設協会
〒104-0032　東京都中央区八丁堀2-24-2
八丁堀第一生命ビル7F
TEL：03-3553-1631（代）
URL：https://www.ocaji.or.jp/

（一社）河川ポンプ施設技術協会
〒107-0052　東京都港区赤坂2-22-15
赤坂加藤ビル3F
TEL：03-5562-0621
URL：http://www.pump.or.jp/

（一財）橋梁調査会
〒112-0013　東京都文京区音羽2-10-2
日本生命音羽ビル8F
TEL：03-5940-7788（代）
URL：https://www.jbec.or.jp/

（独）勤労者退職金共済機構
（建設業退職金共済事業本部）
〒170-8055　東京都豊島区東池袋1-24-1
TEL：03-6731-2841
URL：https://www.taisyokukin.go.jp/

（一社）軽仮設リース業協会
〒101-0052　東京都千代田区神田小川町2-2
サンブリヂ小川町ビル4F
TEL：03-3293-3148
URL：http://www.keikasetsu.or.jp/

（公財）建設技術教育普及センター
〒102-0094　東京都千代田区紀尾井町3-6
紀尾井町パークビル
TEL：03-6261-3310
URL：https://www.jaeic.or.jp/

（一財）建設業情報管理センター
〒103-0011　東京都中央区日本橋大伝馬町14-1
住友生命日本橋大伝馬町ビル5F
TEL：03-6661-6622
URL：https://www.ciic.or.jp/

（一財）建設業振興基金
〒105-0001　東京都港区虎ノ門4-2-12
虎ノ門4丁目MTビル2号館
TEL：03-5473-4570
URL：https://www.kensetsu-kikin.or.jp/

(公社) 全国解体工事業団体連合会
〒104-0032　東京都中央区八丁堀4-1-3
安和宝町ビル6F
TEL：03-3555-2196
URL：https://www.zenkaikouren.or.jp/

全国管工事業協同組合連合会
〒170-0004　東京都豊島区北大塚3-30-10
全管連会館
TEL：03-5981-8957
URL：https://zenkanren.jp/

(一社) 全国基礎工事業団体連合会
〒132-0035　東京都江戸川区平井5-10-12
アイケイビル4F
TEL：03-3612-6611
URL：http://www.kt.rim.or.jp/~zenkiren/

(一社) 全国クレーン建設業協会
〒104-0031　東京都中央区京橋2-5-21
京橋NSビル7F
TEL：03-3562-7018
URL：https://www.jccca.or.jp/

(一社) 全国建設業協会
〒104-0032　東京都中央区八丁堀2-5-1
東京建設会館5F
TEL：03-3551-9396(代)
URL：https://www.zenken-net.or.jp/

全国建設業協同組合連合会
〒104-0032　東京都中央区八丁堀2-5-1
東京建設会館4F
TEL：03-3553-0984
URL：https://www.zenkenkyoren.or.jp/

全国建設産業協会
〒176-0011　東京都練馬区豊玉上2-19-11
サンパーク豊玉2F-2B
TEL：03-3948-6214
URL：http://zenkensan.o.oo7.jp

(一社) 全国建設産業団体連合会
〒105-0001　東京都港区虎ノ門4-2-12
虎ノ門4丁目MTビル2号館3F
TEL：03-5473-1596(代)
URL：http://www.kensanren.or.jp/

(一社) 公共建築協会
〒104-0033　東京都中央区新川1-24-8
東熱新川ビル6F
TEL：03-3523-0381(代)
URL：https://www.pbaweb.jp/

(一社) 国際建設技術協会
〒112-0014　東京都文京区関口1-23-6
プラザ江戸川橋3F
TEL：03-5227-4100
URL：http://www.idi.or.jp/

(一社) 斜面防災対策技術協会
〒105-0004　東京都港区新橋6-12-7
新橋SDビル6F
TEL：03-3438-0493
URL：https://www.jasdim.or.jp/

(一社) 重仮設業協会
〒103-0014　東京都中央区日本橋蛎殻町1-20-10
ダイアビル3F
TEL：03-3667-4816
URL：https://www.jukasetsu.or.jp/

(一社) 住宅生産団体連合会
〒102-0085　東京都千代田区六番町3番地
六番町SKビル2F
TEL：03-5275-7251
URL：https://www.judanren.or.jp/

(一社) 消防施設工事協会
〒102-0074　東京都千代田区九段南3-5-6
スマイルビル2F
TEL：03-3288-0352
URL：http://www.sskk-net.or.jp/

全国圧接業協同組合連合会
〒111-0053　東京都台東区浅草橋3-1-1
TJビル7F
TEL：03-5821-3966
URL：https://www.assetsu.com/

(一社) 全国圧入協会
〒108-0075　東京都港区港南2-4-3
三和港南ビル5F
TEL：03-5781-9155
URL：https://www.atsunyu.gr.jp/

(一社) 全国中小建設業協会
〒104-0041　東京都中央区新富2-4-5
ニュー新富ビル2F
TEL：03-5542-0331
https://www.zenchuken.or.jp/

(一社) 全国中小建設工事業団体連合会
〒103-0027　東京都中央区日本橋3-14-1
新々会館9F
TEL：03-5651-7301
URL：https://zenchuren-group.jp/

(公社) 全国鉄筋工事業協会
〒101-0046　東京都千代田区神田多町2-9-6
田中ビル4F
TEL：03-5577-5959
URL：https://www.zentekkin.or.jp/

(一社) 全国鐵構工業協会
〒103-0026　東京都中央区日本橋兜町21-7
HF日本橋兜町ビルディング
TEL：03-3667-6501
URL：https://jsfa-web.or.jp/

(一社) 全国防水工事業協会
〒101-0047　東京都千代田区内神田3-3-4
全農薬ビル6F
TEL：03-5298-3793
URL：https://www.jrca.or.jp/

全国マスチック事業協同組合連合会
〒150-0032　東京都渋谷区鶯谷町19-22
塗装会館
TEL：03-3496-3861
URL：https://www.mastic.or.jp/

(一社) 全日本瓦工事業連盟
〒101-0061　東京都千代田区神田三崎町3-6-4
旭屋石橋ビル3F
TEL：03-3265-2887
URL：https://www.yane.or.jp/

(一社) 全日本建設技術協会
〒107-0052　東京都港区赤坂3-21-13
キーストーン赤坂ビル7F
TEL：03-3585-4546
URL：https://www.zenken.com/

(一社) 全国建設室内工事業協会
〒103-0013　東京都中央区日本橋人形町1-5-10
神田ビル4F
TEL：03-3666-4482
URL：http://www.zsk.or.jp/

(一社) 全国コンクリート圧送事業団体連合会
〒101-0041　東京都千代田区神田須田町1-13-5
藤野ビル7F
TEL：03-3254-0731
URL：https://www.zenatsuren.com/

(一社) 全国さく井協会
〒104-0032　東京都中央区八丁堀2-5-1
東京建設会館4F
TEL：03-3551-7524
URL：https://www.sakusei.or.jp/

(公社) 全国市街地再開発協会
〒105-0004　東京都港区新橋6-14-5
SW新橋ビル3F
TEL：03-6809-2570(代)
URL：https://www.uraja.or.jp/

全国浚渫業協会
〒103-0014　東京都中央区日本橋蛎殻町1-28-9
ヤマナシビル3F
TEL：03-3661-3561
URL：https://www.zen-shun.com/

(公社) 全国上下水道コンサルタント協会
〒116-0013　東京都荒川区西日暮里5-26-8
スズヨシビル7F
TEL：03-6806-5751
URL：https://www.suikon.or.jp/

(一社) 全国測量設計業協会連合会
〒162-0801　東京都新宿区山吹町11-1
測量年金会館8F
TEL：03-3235-7271(代)
URL：https://www.zensokuren.or.jp/

(一社) 全国地質調査業協会連合会
〒101-0047　東京都千代田区内神田1-5-13
内神田TKビル3F
TEL：03-3518-8873
URL：https://www.zenchiren.or.jp/

(一社) 日本埋立浚渫協会
〒107-0052　東京都港区赤坂3-3-5
住友生命山王ビル8F
TEL：03-5549-7468
URL：https://www.umeshunkyo.or.jp/

(一社) 日本運動施設建設業協会
〒101-0032　東京都千代田区岩本町2-4-7
小林ビル4F
TEL：03-6683-8865
URL：https://www.sfca.jp/

(公社) 日本エクステリア建設業協会
〒111-0052　東京都台東区柳橋1-5-2
ツネフジビルディング5F
TEL：03-3865-5671
URL：https://jpex.or.jp/

(一社) 日本海上起重技術協会
〒103-0002　東京都中央区日本橋馬喰町1-3-8
ユースビル8F
TEL：03-5640-2941
URL：https://www.kaigikyo.jp/

日本外壁仕上業協同組合連合会
〒170-0003　東京都豊島区駒込1-11-9
木戸坂ハイツ302
TEL：03-6912-2982
URL：http://www.n-gaiheki.jp/

(一社) 日本型枠工事業協会
〒105-0004 東京都港区新橋 6-20-11
新橋IKビル1F
TEL：03-6435-6208
URL：http://nihonkatawaku.or.jp

(一社) 日本基礎建設協会
〒103-0014　東京都中央区日本橋蛎殻町2-8-12
岸浪ビル6F
TEL：03-6661-0128
URL：https://www.kisokyo.or.jp/

(一社) 日本機械土工協会
〒110-0015　東京都台東区東上野5-1-8
上野富士ビル
TEL：03-3845-2727
URL：https://www.jemca.jp/

ダイヤモンド工事業協同組合
〒108-0014　東京都港区芝5-13-16
三田文銭堂ビル2F
TEL：03-3454-6990
URL：https://www.dca.or.jp/

(一社) ダム・堰施設技術協会
〒112-0014　東京都文京区関口1-47-12
江戸川橋ビル3F
TEL：03-3267-0371
URL：http://dam777.ec-net.jp/

(一社) 鉄骨建設業協会
〒101-0032 東京都千代田区岩本町1-3-3
プロスパービル2F
TEL：03-5829-6124
URL：http://www.tekken-kyo.or.jp/

(一社) 電力土木技術協会
〒105-0011　東京都港区芝公園2-8-2
小貝ビル4F
TEL：03-3432-8905
URL：https://www.jepoc.or.jp/

(一社) 都市計画コンサルタント協会
〒102-0093　東京都千代田区平河町2-12-18
ハイツニュー平河3F
TEL：03-3261-6058
URL：https://www.toshicon.or.jp/

(一社) 土地改良建設協会
〒105-0004　東京都港区新橋5-34-4
農業土木会館2F
TEL：03-3434-5961
URL：https://dokaikyo.or.jp/

(一社) 日本アンカー協会
〒101-0061　東京都千代田区三崎町2-9-12
弥栄ビル5F
TEL：03-5214-1168
URL：https://www.japan-anchor.or.jp/

(一社) 日本ウェルポイント協会
〒160-0003　東京都新宿区本塩町23
第2田中ビル9F
TEL：03-3226-6221
URL：https://www.jp-wellpoint.com/

(一社) 日本建設業経営協会
〒135-0016　東京都江東区東陽5-30-13
東京原木会館10F
TEL：03-6458-7291
URL：https://www.nikkenkei.jp/

(一社) 日本建設業連合会
〒104-0032　東京都中央区八丁堀2-5-1
東京建設会館8F
TEL：03-3553-0701
URL：https://www.nikkenren.com/

(一社) 日本建設躯体工事業団体連合会
〒170-0013　東京都豊島区東池袋4-8-8
東池袋パークビル5F
TEL：03-6709-0201
URL：https://nihonkutai.or.jp/

(一社) 日本建設組合連合
〒105-0003　東京都港区西新橋1-6-11
西新橋光和ビル6F
TEL：03-3504-1515
URL：http://www.kensetsurengou.org/

(一社) 日本建築大工技能士会
〒101-0025　東京都千代田区神田佐久間町1-14
第2東ビル9F
TEL：03-3253-8301
URL：http://jptca.jp/

(一社) 日本建築板金協会
〒108-0073　東京都港区三田1-3-37
板金会館5F
TEL：03-3453-7698
URL：https://www.zenban.jp/group/group-list/nichibankyo/

(公社) 日本コンクリート工学会
〒102-0083　東京都千代田区麹町1-7
相互半蔵門ビル12F
TEL：03-3263-1571
URL：https://www.jci-net.or.jp/

(一社) 日本左官業組合連合会
〒162-0841　東京都新宿区払方町25-3
TEL：03-3269-0560
URL：https://www.nissaren.or.jp/

(一社) 日本橋梁建設協会
〒105-0003　東京都港区西新橋1-6-11
西新橋光和ビル9F
TEL：03-3507-5225
URL：https://www.jasbc.or.jp/

(一社) 日本橋梁・鋼構造物塗装技術協会
〒103-0025　東京都中央区日本橋茅場町2-4-5
茅場町2丁目ビル3F
TEL：03-6231-1910
URL：https://www.jasp.or.jp/

(一社) 日本グラウト協会
〒101-0062　東京都千代田区神田駿河台3-1
ステージ駿河台3F
TEL：03-3816-2681
URL：https://www.japan-grout.jp/

(一社) 日本計装工業会
〒101-0031　東京都千代田区東神田2-4-5
東神田堀商ビル4F
TEL：03-5846-9165
URL：https://www.keiso.or.jp/

(一社) 日本建材・住宅設備産業協会
〒103-0007　東京都中央区日本橋浜町2-17-8
浜町平和ビル5F
TEL：03-5640-0901
URL：https://www.kensankyo.org/

日本建設インテリア事業協同組合連合会
〒102-0083　東京都千代田区麹町3-5
柳田ビル4F
TEL：03-3239-6551
URL：http://jeicif.or.jp/

(一社) 日本建設機械施工協会
〒105-0011　東京都港区芝公園3-5-8
機械振興会館
TEL：03-3433-1501
URL：https://jcmanet.or.jp/

(一社) 日本建設機械レンタル協会
〒101-0038　東京都千代田区神田美倉町12-1
MH-KIYAビル2F
TEL：03-3255-0511
URL：https://jcra.or.jp

(一社) 日本鳶工業連合会
〒105-0011　東京都港区芝公園3-5-20
日鳶連会館
TEL：03-3434-8805
URL：https://nittobiren.or.jp/

(一社) 日本トンネル技術協会
〒104-0045　東京都中央区築地2-11-26
築地MKビル6F
TEL：03-3524-1755
URL：https://www.japan-tunnel.org/

(一社) 日本トンネル専門工事業協会
〒105-0003　東京都港区西新橋1-9-1
ブロドリー西新橋9F
TEL：03-5251-4150
URL：http://www.tonnel.jp/

(一社) 日本配管工事業団体連合会
〒110-0015　東京都台東区東上野1-13-10
小宮山ビル4F
TEL：03-6803-2563
URL：http://www.nihonhaikan.or.jp/

(一社) プレストレスト・コンクリート建設業協会
〒162-0821　東京都新宿区津久戸町4-6
第3都ビル
TEL：03-3260-2535
URL：https://www.pcken.or.jp/

(一社) プレハブ建築協会
〒101-0052　東京都千代田区神田小川町2-3-13
M&Cビル5F
TEL：03-5280-3121
URL：https://www.purekyo.or.jp/

(公社) ロングライフビル推進協会
〒105-0013　東京都港区浜松町2-1-13
芝エクセレントビル4F
TEL：03-5408-9830
URL：https://www.belca.or.jp/

日本室内装飾事業協同組合連合会
〒105-0013　東京都港区浜松町2-6-2
浜松町262ビル2F
TEL：03-3431-2775
URL：http://www.nissouren.jp/

(公社) 日本推進技術協会
〒135-0047　東京都江東区富岡2-11-18
リードシー門前仲町ビル3F
FAX：03-5639-9215
URL：https://suisinkyo.or.jp/

(一社) 日本造園建設業協会
〒113-0033　東京都文京区本郷3-15-2
本郷二村ビル4F
TEL：03-5684-0011
URL：https://www.jalc.or.jp/

(公財) 日本測量調査技術協会
〒169-0075　東京都新宿区高田馬場4-40-11
看山ビル6F
TEL：03-3362-6840
URL：https://sokugikyo.or.jp/

(一社) 日本タイル煉瓦工事工業会
〒162-0843　東京都新宿区市谷田町2-29
こくほ21・4F
TEL：03-3260-9023
URL：https://www.nittaren.or.jp/

(一財) 日本ダム協会
〒104-0061　東京都中央区銀座2-14-2
銀座GTビル7F
TEL：03-3545-8361
URL：http://www.damnet.or.jp/

(一社) 日本塗装工業会
〒150-0032　東京都渋谷区鶯谷町19-22
塗装会館3F
TEL：03-3770-9901
URL：https://www.nittoso.or.jp/

(一社) 日本道路建設業協会
〒104-0032　東京都中央区八丁堀2-5-1
東京建設会館3F
TEL：03-3537-3056(代)
URL：http://www.dohkenkyo.or.jp/

参考文献

国土交通白書 2011 ～ 2023 年（国土交通省）
建設業ハンドブック 2000 ～ 2019 年（一般社団法人日本建設業連合会）
建設業デジタルハンドブック（一般社団法人日本建設業連合会）
建設人ハンドブック 2023、2024（日刊建設通信新聞社）
日経コンストラクション（日経 BP 社）
日経アーキテクチュア（日経 BP 社）
日本経済新聞（日本経済新聞社）
建設投資見通し（国土交通省）
法人企業統計（財務省）
令和５年度中小企業者に関する国等の契約の基本方針について（中小企業庁）
令和５年度国土交通省土木工事・業務の積算基準等の改定（国土交通省）
令和５年度住宅経済関連データ（国土交通省）
令和５年全国の土砂災害発生状況（国土交通省）
令和５年建設コンサルタント白書（一般社団法人建設コンサルタンツ協会）
令和４年度地方公共団体による中小企業者の受注機会の増大のための措置状況等調査結果（中小企業庁）
令和４年度地域経済産業活性化対策等調査事業調査報告書（株式会社エヌ・ティ・ティ・データ経営研究所）
令和４年度建築物における木材の利用の促進に向けた措置の実施状況の取りまとめ（林野庁）
令和４年度環境産業の市場規模推計等委託業務 環境産業の市場規模・雇用規模等に関する報告書（環境産業市場規模検討会）
令和４年度下請取引等実態調査の結果概要（国土交通省）
令和４年度の PFI 事業の実施状況を取りまとめました（内閣府民間資金等活用事業推進室）
令和４年度（2022年度）建設総合統計年度報（国土交通省）
令和４年の土砂災害（国土交通省）
令和３年度全国水道関係担当者会議（厚生労働省）
令和３年度建設現場の遠隔臨場に関するアンケート結果（国土交通省関東地方整備局）
洋上風力政策について（国土交通省）
洋上風力産業ビジョン（洋上風力の産業競争力強化に向けた官民協議会）
平成３０年度建設副産物実態調査結果（確定値）参考資料
復旧・復興建設工事共同企業体の取扱いについて（国土交通省）
品確法に基づく「発注関係事務の運用に関する指針（運用指針）」の運用状況等に関するアンケート報告書（一般社団法人全国建設業協会）
特定技能外国人の建設現場への受入に関する方針（一般社団法人日本建設業連合会）
道路メンテナンス年報（2023年８月）
東京湾アクアライン交通円滑化対策検討会
都道府県（特別区－指定都市再掲）別にみた中皮腫による死亡数の年次推移（平成７年～令和４年）（厚生労働省）
低入札価格調査基準の計算式の改定について（国土交通省）
第５期国土交通省技術基本計画の概要（国土交通省）
第５期国土交通省技術基本計画（国土交通省）
耐震診断義務付け対象建築物の耐震化率（国土交通省）

総合評価落札方式活用ガイド（国土交通省）
総合評価落札方式における賃上げを実施する企業に対する加点措置（国土交通省）
全国の土砂災害警戒区域等の指定状況推移（令和５年３月末時点）（国土交通省）
全国の新幹線鉄道網の現状（国土交通省）
全国ならびに都道府県別の洪水浸水想定区域の人口の推移（災害情報）（国土交通省）
新型コロナウイルス感染拡大防止に向けた直轄工事の取扱いについて
（概要）令和２年５月25日版（国土交通省）
新規高卒就職者の産業別離職状況（厚生労働省）
新・担い手三法について（国土交通省）
省エネ性能ラベルチラシ（国土交通省）
省エネ基準適合義務化チラシ（国土交通省）
週休二日等休日の拡大に向けた取組について（国土交通省）
社会資本の老朽化の現状（国土交通省）
鹿島建設 統合報告書
資源循環ハンドブック2022（経済産業省）
施工時期の平準化に向けた取り組み（国土交通省）
最近の建設業を巡る状況について（令和５年10月）（国土交通省）
最近の建設業を巡る状況について（参考資料１）（国土交通省）
国土交通省直轄工事における総合評価落札方式の運用ガイドライン（国土交通省）
国土交通省所管分野における社会資本の将来の維持管理・更新費の推計（国土交通省）
国土交通省の組織（国土交通省）
国土交通省におけるインフラ分野のDX（国土交通省）
国土交通省インフラ長寿命化計画（行動計画）（国土交通省）
国土交通省インフラシステム海外展開 行動計画（令和５年版）の概要（国土交通省）
国土強靱化地域計画 策定・改定ガイドライン（第２版）（内閣官房）
高経年マンションストックの増加（国土交通省）
公共工事の品質確保の促進に関する法律の一部を改正する法律 概要（国土交通省）
公共工事の入札契約方式の適用ガイドラインの改正（ポイント）（国土交通省）
公共工事の入札及び契約の適正化の促進に関する法律等に基づく 入札・契約手続きに関する実態調査の
結果について（国土交通省）
公共工事の入札及び契約の適正化の推進について（国土交通省）
建築分野におけるBIMの活用・普及状況の実態調査 確定値（令和４年12月 国土交通省調べ）
建築BIM活用プロジェクトを支援します（国土交通省）
建設M&A（日経ＢＰ）
建設用3Dプリンタにおいて用いられるモルタルの取扱い（国土交通省）
建設分野における外国人材の受入れ（国土交通省）
建設市場における元請完工高シェアと事業者登録の進展状況（2023年６月末）（国土交通省）
建設産業2017+10、関連資料編（国土交通省）
建設工事の適正な施工を確保するための建設業法（令和5．1版）（国土交通省）
建設工事における適正な工期の確保に向けて（国土交通省）
建設現場における遠隔臨場に関する実施要領（国土交通省）

建設現場で働く人々の 誇り・魅力・やりがい検討委員会提言～建設現場でいきいきと
活躍するために～（国土交通省）
建設経済モデルによる建設投資の見通し（2024 年 1 月）（一般財団法人建設経済研究所）
建設業法における配置技術者となり得る国家資格等一覧（国土交通省）
建設業法、入契法の改正について（国土交通省）
建設業許可業者数調査の結果について（令和 5 年 5 月 24 日 国土交通省）
建設業を巡る現状と課題（国土交通省）
建設業の働き方改革の推進（国土交通省）
建設業における女性の活躍推進に関するフォローアップアンケート調査報告書
2022 年度（一般社団法人日本建設業連合会）
建設業デジタルハンドブック（一般社団法人日本建設業連合会）
建設リサイクル推進計画 2020（案）（国土交通省）
建設キャリアアップシステムの利用状況（2024 年 1 月末）（国土交通省）
建設キャリアアップシステムの運営状況について（一般財団法人建設業振興基金）
建設キャリアアップシステム（チラシ）（国土交通省）
建設キャリアアップシステム（CCUS）におけるレベル別年収の公表（国土交通省）
経営事項審査の主な改正事項（国土交通省）
概算事業費の精査（内閣府）
改正建築基準法について（国土交通省）
汚染土壌の処理業に関するガイドライン（改訂第 4.1 版）（環境省）
運用改善政令（国土交通省）
一般職業紹介状況（令和 5 年 12 月分及び令和 5 年分）について（厚生労働省）
リニア中央新幹線の概要（国土交通省）
よくわかる建設業法（国土交通省 九州地方整備局）
インフラ分野の DX アクションプラン 2（国土交通省）
インフラ長寿命化計画（行動計画）のフォローアップ（国土交通省）
インフラシステム海外展開の推進（令和 5 年 3 月）（国土交通省）
インフラシステム海外展開の推進（令和 4 年 11 月）（国土交通省）
PFI 事業の概要（内閣府民間資金等活用事業推進室）
INFRONEER Vision 2030 中長期経営計画（インフロニア・ホールディングス株式会社）
ICT 施工の普及拡大に向けた取組（国土交通省）
CCUS 現場登録の状況（2022 年度実績）（国土交通省）
2025 年 4 月（予定）から 4 号特例が変わります（国土交通省）
2022 年度建設業における研究開発に関する アンケート調査結果報告書（一般社団法人日本建設業連合会）
2022 時短アンケートの概要（日本建設産業職員労働組合協議会）
3D 都市モデルの整備・活用・オープンデータ化の推進（Project PLATEAU）について（国土交通省）
「外国人雇用状況」の届出状況表一覧（厚生労働省）
「外国人雇用状況」の届出状況まとめ（厚生労働省）

索 引

INDEX

か行

あ行

さ行

た行

は行

な行

■や行

■ら行

■アルファベット

■ま行

数字

●口絵1ページ、本文225ページ　使用画像クレジット
FUTO / TK_C / Scharfsinn : PIXTA

著者略歴

阿部　守（あべ　まもる）

1962年生まれ。九州工業大学大学院開発土木工学専攻修了、大手建材メーカーを経て、現在、MABコンサルティング代表。

一級建築士、中小企業診断士

東京国際大学非常勤講師(中小企業論・生産管理論)

(一社)東京都中小企業診断士協会 建設業経営研究会代表幹事

著書：『改革・改善のための戦略デザイン 建設業DX』

『最新 土木業界の動向とカラクリがよ～くわかる本［第３版］』

『最新 住宅業界の動向とカラクリがよ～くわかる本［第４版］』

『中小企業の基本と仕組みがよくわかる本』

『住宅外装メンテナンスの基礎知識』(共著)

(以上、秀和システム)

ホームページ：http://www.mab-con.com/

図《ず》解入門業界研究《かいにゅうもんぎょうかいけんきゅう》

最新《さいしん》建設業界《けんせつぎょうかい》の動向《どうこう》と

カラクリがよ～くわかる本《ほん》［第《だい》５版《はん》］

発行日　2024年　6月　3日　　第1版第1刷

著　者　阿部《あべ》　守《まもる》

発行者　斉藤　和邦

発行所　株式会社　秀和システム

〒135-0016

東京都江東区東陽2-4-2　新宮ビル2F

Tel 03-6264-3105（販売）Fax 03-6264-3094

印刷所　三松堂印刷株式会社　Printed in Japan

ISBN978-4-7980-7181-7 C0033